U0286670

台北故宫博物院藏 〔明〕赵开美 翻刻

宋本《伤寒论》汇校

〔汉〕张仲景 述 〔晋〕王叔和 撰次 〔宋〕林亿 校正

范登脉 校注

中国纺织出版社有限公司

图书在版编目（CIP）数据

宋本《伤寒论》汇校 /（汉）张仲景述；（晋）王叔和撰次；（宋）林亿校正；范登脉校注 . -- 北京：中国纺织出版社有限公司，2020.8（2023.2 重印）

ISBN 978 -7-5180-7451-8

Ⅰ . ①宋… Ⅱ . ①张… ②王… ③林… ④范… Ⅲ . ①《伤寒论》—注释 Ⅳ . ① R222.22

中国版本图书馆 CIP 数据核字（2020）第 085257 号

策划编辑：樊雅莉　　责任校对：王蕙莹　　责任印制：王艳丽

中国纺织出版社有限公司出版发行

地址：北京市朝阳区百子湾东里A407号楼　邮政编码：100124

销售电话：010—67004422　传真：010—87155801

http://www.c-textilep.com

中国纺织出版社天猫旗舰店

官方微博 http://weibo.com/2119887771

北京华联印刷有限公司印刷　各地新华书店经销

2020年8月第1版　2023年2月第2次印刷

开本：787×1092　1/16　印张：37.5

字数：618千字　定价：198.00元

凡购本书，如有缺页、倒页、脱页，由本社图书营销中心调换

点校凡例

底本　流传至今的明赵开美翻刻宋本《伤寒论》，共存五部，分别收藏于中国中医科学院、上海图书馆、上海中医药大学、中国医科大学（沈阳）、台北故宫博物院。前三种为初刻本，有少许讹字。后两种为修刻本。据钱超尘先生研究，故宫本改正了初刻本的部分讹字，后出转精。本次点校即以台北故宫博物院藏明赵开美翻刻宋本《伤寒论》缩微胶卷本为底本。

校本　本书所用校本，主要有以下诸种：

南朝无名氏钞录《伤寒论》残卷本两种，分别见于敦煌残卷 S202、P3287。

康治本《伤寒论》，简称"康治本"。该本钞于日本康治（公元 1142–1155）年间，底本是"唐贞元乙酉岁（805 年）"所钞写的《伤寒论》，由日本高僧最澄和尚传写至日本。所用版本为日本安政五年京都书林刻本。

康平本《伤寒论》，简称"康平本"。该本由侍医丹波雅忠钞录于康平三年（公元 1060）二月十七日。先于北宋校正医书局校订《伤寒论》（1065）、《金匮玉函经》（1066）。盖来源于唐代传本。所用版本为日本修琴堂藏《和家氏伤寒论》，参以叶橘泉覆刻本。

《千金翼方》。唐孙思邈晚年（682 年）撰《千金翼方》，辑录编次《伤寒论》单行本，载于其书的卷九至卷十。内容与《金匮玉函经》接近，经过孙思邈重新编次，坊间或称唐本《伤寒论》。所用版本为 1955 年人民卫生出版社影印日本文政十二年重雕元大德本。

《太平圣惠方》。《太平圣惠方》卷八所收《伤寒论》文本，以其刻于淳化年间，故又称淳化本。所用版本为金泽文库本。

成无己《注解伤寒论》，简称"成本"。该本以北宋治平本为底本，是第一部全面注释本。出版后，逐渐取代宋版《伤寒论》。所用版本为《四部丛刊》所收上海涵芬楼景印明嘉靖汪济明刊本。

《金匮玉函经》八卷。是《伤寒论》的别本。林亿等《校正金匮玉函经疏》云："《金匮玉函经》与《伤寒论》同体而别名。"所用版本为康熙五十五年刊行的陈世杰本。

《脉经》。所用版本为《东洋善本医学丛书》影印静嘉堂文库所藏仿宋何大任本，条文序号使用的是拙校《脉经》（科学技术文献出版社 2010 年出版）。校语中书名后的第一个数字是卷，第二个数字是篇，第三个数字是篇中的条文序号。如《脉经》7.8.53，即《脉经》卷七第八篇第 53 条。

《千金要方》。所用版本为《东洋善本医学丛书》影印静嘉堂文库所藏宋版《备急千金要方》。校语中书名后的第一个数字是卷，第二个数字是页，a、b 是当页的 a 面或 b 面。如《千金要方》20–15a，即《千金要方》卷二十第十五页 a 面。

《外台秘要方》。所用版本为《东洋善本医学丛书》影印静嘉堂文库所藏宋版《外台秘要方》。校语中书名后的第一个数字是卷，第二个数字是页，a、b 是当页的 a 面或 b 面。如《外台秘要方》1–4b，即《外台秘要方》卷一第四页 b 面。

桂林古本《伤寒杂病论》，简称"桂林本"。该书虽为晚出，版本文字大抵依据成无己《注解伤寒论》，其间或参校《金匮玉函经》，或参校康治本、康平本、《千金翼方》、《脉经》，或凭臆见改动古文。然以社会上流传较广，故此次亦将其列入参校本中。所用版本为广西人民出版社 1980 年版排印本。

其他所引，随文标注。

目次 原本卷首有《仲景全书目录》，《目录》之下分卷，卷下录篇名。其中，《目录》卷次但作"卷第 ×"，正文则作"伤寒论卷第 ×"；《目录》"卷第 ×"下但录篇名，正文篇名下有"第 ×"。这次整理为方便检阅，在全书之前另加《目次》，《目次》悉从正文，卷次作"伤寒论卷第 ×"，篇名后加"第 ×"。

文字 底本使用简体字。其中，大字正文下的夹注，用比正文小一号的字迻录在"（ ）"内。明显的错字，如"己"误为"巳"，径予改正；属于《异体字整理表》中的异体字，按照出版物用字规范，改为正字；有区别意义时，则根据具体情况保留异体字、繁体字。以上均不出校记。至于"问答"之"荅"、表示"以上"意思的"右"等之类，则严格遵照底本逐录，不敢擅作更改。

校记 本次采用有异即校的详校方式。底本可以确定的误字，仿照中华书局点校《二十四史》之例，用"（　）"括起，并使用比正文小一号的字，正确的文字则写在"[　]"里，用与正文字号相同的字，并出校记说明校改依据；其他可供参考的校勘意见，在校记中说明，不敢轻易改动底本文字；少数词语的词义及用法特别，也偶在校记中及之。详细注释，待他日从容为之。

刻《仲景全书》序[1]

　　岁乙未[2]，吾邑疫疠大作，予家臧获[3]率六七就枕席。吾吴和缓明卿沈君南昉在海虞[4]，藉其力而起死亡殆徧。予家得大造[5]于沈君矣，不知沈君操何术而若斯之神，因询之。君曰：予岂探龙藏秘典、剖青囊奥旨而神斯也哉！特于仲景之《伤寒论》窥一斑两斑耳。予曰：吾闻是书于家大夫之日久矣，而书肆间绝不可得。君曰：予诚有之。予读而知其为成无己所解之书也。然而鱼亥[6]不可正，句读不可离矣。已而构[7]得数本，字为之正，句为之离，补其脱略，订其舛错[8]。沈君曰：是可谓完书，仲景之忠臣也。予谢不敏，先大夫命之：尔其板行斯，以惠厥同胞。不肖孤曰：唯，唯。沈君曰：《金匮要略》，仲景治杂证之秘也，盍[9]并刻之，以见古人攻击、补泻、缓急、调停之心法。先大夫曰：小子识[10]之！不肖孤曰：敬哉！既合刻，则名何从？先大夫曰：可哉，命之名《仲景全书》。既刻已，复得宋版《伤寒论》焉。予曩[11]固知成注非全文，及得是书，不啻[12]拱璧[13]。转卷间，而后知成之荒[14]也。因复并刻之，所以承先大夫之志欤！又故纸中检得《伤寒类证》三卷，所以驱括[15]仲景之书，去其烦而归之简，聚其散而汇[16]一，其于病证脉方若标[17]月，指之明且尽，仲景之法于是灿然[18]无遗矣。乃并附于后。予因是哀夫世之人向而不得尽命而死也。夫仲景殚心思于轩岐，辨证候于丝髪，著为百十二方，以全民命，斯何其仁且爱而跻[19]一世于仁寿[20]之域也！乃今之业医者，舍本逐末，超者曰东垣，局者曰丹溪已矣，而最称高识者，则《玉机微义》是宗，若《素问》、若《灵枢》、若《玄珠秘语》，则嗒焉[21]茫乎而不知旨归，而语之以张仲景、刘河间，几不能知其人与世代，犹靦然[22]曰：吾能已病足矣，奚[23]高远之是务[24]！且如今之读轩歧书者，必加诮[25]曰：是夫也，徒读父书耳[26]，不知兵变已！夫不知变者世诚有之，以其变之难通而遂弃之者，是犹食而咽也，去食以求养生者哉，必且不然矣！则今日是书之刻，乌^[27]知不为肉食者大嗤^[28]乎！说者谓陆宣公达而以奏疏医天下，穷而聚方书以医万民，吾子固悠然有世思哉！予曰：不，不，是先大夫之志也。先大夫固尝以奏疏医父子之伦，医朋党之渐^[29]，医东南之民瘼^[30]，以直言敢谏医谄谀者之膏肓，故踬^[31]之日多，达之日少。而是书之刻也，其先大夫宣公之志与！今先大夫殁垂四年而书成，先大夫处江湖退忧之心^[32]盖与居庙^[33]堂进忧之心同一无穷矣！客曰：子实为之，而以为先公之志，殆所谓善则称亲与？不肖孤曰：不，不，是先大夫之志也。

万历己亥^[34]三月谷旦海虞清常道人赵开美^[35]序。

【校注】

[1] 台北故宫博物院藏本"刻《仲景全书》序"前有题记两则：

《伤寒论》世无善本。余所藏治平官刊大字景写本而外，惟此赵清常本耳。亡友宗室伯兮祭酒曾悬重金购此本，不可得，仅得日本安政丙辰覆刻本（今蜀中又有刻本，亦从日本本出）。今夏从厂贾魏子敏得此本，完好无缺，惜伯兮不及见矣。坊记。时戊申中秋日戊辰。

北宋人官刻经注皆大字，单疏皆小字，所以别尊卑也。治平官本《伤寒论》乃大字，经也。《千金方》《外台秘要》皆小字，疏也。林亿诸人深于医矣，南宋已后，乌足知此？矩盦又记。

[2] 乙未：公元 1595 年。

[3] 臧获：奴婢。

[4] 海虞：今江苏常熟。

[5] 大造：大恩。造，给予生命，多用于感恩。

[6] 鱼亥："鲁鱼亥豕"的简称。指文字传钞因形体相近而产生的讹误。

[7] 构：读若"购"。

[8] 舛（chuǎn）错：错乱。

[9] 盍：何不。

[10] 识（zhì）：记住。

[11] 曩（nǎng）：先前。

[12] 不啻（chì）：不只。

[13] 拱璧：比喻十分珍贵。

[14] 荒：疏漏。

[15] 骒括：概括。

[16] 汇：分类聚合。

[17] 标：北斗七星的第五至第七星。

[18] 灿然：清楚明白的样子。

[19] 跻（jǐ）：使登上。

[20] 仁寿：长寿之美称。

[21] 嗒（tà）焉：不放在心上；极冷漠的样子。

[22] 觍（tián）然：惭愧的样子。

[23] 奚：何。

[24] 高远之是务：务高远；追求高远。

[25] 诮（qiào）：嘲讽；讥笑。

[26] 徒读父书：谓如赵括只读其父之兵书。

[27] 乌：何。

[28] 嗤（chī）：讥笑。

[29] 渐：习染；影响。

[30] 瘼（mò）：病；毛病。

[31] 踬（zhì）：不顺利。

[32] 处江湖退忧之心：用《岳阳楼记》典："居庙堂之高，则忧其民；处江湖之远，则忧其君。是进亦忧，退亦忧，然则何时而乐耶？其必曰：先天下之忧而忧，后天下之乐而乐欤！"

[33] 廇：庙。

[34] 万历己亥：公元 1599 年。

[35] 赵开美（1563—1624 年），又名琦美，字玄度，一字如白，号清常道人，江苏常熟人，万历中以父荫授刑部郎中，官太仆丞。同里钱谦益（1582—1664年）《刑部郎中赵君墓表》（见《牧斋初学集》）云："君讳琦美，字玄度，……天性颖发，博闻强记，落笔数千言。……诸凡天官、兵法、谶纬、算历以至水利之书，火攻之谱，神仙药物之事，丛杂荟蕞，见者头目眩晕，君独能谙记而悉数之。"

《伤寒论》序

　　夫《伤寒论》，盖祖述大圣人之意，诸家莫其伦拟，故晋·皇甫谧序《甲乙针经》云：伊尹以元圣之才，撰用《神农本草》，以为《汤液》；汉·张仲景论广《汤液》，为十数卷，用之多验；近世太医令王叔和撰次仲景遗论甚精，皆可施用。是仲景本伊尹之法，伊尹本神农之经，得不谓祖述大圣人之意乎？

　　张仲景，《汉书》无传，见《名医录》，云：南阳人，名机，仲景乃其字也。举孝廉，官至长沙太守。始受术于同郡张伯祖，时人言识用精微过其师。所著论，其言精而奥，其法简而详，非浅闻寡见者所能及。

　　自仲景于今八百馀年，惟王叔和能学之，其间如葛洪、陶景、胡洽、徐之才、孙思邈辈非不才也，但各自名家，而不能脩明之。开宝中，节度使高继冲曾编录进上，其文理舛错，未尝考正；历代虽藏之书府，亦缺于雠校。是使治病之流，举天下无或知者。国家诏儒臣校正医书[1]，臣奇续被其选，以为百病之急，无急于伤寒，今先校定张仲景《伤寒论》十卷，总二十二篇，证外合三百九十七法，除复重，定有一百一十二方。今请颁行。

　　太子右赞善大夫臣高保衡[2]、尚书屯田员外郎臣孙奇[3]、尚书司封郎中秘阁校理臣林亿[4]等谨上。

【校注】

　　[1] 马端临《文献通考》卷二百二十二《经籍考四十九·子·医家》"《外台秘要方》四十卷"下引陈氏（陈振孙《直斋书录解题》）云："凡医书之行于世，皆仁庙（仁宗朝。公元 1023-1063 年）朝所校定也。按《会要》：嘉祐二年（1057 年）置校正医书局于编修院，以直集贤院掌禹锡、林亿校理，张洞校勘，苏颂等并为校正。后又命孙奇、高保衡、孙兆同校正。每一书毕，即奏上，

亿等皆为序，下国子监板行。并补注《本草》，修《图经》，《千金翼方》、《金匮要略》、《伤寒论》悉从摹印，天下皆知学古方书矣。"

[2] 高保衡：名医高若讷（nè）次子。《宋史》卷二百八十八《列传第四十七·高若讷》："高若讷，字敏之，本并州榆次人，徙家卫州，进士及第，补彰德军节度推官，改秘书省著作佐郎，再迁大常博士，知商河县。""若讷强学善记，自秦汉以来，诸传记无不该通，尤喜申韩管子之书，颇明历学。因母病，遂兼通医书，虽国医皆屈伏。张仲景伤寒论诀、孙思邈方书及《外台秘要》久不传，悉考校讹谬，行之，世始知有是书。名医多出卫州，皆本高氏学焉。"高保衡校正《伤寒论》、《千金方》及《外台秘要》等，盖受自家学。

[3] 孙奇：名医孙用和之子。宋·邵伯温《邵氏闻见录》卷第二："仁宗皇帝初纳光献后，后有疾，国医不效。帝曰：后在家用何人医？后曰：妾随叔父官河阳，有疾，服孙用和，辄效。寻召用和，服其药果验。自布衣除尚药奉御，用和自此进用。用和本卫人，以避事客河阳，善用张仲景法治伤寒，名闻天下。二子奇、兆皆登进士第，为朝官，亦善医。"

[4] 林亿：名医高若讷之婿。《宋会要辑稿》宋仁宗至和二年："亿，枢密使高若讷婿。"宋祁《高文庄公若讷墓志铭》：高若讷仲女"适都官员外郎林亿"。马端临《文献通考》卷二百二十三《经籍考五十·子·医家》"灵苑二十卷"引晁氏（晁公武《郡斋读书志》）曰："本朝士夫如高若讷、林亿、孙奇、庞安常皆以善医名世。"

《伤寒卒病论集》[1]

　　论曰[2]：余每览越人入虢之诊、望齐侯之色，未尝不慨然叹[3]其才秀也。怪当今居世之士曾不留神医药[4]，精究方术，上以疗君亲之疾，下以救贫贱之厄，中以保身长全，以养其生，但竞逐[5]荣势，企踵[6]权豪，孜孜汲汲[7]，惟名利是务，崇饰[8]其末，忽弃其本，华其外而悴其内。皮之不存，毛将安附焉[9]？卒然遭邪风之气，婴非常之疾，患及祸至，而方震慄，降志屈节[10]，钦望巫祝，告穷归天，束手受败。赍[11]百年之寿命，持至贵之重器，委付凡医，恣其所措[12]。咄嗟[13]呜呼[14]！厥[15]身已毙，神明[16]消灭，变为异物[17]，幽潜[18]重泉，徒为啼泣。痛夫[19]！举世昏迷，莫能觉悟，不惜其命，若是轻生，彼何荣势之云哉！而进不能爱人知人，退[20]不能爱身知己[21]，遇灾值祸，身居厄地，蒙蒙昧昧，（憃）[惷][22]若遊魂[23]。哀乎！趋世之士，弛竞[24]浮华，不固根本[25]，忘躯徇物，危若冰谷，至于是也！

【校注】

　　[1] 台北故宫博物院藏本无此序。兹据中医古籍出版社影印中国中医科学院藏本《仲景全书》补。

　　[2] 康平本"论曰"作"集论曰"三字，旁注于正文"余每览"句右侧，较正文低一字位。

　　[3] 叹：赞叹。《玉篇》："叹，叹美也。"

　　[4] 怪：恼怒；怨恨。表示对人及事物的强烈不满。曾（zēng）不：连……都不。

　　[5] 竞逐：努力从事。同义连用。《尔雅·释言》："竞、逐，彊也。"

　　[6] 企踵：仰慕追逐。近义连用。《文选·陆机〈五等诸侯论〉》："盖企及进

取。"吕向注："企，美也。"《说文·足部》："踵，追也。"

[7] 孜孜汲汲：急急忙忙迫不及待的样子。同义连用。《说文·彳部》："伋，急行也。"段玉裁注："凡用汲汲者，乃伋伋之叚借。"《广雅·释训》："孜孜、伋伋，剧（遽）也。"王念孙《疏证》："《问丧》云：'望望然，汲汲然如有追而弗及也。'汲与伋通。"《汉书·扬雄传》："不汲汲于富贵。"颜师古注："汲汲，欲速之貌。"

[8] 崇饰：崇尚。同义连用。与"忽弃"对文义反。

[9] 康平本下接"哀乎！趋世之士，又弛竞浮华，不固根本"十五字。

[10] 屈节：弯腰。《伍子胥变文》："子胥行至颍水旁，渴乏饥荒难进路。遥闻空里打沙（纱）声，屈节斜身便即住。"又："子胥屈节看文，乃见外甥不趁（追赶），遂即奔走，星夜不停。"又："落草獐狂似怯人，屈节攒刑（形）而乞食。"《李陵变文》："身虽屈节凶（匈）奴下，中心不望（忘）汉家城。"《降魔变文》："和尚力尽势穷，事事皆弱，总须低心屈节，摧伏归他。"

[11] 赍（jī）：拿东西送人。

[12] 康平本"恣其所措"作"而恣其所措"。

[13] 咄嗟：怒斥声。

[14] 呜呼：哀叹声。

[15] 厥：其。

[16] 神明：神志。同义连用。

[17] 异物：鬼的讳称。

[18] 幽潜：埋葬。同义连用。《尔雅·释诂》："瘗、幽、隐、匿、蔽、窜，微也。"郭璞注："微谓逃藏也。"《尔雅·释言》："瘗，幽也。"郭注："幽亦薶也。"

[19] 夫：句末语气词，相当于"乎"，盖楚方音。《信阳长台关竹书》"呜呼"作"於夫"。

[20] 进、退：出仕为官，退居为民。

[21] 爱人知人、爱身知己：关爱他人，爱护自己。知亦爱也。鲍照《咏双燕》："悲歌辞旧爱，衔泪觅新知。"爱、知互文。《宋书·羊欣传》："欣少靖默，无竞于人，美言笑，善容止，泛览经籍，尤长隶书。不疑初为乌程令，欣时年十二，时王献之为吴兴太守，甚知爱之。"《宋书·谢灵运传》："灵运少好学，博览群书，文章之美，江左莫逮。从叔混特知爱之。"《文选·谢灵运〈游

南亭〉》:"我志谁与亮,赏心惟良知。"吕向注:"知,友也。"《诗·关雎》:"窈窕淑女,琴瑟友之。"《汉书·王莽传下》:"安友于兄弟。"颜师古注:"友,爱也。""知"、"友"同义,"友"、"爱"同义,故"知"引伸有"爱"义。爱人知人、爱身知己,骈偶。古人行文为了强调某种意思,或者为了凑足音节,使句式和谐、整齐,往往使用骈偶。骈体偶句在以形取胜,即所谓"能使意寡而视之如似多也"(钱锺书《管锥篇》,中华书局,1986,324页)。

[22] 惷:原本上从"春","惷"的俗讹字。俗书"春"、"春"往往相误,此据文意录正。惷,通"蠢",动也。《尔雅·释诂》:"蠢,作也。"郭注:"蠢,动作也。"《说文》:"蠢,虫动也。"段注:"引申为凡动之称。"《抱朴子内篇·金丹》:"万兆蠢蠢,唯知贪富贵而已,岂非行尸者乎?"

[23] 遊魂:形体为魄,神气为魂。阳神为魂,主思想情感。阴神为魄,主生命的自主运动。游魂,思想情感游离于身体之外,比喻没有思想头脑的人,犹言"行尸走肉"。

[24] 驰竞:追逐。同义连用。《希麟音义》卷三"湍驰"条引《玉篇》:"驰,逐也。"《小尔雅·广言》:"竞,逐也。"康平本"弛竞"句上有"又"字。

[25] 康平本"哀乎!趋世之士,又弛竞浮华,不固根本"十五字在上文"毛将安附焉"后。

余宗族素多,向馀[1]二百。建安纪年以来,犹未十稔,其死亡者,三分有二,伤寒十居其七。感[2]往昔之沦[3]丧,伤横夭之莫救,乃勤求古训,博采众方,撰用《素问》《九卷》《八十一难》《阴阳大论》《胎胪药录》,并平[4]脉辨证[5],为《伤寒杂[6]病论》[7],合十六卷[8]。虽未能尽愈诸病,庶可以见病知源。若能寻余所集,思过半矣。

【校注】

[1] 馀:超过。动词。

[2] 感:为……伤感;为……悲痛。《三国志·魏志·邴原传》裴松之注引《原别传》:"师问曰:'童子何悲?'原曰:'孤者易伤,贫者易感。'""悲"、"感"、"伤"三字同义。鲍照《与荀中书别》:"连翩感孤志,契阔伤贱躯。""感"、"伤"同义对举。

[3] 康平本"沦"作"伦"。

[4] 平：读若"辨"。《书·尧典》："九族即睦，平章百姓。"《尚书大传》"平章"作"辨章"。"平"、"辨"同义而用字不同者，乃古人书写避复之例。《文心雕龙·练字第三十九》云："是以缀字属篇，必须练择：一避诡异，二省联边，三权重出，四调单复。……重出者，同字相犯者也。《诗》《骚》适会，而近世忌同，若两字俱要，则宁在相犯。故善为文者，富於万篇，贫於一字，一字非少，相避为难也。"

[5] 康平本"撰用《素问》《九卷》《八十一难》《阴阳大论》《胎胪药录》，并平脉辨证"作小字，其上出一加圆圈的"注"字，提示以下为夹注。

[6] 康平本"杂"作"率"，盖"卒"之误。

[7] 康平本此句上出一加方框的"经"字，提示以下为经文。

[8] 康平本无"合十六卷"。

夫天布五行[1]，以运[2]万类；人禀五常，以有[3]五藏；经络府[4]俞，阴阳会通；玄冥幽微，变化难极[5]。自非才高识妙，岂能探其理致哉！上古有神农、黄帝、歧伯、伯高、雷公、少俞、少师、仲文，中世有长桑、扁鹊，汉有公乘阳庆及仓公，下此以往，未之闻也[6]。观今之医[7]，不念思求[8]经旨，以演其所知[9]，各承家技[10]，终始[11]顺[12]旧；省疾问病[13]，务在口给[14]；相对[15]斯须，便处汤药；按寸不及尺[16]，握手不及足；人迎趺阳，三部不参；动数发息，不满五十[17]；短期未知决诊，九候曾无髣髴[18]；明堂阙庭，尽不见察。所谓窥管而已[19]。夫欲视死别生[20]，实为[21]难矣[22]！

孔子云："生而知之者，上；学，则亚之；多闻博识，知[23]之次也。"余宿尚方术，请事斯语。

【校注】

[1] 康平本自"夫天布五行"至文末"请事斯语"低正文两格书写。提示与顶格书写的经文有别。下同此例。

[2]《新雕孙真人千金方》卷一《理病第三》引张仲景《方论》"运"作"植"，《真本千金方》卷一《治病略例第三》引《方论》作"殖"。

[3]《新雕孙真人千金方》卷一《理病第三》、《真本千金方》卷一《治病略例第三》、《千金要方》卷一《治病略例第三》引《方论》"有"均作"为"。

[4]《新雕孙真人千金方》卷一《理病第三》引《方论》"府"作"腑"。

[5]《新雕孙真人千金方》卷一《理病第三》、《真本千金方》卷一《治病略例第三》、《千金要方》卷一《治病略例第三》引《方论》"变化难极"下均有"《易》曰:非天下之至赜,其孰能与于此"十四字。

[6]《新雕孙真人千金方》卷一《理病第三》、《真本千金方》卷一《治病略例第三》、《千金要方》卷一《治病略例第三》引《方论》均无"自非才高识妙,岂能探其理致哉!上古有神农、黄帝、歧伯、伯高、雷公、少俞、少师、仲文,中世有长桑、扁鹊,汉有公乘阳庆及仓公,下此以往,未之闻也"五十六字。

[7]《新雕孙真人千金方》卷一《理病第三》、《真本千金方》卷一《治病略例第三》引《方论》"观今之医"均作"观今名医"。

[8]《新雕孙真人千金方》卷一《理病第三》、《真本千金方》卷一《治病略例第三》引《方论》"不念思求"均作"未能深思"。

[9]《新雕孙真人千金方》卷一《理病第三》引《方论》"所知"作"智",《真本千金方》卷一《治病略例第三》引《方论》作"知"。

[10]《真本千金方》卷一《治病略例第三》引《方论》"技"作"伎"。

[11]《新雕孙真人千金方》卷一《理病第三》、《真本千金方》卷一《治病略例第三》、《千金要方》卷一《治病略例第三》引《方论》"终始"均作"始终"。

[12]《千金要方》卷一《治病略例第三》引《方论》"顺"作"循"。

[13]《新雕孙真人千金方》卷一《理病第三》、《真本千金方》卷一《治病略例第三》、《千金要方》卷一《治病略例第三》引《方论》"省疾问病"均作"省病问疾"。

[14]《新雕孙真人千金方》卷一《理病第三》、《真本千金方》卷一《治病略例第三》引《方论》"务在口给"均作"禦人以口给"。

[15]《新雕孙真人千金方》卷一《理病第三》、《真本千金方》卷一《治病略例第三》引《方论》"相对"均作"呼吸"。

[16]《新雕孙真人千金方》卷一《理病第三》引《方论》"按寸不及尺"作"案寸未及尺"。

[17]《新雕孙真人千金方》卷一《理病第三》、《真本千金方》卷一《治病略例第三》引《方论》"动数发息,不满五十"作"动数未发,息不满五十"。发,明;息,至也。

[18]《新雕孙真人千金方》卷一《理病第三》、《真本千金方》卷一《治病略例第三》引《方论》"短期未知决诊,九候曾无髣髴"均作"诊其九候,曾无

鬏髵"。

[19]《新雕孙真人千金方》卷一《理病第三》、《真本千金方》卷一《治病略例第三》引《方论》均无"所谓窥管而已"。

[20]《新雕孙真人千金方》卷一《理病第三》、《真本千金方》卷一《治病略例第三》引《方论》"夫欲视死别生"均作"欲知死别生"。

[21]《新雕孙真人千金方》卷一《理病第三》、《真本千金方》卷一《治病略例第三》引《方论》"实为"均作"固亦"。

[22]《新雕孙真人千金方》卷一《理病第三》引《方论》"难矣"句下有"此皆医之深戒，病者不可不谨以察之而自防虑也"二十字，《真本千金方》卷一《治病略例第三》"深戒"作"深惑"。

[23] 知：谓"生而知之"。《论语·述而》"知之次也"下邢昺疏云："能如此者，比天生知之可以为次也。"

医林列传

张机

张机，字仲景，南阳人也。受业于同郡张伯祖，善于治疗，尤精经方。举孝廉，官至长沙太守。后在京师，为名医，于当时为上手。以宗族二百馀口，建安纪年以来，未及十稔，死者三分之二，而伤寒居其七，著论二十二篇。证外合三百九十七法，一百一十二方。其文辞简古奥雅。古今治伤寒者未有能出其外者也。其书为诸方之祖，时人以为扁鹊、仓公无以加之，故后世称为医圣。

王叔和

王叔和，高平人也。性度沉静，博好经方，尤精诊处。洞识养生之道，深晓疗病之源。採摭群论，撰成《脉经》十卷。叙阴阳表里，辨三部九候，分人迎气口神门，条十二经、二十四气、奇经八脉、五藏六府、三焦、四时之痾，纤悉备具，咸可按用。凡九十七篇。又次张仲景方论为三十六卷，大行于世。

成无己

成无己，聊摄人。家世儒医，性识明敏，记问该博，譔述《伤寒》，义皆前人未经道者。指在定体分形析证，若同而异者明之，似是而非者辨之。古今言伤寒者祖张仲景，但因其证而用之，初未有发明其意义。成无己博极研精，深造自得，本《难》《素》《灵枢》诸书以发明其奥，因仲景方论以辨析其理，极表里虚实阴阳死生之说，究药病轻重去取加减之意，真得长沙公之旨趣。所著《伤寒论》十卷，《明理论》三卷，《论方》一卷，大行于世。

国子监

准 尚书礼部元祐三年八月八日符。元祐三年八月七日酉时准都省送下当月六日

敕中书省勘会，下项医书册数重大，纸墨价高，民间难以买置，八月一日奉

圣旨，令国子监别作小字雕印。内有浙路小字本者，令所属官司校对，别无差错，即摹印雕版，并候了日，广行印造，只收官纸工墨本价，许民间请买，仍送诸路出卖。奉

敕如右，牒到奉行，前批八月七日未时付礼部施行。续准礼部符。元祐三年九月二十日准

都省送下当月十七日

敕中书省、尚书省送到国子监状，据书库状，准

朝旨雕印小字《伤寒论》等医书出卖。契勘工钱，约支用五千馀贯，未委于是何官钱支给应副使用，本监比欲依雕四子等体例，于书库卖书钱内借支。又缘所降

朝旨候雕造了日令只收官纸工墨本价，即别不收息，虑日后难以拨还，欲乞

朝廷特赐应副上件钱数支使，候指挥尚书省勘当，欲用本监见在卖书钱，候将来成书出卖，每部只收息壹分，馀依元降指挥。奉

圣旨：依。国子监主者，一依

敕命指挥施行。

治平二年二月四日进呈，奉

圣旨镂版施行。

朝奉郎守太子右赞善大夫同校正医书飞骑尉赐绯鱼袋臣高保衡

宣德郎守尚书都官员外郎同校正医书骑都尉臣孙奇

朝奉郎守尚书司封郎中充秘阁校理判登闻检院护军赐绯鱼袋臣林亿

翰林学士朝散大夫给事中知制诰充史馆修撰宗正寺脩玉牒官兼判太常寺兼礼仪事兼判秘阁秘书省同提举集禧观公事兼提举校正医书所轻车都尉汝南郡开国侯食邑一千三百户赐紫金鱼袋臣范镇

推忠协谋佐理功臣金紫光禄大夫行尚书吏部侍郎参知政事柱国天水郡开国

公食邑三千户食实封八百户臣赵槩

推忠协谋佐理功臣金紫光禄大夫行尚书吏部侍郎参知政事柱国乐安郡开国公食邑二千八百户食实封八百户臣欧阳脩

推忠协谋同德佐理功臣特进行中书侍郎兼户部尚书同中书门下平章事集贤殿大学士上柱国庐陵郡开国公食邑七千一百户食实封二千二百户臣曾公亮

推忠协谋同德守正佐理功臣开府仪同三司行尚书右仆射兼门下侍郎同中书门下平章事昭文馆大学士上监脩国史兼译经润文使上柱国卫国公食邑一万七百户食实封三千八百户臣韩琦

知兖州录事参军监国子监书库臣郭直卿

奉议郎国子监主薄云骑尉臣孙準

朝奉郎行国子监丞上骑都尉赐绯鱼袋臣何宗元

朝奉郎守国子司业轻车都尉赐绯鱼袋臣丰稷

朝请郎守国子司业上轻车都尉赐绯鱼袋臣盛侨

朝请大夫试国子祭酒直集贤院兼徐王府翊善护军臣郑穆

中大夫守尚书右丞上轻车都尉保定开国男食邑三百户赐紫金鱼袋臣胡宗愈

中大夫守尚书左丞上护军太原郡开国侯食邑一千八百户食实封二百户赐紫金鱼袋臣王存

中大夫守中书侍郎护军彭城郡开国侯食邑一千一百户食实封二百户赐紫金鱼袋臣刘挚

正议大夫守门下侍郎上柱国乐安郡开国公食邑四千户食实封九百户臣孙固

太中大夫守尚书右仆射兼中书侍郎上柱国高平郡开国侯食邑一千六百户食实封五百户臣范纯仁

太中大夫守尚书左仆射兼门下侍郎上柱国汲郡开国公食邑二千九百户食实封六百户臣吕大防

目　次

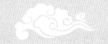

伤寒论卷第一

《仲景全书》第一

汉　张仲景述[1]　晋　王叔和　撰次[2]

宋　林　亿　校正

明　赵开美　校刻

沈　琳　仝校

辨脉法第一
平脉法第二

辨[3]脉法[4]第一

问曰[5]：脉[6]有阴阳[7]，何谓也？荅[8]曰[9]：凡脉大[10]、浮、数、动、滑，此名[11]阳也；脉[12]沈[13]、濇、弱[14]、弦[15]、微，此名[16]阴也[17]。凡[18]阴病见阳脉者，生；阳病见阴脉者，死[19]。

【校注】

[1] 康平本作"汉长沙守南阳张机著"。

[2] 康平本作"晋太医令王叔和撰次"。

[3] 桂林本"辨"作"平"。

[4]《太平圣惠方》卷第八《辩伤寒脉候》"辨脉法"作"辩伤寒脉候"。

[5]《太平圣惠方》卷第八《辩伤寒脉候》无"问曰"。

[6]《太平圣惠方》卷八第《辩伤寒脉候》"脉"上有"夫"字。

[7] 成本"阴阳"下有"者"。

[8]《金匮玉函经》"荅"作"答"。下同，不复出校。

[9]《太平圣惠方》卷第八《辩伤寒脉候》无"荅曰"。桂林本《平脉法第二》"荅曰"作"师曰"。

[10]《太平圣惠方》卷第八《辩伤寒脉候》"大"作"洪大"。

[11]《太平圣惠方》卷第八《辩伤寒脉候》"此名"作"皆为"。

[12] 桂林本《平脉法第二》"脉"上有"凡"。

[13]《太平圣惠方》卷第八《辩伤寒脉候》、成本"沈"作"沉"。"沈"、"沉"古今字。下同，不复出校。

[14] 桂林本《平脉法第二》"弱"作"迟"。

[15]《太平圣惠方》卷第八《辩伤寒脉候》"弦"作"絃"。下同，不复出校。

[16]《太平圣惠方》卷第八《辩伤寒脉候》"此名"作"皆为"。

[17]《金匮玉函经》自"凡脉大"至"此名阴也"作"脉大为阳、浮为阳、数为阳、动为阳、滑为阳；沉为阴、濇为阴、弱为阴、弦为阴、微为阴"。

[18]《金匮玉函经》无"凡"。

[19]《脉经》1.9.3 此节作"凡脉：大为阳，浮为阳，数为阳，动为阳，长为阳，滑为阳；沈为阴，涩为阴，弱为阴，弦为阴，短为阴，微为阴。是为三阴三阳也。阳病见阴脉者，反也，主死；阴病见阳脉者，顺也，主生。关前为阳，关后为阴。阳数则吐血，阴微则下利；阳弦则头痛，阴弦则腹痛；阳微则发汗，阴微则自下；阳数口生疮，阴数加微，必恶寒而烦挠不得眠也。阴附阳则狂，阳附阴则癫。得阳属腑，得阴属藏。无阳则厥，无阴则呕。阳微则不能呼，阴微则不能吸，呼吸不足，胸中短气。依此阴阳以察病也。"

问曰[1]：脉有阳结、阴结者，何以别之？荅曰[2]：其[3]脉浮而数[4]，能食，不大便者[5]，此为实[6]，名曰阳结也[7]，期十七日当剧。其脉沈[8]而迟[9]，不能食，身体重，大便反鞕[10]（音硬。下同），名曰阴结也[11]，期十四日当剧。

【校注】

[1]《太平圣惠方》卷第八《辩伤寒脉候》无"问曰"。

[2]《太平圣惠方》卷第八《辩伤寒脉候》无"荅曰"。桂林本《平脉法第二》"荅曰"作"师曰"。

[3]《太平圣惠方》卷第八《辩伤寒脉候》"其"作"凡"。

[4]《金匮玉函经》"浮而数"上有"自"。自，如果。

[5]《金匮玉函经》无"者"。

[6]《金匮玉函经》无"此为实"。

[7]《金匮玉函经》无"也"。

[8]《金匮玉函经》"沈"作"沉"。下同，不复出校。

[9]自"其脉沈而迟"以下至"辨脉法第一"章末，见于敦煌S202。又，S202、《金匮玉函经》"沈而迟"上有"自"。自，若；如果。

[10]S202、《金匮玉函经》"鞭"作"坚"，不避隋炀帝讳。《太平圣惠方》卷第八《辩伤寒脉候》"大便反鞭"作"大便硬者"。

[11]S202、《金匮玉函经》、《太平圣惠方》卷第八《辩伤寒脉候》无"也"。

问曰[1]：病有洒淅[2]恶寒而复[3]发热[4]者，何[5]？荅曰[6]：阴脉[7]不足，阳往从[8]之；阳脉不足，阴往乘之[9]。曰[10]：何谓阳[11]不足[12]？荅曰[13]：假令[14]寸口脉[15]微，名曰[16]阳不足。阴气上入阳中，则洒淅[17]恶寒也[18]。曰[19]：何谓阴[20]不足[21]？荅曰[22]：尺脉弱[23]，名曰[24]阴不足，阳气下陷[25]入阴中，则发热也[26]。

【校注】

[1]《太平圣惠方》卷第八《辩伤寒脉候》无"问曰"。

[2]洒（xiǎn）淅（xī）：恶寒的样子。S202"洒淅"作"洗沂"。《太平圣惠方》卷第八《辩伤寒脉候》"洒淅"作"灑淅"。"沂"盖"淅"之俗省，"淅"乃"淅"之俗误（俗书构件"木"、"扌"相乱）。

[3]S202"而"下有"后"字，"复"作"反"。

[4]《太平圣惠方》卷第八《辩伤寒脉候》无"而复发热"。

[5]《金匮玉函经》、《太平圣惠方》卷第八《辩伤寒脉候》、桂林本《平脉法第一》"何"下均有"也"字。

[6]《太平圣惠方》卷第八《辩伤寒脉候》无"荅曰"。桂林本《平脉法第一》"荅曰"作"师曰"。

[7]《太平圣惠方》卷第八《辩伤寒脉候》"阴脉"上有"凡"字。

[8]《太平圣惠方》卷第八《辩伤寒脉候》"从"作"乘"。

[9]桂林本《平脉法第一》"之"下有"也"。

[10]S202、《金匮玉函经》、《太平圣惠方》卷第八《辩伤寒脉候》、桂林本《平脉法第一》均无"曰"。

[11]桂林本《平脉法第一》"阳"作"阳脉"。

[12]《太平圣惠方》卷第八《辩伤寒脉候》无"何谓阳不足"。

[13]《太平圣惠方》卷第八《辩伤寒脉候》无"苔曰"。桂林本《平脉法第一》"苔曰"作"师曰"。

[14]《太平圣惠方》卷第八《辩伤寒脉候》"假令"作"假使"。

[15]S202"寸口脉"作"阳"。

[16]《金匮玉函经》"名曰"作"为"。

[17]《太平圣惠方》卷第八《辩伤寒脉候》"洒淅"作"洒淅"。

[18]《金匮玉函经》无"也"。"阴气上入阳中,则洒淅恶寒也"句,S202作"阴气入,则阳恶寒","则阳"疑倒,当作"阴气入阳,则恶寒"。

[19]S202、《金匮玉函经》、《太平圣惠方》卷第八《辩伤寒脉候》、桂林本《平脉法第一》均无"曰"。

[20]桂林本《平脉法第一》"阴"作"阴脉"。

[21]《太平圣惠方》卷第八《辩伤寒脉候》无"何谓阴不足"。

[22]《太平圣惠方》卷第八《辩伤寒脉候》无"苔曰"。桂林本《平脉法第一》"苔曰"作"师曰"。

[23]《太平圣惠方》卷第八《辩伤寒脉候》"尺脉弱"作"尺部脉弱"。成本、桂林本《平脉法第一》"尺脉弱"上有"假令"。

[24]《金匮玉函经》"名曰"作"为"。

[25]S202"陷"作"流"。《太平圣惠方》卷第八《辩伤寒脉候》无"陷"。

[26]S202、《金匮玉函经》、《太平圣惠方》卷第八《辩伤寒脉候》均无"也"。

阳脉浮[1](一作微),阴脉弱者[2],则血虚,血虚则筋急也[3]。其脉沈[4],荣[5]气微也[6]。其脉浮而[7]汗出[8]如流珠者[9],卫气衰也[10]。荣[11]气微者[12],加烧针则[13]血[14]留[15]不行[16],更发热而躁烦[17]也[18]。

【校注】

[1]S202"阳脉浮阴脉弱者"作"脉阳浮"。桂林本《平脉法第一》无"阳脉浮"。

[2]S202"阴脉弱"作"阴濡而弱",无"者"。《脉经》7.16.4亦无"者"。

[3]S202"筋急"作"伤筋",《脉经》7.16.4作"筋伤",均无"也"。《金匮玉函经》亦无"也"。《太平圣惠方》卷第八《辩伤寒脉候》"则血虚,血虚则筋急也"作"则血虚□筋急也","血虚"下空一字位。

[4]桂林本《平脉法第一》"沈"作"涩"。

[5]S202、《金匮玉函经》"荣"作"营"。

[6]S202无"也"。

[7]S202"而"作"则"。《太平圣惠方》卷第八《辩伤寒脉候》无"而"。

[8]《太平圣惠方》卷第八《辩伤寒脉候》无"出"。

[9]S202无"者"。

[10]S202无"也"。

[11]S202、《金匮玉函经》"荣"作"营"。

[12]S202、《金匮玉函经》、《脉经》7.16.4无"者"。

[13]《金匮玉函经》、《脉经》7.16.4无"则"。

[14]S202无"则血"。

[15]成本"留"作"流"。

[16]《太平圣惠方》卷第八《辩伤寒脉候》"加烧针则血留不行"作"加烧针若血留不行者"。

[17]《太平圣惠方》卷第八《辩伤寒脉候》"躁烦"作"烦躁"。

[18]S202无"也"。《金匮玉函经》"其脉沈"句以下至"更发热而躁烦也"另起行。

脉蔼蔼[1]如车盖者[2],名曰阳结也[3](一云秋脉)。

【校注】

[1]蔼(ǎi)蔼:盛大的样子。

[2]S202、《太平圣惠方》卷第八《辩伤寒脉候》"车盖"作"车之盖"。S202无"者"。

[3]S202 无"也"。

脉[1] 累累[2] 如循长竿者[3]，名曰阴结也[4]（一云夏脉）。

【校注】

[1]《太平圣惠方》卷第八《辩伤寒脉候》无"脉"字，承上省。

[2] 累（léi）累：连续不断的样子。

[3]S202 无"脉"、"者"，"循"作"顺"，不避梁武帝之父讳。

[4]S202 无"也"。又，S202 此句下有"嗳嗳如吹榆荚，名曰数"句。

脉[1] 瞥瞥[2] 如羹上肥者，阳气微[3]也[4]。

【校注】

[1]S202 无"脉"。

[2]《太平圣惠方》卷第八《辩伤寒脉候》"瞥瞥"作"澈澈"。

[3]《金匮玉函经》"微"作"脱"。

[4]S202、《太平圣惠方》卷第八《辩伤寒脉候》无"也"。

脉[1] 萦萦如蜘蛛丝[2]者，阳气[3]衰也[4]（一云阴气）。

【校注】

[1]S202、《太平圣惠方》卷第八《辩伤寒脉候》无"脉"字，承上省。

[2]S202 "丝"作"糸"，为"丝"之俗省。

[3]《太平圣惠方》卷第八《辩伤寒脉候》、桂林本《平脉法第二》"阳气"作"阴气"。

[4]S202 无"也"。

脉[1] 绵绵如泻[2]漆之绝者，亡其血也[3]。

【校注】

[1]S202、《太平圣惠方》卷第八《辩伤寒脉候》无"脉"字。

[2]S202 无"泻"。

[3]S202、《太平圣惠方》卷第八《辩伤寒脉候》无"也"。

脉来缓，时一止复来者[1]，名曰结。

【校注】

[1]S202、《金匮玉函经》无"者"。

脉来数，时一止复来者[1]，名曰促[2]（一作纵[3]）。

【校注】

[1] S202"脉来数，时一止复来者"作"脉来时数一止"。"时数"盖倒。《金匮玉函经》无"者"。

[2]《脉经》1.1.6："促脉，来去数，时一止复来"。

[3]《太平圣惠方》卷第八《辩伤寒脉候》"促"作"纵"。

脉，阳盛，则促[1]；阴盛，则结[2]。此皆病脉[3]。

【校注】

[1]《太平圣惠方》卷第八《辩伤寒脉候》"脉，阳盛，则促"作"阳脉盛，则纵"。

[2]S202"结"作"缓"，"则促"、"则结"两"则"字均作"即"。《太平圣惠方》卷第八《辩伤寒脉候》"阴盛，则结"作"阴脉盛，则动"。

[3]S202"此皆病脉"作一"病"字。

阴阳相搏[1]，名曰动[2]。阳动则[3]汗出，阴动则[4]发热。形冷[5]恶寒者[6]，此[7]三焦伤也[8]。若[9]数脉[10]见于关上[11]，上下[12]无头尾，如豆大[13]，厥厥[14]动摇者[15]，名曰动也[16]。

【校注】

[1]S202"搏"作"薄"。钱超尘先生在近年来发表的论文及《伤寒论校

注》后记《搏与摶之考辨》中提出：《伤寒论》中的"搏"皆当作"摶"，训聚合。影响甚大。按，此校可商。"專"、"尃"作为文字构件，俗书诚多混用不别。如《周礼·考工记》："搏埴之工二。"《释文》云："搏，李音团，刘音博。"《汉书·五行志上》："传以洪范。"颜师古注："'传'，字或作'傅'，谓附著。"即其比。由于"摶"、"搏"二字俗书同形，写本、刻本往往互误，所以保存在注疏、字书中的"摶"、"搏"二字义项也往往出现参差互误之处。遇到此类现象，定本录校作"摶"或"搏"，当据上下文意、二字之义、其他旁证而定。首先，钱先生文中所举证据，只能证明"摶""搏"二字古书有混用现象，而不能证明《伤寒论》《金匮要略》中的"搏"一定是"摶"字之讹误。其次，"摶"、"搏"虽均有"聚合"义，但义象特点不同。"摶"从"專"声。《说文·寸部》："專，一曰纺專。"徐锴《系传》："今络丝之塼也。"專，甲骨文作""，像用手转动"纺專"纺线形。"摶"从"專"得声，"專"、"摶"同源，其义象是"同一性质的物以中央为轴心，作旋转运动"。《说文·手部》："摶，圜也。从手，專声。"《集韵·桓韵》："摶，谓以手圜之。"故《庄子·逍遥游》有"摶扶摇而上者九万里"之语，用"摶"字形容鲲鹏随扶摇之风旋转而上。作动词，是"环绕中心而聚"。以此义象为核心，"摶"的本义及引申义项有：①捏聚成团；②集聚（成团）；③同"团"，圆形；圆的；④回旋；盘旋；⑤量词，束；⑥把东西卷紧；⑦同"专"，（a）专一；（b）主持等（《汉语大字典》第二版）。其义项的特点是"单一物质"环绕聚为一团，如《慧琳音义》卷十五"摶食"注引《毛诗传》："摶，聚也。"聚的对象是将"食"；《仪礼·特牲馈食礼》："佐食摶黍授祝。"胡培翬《正义》："摶训团，亦训聚。"聚的对象是"黍"；《管子·内业》："摶气如神。"尹知章注："摶，谓结聚也。"聚的对象是"气"。所以，据上下文，凡义涉"单一物质"环绕聚为一团者，字当录作"摶"。《慧琳音义》卷三十九"皆搏"注引《考声》："搏，附著也。"此义今湖南、湖北、川渝等地方言读"巴"。《汉语大字典》（第二版）认为"搏"的此义通"傅"，是附着、加上的意思。其义象特点是"两个或两个以上不同性质的物"附著结合在一起。《释名·释床帐》："搏壁，以席搏著壁也。"（毕沅《疏证》："《楚辞》：'薜荔拍兮蕙绸。'王逸注：'拍，搏壁也。'""搏"、"拍"并与"傅"通。）又《释饮食》："脯，搏也。干燥相搏著也。"《春秋左氏传·僖公二十八年》："晋侯梦与楚子搏。"杜预注："搏，手搏。"手搏是两人之手附著对打。陆德明《经典释文》："搏，音博。"《春秋穀梁传·僖公元年》："公子友谓莒挐曰：吾二人不相说，士卒何罪？屏左右而相搏。"《释文》："搏音博。手搏也。"《灵枢经》也有大量用例。《灵枢·邪气藏府病形第四》："中筋，则筋缓，邪气不出，与其真相搏，乱而不去，反还内著。"又《根结第五》："故曰刺不知逆顺，真邪相搏。"又《本神第八》："故生之来，谓之精；两精相搏，谓之神。"又《营卫生会第十八》："老者之气血衰，其肌肉枯，气道涩，五藏之气相搏，其营气衰少而卫气内伐，故昼不精，夜不眠。"又《寒热病第二十一》："暴瘅内逆，肝肺相搏，血溢鼻口，取天府。"又《胀论第三十五》："然后厥气在下，营卫留止，寒气逆上，真邪相攻，两气相搏，乃合为胀也。"又《水胀第五十七》："寒气客于肠外，与卫气相搏，气不得荣，因有所系，癖而内著，恶气乃起，瘜肉乃生。"又《贼风第五十八》："此亦有故邪留而未发，因而志有所恶及有所慕，血气内乱，两气相搏。"又《玉版第六十》："阴阳不通，两热相搏，乃化为脓。"又《百病始生第六十六》："肠胃之络伤，则血溢于肠外，肠外有寒汁沫，与血相搏，则并合凝聚不得散，而积成矣。"又《灵枢·刺节真邪第七十五》："是阳气有余而阴气不足，阴气不足则内热，阳气有余则外热，内热相搏，热于怀炭，外畏绵帛，近不可近身，又不可近席。"又："虚邪之中人也，洒淅动形，起毫毛而发腠理。其入深，内搏于骨，则为骨痹；搏于筋，则为筋挛；搏于脉中，则为血闭不通，则为痈；搏于肉，与卫气相搏，阳胜者则为热，阴胜者则为寒，寒则真气去，去则虚，虚则寒搏于皮肤之间。"又："虚邪之入于身也深，寒与热相搏，久留而内著。寒胜其热，则骨疼肉枯；热胜其寒，则烂肉腐肌为脓，内伤骨，内伤骨为骨蚀。"又《九宫八风第七十七》："此八风皆从其虚之乡来，乃能病人。三虚相搏，则为暴病卒死；两实一虚，病则为淋露寒热；犯其雨湿之地，则为痿。"又《九针论第七十八》："音者，冬夏之分，分于子午，阴与阳别，寒与热争，两气相搏，合为痈脓者也。"又《岁露论第七十九》："虚邪入客于骨而不发于外，至其立春，阳气大发，腠理开，因立春之日风从西方来，万民又皆中于虚风，此两邪相搏，经气结代者矣。"这一义项古籍又常常使用"薄"字记录。《广雅·释诂三》："薄，聚也。"又《释言》："薄，附也。"王念孙《疏证》："薄之言傅也。"《文选·谢灵运〈过始宁墅〉》："拙疾相依薄。"李善注引韩康伯《周易注》曰："薄，谓相附也。"《易·说卦》"雷风相薄"陆德明《释文》引陆云："薄，相附薄也。"《春秋左氏传·昭公十七年》"其以丙子若壬午作乎水火，所以合也。"杜预注："丙午火，壬子水。水火合而相薄，水少而火多，故水不胜火。"《释文》："薄，本又作搏。音博。"《黄帝内经素问》也有大量用例。《素问·热论篇第三十一》："若此者，皆病已衰而热有所藏，因其谷气相薄，两热相合，故有所遗也。"又《疟论篇第三十五》："此气得阳而外出，得阴而内薄，内外相薄，是以日作。"又《举痛论篇第三十九》："寒气客于经脉之中，与炅气相薄，则脉满；满，则痛而不可按也。"又《厥论篇第四十五》："此人必数醉若饱以入房，气聚于脾中不得散，酒气与谷气相薄，热盛于中，故热遍于身，内热而溺赤也。"又《脉解篇第四十九》："所谓甚则厥、恶人与火、闻木音则惕然而惊者，阳气与阴气相薄，水火相恶，故惕然而惊也。"又："所谓欲独闭户牖而处者，阴阳相薄也。阳尽而阴盛，故欲独闭户牖而居。"又："所谓恐如人将捕之者，秋气万物未有毕去，阴气少，阳气入，阴阳相薄，故恐也。"又："所谓甚则嗌干热中者，阴阳相薄而热，故嗌干也。"又《四时刺逆从论篇第六十四》："故刺不知四时之经、病之所生，以从为逆，正气内乱，与精相薄。"又《六微旨大论篇第六十八》："夫物之生，从于化；物之极，由乎变。变化之相薄，成败之所由也。"又《气交变大论篇第六十九》："五运更治，上应天暮，阴阳往复，寒暑迎随，真邪相薄，内外分离，六经波荡，五气倾移，太过不及，专胜兼并，愿言其始，而有常名，可得闻乎？"又《六元正纪大论篇第七十一》："风湿相薄，雨迺后。"又："湿蒸相薄，雨迺时降。"又："畏火临，溽蒸化，地气腾，天气否隔，寒风晓暮，蒸热相薄，草木凝烟，湿化不流，则白露阴布，以成秋令。"又："溽暑湿热相薄，争于左之上。"又《至真要大论篇第七十四》："此胜复相薄，盛衰之节。"所以，据上下文，凡是义涉"两个或两个以上的不同性质的物"结合在一起的，字当录作"搏"。按，"搏"在《伤寒论》中多与"相"字组合成词，作"某某相搏"。如"阴阳相搏"、"寒虚相搏"、"寒气相搏"、"浮虚相搏"、"风虚相搏"、"阳实相搏"、"高章相搏"、"惵卑相搏"、"风气相搏"、"浮紧相搏"、"微紧相搏"、"风湿相搏"、"浮芤相搏"、"浮涩相搏"等，是义涉"两个不同性质的物"结合在一起的。考《伤寒论》第九十七条："血弱气尽，腠理开，邪气因入，与正气相搏，结于胁下。"《金匮要略·水气病脉证并治第十四》："脉浮而洪，浮则为风，洪则为气。风气相搏，风强则为隐疹，身体为痒。"也是义涉"两个不同性质的物"结合在一起的。所以，《伤寒论》诸"相搏"之"搏"字当录作"搏"，了无疑义。出土的敦煌文献有与今本《伤寒论·辨脉法第一》相关的内容，也给我们提供了正确校读该字的重要旁证。《伤寒论·辨脉法第一》："阴阳相搏，名曰动。"敦煌文献S202"搏"作"薄"。又："脉弦而大，弦则为减，大则为芤，减则为寒，芤则为虚，寒虚相搏，此名为革，妇人则半产漏下，男子则亡血失精。"又："浮则无血，大则为寒，寒气相搏，则为肠鸣。"又："水得寒气，冷必相搏。"又："趺阳脉浮，浮则为虚，浮虚相搏，故令气䭇，言胃气虚竭也。"又："风为热，虚为寒。风虚相搏，则洒淅恶寒也。"又："若卫气前通者，小便赤黄；与热相搏，因热作使，游于经络，出入藏府。"又："脉浮而滑，浮为阳，滑为实，阳实相搏，其脉数疾，卫气失度。"敦煌文献S202诸"搏"字亦并作"薄"。按，"薄"与"搏"声同通用，而与"揣"字声音、字形无关。所以将"搏"校勘作"揣"是值得商榷的。此外，《金匮要略方》中尚有"实气相搏"（《脏腑经络先后病脉证第一》）、"风湿相搏"（《痉湿暍病脉证第二》）、"寒虚相搏"、"风血相搏"、"枯泄相搏"（《中风历节病脉证并治第五》）、"虚寒相搏"（《血痹虚劳病脉证并治第六》）、"邪正相搏"（《腹满寒疝宿食病脉证治第十》）、"浮濇相搏"（《五藏风寒积聚病脉证并治第十一》）、"坚数相搏"（《消渴小便利淋病脉证治第十三》）、"热潜相搏"、"热止相搏"、"沈伏相搏"、"虚难相搏"、"寒水相搏"、"沈紧相搏"（《水气病脉证并治第十四》）、"风寒相搏"（《黄疸病脉证并治第十五》）、"寒虚相搏"（《妇人杂病脉证并治第二十二》），作"搏"不误，但有点校者据钱先生之说，改"搏"为"揣"，兹一并及之。

[2]《太平圣惠方》卷第八《辩伤寒脉候》"动"下有"也"字。

[3]S202、《太平圣惠方》卷第八《辩伤寒脉候》"则"作"即"。

[4]S202、《太平圣惠方》卷第八《辩伤寒脉候》"则"作"即"。

[5]《太平圣惠方》卷第八《辩伤寒脉候》"形冷"上有"若"字。

[6]S202"恶寒"作"而寒"，无"者"。

[7]《太平圣惠方》卷第八《辩伤寒脉候》无"此"。

[8]S202"此三焦伤也"作"此为进"。

[9]S202无"若"。

[10] 桂林本《平脉法第二》"数脉"作"脉数"。

[11]《太平圣惠方》卷第八《辩伤寒脉候》无自"数脉见于关上"至下"男子则亡血失精"数节。

[12]S202无"上下"。

[13]S202"如豆大"作"大如大豆"。

[14] 厥厥：疾速上下跳跃的样子。桂林本《平脉法第二》"厥厥"作"厥厥然"。

[15]S202 无"者"。

[16]S202 "名曰动也"作"名为动"。《脉经》1.1.24："动脉，见于关上，无头尾，大如豆，厥厥然动摇"。

阳[1]脉浮大而濡[2]，阴脉浮大而濡，阴脉与阳脉同等者[3]，名曰缓也[4]。

【校注】

[1]S202 无"阳"。

[2]濡（ruǎn）：软。S202 无"阳"、"而"。

[3]《金匮玉函经》无二"脉"字。S202 "阴脉浮大而濡，阴脉与阳脉同等者"二句作"阴浮与阳同等"。

[4]S202 "名曰缓也"作"故名之为缓"。

脉浮而紧者，名曰弦[1]也[2]。弦者，状如弓弦，按之不移也[3]。脉[4]紧者，如转索无常也[5]。

【校注】

[1] 桂林本《平脉法第二》"弦"作"革"。

[2]S202 "脉浮而紧者，名曰弦也"作"夫脉浮紧，名为弦"。

[3]S202 "弦者，状如弓弦，按之不移也"作"脉弦，状如弓弦，按之不移"，在"脉紧者，如转索无常也"句下。《脉经》1.1.7："弦脉，举之无有，按之如弓弦状"。

[4] 桂林本《平脉法第二》无"脉"字。

[5]S202 无"也"。

脉弦而大[1]，弦则[2]为减[3]，大则为芤[4]，减[5]则为寒，芤[6]则为虚，寒虚[7]相搏[8]，此名为革[9]，妇人则半产[10]漏下，男子则亡血失精[11]。

【校注】

[1]《脉经》8.13.6 "脉弦而大"上有"寸口脉"。

[2]S202、《金匮玉函经》"则"作"即"。下五"则"字同。

[3]S202"减"作"藏"，盖误。

[4]S202"芤"作"莛"，"莛"音"空"，空心草名。此盖"芤"之换声符俗字。

[5]S202"减"作"藏"。

[6]S202"芤"作"莛"。

[7]S202"虚"作"莛"。

[8]S202"搏"作"薄"。

[9]S202"此名为革"作"脉即为革"。

[10]S202"半产"下有"而"字。

[11]S202、《脉经》8.13.6无"失精"。

问曰[1]：病有战[2]而汗出，因[3]得解者，何也[4]？苔曰[5]：脉[6]浮而紧，按之反[7]芤[8]，此为本虚，故当战[9]而汗出也[10]。其人本虚[11]，是以发战[12]，以脉浮[13]，故当汗出而解也[14]。若脉浮而[15]数，按之不芤[16]，此人[17]本不[18]虚[19]，若欲自解[20]，但汗出耳[21]，不[22]发战也。

【校注】

[1]《太平圣惠方》卷第八《辩伤寒脉候》无"问曰"。

[2]《太平圣惠方》卷第八《辩伤寒脉候》"战"作"颤"。"战"、"颤"同源通用。

[3]《金匮玉函经》"因"作"自"。

[4]S202无"也"。《太平圣惠方》卷第八《辩伤寒脉候》"何也"作"何谓也"。

[5]《太平圣惠方》卷第八《辩伤寒脉候》无"苔曰"。桂林本《平脉法第一》"苔曰"作"师曰"。

[6]《金匮玉函经》"脉"作"其脉"。《太平圣惠方》卷第八《辩伤寒脉候》"脉"上有"凡"字。

[7]《太平圣惠方》卷第八《辩伤寒脉候》"反"作"乃"。

[8]S202"按"作"案"，"芤"作"莛"。

[9]《太平圣惠方》卷第八《辩伤寒脉候》"战"作"颤"。

[10]S202无"也"。

[11]《太平圣惠方》卷第八《辩伤寒脉候》"其人本虚"作"以本虚"。

[12]《太平圣惠方》卷第八《辩伤寒脉候》"战"作"颤"。

[13]S202"以脉浮"作"其脉反浮"。桂林本《平脉法第一》"浮"作"浮紧"。

[14]S202"而"作"乃"，无"也"；《金匮玉函经》亦无"也"。《太平圣惠方》卷第八《辩伤寒脉候》"而解也"作"得解"。

[15]S202、桂林本《平脉法第一》无"而"。

[16]S202"按"作"案"，"芤"作"莹"。

[17]《金匮玉函经》、《太平圣惠方》卷第八《辩伤寒脉候》无"人"。

[18]S202无"不"。

[19]《太平圣惠方》卷第八《辩伤寒脉候》"虚"下有"也"字。

[20]《太平圣惠方》卷第八《辩伤寒脉候》"若欲自解"作"病若欲自解者"。

[21]《太平圣惠方》卷第八《辩伤寒脉候》"耳"作"尔"。

[22]《金匮玉函经》"不"上有"即"字。

问曰[1]：病[2]有不战[3]而汗出解者[4]，何也[5]？荅曰[6]：脉[7]大而浮数[8]，故知[9]不战汗出而解也[10]。

【校注】

[1]《太平圣惠方》卷第八《辩伤寒脉候》无"问曰"。

[2]《太平圣惠方》卷第八《辩伤寒脉候》"病"上有"又"字。

[3]《太平圣惠方》卷第八《辩伤寒脉候》"战"作"颤"。

[4]S202"病有不战而汗出解者"作"病有不战復不汗出解者"。

[5]S202无"也"。

[6]《太平圣惠方》卷第八《辩伤寒脉候》无"荅曰"。桂林本《平脉法第一》"荅曰"作"师曰"。

[7]S202、《金匮玉函经》"脉"作"其脉"。《太平圣惠方》卷第八《辩伤寒脉候》"脉"上有"凡"字。

[8]《太平圣惠方》卷第八《辩伤寒脉候》"大而浮数"作"浮大而数"。

[9]《金匮玉函经》、桂林本《平脉法第一》无"知"。

[10]S202 无 "不战"、"也";《金匮玉函经》亦无 "也"。《太平圣惠方》卷第八《辩伤寒脉候》"故知不战汗出而解也" 作 "故自汗出而解"。

问曰[1]：病[2] 有不战[3]、不[4] 汗出[5] 而解者[6]，何也[7]？荅曰[8]：其[9] 脉自微，此以[10] 曾[11] 发汗，若吐、若下、若亡血[12]，以[13] 内[14] 无津液，此[15] 阴阳自和，必[16] 自愈[17]，故不战[18]、不汗出[19] 而解也[20]。

【校注】

[1]《太平圣惠方》卷第八《辩伤寒脉候》无 "问曰"。

[2]《太平圣惠方》卷第八《辩伤寒脉候》"病" 上有 "又" 字。

[3]《太平圣惠方》卷第八《辩伤寒脉候》"战" 作 "颤"。

[4]S202 "不" 上有 "復" 字。

[5]《太平圣惠方》卷第八《辩伤寒脉候》无 "出"。

[6]《金匮玉函经》"不汗出而解者" 作 "而汗出解者"，连上读。据后文 "故不战、不汗出而解也"，作 "不" 是。

[7]S202 无 "也"。

[8]《太平圣惠方》卷第八《辩伤寒脉候》无 "荅曰"。桂林本《平脉法第一》"荅曰" 作 "师曰"。

[9]《太平圣惠方》卷第八《辩伤寒脉候》"其" 作 "凡"。

[10]《太平圣惠方》卷第八《辩伤寒脉候》"以" 作 "已"。

[11]S202 "以曾" 作 "曾以"。成本 "曾" 作 "曾经"。

[12]《太平圣惠方》卷第八《辩伤寒脉候》"若吐、若下、若亡血" 作 "或吐下、或亡血"。

[13]《金匮玉函经》、《太平圣惠方》卷第八《辩伤寒脉候》无 "以"。

[14]S202 无 "以内"。

[15]S202、《太平圣惠方》卷第八《辩伤寒脉候》无 "此"。

[16]S202 无 "必"。

[17]《太平圣惠方》卷第八《辩伤寒脉候》"愈" 下有 "也" 字。

[18]《太平圣惠方》卷第八《辩伤寒脉候》"战" 作 "颤"。

[19]《太平圣惠方》卷第八《辩伤寒脉候》无 "出"。

[20]S202、《太平圣惠方》卷第八《辩伤寒脉候》无 "也"。

问曰[1]：伤寒三日，脉[2] 浮数而微，病人[3] 身凉和者[4]，何也[5]？荅曰[6]：此[7] 为欲解也[8]，解[9] 以夜半。脉[10] 浮而解者，濈然[11] 汗出也[12]；脉[13] 数而解者，必能食也[14]；脉[15] 微而解者，必大汗出也[16]。

【校注】

[1]《太平圣惠方》卷第八《辩伤寒脉候》无"问曰"。

[2]S202、《金匮玉函经》"脉"作"其脉"。

[3]《太平圣惠方》卷第八《辩伤寒脉候》"病人"作"患人"。

[4]S202"病人身凉和者"作"人身凉和"。《金匮玉函经》"凉和者"上有"自"。

[5]S202 无"也"。

[6]《太平圣惠方》卷第八《辩伤寒脉候》无"荅曰"。桂林本《平脉法第一》"荅曰"作"师曰"。

[7]S202"此"作"是"。《太平圣惠方》卷第八《辩伤寒脉候》"此"作"凡有此候"。

[8]S202 无"也"。

[9]《太平圣惠方》卷第八《辩伤寒脉候》无"解"。

[10]S202 无"脉"。

[11] 濈（jí）然：或作"濈濈"、"濈濈然"，汗出的样子。《玉篇·水部》："濈，汗出也。"《太平圣惠方》卷第八《辩伤寒脉候》"濈然"作"濈濈然"。

[12]S202"汗出"上有"而"，下无"也"。

[13]S202、桂林本《平脉法第一》无"脉"。

[14]S202 无"也"。

[15]S202、桂林本《平脉法第一》无"脉"。

[16]S202"必"作"而"，无"也"。《太平圣惠方》卷第八《辩伤寒脉候》无"必"。

问曰[1]：脉[2] 病，欲知愈、未愈[3] 者[4]，何以别[5] 之？荅曰[6]：寸口[7]、关上、尺中三处大小浮沈迟数[8] 同[9] 等，虽[10] 有寒热不解者[11]，此[12] 脉阴阳为[13] 和平[14]，虽剧当愈[15][16]。

【校注】

[1]《太平圣惠方》卷第八《辩伤寒脉候》无"问曰"。

[2]脉：诊察。《千金要方》卷第一《大医精诚第二》："必先诊候以审之"，《真本千金方》卷第一《大医精诚第二》"诊候"作"诊脉"，"脉"亦诊也。郦道元《水经注原序》："窃以多暇，空倾岁月，辄述《水经》，布广前文。《大传》曰：大川相间，小川相属，东归于海。脉其枝流之吐纳，诊其沿路之所躔，访渎搜渠，缉而缀之。""脉"、"诊"互文同义，都是考察的意思。《脉经》卷第一《辨灾怪恐怖杂脉第十二》："因问言：我前来脉时不见此证，今反变异，故是名为灾怪。""我前来脉时不见此证"，"脉"只能训诊。又卷第一《迟疾短长杂脉法第十三》："脉外以知内尺寸大小。""脉外"即诊外。又："脉逆顺之道，不与众谋。"又卷第五《扁鹊诊诸反逆死脉要诀第五》："脉病人不病，脉来如屋漏雀啄者，死。"上一"脉"字当训诊。又卷第九《平妊娠胎动血分水分吐下腹痛证第二》："有一妇人来诊，自道经断不来。"原本校云："诊，一作脉。"《三国志》卷二十九《魏志·华佗传》："广陵太守陈登得病，胸中烦懑，面赤不食。佗脉之，曰：'府君胃中有虫数升，欲成内疽，食腥物所为也。'""脉之"即诊之。《敦煌变文集·维摩诘经讲经文二》："有一内寺罢官，居于山水，忽得疾病，令人寻医。有人言某村某聚落有一处士名医，急令人召到，便令候脉。候脉了，其人云：更不是别疾病，是坐后风（产后受风）。""候脉"同义连用。《太平圣惠方》卷第八《辩伤寒脉候》无"脉"字。

[3]《太平圣惠方》卷第八《辩伤寒脉候》"未愈"上有"及"字。

[4]S202"欲知愈、未愈者"作"欲知愈不"。《金匮玉函经》无"者"。

[5]《太平圣惠方》卷第八《辩伤寒脉候》"别"作"知"。

[6]《太平圣惠方》卷第八《辩伤寒脉候》无"苔曰"。

[7]《太平圣惠方》卷第八《辩伤寒脉候》"寸口"上有"凡"字。

[8]S202、《太平圣惠方》卷第八《辩伤寒脉候》"数"作"疾"。

[9]《太平圣惠方》卷第八《辩伤寒脉候》"同"作"俱"。

[10]《太平圣惠方》卷第八《辩伤寒脉候》无"虽"。

[11]S202无"者"。

[12]S202无"此"。

[13]《太平圣惠方》卷第八《辩伤寒脉候》无"为"。

[14]S202"和平"作"平"。

[15]S202"虽剧当愈"作"当剧今愈","当"字疑误。《太平圣惠方》卷第八《辩伤寒脉候》"虽剧当愈"作"虽剧今愈也"。

[16]《脉经》1.15.1作"问曰：假令病人欲差，脉而知愈，何以别之？师曰：寸关尺大小迟疾浮沈同等，虽有寒热不解者，此脉阴阳为平复，当自愈。人病，其寸口之脉与人迎之脉小大及浮沈等者，病难已"。

　　师曰[1]：立夏得洪[2]（一作浮）大[3]脉，是其本[4]位，其[5]人病[6]身体苦疼重[7]者[8]，须发其汗[9]。若[10]明日[11]身不疼不重[12]者，不须发汗[13]。若[14]汗濈濈[15]自出者[16]，明日便[17]解矣[18]。何以言之[19]？立夏脉洪大[20]，是其时脉，故使然也。四时仿此[21]。

【校注】

[1]S202"师曰"作"问曰"。《太平圣惠方》卷第八《辩伤寒脉候》无"师曰"。

[2]S202"洪"作"浮"。

[3]《太平圣惠方》卷第八《辩伤寒脉候》"大"作"太"。

[4]S202无"本"。

[5]《太平圣惠方》卷第八《辩伤寒脉候》"其"作"而"。

[6]《太平圣惠方》卷第八《辩伤寒脉候》"人病"作"病人"。

[7]《太平圣惠方》卷第八《辩伤寒脉候》"重"作"痛"。

[8]S202"苦疼重者"作"苦瘵痛重"，"瘵"字盖误。

[9]S202"须发其汗"作"发其汗者"。《太平圣惠方》卷第八《辩伤寒脉候》"须发其汗"作"须大发汗也"。

[10]S202无"若"。

[11]《太平圣惠方》卷第八《辩伤寒脉候》无"明日"。

[12]S202"重"下有"痛"字。《太平圣惠方》卷第八《辩伤寒脉候》"不疼不重"作"不疼痛"。

[13]S202"不须发汗"作"不须发其汗"。

[14]S202、《太平圣惠方》卷第八《辩伤寒脉候》无"若"。

[15]S202"濈濈"作"𩅧＝"。"𩅧"音zhí。《金匮玉函经》"濈濈"下有"然"字。《太平圣惠方》卷第八《辩伤寒脉候》无"濈濈"。

[16]S202 无"者"。《太平圣惠方》卷第八《辩伤寒脉候》"者"作"也"。

[17]S202 无"便"。

[18]《太平圣惠方》卷第八《辩伤寒脉候》"明日便解矣"作"当解也"。

[19]《太平圣惠方》卷第八《辩伤寒脉候》无自"何以言之"至"以阴得阳则解也"数节文字。

[20]《金匮玉函经》"洪大"下有"一本作浮大"五字夹注。成本"脉洪大"作"得洪大脉"。

[21]S202"何以言之？立夏脉洪大，是其时脉，故使然也。四时仿此"二十一字在下"日中得病者，夜半愈"句下，文字稍异。详下。

问曰：凡病，欲知何时得何时愈[1]。苔曰[2]：假令夜半得病者[3]，明日[4]日中愈；日中得病者[5]，夜半愈。何以言之[6]？日中得病夜半愈者[7]，以阳得阴则解也[8]；夜半得病明日[9]日中愈者，以阴得阳则解也[10][11]。

【校注】

[1]S202"问曰：凡病，欲知何时得何时愈"作"问病者何时发病"。桂林本《平脉法第一》"欲知何时得何时愈"下有"何以知之"。

[2]S202 无"苔曰"。桂林本《平脉法第一》"苔曰"作"师曰"。

[3] 成本无"者"。

[4]S202"明日"作"旦日"。《金匮玉函经》无"明日"。

[5]S202"得"作"发"，无"者"。成本亦无"者"。

[6]S202"何以言之"下有"立夏脉浮"四字。

[7]S202"日中得病夜半愈者"作"日中得夜半愈者"，句上有"所以言"三字。

[8]S202"以阳得阴则解也"作"阳得阴解"。

[9]S202 无"病"字，"明日"作"旦日"，义同。《金匮玉函经》无"明日"。

[10]S202"以阴得阳则解也"作"阴得阳则解矣"，句上有"何以言之"四字。

[11]《太平圣惠方》卷第八《辩伤寒脉候》无自"何以言之"至"以阴得阳则解也"数节文字。

寸口脉浮，为 [1] 在表；沈 [2]，为 [3] 在里；数，为 [4] 在府；迟，为 [5] 在藏 [6]。假令 [7] 脉迟，此 [8] 为在藏 [9] 也 [10][11]。

【校注】

[1]S202、《金匮玉函经》无"为"。

[2]S202、《金匮玉函经》"沈"作"沉"。"沈"、"沉"古今字。

[3]S202、《金匮玉函经》无"为"。

[4]S202、《金匮玉函经》无"为"。

[5]S202、《金匮玉函经》无"为"。

[6]《太平圣惠方》卷第八《辩伤寒脉候》"藏"作"脏"。《脉经》1.13.3作"脉数，则在府；迟，则在藏"。

[7]S202、《太平圣惠方》卷第八《辩伤寒脉候》"假令"作"今"。

[8]《太平圣惠方》卷第八《辩伤寒脉候》无"此"。

[9]《太平圣惠方》卷第八《辩伤寒脉候》"藏"作"脏"。

[10]S202、《金匮玉函经》无"也"。

[11]《脉经》1.8.1作"脉何以知藏腑之病也？然，数者，腑也；迟者，藏也。数即有热，迟即生寒。诸阳为热，诸阴为寒。故别知藏腑之病也"。

趺阳脉浮而濇 [1]，少阴脉 [2] 如经者 [3]，其病在脾 [4]，法当下利。何以知之？若脉浮大者 [5]，气实血虚也 [6]。今 [7] 趺阳脉浮而濇，故知脾气不足，胃 [8] 气虚 [9] 也。以少阴脉弦而浮 [10]（一作沈）才见 [11]，此为 [12] 调脉 [13]，故称如经也 [14]。若 [15] 反滑而数者，故 [16] 知当（屎）[尿][17]（《玉函》作溺。）脓也。

【校注】

[1]S202"濇"作"涩"。下同。

[2]S202无"脉"字。

[3]S202、《金匮玉函经》无"者"。成本"者"作"也"。

[4]《太平圣惠方》卷第八《辩伤寒脉候》"脾"下有"也"字。

[5]S202无"若"，"脉浮大者"作"脉浮而大"。

[6]S202无"也"。

[7]S202无"今"。

[8]S202 无"胃"。

[9]《太平圣惠方》卷第八《辩伤寒脉候》"虚"作"大虚"。

[10]《太平圣惠方》卷第八《辩伤寒脉候》"弦"作"絃","浮"作"沉"。桂林本《平脉法第二》"浮"作"沉"。

[11]S202"以少阴脉弦而浮才见"作"少阴脉弦沉纔见"。

[12]《太平圣惠方》卷第八《辩伤寒脉候》"为"作"谓"。

[13]S202"此为调脉"作"为调"。

[14]S202、《金匮玉函经》无"也"。

[15]S202"若"作"而"。

[16]《太平圣惠方》卷第八《辩伤寒脉候》"故"作"当"。

[17]S202、《金匮玉函经》、《太平圣惠方》卷第八《辩伤寒脉候》"屎"作"溺","屎"当是"尿"之误，据改。

寸口脉浮而 [1] 紧 [2]，浮则 [3] 为风，紧则 [4] 为寒。风则 [5] 伤卫，寒则 [6] 伤荣 [7]，荣 [8] 卫俱病，骨节烦疼 [9]。当发其汗也 [10]。

【校注】

[1]S202 无"而"。

[2]《太平圣惠方》卷第八《辩伤寒脉候》无"而紧"。按，下文有"紧则为寒"，疑脱。

[3]S202、《金匮玉函经》、《太平圣惠方》卷第八《辩伤寒脉候》"则"作"即"。

[4]《金匮玉函经》、《太平圣惠方》卷第八《辩伤寒脉候》"则"作"即"。

[5]S202、《金匮玉函经》、《太平圣惠方》卷第八《辩伤寒脉候》"则"作"即"。

[6]S202、《金匮玉函经》、《太平圣惠方》卷第八《辩伤寒脉候》"则"作"即"。

[7]《金匮玉函经》"荣"作"营"。

[8]《金匮玉函经》"荣"作"营"。

[9]S202"烦疼"作"疼烦"。

[10]S202 无"也"。《太平圣惠方》卷第八《辩伤寒脉候》"当发其汗也"作

"当须发汗"。

趺阳脉迟而缓，胃气如经也[1]。趺阳脉浮而数[2]，浮则[3]伤胃，数则[4]动脾，此非本病，医特下之[5]所为也[6]。荣[7]卫内陷[8]，其数先微，脉反但浮，其人必大便鞕[9]，气噫而除。何以言之？本以[10]数脉动脾[11]，其数先微，故知脾气不[12]治，大便鞕[13]，气噫而除。今脉反浮，其数改微[14]，邪[15]气独留，心中则饥，邪热不[16]杀[17]谷，潮热发渴[18]。数脉当迟缓。脉因前后度数如法[19]，病者则饥[20]；数脉不时，则生恶疮也[21]。

【校注】

[1]S202 无 "也"。

[2]《太平圣惠方》卷第八《辩伤寒脉候》无 "而数"。按，下文有 "数则动脾"，疑脱。

[3]《太平圣惠方》卷第八《辩伤寒脉候》"则" 作 "即"。

[4]《太平圣惠方》卷第八《辩伤寒脉候》"则" 作 "即"。

[5]S202 "特" 作 "将"。《太平圣惠方》卷第八《辩伤寒脉候》"医特下之" 作 "因下之"。

[6]S202 无 "也"。

[7]《金匮玉函经》"荣" 作 "营"。

[8]《太平圣惠方》卷第八《辩伤寒脉候》无自 "荣卫内陷" 至下 "师曰：病人脉微而濇者，此为医所病也" 数节。

[9]S202 "大便鞕" 作 "坚"，《金匮玉函经》作 "大便坚"。

[10]S202 无 "以"。

[11]《金匮玉函经》"本以数脉动脾" 作 "脾脉本缓，今数脉动脾"。

[12]S202 "不" 作 "而"，盖误。

[13]S202 "大便鞕" 作 "大便而坚"，《金匮玉函经》作 "大便坚"。

[14]S202 "今脉反浮，其数改微" 作 "浮脉反微"。

[15]S202 "邪" 作 "数"。

[16]S202 无 "不"。

[17]杀（shài）：谓消化。

[18]S202 "潮热发渴" 作 "朝暮发温"。

[19] 桂林本《平脉法第二》无"脉因前后度数如法"。

[20]S202 "脉因前后度数如法，病者则饥"作"脉因前度数如前，病者则肥"。

[21]S202 "疮"作"创"，无"也"。

师曰[1]：病人脉[2]微而濇者，此为医所病也[3]。大发其汗，又[4]数大[5]下之，其人[6]亡血。病当恶寒，后乃[7]发热无休止时。夏月[8]盛热，欲[9]著复衣；冬月盛寒，欲[10]裸[11]其[12]身[13]。所以然者，阳微则[14]恶寒，阴弱[15]则[16]发热[17]。此[18]医[19]发其汗[20]，使阳气微；又大下之，令阴气弱。五月之时，阳气在表，胃中虚冷，以阳气内微[21]，不能胜冷[22]，故欲著衣[23]。十一月[24]之时，阳气在里，胃中烦热，以阴气内弱[25]，不能[26]胜热[27]，故欲裸其[28]身[29]。又阴脉[30]迟濇，故知亡血[31]也[32]。

【校注】

[1]S202 "师曰"下有"一曰脉一"四字。

[2]S202 "脉"作"其脉"。

[3]《太平圣惠方》卷第八《辩伤寒脉候》无自"荣卫内陷"至下"师曰：病人脉微而濇者，此为医所病也"数节。

[4]S202 "又"作"若"。

[5]《太平圣惠方》卷第八《辩伤寒脉候》无"大"。

[6]S202 "其人"上有"若"字。

[7]S202、《金匮玉函经》"后乃"作"而"。

[8]S202、《太平圣惠方》卷第八《辩伤寒脉候》"夏月"作"五月"。

[9]《金匮玉函经》"欲"上有"而"字。

[10]《金匮玉函经》"欲"上有"而"字。

[11]《太平圣惠方》卷第八《辩伤寒脉候》"裸"作"稞"。俗书构件"衤"或作"礻"，"礻"、"禾"相乱故也。

[12]S202 "其"作"出"。

[13]《金匮玉函经》"身"作"体"。

[14]S202、《金匮玉函经》、《太平圣惠方》卷第八《辩伤寒脉候》"则"作"即"。

[15]《太平圣惠方》卷第八《辩伤寒脉候》"弱"作"微"。

[16]S202、《金匮玉函经》、《太平圣惠方》卷第八《辩伤寒脉候》"则"作"即"。

[17]《太平圣惠方》卷第八《辩伤寒脉候》"发热"作"恶热"。

[18]《金匮玉函经》无"此"。《太平圣惠方》卷第八《辩伤寒脉候》"此"下有"以"字。

[19]《太平圣惠方》卷第八《辩伤寒脉候》"医"作"衣",音之误也。

[20]S202"此医发其汗"作"医数发汗"。

[21]S202"以阳气内微"作"阳微",《金匮玉函经》作"内以阳微"。

[22]S202"不能胜冷"作"不能胜之"。

[23]《金匮玉函经》、桂林本《平脉法第二》"衣"作"複衣"。

[24]S202"十一月"作"十月"。

[25]S202"以阴气内弱"作"阴气弱"。《金匮玉函经》"以阴气内弱"作"内以阴弱"。

[26]《太平圣惠方》卷第八《辩伤寒脉候》"能"作"得"。

[27]S202"不能胜热"作"不能胜之"。

[28]S202、《太平圣惠方》卷第八《辩伤寒脉候》无"其"。

[29]《金匮玉函经》"身"作"体"。

[30]S202"阴脉"下有"復"字。

[31]成本、桂林本《平脉法第二》"亡血"作"血亡"。

[32]S202、《太平圣惠方》卷第八《辩伤寒脉候》无"也"。

脉 [1] 浮而大,心下反鞕 [2],有热 [3],属藏者 [4],攻之,不令发 [5] 汗;属府者,不令溲数,溲数则大便鞕 [6]。汗多则热愈 [7],汗少则 [8] 便难 [9],脉 [10] 迟,尚未可攻 [11][12][13]。

【校注】

[1] 桂林本《平脉法第一》"脉"作"寸口脉"。

[2]S202、《金匮玉函经》"鞕"作"坚"。《太平圣惠方》卷第八《辩伤寒脉候》无自"心下反鞕"至下节"脉浮而洪"句,疑脱。

[3] 桂林本《平脉法第一》"心下反鞕,有热"作"有热,心下反鞕"。

[4]S202 无"者"。

[5]S202 "不令发汗"作"不令微汗"。

[6]S202 "属府者，不令溲数，溲数则大便鞕"作"属府，復数，即坚"。"復"盖"溲"之误。《金匮玉函经》"大便鞕"作"便坚"。

[7]S202 "则热愈"作"即愈"。

[8]《金匮玉函经》"则"作"即"。

[9]S202 "则便难"作"復难"。

[10]S202 无"脉"。

[11]S202 "攻"作"取"。桂林本《平脉法第一》"脉迟尚未可攻"作"脉迟者，尚未可攻也"。

[12]S202 此句下有"趺脉微涩，少阴反坚，微即下，逆则躁烦。少阴紧者，復即为难。汗出在头，谷气为下。復难者，愈微溏，不令汗出，甚者遂不得便。烦逆鼻鸣，上竭下虚，不得復通"五十九字。

[13]《金匮玉函经》此句下有"趺阳脉数微涩，少阴反坚，微即下逆，涩即躁烦。少阴紧者，便即为难。汗出在头，谷气为下。便难者，令微溏，不令汗出，甚者遂不得便。烦逆鼻鸣，上竭下虚，不得復还"六十二字。

脉浮而洪[1]，身[2]汗如油[3]，喘[4]而不休，水浆不下，形体[5]不仁，乍静[6]乍乱，此为命绝也[7]。又[8]未知何藏[9]先受其灾[10]，若[11]汗出髪润，喘不休[12]者[13]，此为肺先[14]绝也[15]。阳反独留[16]，形体[17]如烟熏[18]，直视摇头者[19]，此为[20]心绝也[21]。唇吻反青[22]，四肢[23]𥇒习[24]者[25]，此为肝绝也[26]。环口黧黑[27]，柔[28]汗发黄者[29]，此为脾绝也[30]。溲便[31]遗失[32]，狂言[33]、目反[34]直[35]视者[36]，此为肾绝也[37]。又未知何藏阴阳前绝[38]，若[39]阳气前[40]绝，阴气后竭者[41]，其人[42]死，身色必青[43]；阴气[44]前[45]绝，阳气后竭者[46]，其人[47]死，身色必赤[48]，腋下温[49]，心下热也[50]。

【校注】

[1] 桂林本《平脉法第二》"脉浮而洪"上有"师曰"。

[2]《金匮玉函经》"身"作"躯"。

[3]S202 "身汗如油"作"躯反如沾"。《太平圣惠方》卷第八《辩伤寒脉候》"油"作"粘"。

[4]S202"喘"作"需"，读若"濡"。

[5] 成本"形体"作"体形"。

[6]S202"静"作"理"。

[7]S202、《金匮玉函经》无"也"。

[8]P3287、《金匮玉函经》无"又"。

[9]《太平圣惠方》卷第八《辩伤寒脉候》"藏"作"臟"。

[10]《太平圣惠方》卷第八《辩伤寒脉候》"灾"作"病"。S202"又未知何藏先受其灾"作"未知何藏受寒"。P3287"未知何藏先受其灾"句上有"问曰上脉状如此"七字。

[11]P3287"若"上有"答曰"二字。S202无"若"。

[12]《太平圣惠方》卷第八《辩伤寒脉候》"喘不休"上有"而"字。

[13]P3287、《金匮玉函经》"喘不休者"作"喘而不休"。

[14]《太平圣惠方》卷第八《辩伤寒脉候》无"先"。

[15]S202、《金匮玉函经》"此为肺先绝也"作"此为肺绝"，P3287作"肺先绝也"。

[16]P3287、《太平圣惠方》卷第八《辩伤寒脉候》无"阳反独留"句。

[17]P3287、《太平圣惠方》卷第八《辩伤寒脉候》无"体"。

[18]S202"烟熏"作"咽"，疑有误。

[19]S202、《金匮玉函经》、《太平圣惠方》卷第八《辩伤寒脉候》、成本无"者"。

[20] 成本无"为"。

[21]S202、《金匮玉函经》无"也"。P3287"此为心绝也"作"心先绝也"。

[22]P3287"唇吻反青"作"唇吻反出色青者"。

[23]S202、P3287"肢"作"支"。

[24] 漐习：汗出不止。漐，汗出貌。习，读若"袭"，相因；重复。P3287"漐"作"漐"。桂林本《平脉法第二》"漐"作"挈"。

[25]S202、P3287、《金匮玉函经》无"者"。

[26]S202、《金匮玉函经》无"也"。P3287"此为肝绝也"作"肝先绝也"。

[27]S202、P3287"环"作"还"，"黧"作"黎"。

[28]《太平圣惠方》卷第八《辩伤寒脉候》"柔"作"大"。桂林本《平脉法第二》"柔"作"油"。

[29]S202、《金匮玉函经》无"者"。

[30]S202、《金匮玉函经》无"也"。P3287"此为脾绝也"作"脾先绝也"。

[31]《太平圣惠方》卷第八《辩伤寒脉候》"溲便"作"大小便"。

[32]S202"溲便遗失"作"復便"。

[33]S202、《金匮玉函经》、《太平圣惠方》卷第八《辩伤寒脉候》"言"作"语"。

[34]P3287"反"上有"皮"字,盖误书未去者。

[35]《太平圣惠方》卷第八《辩伤寒脉候》无"直"。

[36]S202、《金匮玉函经》无"者"。

[37]S202、《金匮玉函经》无"也"。P3287"此为肾绝也"作"肾先绝也"。

[38] S202"又未知何藏阴阳前绝"作"未知何岁前绝",P3287作"又问未知何者藏阴阳於先绝,其状何如"。《金匮玉函经》"前"作"先"。《太平圣惠方》卷第八《辩伤寒脉候》"藏"作"臟","绝"下有"也"字。

[39] S202无"若"。P3287"若"上有"答曰"二字。

[40] P3287、《金匮玉函经》"前"作"先"。

[41]《金匮玉函经》无"者"。

[42] P3287、《太平圣惠方》卷第八《辩伤寒脉候》无"其人"。

[43] S202"阳气前绝,阴气后竭者,其人死,身色必青"作"阳气前绝,其死,必青"。P3287、《太平圣惠方》卷第八《辩伤寒脉候》"身色必青"作"必肉色青也"。《金匮玉函经》"身色必青"下有"肉必冷"。

[44] P3287、《太平圣惠方》卷第八《辩伤寒脉候》"阴气"上有"若"字。

[45] P3287、《金匮玉函经》"前"作"先"。

[46] S202、《金匮玉函经》无"者"。

[47] P3287无"其人"。

[48] S202"其人死,身色必赤"作"其死,必赤"。P3287、《太平圣惠方》卷第八《辩伤寒脉候》"身色必赤"作"必肉色赤"。

[49] S202"温"上有"为"字。P3287"温"作"暖"。

[50] S202"心下热也"作"心下温心下心热",疑有误。

寸口脉浮大[1],而[2]医[3]反下之,此为大逆。浮则[4]无血,大[5]则[6]为寒,寒气相搏[7],则[8]为肠鸣。医乃[9]不知,而反饮冷水[10],令汗大出,水得

寒 [11] 气，冷必相搏 [12]，其人即餩 [13]（音噎，下同）。

【校注】

[1] 桂林本《平脉法第二》"浮大"作"浮而紧"。

[2]S202、《金匮玉函经》无"而"。

[3]《太平圣惠方》卷第八《辩伤寒脉候》无"医"。

[4] S202、《金匮玉函经》、《太平圣惠方》卷第八《辩伤寒脉候》"则"作"即"。

[5] 桂林本《平脉法第二》"大"作"紧"。

[6]《金匮玉函经》、《太平圣惠方》卷第八《辩伤寒脉候》"则"作"即"。

[7]S202"搏"作"薄"。

[8]S202、《金匮玉函经》、《太平圣惠方》卷第八《辩伤寒脉候》"则"作"即"。

[9]S202"乃"作"反"。

[10]S202无"冷"。《金匮玉函经》"饮冷水"作"饮之水"。

[11]S202"水得寒"作"水得於寒"。

[12]S202无"必"，"搏"作"薄"。

[13] 餩：音噎 yē，食不能下。《太平圣惠方》卷第八《辩伤寒脉候》、桂林本《平脉法第二》"餩"作"噎"。

跌阳脉浮，浮则 [1] 为虚，浮虚相搏 [2]，故令气 [3] 餩 [4]。言 [5] 胃气虚竭也 [6]。脉 [7] 滑则为 [8] 哕 [9]。此为医咎 [10]，责虚取实，守空迫血 [11]。脉浮，鼻中 [12] 燥者，必衄也 [13]。

【校注】

[1]S202、《金匮玉函经》、《太平圣惠方》卷第八《辩伤寒脉候》"则"作"即"。

[2]S202"搏"作"薄"。

[3]S202"令气餩"作"气上餩"。

[4]《太平圣惠方》卷第八《辩伤寒脉候》、桂林本《平脉法第二》"餩"作"噎"。

[5]S202该字非作"言"，形似"曾"、"胃"，待考。《太平圣惠方》卷第八

《辩伤寒脉候》"言"作"而"。

[6]《太平圣惠方》卷第八《辩伤寒脉候》无"也"。S202 无"胃气虚竭也"句。

[7]S202 无"脉"。

[8]《太平圣惠方》卷第八《辩伤寒脉候》"则为"作"即"。

[9]S202 "滑则为哕"作"滑者其人即哕"。

[10]S202 无"咎",疑脱。

[11]《太平圣惠方》卷第八《辩伤寒脉候》无"此为医咎,责虚取实,守空迫血"三句。

[12]《金匮玉函经》、《太平圣惠方》卷第八《辩伤寒脉候》"中"作"口"。

[13]S202、《金匮玉函经》无"也"。

诸脉浮数[1],当发热而洒淅[2]恶寒。若有痛处[3],饮食[4]如常者[5],畜[6]积有脓也[7]。

【校注】

[1]S202 "诸脉浮数"作"诸浮数脉"。《太平圣惠方》卷第八《辩伤寒脉候》"浮数"下有"者"。

[2]S202 "洒淅"作"洗淅"。

[3]《太平圣惠方》卷第八《辩伤寒脉候》无"有痛处","若"字连下读。

[4]《太平圣惠方》卷第八《辩伤寒脉候》"饮食"作"食饮"。

[5]S202 无"者"。

[6]S202 "畜"作"愞",《太平圣惠方》卷第八《辩伤寒脉候》作"稸",桂林本《平脉法第二》作"蓄"。

[7]S202、《太平圣惠方》卷第八《辩伤寒脉候》无"也"。

脉浮而迟,面热赤[1]而[2]战[3]惕者[4],六七日当汗出而解。反[5]发热者,差迟[6],迟为无阳,不能作汗,其身必痒也[7][8]。

【校注】

[1]《太平圣惠方》卷第八《辩伤寒脉候》"赤"上有"如"字。

[2]《太平圣惠方》卷第八《辩伤寒脉候》无"而"。

[3]《太平圣惠方》卷第八《辩伤寒脉候》"战"作"颤"。

[4]S202"面热赤而战惕者"作"其面热而赤戴阳"。

[5]《太平圣惠方》卷第八《辩伤寒脉候》"反"上有"而"。

[6]S202无"差迟"。

[7]S202、《太平圣惠方》卷第八《辩伤寒脉候》无"也"。

[8]S202此下有"脉虚而不吐下发汗，其面反有热，今色欲解，不能汗出，其身必痒"二十五字，《金匮玉函经》作"脉虚者，不可吐下发汗，其面反有热色，为欲解。不能汗出，其身必痒"二十六字。

　　寸口脉[1]阴阳[2]俱紧者[3]，法当清邪中于上焦[4]，浊邪中于下焦[5]。清邪中上[6]，名曰[7]洁[8]也[9]；浊邪中下[10]，名曰[11]浑[12]也[13]。阴中于[14]邪，必内慄也[15]。表气微虚，里气[16]不[17]守，故使邪中于[18]阴也[19]。阳中于[20]邪，必[21]发热头痛[22]，项强颈挛[23]，腰[24]痛胫酸，所为[25]阳中雾露之气[26]。故曰清邪中上[27]，浊邪中下[28]。阴气为慄[29]，足膝逆冷[30]，便溺[31]妄出。表气微虚，里气微急，三焦相溷[32]，内外不通[33]。上焦[34]怫（音佛。下同）郁[35]，藏气相熏[36]，口烂[37]食[38]龂[39]也[40]。中焦[41]不治，胃气上冲[42]，脾气不转，胃中为浊，荣[43]卫不通，血凝不流。若[44]卫[45]气前[46]通者[47]，小便赤黄；与热相搏[48]，因热作使，遊于经络，出入藏府[49]；热气所过，则[50]为痈脓[51]。若[52]阴气前通者[53]，阳气厥微，阴无所使，客气内入，嚏而出之，声嗢[54]（乙骨切）咽塞[55]，寒厥相追，为热所拥[56]，血凝自[57]下，状如豚肝。阴阳俱厥，脾气孤弱，五液注[58]下[59]。下焦[60]不盍[61]（一作阖），清便[62]下重[63]，令[64]便数难，齐[65]筑湫[66]痛[67]，命将难全[68]。

【校注】

[1]S202"寸口脉"下有"弦"字。

[2]《太平圣惠方》卷第八《辩伤寒脉候》"阴阳"上有"及"字。

[3]S202、《金匮玉函经》、《太平圣惠方》卷第八《辩伤寒脉候》无"者"。

[4]S202"法当清邪中于上焦"作"清邪中上"。《金匮玉函经》"中于上焦"作"中上"。

[5]S202"浊邪中于下焦"作"浊邪中下"。《金匮玉函经》"中于下焦"作

"中下"。

[6]《太平圣惠方》卷第八《辩伤寒脉候》、桂林本《平脉法第一》"清邪中上"作"清邪中于上"。

[7]《太平圣惠方》卷第八《辩伤寒脉候》"曰"作"为"。

[8]S202"洁"作"浑"。

[9]S202、《金匮玉函经》无"也"。

[10]《太平圣惠方》卷第八《辩伤寒脉候》、桂林本《平脉法第一》"浊邪中下"作"浊邪中于下"。

[11]《太平圣惠方》卷第八《辩伤寒脉候》"曰"作"为"。

[12]S202"浑"作"紧"。

[13]S202、《金匮玉函经》无"也"。

[14]S202无"于"。

[15]S202"必内慄也"作"名曰栗"。《金匮玉函经》无"也"。

[16]S202"里气不守"作"里则不守"。

[17]《金匮玉函经》"不"作"失"。

[18]《太平圣惠方》卷第八《辩伤寒脉候》无"于"。

[19]S202"故使邪中于阴也"作"故使邪中阳"。

[20]S202无"于"。

[21]S202无"必"。

[22]S202、《太平圣惠方》卷第八《辩伤寒脉候》无"头痛"。

[23]《金匮玉函经》、《太平圣惠方》卷第八《辩伤寒脉候》无"颈挛"。

[24]S202"腰"作"要"。"要"、"腰"古今字。

[25]S202、《金匮玉函经》、桂林本《平脉法第一》"为"作"谓"。

[26]S202无"之气"。

[27]《太平圣惠方》卷第八《辩伤寒脉候》"中上"作"中于上也"。

[28]《太平圣惠方》卷第八《辩伤寒脉候》"浊邪中下"作"浊邪中于下"。

[29]S202"慄"作"栗"。

[30]S202"足膝逆冷"作"足逆而冷"。

[31]S202"便溺"作"狂热"。《金匮玉函经》"便溺"作"溲便"。

[32]《太平圣惠方》卷第八《辩伤寒脉候》"溷"作"浑",桂林本《平脉法第一》作"混"。

[33]《太平圣惠方》卷第八《辩伤寒脉候》"不通"作"不和也"。

[34]《金匮玉函经》"上焦"上有"若"字。

[35]《太平圣惠方》卷第八《辩伤寒脉候》"怫郁"作"萴郁"。

[36]S202"熏"作"动"。《太平圣惠方》卷第八《辩伤寒脉候》"藏气相熏"作"臟气即相动"。

[37]《太平圣惠方》卷第八《辩伤寒脉候》"口烂"上有"致"字。

[38] 食:读若"蚀",伤。《太平圣惠方》卷第八《辩伤寒脉候》"食"作"蚀"。

[39]S202、《太平圣惠方》卷第八《辩伤寒脉候》、桂林本《平脉法第一》"斲"作"断",盖误。

[40]S202、《金匮玉函经》无"也"。

[41]《金匮玉函经》"中焦"上有"若"字。

[42]S202"胃气上冲"作"胃气上鼻"。

[43]《金匮玉函经》"荣"作"营"。

[44]S202、《金匮玉函经》无"若"。

[45] 桂林本《平脉法第一》"卫"作"胃"。

[46]《太平圣惠方》卷第八《辩伤寒脉候》"前"作"不"。

[47]《金匮玉函经》无"者"。

[48]S202"搏"作"薄"。

[49]《太平圣惠方》卷第八《辩伤寒脉候》"藏府"作"臟腑"。

[50]《金匮玉函经》"则"作"即"。

[51]《太平圣惠方》卷第八《辩伤寒脉候》"痈脓"下有"也"字。

[52]S202、《金匮玉函经》无"若"。

[53]S202、《金匮玉函经》无"者"。

[54] 喎(wà):声音滞塞。S202"喎"作左"口"右"宴",盖"咽"之俗,读yè。

[55]S202"咽塞"作"便白"。

[56]S202"拥"作"推",盖误。

[57]S202"自"作"目"。

[58]S202"注"作"狂"。

[59]《太平圣惠方》卷第八《辩伤寒脉候》无自"若阴气前通者"至"五液注下"数句。

[60]《金匮玉函经》"下焦"上有"若"字。

[61]S202"盍"作"瀶",《太平圣惠方》卷第八《辩伤寒脉候》作"和",《金匮玉函经》、成本作"阖"。

[62]S202、《太平圣惠方》卷第八《辩伤寒脉候》"便"作"溲"。

[63]《太平圣惠方》卷第八《辩伤寒脉候》"下重"作"重下"。

[64]《太平圣惠方》卷第八《辩伤寒脉候》"令"作"大"。

[65]《金匮玉函经》、成本"齐"作"脐"。"齐"、"脐"古今字。

[66] 㴔（jiǎo）：狭窄；窘急。S202"㴔"字右从"愁"。

[67]《太平圣惠方》卷第八《辩伤寒脉候》"齐筑㴔痛"作"脐腹疼痛"。

[68]《太平圣惠方》卷第八《辩伤寒脉候》无"命将难全"。

　　脉[1]阴阳俱紧者[2]，口中气出[3]，唇口干燥，踡[4]卧足冷[5]，鼻中涕出[6]，舌上胎[7]滑，勿妄治也[8]。到七日以[9]来[10]，其人微发[11]热，手足温者[12]，此为欲解[13]；或到八日以[14]上[15]，反[16]大发热者[17]，此为难治[18]。设使[19]恶寒者[20]，必欲呕[21]也[22]；腹内[23]痛者，必欲利也[24]。

【校注】

[1] 桂林本《平脉法第一》"脉"作"寸口脉"。

[2]S202无"者"。

[3]《太平圣惠方》卷第八《辩伤寒脉候》"口中气出"作"以下焦气出"。

[4]S202"踡"作"捲"。

[5]S202"冷"上有"恒"字。

[6]S202"出"下有"者"字。

[7]《太平圣惠方》卷第八《辩伤寒脉候》"胎"作"苔"。

[8]S202无"也"。

[9]《金匮玉函经》、成本"以"作"已"。

[10]S202"以来"作"上"。《太平圣惠方》卷第八《辩伤寒脉候》"到七日以来"作"伤寒七日已上"。

[11]S202无"发"。

[12]S202"手足温者"作"足温"。《金匮玉函经》无"者"。

[13]《太平圣惠方》卷第八《辩伤寒脉候》"解"下有"也"。

[14] 成本"以"作"已"。

[15]S202"八日以上"作"七八日上"。《太平圣惠方》卷第八《辩伤寒脉候》"或到八日以上"作"伤寒八日已上"。

[16]《太平圣惠方》卷第八《辩伤寒脉候》无"反"。

[17]S202"反大发热者"作"反发热"。《金匮玉函经》无"者"。

[18]《太平圣惠方》卷第八《辩伤寒脉候》"难治"下有"也"。

[19]《金匮玉函经》无"使"。

[20]S202 无"者"。

[21]S202"呕"作"欧"。

[22]S202、《金匮玉函经》无"也"。

[23]S202、《太平圣惠方》卷第八《辩伤寒脉候》"内"作"中",不避隋杨坚之父兼讳。《金匮玉函经》无"内"。

[24]S202"必欲利也"作"利"。

脉[1]阴阳俱紧,至于吐利,其脉独[2]不解;紧去（入）[人][3]安,此为欲解。若[4]脉迟,至六七日不欲食,此为晚发,水停故也[5],为未解;食自可者,为欲解。

【校注】

[1]S202 无"脉"。桂林本《平脉法第一》"脉"作"寸口脉"。

[2]S202"独"作"续"。

[3]《医宗金鉴》:"'入'字当是'人'字。'人安',谓不吐利也。必是传写之讹。"S202、《金匮玉函经》、桂林本《平脉法第一》"入"作"人"。作"人"义长。据改。

[4]S202 无"若"。

[5]《医宗金鉴》:"'此为晚发水停故也'二句与上下文义不属,当是衍文。"

病六七日,手足三部脉皆至大[1],烦[2]而[3]口禁[4]不能言,其人躁扰者[5],必欲解[6]也[7]。若[8]脉和,其人大烦,目重,睑[9]内际黄者[10],此欲解也[11][12]。

【校注】

[1]《太平圣惠方》卷第八《辩伤寒脉候》"手足三部脉皆至大"作"三部脉皆大"。

[2]《太平圣惠方》卷第八《辩伤寒脉候》"烦"作"心烦"。

[3]S202、《金匮玉函经》、《太平圣惠方》卷第八《辩伤寒脉候》无"而"。

[4]《金匮玉函经》、《太平圣惠方》卷第八《辩伤寒脉候》、成本"禁"作"噤"。

[5]S202、《金匮玉函经》无"者"。

[6]S202"必欲解"作"此为解"，《金匮玉函经》、《太平圣惠方》卷第八《辩伤寒脉候》作"此为欲解"。

[7]S202、《金匮玉函经》无"也"。

[8]S202无"若"。

[9] 脸：眼睑。《玄应音义》卷四"动脸"："脸，眼外皮也。"S202、《金匮玉函经》"脸"作"睑"。

[10]S202"脸内际黄者"作"睑除"。《金匮玉函经》无"者"。

[11]S202"此欲解也"作"此为欲解"，《金匮玉函经》作"亦为欲解"，成本作"此为欲解也"。

[12]《太平圣惠方》卷第八《辩伤寒脉候》无自"脉和，其人大烦"至"此欲解也"数句。

脉 [1] 浮而数，浮 [2] 为风，数 [3] 为虚 [4]。风 [5] 为热 [6]，虚为寒 [7]。风虚 [8] 相搏 [9]，则洒淅 [10] 恶寒 [11] 也 [12][13]。

【校注】

[1] 桂林本《平脉法第一》"脉"作"寸口脉"。

[2]S202、《金匮玉函经》"浮"下有"即"字。

[3]S202、《金匮玉函经》"数"下有"即"字。

[4] 桂林本《平脉法第一》"虚"作"热"。

[5]S202、《金匮玉函经》"风"下有"即"字。

[6]《金匮玉函经》"为热"作"发热"。桂林本《平脉法第一》"热"作"虚"。

[7]S202"虚为寒"作"数即恶寒"，《金匮玉函经》作"虚即恶寒"。《医宗

金鉴》："'风为热虚为寒'二句当是衍文。"

[8]《太平圣惠方》卷第八《辩伤寒脉候》"风虚"作"寒风"，疑误。

[9]S202"风虚相搏"作"虚风相薄"。

[10]S202"洒淅"作"洗浙"。"浙"乃"淅"之俗省。

[11]《金匮玉函经》"恶寒"下有"而发热"三字。

[12]S202无"也"。

[13]S202此下有"趺阳脉浮而微，浮则为虚，微即汗出"十四字，《金匮玉函经》作"趺阳脉浮而微，浮即为虚，微即汗出"。

脉浮而滑，浮[1]为阳，滑[2]为实，阳实[3]相搏[4]，其脉数疾，卫气[5]失度[6]。

【校注】

[1]S202"浮"下有"则"字。《金匮玉函经》"浮"下有"即"字。

[2]S202"滑"下有"则"字。《金匮玉函经》"滑"下有"即"字。

[3]《太平圣惠方》卷第八《辩伤寒脉候》"阳实"作"浮滑"。

[4]S202"搏"作"薄"。

[5]《太平圣惠方》卷第八《辩伤寒脉候》"卫气"上有"此"。

[6]S202"卫气失度"下有"发热汗出"四字。

浮滑之脉数疾[1]，发热汗出者[2]，此为不治[3]。

【校注】

[1]S202"数疾"上有"其脉"二字。

[2]S202"发热汗出者"作"热汗出"。

[3]《太平圣惠方》卷第八《辩伤寒脉候》"此为不治"作"此不可治也"。

伤寒[1]，咳逆上气[2]，其脉散者[3]，死[4]，谓[5]其[6]形损故也[7]。

【校注】

[1]桂林本《平脉法第二》"伤寒"上有"师曰"。

[2]S202 无"伤寒咳逆上气"句。《太平圣惠方》卷第八《辩伤寒脉候》"咳逆上气"作"咳而上气"。

[3]S202"其脉散者"作"脉散"。

[4]S202 无"死"。

[5] 桂林本《平脉法第二》"谓"作"为"。

[6]《脉经》7.18.31"其"作"其人"。

[7]S202"谓其形损故也"作"其人形损伤","伤"下之句夺去。《金匮玉函经》此条作"脉散，其人形损，伤寒而咳上气者，死"。《太平圣惠方》卷第八《辩伤寒脉候》"其脉散者，死，谓其形损故也"作"其人形损脉散者，死"。《太平圣惠方》卷第八《伤寒热病不可治形候》"伤寒咳逆上气，其脉散者，死"作"伤寒咳而上气，其脉散者，不可治"。《脉经》4.7.39 作"上气，脉数者，死，谓其形损故也"。

平[1]脉法第二

问曰：脉有三部，阴阳相乘，荣卫血气，在人体躬。呼吸出入，上下于中，因息遊布，津液流通。随时动作，效[2]象形容，春弦秋浮，冬沈夏洪。察色观脉，大小不同，一时之间，变无经常，尺寸参差，或短或长，上下乖错，或存或亡。病辄改易，进退低昂，心迷意惑，动失纪纲。愿为具[3]陈，令得分明。

【校注】

[1] 平：读若"辨"。

[2] 桂林本《平脉法第一》"效"作"肖"。

[3]《脉经》5.1.1 作"具"作"缕"。

师曰：子之所问，道之根源。脉有三部，尺寸及关，荣卫流行，不失衡铨。肾沈心洪，肺浮肝弦，此自经常，不失铢分。出入升降，漏刻周旋，水下百刻[1]，一周循环[2]。当[3]复寸口，虚实见[4]焉，变化相乘，阴阳相干。风则浮虚，寒则牢坚 [5]，沈潜水滀 [6]，支饮急弦，动则 [7] 为痛，数则 [8] 热烦。设有不应，知变所缘。三部不同，病各异端，大 [9] 过可怪，不及亦然。邪不空见，终 [10] 必有奸，审察表里，三焦别焉 [11]。知其 [12] 所舍，消息诊看，料度府藏 [13]，独见若神。为子条记，传与贤人。

【校注】

[1] 成本、《脉经》5.1.2"百刻"作"二刻"。

[2]《脉经》5.1.2"一周循环"作"脉一周身"。

[3]《脉经》5.1.2"当"作"旋"。

[4] 见：现。

[5]《脉经》5.1.2"牢坚"作"紧弦"。

[6] 成本"滀"作"畜"，桂林本《平脉法第一》作"蓄"。

[7]《脉经》5.1.2"动则"作"动弦"。

[8]《脉经》5.1.2"数则"作"数洪"。

[9] 成本、《脉经》"大"作"太"。

[10] 桂林本《平脉法第一》"终"作"中"。

[11]《脉经》5.1.2"别焉"作"别分"。

[12]《脉经》5.1.2"其"作"邪"。

[13]《脉经》5.1.2"府"作"腑"。桂林本《平脉法第一》"府藏"作"臟腑"。

师曰：呼吸者，脉之头也。初持脉，来疾去迟，此出疾入迟，名曰内虚外实也。初持脉，来迟去疾，此出迟入疾，名曰内实外虚也 [1]。

【校注】

[1]《脉经》1.13.2作"师曰：夫呼者，脉之头也。初持之，来疾去迟，此为出疾入迟，为内虚外实。初持脉，来迟去疾，此为出迟入疾，为内实外虚也"。

问曰：上工望而知之，中工问而知之，下工脉而知之。愿闻其说。师曰：病家人请，云病人苦 [1] 发热，身体疼，病人自卧。师到，诊其脉沈而迟者，知其差也。何以知之？若 [2] 表有病者，脉当浮大，今脉 [3] 反沈迟，故知愈也。假令病人云腹内卒痛，病人自坐，师到，脉之浮而大者，知其差也。何以知之 [4]？

若里有病者，脉当沈而 [5] 细，今脉浮大，故知愈也。

【校注】

[1] 成本"苦"作"若"。

[2] 成本无"若"。

[3] 桂林本《平脉法第一》无"脉"。

[4] 桂林本《平脉法第一》无"何以知之"。

[5] 桂林本《平脉法第一》无"而"。

师曰：病家人来请，云病人发热烦极。明日，师到，病人向壁卧，此热已去也。设令脉不和，处 [1] 言已愈。设令向壁卧，闻师到，不惊起而盻 [2] 视，若三言三止，脉之咽唾者，此诈病也。设令脉自和，处言：此病大重，当须服吐下药，针灸数十百处乃愈。

【校注】

[1] 处：诊断。

[2] 盻（xì）：视。

师 [1] 持脉，病人欠者，无病也；脉之呻者，病也；言迟者，风也；摇头言者，里痛也；行迟者，表强也；坐而伏者，短气也；坐而下一脚者，腰痛也；里实护腹如怀卵物者，心痛也。

【校注】

[1] 桂林本《平脉法第一》"师"下有"曰"。

师曰：伏气之病，以意候之。今月之内欲有 [1] 伏气，假令旧有伏气，当须脉之。若脉微弱者，当喉中痛似伤，非喉痹也。病人云实咽中痛，虽尔，今复欲下利 [2]。

【校注】

[1] 桂林本《平脉法第一》"有"作"知"。

[2] 桂林本《平脉法第一》"欲下利"作"宜下之"。

问曰：人[1]恐怖者，其脉何状？师曰：脉形如循丝，累累然，其面白脱色也[2]。

【校注】

[1] 成本"人"下有"病"。

[2]《脉经》1.12.5 作"问曰：人病恐怖，其脉何类？师曰：脉形如循丝，累累然，其面白脱色"。

问曰：人不饮，其脉何类？师曰：脉[1]自濇，唇口干燥也[2]。

【校注】

[1] 成本"脉"作"其脉"。

[2]《脉经》1.12.7 作"问曰：人不饮，其脉何类？师曰：其脉自涩，而唇口干燥也"。

问曰：人愧者，其脉何类？师曰：脉浮而面色乍白乍赤[1][2]。

【校注】

[1] 桂林本《平脉法第二》"赤"下有"也"。

[2]《脉经》1.12.6 作"问曰：人愧者，其脉何等类？师曰：其脉自浮而弱，面形乍白乍赤"。

问曰：经说脉有三菽六菽重者，何谓也？师曰：脉[1]人，以指按之，如三菽之重者，肺气也；如六菽之重者，心气也；如九菽之重者，脾气也；如十二菽之重者，肝气也；按之至骨者，肾气也（菽者，小豆也）。假令下利，寸口、关上、尺中悉不见脉，然尺中时一小见，脉再举头（一云按投）者，肾气也。若见损脉来至[2]，为难治（肾谓所胜脾，脾胜不应时）[3]。

【校注】

[1] 成本"脉"下有"者"。

[2] 桂林本《平脉法第一》无"至"。

[3]《脉经》1.6.1 作"脉有轻重，何谓也？然，初持脉如三菽之重，与皮毛相得者，肺部也。如六菽之重，与血脉相得者，心部也。如九菽之重，与肌肉相得者，脾部也。如十二菽之重，与筋平者，肝部也。按之至骨，举之来疾者，肾部也。故曰轻重也"。

问曰：脉有相乘，有纵有横，有逆有顺，何谓[1]也？师曰：水行乘火，金行乘木，名曰纵；火行乘水，木行乘金，名曰横[2]；水行乘金，火行乘木，名曰逆；金行乘水，木行乘火，名曰顺也[3]。

【校注】

[1] 成本、桂林本《平脉法第二》无"谓"。

[2] 横（hèng）：反克为横。

[3]《脉经》1.11.1 作"问曰：脉有相乘，有从有横，有逆有顺，何谓也？师曰：水行乘火，金行乘木，名曰从；火行乘水，木行乘金，名曰横。水行乘金，火行乘木，名曰逆；金行乘水，木行乘火，名曰顺"。

问曰：脉有残贼，何谓也？师曰：脉有弦、紧、浮、滑、沈、濇，此六脉[1]，名曰残贼，能为诸脉作病也[2]。

【校注】

[1] 成本"六脉"作"六者"。

[2]《脉经》1.12.1 作"问曰：脉有残贼，何谓？师曰：脉有弦有紧，有涩有滑，有浮有沈。此六脉为残贼，能与诸经作病"。

问曰：脉有灾怪，何谓也？师曰：假令人病，脉得太阳，与形证相应，因为作汤，比还送汤如食顷，病人乃大吐，若下利，腹中痛。师曰：我前来不见此证，今乃变异，是名灾怪。又问曰：何缘作此吐利？荅曰[1]：或有旧时服药，今乃发作，故为[2]灾怪耳[3]。

【校注】

[1] 桂林本《平脉法第一》"荅曰"作"师曰"。

[2] 成本"为"作"名"。

[3]《脉经》1.12.4作"问曰：脉有灾怪，何谓？师曰：假令人病，脉得太阳，脉与病形证相应，因为作汤。比还送汤之时，病者因反大吐若下痢，病腹中痛。因问言：我前来脉时不见此证，今反变异，故是名为灾怪。因问：何缘作此吐痢？荅曰：或有先服药，今发作，故为灾怪也"。

问曰：东方肝脉，其形何似？师曰：肝者，木也，名厥阴，其脉微弦濡弱而长，是肝脉也。肝病自[1]得濡弱者，愈也。假令得纯弦脉者，死。何以知之？以其脉如弦直，此[2]是肝藏伤，故知死也。

【校注】

[1] 自：如果。

[2] 成本无"此"。

南方心脉，其形何似？师曰：心者，火也，名少阴，其脉洪大而长，是心脉也。心病自得洪大者，愈也。假令脉来微去大，故名反，病在里也。脉来头小本大[1]，故名覆，病在表也。上微头小者，则汗出。下微本大者，则为关格不通，不得尿。头无汗者，可治；有汗者，死。

【校注】

[1] 成本"本大"下有"者"。

西方肺脉，其形何似？师曰：肺者，金也，名太[1]阴，其脉毛浮也。肺病自得此脉，若得缓迟者，皆愈；若得数者，则剧。何以知之？数者，南方火[2]，火剋西方金，法当痈肿，为难治也[3]。

【校注】

[1] 成本"太"作"大"。

[2] 桂林本《平脉法第一》"火"下有"也"。

[3] 桂林本《平脉法第一》此节下有"北方肾脉，其形何似？师曰：肾者，水也，其脉沉而石。肾病自得此脉者，愈；若得实大者，则剧。何以知之？实大者，长夏，土旺，土克北方水，水脏立涸也"一节。

问曰：二月得毛浮脉，何以处言至秋当死？师曰：二月之时，脉当濡弱，反得毛浮者，故知至秋死。二月肝用事，肝属木，脉应濡弱[1]，反得毛浮脉[2]者，是肺脉也。肺属金，金来剋木，故知至秋死。他皆做此。

【校注】
[1] 成本"肝属木，脉应濡弱"作"肝脉属木，应濡弱"。
[2] 桂林本《平脉法第一》无"脉"字。

师曰：脉肥人，责浮；瘦人，责沈。肥人当沈，今反浮，瘦人当浮，今反沈，故责之。
师曰：寸脉下不至关，为阳绝；尺脉上不至关，为阴绝。此皆不治，决死也[1]。若计其馀命生死[2]之期，期以月节剋[3]之也。

【校注】
[1]《脉经》4.1.2 作"尺脉上不至关，为阴绝；寸脉下不至关，为阳绝。阴绝而阳微，死，不治"。
[2] 成本"生死"作"死生"。
[3] 剋："刻"的换声符字。测度；预料。

师曰：脉病、人不病，名曰行尸，以无王气，卒眩仆不识人者，短命则死。人病、脉不病，名曰内虚，以无[1]谷神，虽困无苦。

【校注】
[1] 桂林本《平脉法第一》"无"作"少"。

问曰：翕奄[1]沈，名曰滑，何谓也？师曰：沈为纯阴，翕为正阳，阴阳和合，故令脉滑[2]，关尺自平。

阳明脉微沈，食饮自可。少阴脉微滑。滑者，紧之浮名也，此为阴实，其人必股内汗出、阴下湿也。

【校注】

[1] 翕（xī）奄（yān）：翕，上出而盛；浮而盛。奄，忽；立即。

[2]《脉经》1.12.3 作"问曰：翕奄沈，名曰滑。何谓？师曰：沈为纯阴，翕为正阳，阴阳和合，故脉滑也"。

问曰：曾为人所难[1]，紧脉从何[2]而来？师曰：假令亡汗，若吐，以肺里[3]寒，故令脉紧也[4]。假令咳者，坐[5]饮冷水，故令脉紧也[6]。假令下利[7]，以胃[8]虚冷，故令脉紧也[9][10]。

【校注】

[1] 难（nàn）：问难。

[2]《脉经》1.12.2 "从何"作"何所从"。

[3]《脉经》1.12.2 "里"作"中"。

[4]《脉经》1.12.2 "故令脉紧也"作"故令紧"。

[5] 坐：因为。

[6]《脉经》1.12.2 "故令脉紧也"作"故令紧"。

[7]《脉经》1.12.2 "下利"下有"者"。

[8] 成本、《脉经》1.12.2、桂林本《平脉法第二》"胃"作"胃中"。

[9]《脉经》1.12.2 "故令脉紧也"作"故令紧也"。

[10]《脉经》4.2.8："凡亡汗、肺中寒饮、冷水咳嗽、下利、胃中虚冷，此等其脉并紧。"

寸口卫气盛，名曰高（高者，暴狂而肥），荣气盛，名曰章（章者，暴泽而光）。高章相搏，名曰纲（纲者，身筋急，脉强直故也）。卫气弱，名曰惵[1]（惵者，心中气动迫怯）。荣气弱，名曰卑（卑者，心中常自羞愧）。惵卑相搏，名曰损（损者，五藏六府俱乏气，虚惙[2]故也）。卫气和，名曰缓（缓者，四肢不能自收）。荣气和，名曰迟（迟者，身体俱重，但欲眠也）。缓迟相搏，名曰沈（沈者，腰中直，腹内急痛，但欲卧，不欲行）。

【校注】

[1] 慄（dié）：恐惧。

[2] 惙（chuò）：疲乏。

寸口脉缓而迟。缓，则阳气长，其色鲜，其颜光，其声商[1]，毛发长；迟，则阴气盛，骨髓生，血满，肌肉紧薄鲜鞕。阴阳相抱，荣卫俱行，刚柔相得[2]，名曰强也。

【校注】

[1] 商：读若"章"。洪亮。

[2] 成本"得"作"搏"。

趺阳脉滑而紧。滑者，胃气实；紧者，脾气强。持实击强，痛还自伤，以手把刃，坐作疮也[1]。

【校注】

[1] 坐作疮也：徒然产生创伤。坐：徒；空。疮：读若"创"，创伤。

寸口脉浮而大，浮为虚，大为实，在尺为关，在寸为格。关则不得小便，格则吐逆。

趺阳脉伏而濇，伏则吐逆，水谷不化，濇则食不得入，名曰关格。

脉[1]浮而大，浮为风虚，大为气强，风气相搏，必成隐[2]瘆，身体为痒。痒者，名[3]泄风，久久为痂癞（眉少髮稀，身有干疮而腥臭也）。

【校注】

[1] 桂林本《平脉法第二》"脉"作"寸口脉"。

[2] 成本"隐"作"癮"。

[3] 桂林本《平脉法第二》"名"作"名曰"。

寸口脉弱而迟，弱者卫气微，迟者荣中寒。荣为血，血寒则发热。卫为气，气微者心内饥，饥而虚满，不能食也。

趺阳脉大而紧者，当即下利，为难治。

寸口脉弱而缓，弱者阳气不足，缓者胃气有馀，噫而吞酸，食卒不下，气填[1]于膈上也（一作下）。

【校注】

[1] 填：充满。

趺阳脉紧而浮，浮为气，紧为寒，浮为腹满，紧为绞痛，浮紧相搏，肠鸣而转，转即气动，膈气乃下。少阴脉不出，其阴肿大而虚也。

寸口脉微而涩，微者卫气不行，涩者荣气不逮[1]，荣卫不能相将[2]，三焦无所仰[3]，身体痹不仁。荣气不足，则烦疼口难言。卫气虚者[4]，则恶寒数欠。三焦不归其部，上焦不归者，噫而酢吞[5]；中焦不归者，不能消谷引食；下焦不归者，则遗溲。

【校注】

[1] 成本"逮"作"足"。

[2] 将（jiāng）：扶助，与"行"、"仰"押韵。桂林本《平脉法第二》"将"作"捋"，误。

[3] 仰：依赖。

[4] 成本无"者"。

[5] 酢（cù）吞：吐酸水。酢，"醋"的古字。吞，读若"涒 tūn"，食后复吐。

趺阳脉沈而数，沈为实，数消谷，紧者病难治。

寸口脉微而涩，微者卫气衰，涩者荣气不足。卫气衰，面色黄；荣气不足，面色青[1]。荣为根，卫为叶，荣卫俱微，则根叶枯槁而寒慄、咳逆、唾腥、吐涎沫也。

【校注】

[1] 桂林本《平脉法第二》"面色青"上有"则"。

跌阳脉浮而芤。浮者，胃气虚[1]；芤者，荣气伤。其身体瘦，肌肉甲错。浮芤相搏，宗气微衰，四属断绝[2]（四属者，谓皮、肉、脂、髓。俱竭，宗气则衰矣）。

【校注】
[1] 成本"胃气虚"作"卫气衰"。
[2] 桂林本《平脉法第二》"四属断绝"下有"也"。

寸口脉微而缓，微者胃[1]气疎[2]，疎则其肤空；缓者胃[3]气实，实则谷消而水化也。谷入于胃，脉道乃行；水[4]入于经，其血乃成。荣盛则其肤必疎，三焦绝经，名曰血崩。

【校注】
[1] 成本、桂林本《平脉法第二》"胃"作"卫"。
[2] 疎：疏。
[3] 桂林本《平脉法第二》"胃"作"卫"。
[4] 成本"水"作"而"。

跌阳脉微而紧，紧则[1]为寒，微则为虚，微紧相搏，则为短气。

【校注】
[1] 成本无"则"。

少阴脉弱而濇，弱者微烦，濇者厥逆。
跌阳脉不出，脾不上下，身冷肤鞕。
少阴脉不至，肾气微，少精血，奔气促迫，上入胸膈，宗气反聚，血结心下，阳气退下，热归阴股，与阴相动，令身不仁。此为尸厥。当刺期门、巨阙。（宗气者，三焦归气也，有名无形，气之神使也，下荣玉茎，故宗筋聚缩之也。）
寸口脉微，尺脉紧，其人虚损，多汗，知阴常在，绝不见阳也。
寸口诸微[1]，亡阳；诸濡，亡血；诸弱，发热；诸紧，为寒。诸乘[2]寒者，则为厥，郁冒不仁，以胃无谷气，脾濇不通，口急不能言，战而慄也。

【校注】

[1] 桂林本《平脉法第二》"寸口诸微"上有"师曰"。

[2] 乘：加。

问曰：濡弱[1]何以反适[2]十一头[3]？师曰：五藏六府[4]相乘[5]，故令十一。

【校注】

[1] 濡弱：软弱之脉。是有胃气之象。

[2] 反适：反复诊察。反，反复。适，读若"晛（tiàn）"，诊察。

[3] 头：读若"投"，动也。

[4] 成本"五藏六府"作"五臟六腑"。

[5] 相乘：相加。

问曰：何以知乘府[1]？何以知乘藏[2]？师曰：诸阳浮数，为乘府；诸阴迟涩，为乘藏也。

【校注】

[1] 成本"府"作"腑"。下或同。不复出校。

[2] 成本"藏"作"臟"。下或同。不复出校。

伤寒论卷第一

伤寒论卷第二

《仲景全书》第二

汉　张仲景述 [1]　晋　王叔和　撰次 [2]

宋　林　亿　校正

明　赵开美　校刻

沈　琳　仝校

伤寒例第三

四时八节二十四气七十二候决病法

立春正月节，斗指艮　雨 [3] 水正月中，指 [4] 寅

惊蛰二月节，指甲　春分二月中，指卯

清明三月节，指乙　谷雨三月中，指辰

立夏四月节，指巽　小满四月中，指巳

芒种五月节，指丙　夏至五月中，指午

小暑六月节，指丁　大暑六月中，指未

立秋七月节，指坤　处暑七月中，指申

白露八月节，指庚　秋分八月中，指酉

寒露九月节，指辛　　霜降九月中，指戌

立冬十月节，指乾　　小雪十月中，指亥

大雪十一月节，指壬　　冬至十一月中，指子

小寒十二月节，指癸　　大寒十二月中，指丑

（二十四气[5]，节有十二，中气有十二。五日为一候，气亦同，合有七十二候。决病生死，此须洞解之也。）

【校注】

[1] 康平本作"汉长沙守南阳张机著"。

[2] 康平本作"晋太医令王叔和撰次"。

[3] 雨（yù）水：节气名。

[4] 桂林本《伤寒例第四》"指"上均有"斗"。下同，不复出校。

[5] 桂林本《伤寒例第四》"气"作"节气"。按，"二十四节气"之称起源甚晚，较早记载的文献是明代。

《阴阳大论》云[1]：春气温和[2]，夏气暑热，秋气清[3]凉，冬气冰列[4]，此则四时正气之序也。冬时严寒，万类深藏，君子固密[5]，则不伤于[6]寒；触冒之者，乃[7]名伤寒耳[8][9]。其伤于[10]四时之气[11]，皆能为病，以[12]伤寒为毒[13]者，以其最成[14]杀厉之气也[15][16]。中而[17]即病者，名曰伤寒；不即病者[18]，寒毒[19]藏于肌肤[20]，至春变为温病，至夏变为暑病。暑病者，热极，重于温也[21]。是以辛苦之人春夏多温热病[22]者[23]，皆由冬时触寒所致[24]，非时行[25]之气也[26]。凡时行[27]者，春时[28]应暖而反[29]大寒，夏时应热[30]而反大凉[31]，秋时应凉而反大热，冬时应寒而反大温，此非其时而有其气[32]，是以一岁之中，长幼之病多相似者[33]，此则时行[34]之气也[35]。

【校注】

[1] 康平本"《阴阳大论》云"五字低一字旁注。P3287所录本篇始自"凡伤寒之病"，终于"夫何远之有焉"，"《阴阳大论》云"上有"仲景曰"三字。《太平圣惠方》卷第八《伤寒叙论》"《阴阳大论》云"作"论曰"。

[2] 康平本"春气温和"上有"凡"字。

[3] 清：当作"清qìng"，凉也。俗书"氵"、"冫"相乱。

[4] 冰列：凝冽。冰，"凝"的古字。《外台秘要方》1-4b、《太平圣惠方》卷第八《伤寒叙论》、桂林本《伤寒例第四》"冰列"作"冰冽"。成本"冰列"作"冷冽"。

[5]《外台秘要方》1-4b、桂林本《伤寒例第四》"固密"作"周密"。

[6] 康平本无"于"。

[7] 桂林本《伤寒例第四》"乃"作"则"。

[8]《太平圣惠方》卷第八《伤寒叙论》"乃名伤寒耳"作"乃为伤寒尔"。

[9] 康平本"冬时严寒，万类深藏，君子固密，则不伤于寒，触冒之者，乃名伤寒耳"句上加圆圈的"注"，小字书。

[10] 康平本"伤于"倒作"于伤"。

[11] 康平本此句上出一加方框的"例"字，提示以下为《伤寒例》正文。下同此例。

[12]《太平圣惠方》卷第八《伤寒叙论》"以"上有"而"字。

[13] 桂林本《伤寒例第四》"毒"作"病"。

[14]《太平圣惠方》卷第八《伤寒叙论》"成"作"为"，桂林本《伤寒例第四》作"盛"。

[15]《太平圣惠方》卷第八《伤寒叙论》"也"作"焉"。

[16] 康平本无"以伤寒为毒者，以其最成杀厉之气也"两句。

[17] 康平本"中"下有一方围，提示阙文。据下文，似当补"寒"字。《太平圣惠方》卷第八《伤寒叙论》无"中而"。

[18] 桂林本《伤寒例第四》无"者"。康平本"不即病者"上有"中寒"二字。

[19]《太平圣惠方》卷第八《伤寒叙论》"寒毒"上有"其"字。

[20]《太平圣惠方》卷第八《伤寒叙论》"肌肤"作"肌骨中"，"骨"盖误。《外台秘要方》1-4b 作"肌肤中"。

[21]《太平圣惠方》卷第八《伤寒叙论》"热极，重于温也"作"热重于温也"。

[22] 桂林本《伤寒例第四》无"病"。

[23] 成本无"者"。《太平圣惠方》卷第八《伤寒叙论》"春夏多温热病者"作"春夏多有温病温病者"，"温病者"独立为一句。

[24]《太平圣惠方》卷第八《伤寒叙论》"触寒所致"作"触冒寒气所致"，

《外台秘要方》1-4b 作"触冒寒冷之所致"。

[25]《太平圣惠方》卷第八《伤寒叙论》"时行"作"天行"。

[26] 康平本"是以辛苦之人，春夏多温热病者，皆由冬时触寒所致，非时行之气也"句上加圆圈的"注"，小字书。

[27]《太平圣惠方》卷第八《伤寒叙论》"时行"作"天行"。

[28]《太平圣惠方》卷第八《伤寒叙论》"春时"上有"为"字。

[29] 成本"反"作"复"。"复"、"反"同义。

[30] 成本"热"作"大热"。

[31]《外台秘要方》1-4b、《太平圣惠方》卷第八《伤寒叙论》"凉"作"冷"。

[32] 康平本"此非其时而有其气"八字为旁注。

[33] 康平本"者"下有"也"字，"是以一岁之中，长幼之病多相似者也"句上加圆圈的"注"，小字书。

[34]《太平圣惠方》卷第八《伤寒叙论》"时行"作"天行"。

[35] 康平本"此则时行之气也"句上出一加方框的"例"字。

　　夫欲候知四时正气为病及时行疫气之法 [1]，皆当按斗历占之。九月霜降节后，宜渐寒，向 [2] 冬大寒，至正月雨水节后，宜解也。所以谓之雨水者，以冰雪 [3] 解而为雨水故也。至惊蛰二月节后，气渐和暖，向夏大热，至秋便凉。从霜降以后至春分以前 [4]，凡有触冒霜露，体中寒即病者，谓之伤寒也。九月十月，寒气尚微，为病则轻；十一月十二月，寒冽已严，为病则重。正月二月，寒渐将解，为病亦轻。此以冬时不调，适有伤寒之人，即为病也 [5]。其 [6] 冬有非节之暖者，名为 [7] 冬温，冬温之毒与伤寒大异。冬温复有先后，更相重沓 [8]，亦有轻重，为治不同，证如后章。

【校注】

[1] 康平本自"夫欲候知四时正气为病及时行疫气之法"至"可不审明之"一节低一格书写。《太平圣惠方》卷第八《伤寒叙论》无此节。

[2] 向：临近。

[3] 康平本无"雪"。

[4] 康平本"以前"下有"寒冽"二字。

[5] 成本自"九月十月，寒气尚微"至"即为病也"低正文一格书写。

[6] 康平本无"其"。

[7] 成本、桂林本《伤寒例第四》"为"作"曰"。

[8] 重沓（tà）：重叠。

从立春节后，其中无暴大寒，又不冰雪，而有人壮热为病者，此属春时阳气发于[1]冬时伏寒，变为温病。从春分以后至秋分节前，天有暴寒者，皆为时行寒疫也。三月四月，或有暴寒，其时阳气尚弱，为寒所折，病热犹轻；五月六月，阳气已盛，为寒所折，病热则重；七月八月，阳气已衰，为寒所折，病热亦微[2]。其[3]病与温及暑病[4]相似，但治有殊耳。

【校注】

[1] 桂林本《伤寒例第四》"于"作"其"。按，于，犹"其"也。说见《助字辨略》。

[2] 康平本"微"作"轻"。

[3] 康平本无"其"。

[4] 桂林本《伤寒例第四》无"及暑病"。

十五日得一气，于四时之中，一时有六气，四六名为二十四气。然气候亦有应至仍[1]不至，或有未应至而至者，或有至而太[2]过者，皆成病气也。

【校注】

[1] 康平本、成本"仍"作"而"，而、仍古音之、蒸阴阳对转。

[2] 康平本"太"作"大"。"大"、"太"古今字。

但天地动静，阴阳鼓击者，各正[1]一气耳。是以彼春之暖，为夏之暑；彼秋之忿，为冬之怒。是故冬至之[2]后，一阳爻升，一阴爻降也；夏至之后，一阳气下，一阴气上也。斯则冬夏二至，阴阳合也；春秋二分，阴阳离也。阴阳交易，人变病焉。此君子春夏养[3]阳，秋冬养阴，顺天地之刚柔也。小人触冒，必婴[4]暴疹。须知毒烈之气留在何经，而[5]发何病，详而取[6]之。是以春伤于风，夏必飧泄；夏伤于暑，秋必病疟；秋伤于[7]湿[8]，冬必咳嗽；冬伤于寒，春必病温。此必然之道，可不审明之？

【校注】

[1] 正：只。"特"、"直"为职部，有"只是"的用法。"只"为支部。到了中古，之职部与支锡部相混，"只是"的用法或用"只"字。"正"为耕部，梗摄。支、耕对转，主要元音相同，只是一有鼻音韵尾，一无鼻音韵尾。罗常培《唐五代西北方音》：梗摄之字在唐五代西北方音里多脱去后鼻音。则"正"在当时读与支部的"只"同。后世或沿用"正"这一书写形式。

[2] 康平本无"之"。

[3] 养：谓顺而不害。下文"顺天地之刚柔也"，即释此"养阳"、"养阴"之义。《孟子·尽心上》："养其性。"朱熹《集注》"养，谓顺而不害。"《素问》"春夏养阳"用此义。

[4] 婴：患。

[5] 桂林本《伤寒例第四》"而"作"必"。

[6] 取：治疗。古代楚方言。

[7] 康平本无"于"。

[8] 湿：寒湿。谓霜露。

伤寒之病 [1]，逐 [2] 日浅深以施方治。今世人伤寒 [3]，或始不早治，或治不对病，或日数久淹 [4]，困 [5] 乃告医；医人 [6] 又不依 [7] 次第而治之，则不中病。皆宜 [8] 临时消息制方，无不效也。今搜采仲景旧论，录其证候诊脉声色、对病真方有神验者，拟防世急也 [9]。

【校注】

[1]《太平圣惠方》卷第八《伤寒叙论》无此一节。《外台秘要方》1-4b"伤寒之病"上有"王叔和曰"。

[2] 逐：随。

[3]《外台秘要方》1-4b"伤寒"作"得伤寒"。

[4] 久淹：同义连用。长久。

[5] 困：病重。

[6]《外台秘要方》1-5a无"人"。

[7]《外台秘要方》1-5a"依"作"知"。

[8]《外台秘要方》1-5a"宜"作"以"。

[9]《太平圣惠方》卷第八《伤寒叙论》无自"伤寒之病"至"拟防世急也"一节。

又[1]，土地温凉[2]，高下不同[3]；物性刚柔，（飡）[餐][4]居亦异。是故黄帝兴四方之问，岐伯举四治[5]之能，以训后贤，开其未悟者[6]。临病之工，宜须两[7]审也。

【校注】

[1] 康平本"又"作"凡"，连下句读。

[2]《太平圣惠方》卷第八《伤寒叙论》"温凉"作"寒热温凉"。

[3]《外台秘要方》1-5a"土地温凉，高下不同"作"土地高下，寒温不同"。

[4]《太平圣惠方》卷第八《伤寒叙论》"飡"作"餐"，义长，据改。桂林本《伤寒例第四》"飡"作"飧"。

[5]《太平圣惠方》卷第八《伤寒叙论》"治"作"疗"。

[6]《外台秘要方》1-5a、《太平圣惠方》卷第八《伤寒叙论》、桂林本《伤寒例第四》无"者"。

[7] 两：同时。下"两感"之"两"同。《太平圣惠方》卷第八《伤寒叙论》"两"作"详"。

凡伤于寒，则[1]为病热，热虽甚，不死。若两感于[2]寒而病者，必[3]死[4][5]。

【校注】

[1] 桂林本《伤寒例第四》"则"上有"传经"。

[2] 康平本无"于"。

[3] 桂林本《伤寒例第四》"必"作"多"。

[4] 康平本"必死"句下有"若更感异气，变为他病者，当依后坏病证而治之"十九字。

[5]《太平圣惠方》卷第八《辩伤寒热病两感证候》此句作"人之伤于寒也，

故则为病热，热虽甚，不死；其两感于寒而病者，必死"。

尺寸俱浮者[1]，太阳受病也，当一二日发。以其脉上连风府，故头项痛，腰脊强。

【校注】

[1] 康平本自"尺寸俱浮者"至"方治如说"一节低一格书写。

尺寸俱长者，阳明受病也，当二三日发。以其脉夹[1]鼻，络于目，故身热[2]目痛[3]鼻干，不得卧。

【校注】

[1]《素问·热论》、成本"夹"作"侠"。"侠"通"夹"。

[2] 桂林本《伤寒例第四》"身热"下有"汗出"。

[3]《素问·热论》、成本、桂林本《伤寒例第四》"痛"作"疼"。

尺寸俱弦者，少阳受病也，当三四日发。以其脉循胁，络于耳，故胸胁痛而耳聋。

此三经皆受病[1]，未入于府者[2]，可[3]汗而已。

【校注】

[1]《素问·热论》"此三经皆受病"作"三阳经、络皆受其病"。

[2]《素问·热论》"未入于府者"作"而未入于藏者"。

[3]《素问·热论》"可"上有"故"。桂林本《伤寒例第四》"可"上有"皆"。

尺寸俱沈细[1]者，太[2]阴受病也，当四五日发。以其脉布胃中，络于嗌，故[3]腹满而嗌干。

【校注】

[1] 桂林本《伤寒例第四》"细"作"濡"。

[2] 康平本"太"作"大"。

[3] 康平本无"故"。

尺寸俱沈[1]者，少阴受病也，当五六日发。以其脉贯肾，络于肺，系舌本，故口燥舌干而渴。

【校注】

[1] 康平本"沈"作"沉"。桂林本《伤寒例第四》"沈"作"沈细"。

尺寸俱微缓[1]者，厥阴受病也，当六七日发。以其脉循阴器，络于肝，故烦满而囊缩。

【校注】

[1] 桂林本《伤寒例第四》"微缓"作"弦微"。

此三经皆受病，已入于府[1]，可[2]下而已。

【校注】

[1] 桂林本《伤寒例第四》"府"下有"者"。

[2] 桂林本《伤寒例第四》"可"上有"皆"。

若两感于寒者，一日，太阳[1]受之，即与少阴俱病，则头痛口干，烦满而渴[2]。二日，阳明受之，即与太阴[3]俱病，则腹满身热，不欲食，谵（之廉切，又女监切，下同）语[4]。三日，少阳受之，即与厥阴俱病，则耳聋，囊缩而厥，水浆不入，不知人者，六日死[5]。若三阴三阳、五藏六府皆受病，则荣卫不行，藏府[6]不通，则[7]死矣。其不[8]两感于寒[9]，更不传经[10]，不[11]加异气者[12]，至[13]七日，太阳[14]病衰，头痛少愈也[15]；八日，阳明病衰，身热少歇[16]也[17]；九日，少阳病衰，耳聋微闻也[18]；十日，太阴病衰，腹减如故，则思饮食[19]；十一日，少阴病衰，渴止[20]，舌干已而嚏也[21]；十二日，厥阴病衰，囊纵，少腹微下，大气皆去，病人精神爽慧[22]也[23]。若过十三日以上不间[24]，寸尺[25]陷[26]者，大危。若更感异气，变为他病者，当依后坏病证[27]而治之[28]。

若脉阴阳俱盛，重感于寒者，变成温疟。阳脉浮滑，阴脉濡弱者[29]，更遇于风[30]，变为风温。阳脉洪数，阴脉实大者[31]，更[32]遇温热[33]，变为温毒。温毒为病最重也[34]。阳脉濡弱，阴脉弦紧者[35]，更遇温气[36]，变为温疫（一本作疟）。以此冬伤于寒，发为温病。脉之变证，方治如说。

【校注】

[1] 康平本"太阳"作"大阳"。

[2]《太平圣惠方》卷第八《辩伤寒热病两感证候》此条作"夫两伤于寒病者，一日，则巨阳与少阴俱病，故头痛口干、烦满而渴（夹注：足太阳是膀胱之经，足少阴是肾之经也）"。

[3] 康平本"太阴"作"大阴"。

[4]《太平圣惠方》卷第八《辩伤寒热病两感证候》此条作"二日，足阳明与足太阴俱病，则腹满体热，不食，谵语（夹注：足阳明胃之经，足太阴脾之经也）"。

[5]《太平圣惠方》卷第八《辩伤寒热病两感证候》此条作"三日，则足少阳与足厥阴俱病，则耳聋、囊缩，水浆不入口，则不知人，六日而死矣（夹注：足少阳胆之经，足厥阴肝之经也）"，下有"是为六经阴阳表里者也"十字及"阳为腑，主表；阴为脏，主里。脏腑俱病，故曰两感。三日而死者，为一日两经受病，故曰两感，是表里俱病，故六日而死矣"一节。

[6] 成本"藏府"作"府藏"。

[7] 桂林本《伤寒例第四》"则"作"而"。

[8] 康平本无"不"，盖脱。

[9]《素问·热论》"寒"下有"者"。

[10] 桂林本《伤寒例第四》无"其不两感于寒，更不传经"十字。

[11] 桂林本《伤寒例第四》"不"上有"若"。

[12]《素问·热论》无"更不传经，不加异气者"。

[13]《素问·热论》无"至"。

[14]《素问·热论》"太阳"作"巨阳"，康平本作"大阳"。

[15]《素问·热论》无"也"。《太平圣惠方》卷第八《伤寒受病日数次第病证》"至七日，太阳病衰，头痛少愈也"作"七日，太阳病衰，头痛小愈"。

[16] 歇：衰。

[17]《素问·热论》"歇"作"愈"，无"也"。《太平圣惠方》卷第八《伤寒受病日数次第病证》"八日，阳明病衰，身热少歇也"作"八日，阳明病衰，身热小愈"。

[18]《素问·热论》无"也"。《太平圣惠方》卷第八《伤寒受病日数次第病证》"九日，少阳病衰，耳聋微闻也"作"伤寒九日，少阳病衰，耳聋微闻"。

[19]《太平圣惠方》卷第八《伤寒受病日数次第病证》"十日，太阴病衰，腹减如故，则思饮食"作"十日，太阴病衰，腹胃如故，则思欲饮食"。

[20]《素问·热论》"渴止"下有"不满"。

[21]《素问·热论》无"也"。《太平圣惠方》卷第八《伤寒受病日数次第病证》"十一日，少阴病衰，渴止，舌干已而嚏也"作"十一日，少阴病衰，渴止，不烦满，舌干已也"。

[22] 爽慧：同义连用。清爽。

[23]《素问·热论》"病人精神爽慧也"作"病日已矣"。《太平圣惠方》卷第八《伤寒受病日数次第病证》自"十二日，厥阴病衰"至"病人精神爽慧也"作"伤寒十二日，厥阴病衰，囊纵，小腹微下，毒气皆去，病日已矣"。

[24] 间：好转；痊愈。

[25] 成本、桂林本《伤寒例第四》"寸尺"作"尺寸"。

[26] 陷：不足；空虚。

[27] 桂林本《伤寒例第四》无"后"，"证"下有"法"。

[28] 成本"当依后坏病证而治之"作"当依旧坏证病而治之"。康平本无"若更感异气，变为他病者，当依后而治之"十六字。

[29] 桂林本《伤寒例第四》无"者"。

[30] 桂林本《伤寒例第四》"遇"作"伤"，"风"下有"者"字。

[31] 桂林本《伤寒例第四》无"者"。

[32] 成本无"更"。

[33] 桂林本《伤寒例第四》"温热"下有"者"。

[34] 桂林本《伤寒例第四》"为病最重也"作"病之最重者也"。

[35] 桂林本《伤寒例第四》无"者"。

[36] 桂林本《伤寒例第四》"温气"下有"者"。

凡人有疾[1]，不时即[2]治，隐忍冀差，以成痼疾[3]。小儿女子，益以滋甚。

时气不和，便当早言[4]。寻其邪由，及在腠理，以时治之，罕有不愈者[5]。患人[6]忍之，数日乃说[7]，邪气入藏[8]，则难可制[9]。此为家有患，备虑之要[10]。

【校注】

[1] 康平本自"凡人有疾"以下顶格书写。《太平圣惠方》卷第八《伤寒叙论》"凡人有疾"作"凡人有小病，觉不如常，则须早疗"。《千金要方》卷第九《伤寒例第一》作"凡人有少苦，似不如平常，即须早道"。《外台秘要方》1-9a引《千金》作"凡人有少病苦，似不如平常，则须早道"。

[2] 时即：同义连用，即时。

[3]《太平圣惠方》卷第八《伤寒叙论》"不时即治，隐忍冀差，以成痼疾"作"若隐忍不疗，冀望自差，须臾之间，以成痼疾"。《千金要方》卷第九《伤寒例第一》作"若隐忍不治，冀望自差，须臾之间，以成痼疾"。《外台秘要方》1-9a引《千金》"治"作"疗"，避李治讳，馀同。

[4]《太平圣惠方》卷第八《伤寒叙论》"时气不和，便当早言"作"若天行不和，当自戒勒。小有不安，便须救疗"。《千金要方》卷第九《伤寒例第一》作"若时气不和，当自戒谨。若小有不和，即须治疗"。《外台秘要方》1-9a引《千金》作"若天行不和，当自戒勒。若小有不和，则须救疗"。

[5]《太平圣惠方》卷第八《伤寒叙论》"以时治之，罕有不愈者"作"汤散以时，鲜有不愈者"。《千金要方》卷第九《伤寒例第一》作"以时早治，鲜不愈者"。《外台秘要方》1-9a引《千金》作"以时早治，鲜有不愈者"。

[6] 患人：病人。

[7]《太平圣惠方》卷第八《伤寒叙论》"患人忍之，数日乃说"作"若患数日乃说"。

[8]《太平圣惠方》卷第八《伤寒叙论》"藏"作"臟"。

[9]《外台秘要方》1-9a引《千金》"制"作"制止"。《太平圣惠方》卷第八《伤寒叙论》"则难可制"下有"虽和缓之功，亦无能为也"。《千金要方》卷第九《伤寒例第一》作"虽和缓亦无能为也。痈疽丁肿，喉痹客忤，尤其为急。此自养生之要也"。《外台秘要方》1-9a引《千金》作"虽和缓亦无能为也。痈疽丁肿，尤为其急。此自养之要也"。

[10]《太平圣惠方》卷第八《伤寒叙论》、《千金要方》卷第九《伤寒例第一》、《外台秘要方》1-9a引《千金》、桂林本《伤寒例第四》无"此为家有患，

备虑之要"。

凡作汤药，不可避晨夜 [1]，觉病须臾 [2]，即宜便治，不等早晚，则易愈矣。如或差迟 [3]，病即传变，虽欲除治，必难为力 [4]。服药不 [5] 如方法，纵意违师，不须治之 [6]。

【校注】

[1]《千金要方》卷第九《伤寒例第一》、《外台秘要方》1-9a 引《千金》"不可避晨夜"下有"时日吉凶"。桂林本《伤寒例第四》"晨夜"作"晨夕"。

[2] 须臾：这里指时间很短。慧琳《一切经音义》卷五："须臾，梵语也。《俱舍论》说一日一夜有三十须臾。"则一须臾为 48 分钟。

[3] 差迟：蹉跎。不及时。

[4]《千金要方》卷第九《伤寒例第一》、《外台秘要方》1-9a 引《千金》无"如或差迟，病即传变，虽欲除治，必难为力"。

[5] 成本"不"误作"正"。

[6]《千金要方》卷第九《伤寒例第一》作"服药当如方法，若纵意违师，不须治之也"。《外台秘要方》1-9a 引《千金》"治"作"疗"，馀同。

凡伤寒之病 [1]，多从风寒得之 [2]。始 [3] 表中风寒，入里，则不消矣 [4]。未有温覆而当 [5] 不消散 [6] 者 [7]，不在 [8] 证治 [9]。拟 [10] 欲攻之 [11]，犹当先解表 [12]，乃可下之 [13]。若表已 [14] 解而内不消，非 [15] 大满，犹生 [16] 寒热，则病不除 [17]。若表已解而内不消 [18]，大满大实，坚 [19] 有燥屎 [20]，自可除 [21] 下之，虽 [22] 四五日 [23]，不能为祸 [24] 也。若 [25] 不宜下而便 [26] 攻之 [27]，内虚热入 [28]，协热遂利，烦躁 [29] 诸变，不可胜数 [30]，轻 [31] 者困笃，重者必死矣 [32]。

【校注】

[1]《千金要方》卷第九《伤寒例第一》无"之病"。

[2]P3287"多从风寒得之"作"多从风寒始也"。

[3]P3287 无"始"。

[4]P3287"入里，则不消矣"作"必里不消化也"。康平本"矣"作"然"，属下读。

[5] 桂林本《伤寒例第四》"而当"作"当而"。

[6]P3287、《千金要方》卷第九《伤寒例第一》无"散"。

[7]P3287 "者"下有"也"字。《千金要方》卷第九《伤寒例第一》"者"作"也"。

[8] 在：察。

[9]P3287 "不在证治"作"若病不存证"。康平本"不在证治"四字为旁注。

[10]P3287 "拟"作"疑"。

[11]P3287 "之"下有"者"字。

[12]P3287 "犹当先解表"作"犹须先解其表"。

[13]P3287 "乃可下之"作"后乃下之"。

[14]P3287 "已"作"以"。桂林本《伤寒例第四》"已"作"未"。

[15] 康平本"非"上有"虽"字。桂林本《伤寒例第四》"非"上有"必"字。

[16] 桂林本《伤寒例第四》"生"作"有"。

[17]P3287 无"若表已解而内不消，非大满，犹生寒热，则病不除"十九字，盖脱。康平本"则病不除"上空五字围。桂林本《伤寒例第四》"则病不除"作"则不可下"。

[18]P3287 "消"下有"者"。

[19] 康平本"大实，坚"三字为旁注。

[20]P3287 "大满大实，坚有燥屎"句作"自非大满大实腹鞕者，必内有燥屎也"十五字。鞕音bào，硬也。桂林本《伤寒例第四》"坚有燥屎"作"腹坚，中有燥屎"。

[21]P3287 "除"作"徐＝"。桂林本《伤寒例第四》无"除"。

[22]P3287 "虽"下有"经"字。

[23] 桂林本《伤寒例第四》"虽四五日"下有"数下之"。

[24]P3287 "祸"作"害"。

[25]P3287 "若"下有"病"字。

[26]P3287 "便"作"强"。

[27]P3287 "之"下有"者"字。

[28] 桂林本《伤寒例第四》"内虚热入"上有"则"。

[29] 成本"躁"作"燥"。

[30]P3287"数"下有"也"字。

[31]P3287"轻"上有"则"字。

[32]P3287无"矣"。

夫阳盛阴虚[1]，汗之则死[2]，下之则愈[4]；阳虚阴盛[5]，汗之则愈[6]，下之则死[7]。夫如是[8]，则神丹[9]安[10]可以误发[11]，甘遂何可以妄攻[12]！虚盛[13]之治，相背千里；吉凶之机，应若[14]影响，岂容易[15]哉[16]！况[17]桂枝下[18]咽，阳盛即毙[19]；承气入胃，阴盛以亡[20]。死生之要[21]，在乎[22]须臾；视身之尽，不暇计日[23]。此阴阳[24]虚实之交错[25]，其候至微[26]；发汗吐下之相反[27]，其祸至速[28]。而[29]医术浅狭[30]，懵然[31]不知病源[32]，为治乃误[33]，使病者殒没[34]，自谓其分[35]，至令冤魂塞于冥路[36]，死尸[37]盈于旷野。仁者鉴此[38]，岂不痛欤[39]！

【校注】

[1]P3287"夫阳盛阴虚"作"夫阳盛者府也，阴虚者藏也。此是两感脉也"，《外台秘要方》1-5a作"夫表和里病"，下有宋臣校语："一作'阳盛阴虚'"，上承前"王叔和曰"，有"又曰"二字。康平本自"夫阳盛阴虚"至"岂不痛欤"在"凡两感病俱作"至"夫何远之有焉"一节后，且低一格书写。

[2]P3287"汗之则死"作"汗出即死"。

[3]P3287"则"作"即"。

[4]《外台秘要方》1-5a"汗之则死，下之则愈"作"下之而愈，汗之则死"。

[5]P3287"阳虚阴盛"作"若阴盛阳虚者"，《外台秘要方》1-5a作"里和表病"，下有宋臣校语："一作'阳虚阴盛'"。

[6]P3287"汗之则愈"作"汗出即愈"。

[7]康平本"死"下有"矣"字。《太平圣惠方》卷第八《伤寒叙论》自"夫阳盛阴虚"至"下之则死"作"夫表和里病，下之则愈，汗之则死。里和表病，汗之则愈，下之则死"。

[8]P3287"夫如是"作"如是者"。

[9]神丹：古方名。代发汗解表的方药。《千金要方》卷九《伤寒方·伤寒例第一》："华佗曰……发汗法：冬及始春大寒时，宜服神丹圆。"又《发汗散第四》服"治伤寒敕色（按，"敕色"，战慄的样子）恶寒"之"六物青散"："得

汗而不解者，当服神丹九。"又卷二十四《解毒并杂治·蛊毒第四》："所以出门常须带雄黄、麝香、神丹诸大辟恶药，则百蛊猫虎狐狸老物精魅永不敢著人。"又卷九《发汗九第六》："神丹圆：治伤寒赤澁（按，"赤澁"同"敕瑟"、"敕色"，战慄的样子）恶寒，发热体疼者方。附子、乌头各四两，人参、茯苓、半夏各五两，朱砂一两。右六味，末之，蜜圆，以真丹为色，先食服如大豆二圆，生姜汤下。日三。须史进热粥二升许，重覆，汗出止。若不得汗，汗少不解，复服如前法。若得汗足，应解而不解者，当服桂枝汤。此药多毒，热者令饮水，寒者温饮解之。治疟，先发服二圆（《要略》用细辛，不用人参，别有射干枣大一枚，名赤圆。主寒气厥逆）。按，《金匮要略·腹满寒疝宿食病脉证治第十》："寒气厥逆，赤丸主之。赤丸方：茯苓四两；半夏四两，洗（一方用桂）；乌头二两，炮；细辛一两（《千金》作人参）；[附子壹两，炮，去皮。射罔壹枚，如枣大]（据吴迁本补）。右六味，末之，内真朱为色，炼蜜丸（吴迁本"蜜丸"上有"和"字）如麻子大，先食酒饮下三丸（吴迁本"三丸"作"一丸"），日再夜一服。不知，稍增之，以知为度（吴迁本作"二丸为度"）"。《外台秘要方》卷一《崔氏方一十五首》："又，疗伤寒敕色恶寒，发热体疼，发汗神丹丸方：人参五分；乌头四分，炮；半夏，洗，五分；茯苓五分；朱砂一分，研；附子四分，炮。右六味，捣为末，蜜和丸如大豆，每服三丸，生姜汤下。发汗出令体中渗渗然。如汗未出，更以热粥投之，令汗出；若汗少不解，复如前法。若得汗足不解，当服桂枝汤。此药多毒，饮水解其热，愈。周护军子期自说天行用之甚良，故记之。"《太平圣惠方》卷第八《伤寒三阴三阳应用汤散诸方》"神丹圆"方药及煎服法作"朱砂一两，细研，水飞过；附子一两半，炮裂，去皮脐；川乌头一两半，炮裂，去皮脐；半夏一两，汤洗七遍，去滑；赤茯苓一两；人参一两，去芦头。右件药，捣罗为散，炼蜜和圆如梧桐子大，每服以生姜汤下五圆，良久吃热粥一盏，投之以得汗为度"。

[10]《外台秘要方》1-5a、《太平圣惠方》卷第八《伤寒叙论》"安"作"不"。

[11]P3287"则神丹安可以误发"作"神丹安可误发"。

[12]P3287"甘遂何可以妄攻"作"甘遂何可妄攻也"。《太平圣惠方》卷第八《伤寒三阴三阳应用汤散诸方》"甘遂散"（一名水导散）方药及煎服法作"甘遂半两，煨令色黄；白芷半两。右件药，捣细，罗为散，每服一钱，以温水调服"。按，《千金要方》卷九《宜吐第七》有"水导散"方，"治时气病烦热如

火、狂言妄语欲走";方药及煎服法作"甘遂半两,白芷一两。右二味,(治)[冶]下筛,水服方寸匕。须臾,令病人饮冷水,腹满,即吐之。小便当赤。一名濯肠汤。此治大急者"。

[13]《外台秘要方》1-5a"虚盛"作"表里"。

[14]P3287"若"作"如"。

[15] 易:急慢。

[16]P3287、《外台秘要方》1-5a无"岂容易哉"句。《太平圣惠方》卷第八《伤寒叙论》无"虚盛之治,相背千里,吉凶之机,应若影响,岂容易哉"二十字。

[17]P3287、《外台秘要方》1-5a、《太平圣惠方》卷第八《伤寒叙论》"况"作"然则"。

[18]P3287"下"作"入"。

[19]P3287"阳盛即毙"作"阳盛必亡也",《太平圣惠方》卷第八《伤寒叙论》作"表和则愈",《外台秘要方》1-5a作"表和则毙"。

[20]P3287"阴盛以亡"作"阴盛必夭也"。康平本"亡"作"凶",疑误。《太平圣惠方》卷第八《伤寒叙论》"阴盛以亡"作"里平则痊",下有"名当消息病之状候,不可乱投汤药,虚其胃气也。经言:脉微不可吐,虚细不可下。此医之大禁也"三十七字。《外台秘要方》1-5a"阴盛以亡"作"里平则亡"。

[21]要:读平声。期。

[22]P3287"乎"作"於"。

[23]P3287"视身之尽,不暇计日"作"瞬息之间,克于时限"。《外台秘要方》1-5a无"死生之要,在乎须臾,视身之尽,不暇计日"十六字。

[24]《外台秘要方》1-5a"阴阳"作"表里"。

[25]P3287"此阴阳虚实之交错"作"然阴阳虚实交错者"。

[26]P3287"其候至微"作"证候至微也"。

[27]P3287"之相反"作"相反者"。

[28]P3287"其祸至速"作"祸福至速也"。

[29]P3287无"而"。

[30]P3287"狭"从"辶",下有"者"。

[31] 懵(měng)然:昏昧无知的样子。

[32]P3287"懵然不知病源"作"必不识不知也"。《外台秘要方》1-5a无

"懵然不知病源"六字。

[33]P3287无"为治乃误"句。

[34]殒没（mò）：死亡。没，同"殁"。P3287"使病者殒没"作"病人殒没者"。成本、桂林本《伤寒例第四》"没"作"殁"。

[35]P3287"自谓其分"作"谓为其分也"。

[36]P3287"冥路"作"远路"。

[37]P3287"死尸"作"天死"。

[38]P3287"仁者鉴此"作"仁爱鉴兹"。

[39]P3287"岂不痛欤"作"能不伤楚"。

凡两感病俱作[1]，治有先后[2]，发表攻里[3]，本自不同[4]。而执迷用意[5]者[6]，乃云神丹、甘遂合而饮之[7]，且[8]解其表，又除其里[9]。言巧[10]似是，其理实违。夫智者之举错[11]也[12]，常审以慎[13]；愚者[14]之动作也，必果而速[15]。安危之变，岂可[16]诡[17]哉！世上之士[18]，但务彼翕习之荣[19]，而莫见此[20]倾危之败，惟明者居然[21]能护其本[22]，近取诸身，夫何远[23]之有[24]焉[25]？

【校注】

[1]P3287"俱作"作"俱病者"。《外台秘要方》1-5b"凡两感病俱作"上承前有"又"字。康平本自"凡两感病俱作"至"夫何远之有焉"顶格书写。

[2]P3287"治有先后"作"治则有其先后也"。

[3]P3287"里"下有"者"字。

[4]P3287"本自不同"作"归本不同也"。

[5]康平本、成本"用意"作"妄意"。

[6]P3287"而执迷用意者"作"然好存生意者"，《外台秘要方》1-5b作"而执迷生意者"。

[7]P3287"合而饮之"作"即可合而服之"。《外台秘要方》1-5b"饮"作"服"。

[8]且：既。

[9]《外台秘要方》1-5b"里"作"内"。

[10]P3287"言巧"作"巧言"。

[11] 错：读若"措"。桂林本《伤寒例第四》径改作"措"。

[12]P3287"夫智者之举错也"作"夫智人之举措也"。

[13]P3287"常审以慎"作"恒详而慎之"。

[14]P3287"者"作"夫"。

[15]P3287"必果而速"作"常果而速之"。《外台秘要方》1-5b 无"夫智者之举错也，常审以慎；愚者之动作也，必果而速"二十一字。

[16]P3287"可"作"不"。

[17] 诡：违反；违背。谓违背医理。承上"凡两感病俱作，治有先后，发表攻里，本自不同"句言。

[18]P3287"世上之士"作"世士"，"世"字避讳缺笔。

[19] 翕习之荣：近在眼前的荣华。翕，读若"狎"。狎习，熟习；习惯。P3287"但务彼翕习之荣"作"唯知翕沓之荣"。

[20]P3287"而莫见此"作"不见"。

[21] 居然：遵守貌。谓能遵守医理。居，守持。

[22]P3287"惟明者居然能护其本"作"明达居然谁见本真也"。

[23] 远：背离。

[24] 桂林本《伤寒例第四》无"之有"。

[25]P3287 无"夫"、"焉"。

凡发汗温煖[1]汤药，其方虽言日三服，若病剧不解，当促其间[2]，可半日中尽三服[3]。若与病相阻，即便[4]有所觉。病重[5]者，一日一夜当晬[6]时观之，如服一剂，病证犹在，故[7]当复作本汤服之。至有不肯[8]汗出，服三剂乃解。若汗不出者，死病也[9][10]。

【校注】

[1] 康平本、成本"温煖"作"温服"。

[2] 促其间：缩短其间隔时间。

[3] 康平本"可半日中尽三服"七字为旁注。

[4] 桂林本《伤寒例第四》"便"作"使"，误。便，立即。

[5] 成本"病重"作"重病"。

[6] 晬（zuì）：周遍。

[7] 故：仍然。

[8] 不肯：不能。桂林本《伤寒例第四》"不肯"径改作"不能"。

[9] 康平本"若汗不出者，死病也"句上加圆圈的"注"，小字书。

[10]《太平圣惠方》卷第八《伤寒热病不可治形候》"若汗不出者，死病也"作"伤寒，发汗不出，若大灌汗者，不可治"。

凡得时气病[1]，至[2]五六日而渴欲饮水[3]，饮不能多，不当与也[4]。何者[5]？以[6]腹中热[7]尚少，不能消之，便更与[8]人作病也[9]。至[10]七八日[11]，大渴欲饮水者，犹当依证而与之[12][13]。与之[14]常[15]令不足，勿极意也[16]，言[17]能饮一斗[18]，与五升[19]。若饮而[20]腹满，小便不利[21]，若喘若哕[22]，不可与之也[23]。忽然大汗出[24]，是为自愈也[25]。

【校注】

[1]《太平圣惠方》卷第八《伤寒叙论》"凡得时气病"作"凡天行病"。

[2]《太平圣惠方》卷第八《伤寒叙论》、《千金要方》卷第九《伤寒例第一》、《外台秘要方》1-9a引《千金》无"至"。

[3]《太平圣惠方》卷第八《伤寒叙论》"饮水"下有"者"。

[4]《太平圣惠方》卷第八《伤寒叙论》"饮不能多，不当与也"作"未宜多与也"。

[5]《太平圣惠方》卷第八《伤寒叙论》无"何者"。《千金要方》卷第九《伤寒例第一》、《外台秘要方》1-9a引《千金》"何者"作"所以尔者"。

[6]《太平圣惠方》卷第八《伤寒叙论》"以"作"为"。《外台秘要方》1-9a引《千金》无"以"。

[7]《太平圣惠方》卷第八《伤寒叙论》"热"作"热气"。

[8] 与：使。《千金要方》卷第九《伤寒例第一》"与"作"为"。

[9] 康平本"便更与人作病也"作"便更与作病也"，小字书，句上加圆圈，以示与正文区别。《太平圣惠方》卷第八《伤寒叙论》"便更与人作病也"作"便更与人作病深矣"。《千金要方》卷第九《伤寒例第一》、《外台秘要方》1-9a引《千金》"也"作"矣"。

[10]《外台秘要方》1-9a引《千金》、《太平圣惠方》卷第八《伤寒叙论》"至"上有"若"。

[11] 康平本"至七八日"句上出一加方框的"例"字。

[12] 成本无"而"。《太平圣惠方》卷第八《伤寒叙论》"犹当依证而与之"作"然当",属下读。

[13]《太平圣惠方》卷第八《辩不可水形证》自"凡得时气病,至五六日而渴欲饮水"至"犹当依证而与之"作"伤寒五六日而渴欲饮,未宜与也,为腹中热尚少,不能消之,便更作病深矣。若大渴者,宜与之也"。

[14] 桂林本《伤寒例第四》"与之"作"与之时"。

[15] 康平本无"常"。

[16]《太平圣惠方》卷第八《辩可水形证》、《太平圣惠方》卷第八《辩可水形证》自"至七八日"至"勿极意也"作"伤寒六七日,大渴欲饮水,然当与之常令不足,勿极意也"。《千金要方》卷第九《伤寒例第一》、《外台秘要方》1-9a引《千金》"与之常令不足,勿极意也"作"与之勿令极意也"。

[17]《外台秘要方》1-9a引《千金》无"言"。

[18]《千金要方》卷第九《伤寒例第一》"一斗"下有"者"。

[19] 康平本"言能饮一斗,与五升"八字为旁注。《太平圣惠方》卷第八《伤寒叙论》"言能饮一斗,与五升"作"云能饮一斗者,而与五升"。

[20]《太平圣惠方》卷第八《伤寒叙论》"饮而"作"饮水"。

[21]《千金要方》卷第九《伤寒例第一》、《外台秘要方》1-9b引《千金》"不利"作"涩"。

[22]《外台秘要方》1-9a引《千金》、《太平圣惠方》卷第八《伤寒叙论》"若哕"下有"者"。

[23]《太平圣惠方》卷第八《伤寒叙论》、《千金要方》卷第九《伤寒例第一》、《外台秘要方》1-9b引《千金》、成本无"也"。

[24] 康平本"忽然大汗出"上有"若饮水"三字。《太平圣惠方》卷第八《伤寒叙论》"忽然大汗出"作"渍然大汗出者",《外台秘要方》1-9a引《千金》作"饮而忽然汗出者"。《千金要方》卷第九《伤寒例第一》"大汗出"下有"者"。

[25]《外台秘要方》1-9b引《千金》、《太平圣惠方》卷第八《伤寒叙论》"是为自愈也"作"已愈也"。《千金要方》卷第九《伤寒例第一》作"欲自愈也"。

凡[1]得病,反能饮水[2],此为欲愈之病[3]。其不晓病者,但闻病饮水[4]自

愈 [5]，小渴者 [6]，乃强与饮之 [7]，因成其祸，不可复数也 [8][9]。

【校注】

[1]《太平圣惠方》卷第八《伤寒叙论》"凡"下有"人"。《千金要方》卷第九《伤寒例第一》"凡"作"人"。

[2]《千金要方》卷第九《伤寒例第一》、《外台秘要方》1-9b 引《千金》无"反"。《太平圣惠方》卷第八《伤寒叙论》"反能饮水"作"能饮水者"。

[3]《太平圣惠方》卷第八《伤寒叙论》"此为欲愈之病"作"为欲愈也"，《千金要方》卷第九《伤寒例第一》、《外台秘要方》1-9b 引《千金》作"欲愈也"。

[4] 桂林本《伤寒例第四》"饮水"下有"者"。

[5]《太平圣惠方》卷第八《伤寒叙论》无"其不晓病者，但闻病饮水自愈"句。

[6]《太平圣惠方》卷第八《伤寒叙论》"小渴者"作"若小渴"。

[7]《太平圣惠方》卷第八《伤寒叙论》"乃强与饮之"作"而强与之"。

[8] 成本无"也"。

[9]《太平圣惠方》卷第八《伤寒叙论》"因成其祸，不可复数也"作"因此成祸者，其数极众"，《辩可水形证》自"凡得病"至"不可复数也"作"凡伤寒病，能饮水者，为欲愈也。若不渴而强与之，因此成祸者，其数多矣"。

凡得病，厥 [1] 脉动数，服汤药 [2] 更迟，脉浮大减小，初躁后静，此皆愈证也。

【校注】

[1] 厥：其。

[2] 桂林本《伤寒例第四》无"药"。

凡治 [1] 温病，可刺 [2] 五十九穴。

【校注】

[1]《千金要方》卷第九《伤寒例第一》无"治"。

[2]《千金要方》卷第九《伤寒例第一》"刺"作"针刺"。

又[1]，身之穴三[2]百六十有五，其三十穴[3]灸之有害，七十九穴刺之为灾，并中髓也[4]。

【校注】

[1] 康平本自"又"至"此以前是伤寒热病证候也"低一格书写。

[2]《千金要方》卷第九《伤寒例第一》"三"作"六"。

[3] 成本"三十穴"作"三十九穴"。

[4]《千金要方》卷第九《伤寒例第一》无"并中髓也"。

脉[1]四损[2]，三日死。平人四息[3]，病人脉一至，名曰四损[4]。

【校注】

[1] 成本"脉"上有"凡"。

[2] 康平本"脉四损"上有"又"字。

[3] 息：至。呼吸往返一次为一息。引申之，凡往返一次皆为一息。例参《故训汇纂》785 页"息"字第 65-第 67 条义项。这里指脉动一至。《脉经》"息"作"至"。《脉经》7.24.1："热病，脉四损，三日死。所谓四损者，平人四至，病人脉一至，名曰四损。"桂林本《伤寒例第四》"四息"作"一息"，乃不明"息"之古义而误改。《脉经》4.5.3："脉四损者，再息而脉一动。"言平人再至，病者一动，是为"四损"。

[4]《脉经》4.5.3："脉四损者，再息而脉一动。人十息，脉五动，气行七寸半。一备之气，脉十动，气行尺五寸，不及周身三百一十五节，故曰亡血。亡血者，忘失其度，身羸疲，皮裹骨。故气血俱尽，五藏失神，其死明矣"。

脉五损，一日死。平人五息[1]，病人脉一至，名曰五损[2][3]。

【校注】

[1] 桂林本《伤寒例第四》"五息"作"二息"。

[2]《脉经》7.24.1 作"热病，脉五损，一日死。所谓五损者，平人五至，

病人脉一至，名曰五损"。

[3]《脉经》4.5.3："脉五损者，人再息复一呼而脉一动。人十息脉四动，气行六寸。一备之气，脉八动，气行尺二寸，不及周身三百二十四节，故曰绝。绝者，气急，不下床，口气寒，脉俱绝，死矣"。

脉六损，一时死。平人六息[1]，病人脉一至，名曰六损[2]。

【校注】

[1] 桂林本《伤寒例第四》"六息"作"三息"。

[2]《脉经》7.24.1 作"热病，脉六损，一时死。所谓六损者，平人六至，病人脉一至，名曰六损。若绝不至，或久乃至，立死"。

脉盛身寒，得之伤寒；脉虚身热，得之伤暑。脉阴阳俱盛，大汗出不解者[1]，死[2]。脉阴阳俱虚，热不止者，死[3]。脉至乍数乍疎[4]者，死[5]。脉至如转索[6]，其日死[7]。谵言妄语，身微热，脉浮大，手足温者，生；逆冷，脉沈细者，不过一日死矣[8]。

此以前是伤寒热病证候也。

【校注】

[1] 桂林本《伤寒例第四》"不解者"上有"下之"。

[2]《太平圣惠方》卷第八《伤寒热病不可治形候》"脉阴阳俱盛，大汗出不解者，死"作"伤寒三部脉阴阳俱盛，大汗出不解者，死"。

[3]《太平圣惠方》卷第八《伤寒热病不可治形候》"脉阴阳俱虚，热不止者，死"作"伤寒阴阳俱虚，热不止者，不可治"。

[4] 成本"乍数乍疎"作"乍疎乍数"。

[5]《太平圣惠方》卷第八《伤寒热病不可治形候》"脉至乍数乍疎者，死"作"伤寒脉至乍数乍疎者，不可治"。

[6] 成本"转索"下有"者"。

[7] 桂林本《伤寒例第四》"其日死"上有"按之不易者"。

[8]《太平圣惠方》卷第八《伤寒热病不可治形候》作"伤寒，谵言妄语，身有热，脉浮大，手足温者，生；脉沉细，手足逆冷者，不可治"。

辨[1]（痓）[痉][2]湿暍脉证第四[3]（痓音炽，又作痉，巨郢切。下同）

【校注】

[1]《脉经》卷第八作"平"。"平"读若"辨"。

[2]痓（chì）：当作"痉"，传写之误也。痉，抽搐。康平本、《金匮玉函经》"痓"均作"痉"，据改。下同，不复出校。

[3]康平本作"痉湿暍"三字，句下有加圆圈的"注"："此三种宜应别，《论》以为与伤寒相似，故此见之"。小字书。上有"辨大阳病"篇题，旁注"伤寒所致"四字。

伤寒所致[1]太阳病[2]，（痓）[痉]湿暍此三种[3]宜应别论，以为与伤寒相似，故此见[4]之[5]。

【校注】

[1]《金匮玉函经》无"伤寒所致"。《千金翼方》卷第九《伤寒上·太阳病用桂枝汤法第一》"伤寒所致"上有"论曰"二字。

[2]成本无"病"。

[3]《金匮玉函经》、成本无"此"，"三种"属上读。

[4]见：同"现"。

[5]《千金翼方》卷第九《伤寒上·太阳病用桂枝汤法第一》自"伤寒所致太阳病"至"故此见之"作"伤寒与痉病、湿病及热暍相滥，故叙而论之"。

太阳[1]病，发热无汗，反[2]恶寒者[3]，名曰[4]刚（痓）[痉][5][6]。

【校注】

[1]康平本"太阳"作"大阳"。下或同，不复出校。

[2]《金匮玉函经》、《千金翼方》卷第九《伤寒上·太阳病用桂枝汤法第

一》、《脉经》8.2.1"反"上有"而"。桂林本《伤寒例第四》"反"作"而"。

[3]《金匮玉函经》、《千金翼方》卷第九《伤寒上·太阳病用桂枝汤法第一》无"者"。

[4]《金匮玉函经》、《千金翼方》卷第九《伤寒上·太阳病用桂枝汤法第一》"名曰"作"是为"。《脉经》8.2.1、桂林本《辨痉阴阳易差后病证脉治》无"曰"。

[5] 桂林本《辨痉阴阳易差后病证脉治》"名曰刚痉"上有"若脉沉迟"。

[6] 康平本此条低一格书写。

太阳病，发热汗出而 [1] 不恶寒 [2]（《病源》云恶寒），名曰 [3] 柔（痓）[痉][4][5]。

【校注】

[1] 成本、桂林本《辨痉阴阳易差后病证脉治》无"而"。

[2] 成本、《脉经》8.2.2、桂林本《辨痉阴阳易差后病证脉治》"不恶寒"下有"者"。

[3]《金匮玉函经》、《千金翼方》卷第九《伤寒上·太阳病用桂枝汤法第一》"名曰"作"是为"。《脉经》8.2.2、桂林本《辨痉阴阳易差后病证脉治》无"曰"。

[4] 桂林本《辨痉阴阳易差后病证脉治》"名曰柔痉"上有"若脉浮数"。

[5] 康平本此条低一格书写。

太阳病，发热，脉沈而细者 [1]，名曰 [2]（痓）[痉][3]。

【校注】

[1]《金匮玉函经》"脉沈而细者"作"其脉沉细"，《千金翼方》卷第九《伤寒上·太阳病用桂枝汤法第一》作"其脉沈细"。《脉经》8.2.3"脉"上亦有"其"字。

[2]《金匮玉函经》"名曰"作"是为"，《脉经》8.2.3作"为"。

[3]《新编金匮方论·痉湿暍病脉证第二》、桂林本《辨痉阴阳易差后病证脉治》"名曰痉"下有"为难治"三字。

太阳病，发汗太多[1]，因[2]致（痓）[痉]。

【校注】

[1]《金匮玉函经》、《千金翼方》卷第九《伤寒上·太阳病用桂枝汤法第一》、《千金翼方》卷第十《伤寒下·伤寒宜忌第四·忌发汗第一》、《脉经》8.2.4"发汗太多"作"发其汗"。

[2] 康平本无"因"。

病[1]身热足寒，颈项强急[2]，恶寒，时头热，面赤，目脉[3]赤，独头面摇[4]，卒口噤，背反张者[5]，（痓）[痉]病也[6]。

【校注】

[1]《金匮玉函经》、《千金翼方》卷第九《伤寒上·太阳病用桂枝汤法第一》、《新编金匮方论·痓湿暍病脉证第二》、《脉经》8.2.4、桂林本《辨痓阴阳易差后病证脉治》"病"作"病者"。

[2]《金匮玉函经》、《千金翼方》卷第九《伤寒上·太阳病用桂枝汤法第一》无"急"。

[3]《新编金匮方论·痓湿暍病脉证第二》、桂林本《辨痓阴阳易差后病证脉治》无"脉"。

[4]《金匮玉函经》、《千金翼方》卷第九《伤寒上·太阳病用桂枝汤法第一》、《新编金匮方论·痓湿暍病脉证第二》、《脉经》8.2.4、桂林本《辨痓阴阳易差后病证脉治》"独头面摇"作"独头动摇"，《脉经》8.2.4作"独头面摇者"。

[5]《千金翼方》卷第九《伤寒上·太阳病用桂枝汤法第一》、《脉经》8.2.4无"卒口噤，背反张者"。

[6]《金匮玉函经》、《脉经》8.2.4"痓病也"作"为痓"，《千金翼方》卷第九《伤寒上·太阳病用桂枝汤法第一》作"是为痓"，下换行有"右件痓状"四字。

太阳病，关节疼痛而烦[1]，脉沈而细[2]（一作缓）者[3]，此名湿痹[4]（一云中湿）。湿痹之候，其人[5]小便不利，大便反快，但当利其小便[6]。

【校注】

[1]《金匮玉函经》、《千金翼方》卷第九《伤寒上·太阳病用桂枝汤法第一》"关节疼痛而烦"作"而关节疼烦",《脉经》8.2.15作"关节疼烦"。

[2]《脉经》8.2.15"脉沈而细"作"脉沈而缓"。

[3]《金匮玉函经》、《千金翼方》卷第九《伤寒上·太阳病用桂枝汤法第一》"脉沈而细者"作"其脉沉缓"。

[4] 康平本"此名湿痹"作"名中湿",《金匮玉函经》、《脉经》8.2.15作"为中湿"。成本无"湿痹",连下读。

[5] 邓珍本《新编金匮方论·痉湿暍病脉证第二》无"其人",吴迁本有。

[6] 康平本"湿痹之候,其人小便不利,大便反快,但当利其小便"低一格书写。

湿家之为病,一身尽疼[1],发热,身色如似熏黄[2]。

【校注】

[1] 康平本"疼"作"痛"。

[2]《金匮玉函经》、《千金翼方》卷第九《伤寒上·太阳病用桂枝汤法第一》"身色如似熏黄"作"而身色似熏黄也",《脉经》8.2.17作"而身色熏黄也"。桂林本《湿病脉证并治第九》无"似"。 邓珍本《新编金匮方论·痉湿暍病脉证第二》"身色如似熏黄"下有"也"。

湿家[1],其人但[2]头汗出,背强[3],欲得被覆向火[4]。若下之早[5],则[6]哕,胸满[7],小便不利[8],舌上如胎[9]者[10],以[11]丹田有热,胸中[12]有寒[13],渴欲得水[14]而[15]不能饮,口燥烦[16]也[17]。

【校注】

[1]《金匮玉函经》、《千金翼方》卷第九《伤寒上·太阳病用桂枝汤法第一》、《脉经》8.2.18"湿家"下有"之为病"三字。

[2] 康平本无"但"。

[3]《金匮玉函经》、《千金翼方》卷第九《伤寒上·太阳病用桂枝汤法第一》、《脉经》8.2.18"背强"上有"而"字,连上读。

[4]《千金翼方》卷第九《伤寒上·太阳病用桂枝汤法第一》无"向火"。

[5]《金匮玉函经》"早"作"蚤"。

[6]《千金翼方》卷第九《伤寒上·太阳病用桂枝汤法第一》"则"作"即"。

[7]《金匮玉函经》、《千金翼方》卷第九《伤寒上·太阳病用桂枝汤法第一》、《新编金匮方论·痉湿暍病脉证第二》、《脉经》8.2.18"胸满"上有"或"字。吴迁本无"或"。

[8]《千金翼方》卷第九《伤寒上·太阳病用桂枝汤法第一》、《脉经》8.2.18"小便不利"作"小便利"。

[9]桂林本《湿病脉证并治第九》"如胎"作"滑胎"。

[10]康平本、《金匮玉函经》、《千金翼方》卷第九《伤寒上·太阳病用桂枝汤法第一》、《脉经》8.2.18无"者"。

[11]《金匮玉函经》、《千金翼方》卷第九《伤寒上·太阳病用桂枝汤法第一》、《脉经》8.2.18"以"作"此为"。

[12]《金匮玉函经》、《千金翼方》卷第九《伤寒上·太阳病用桂枝汤法第一》、《新编金匮方论·痉湿暍病脉证第二》、《脉经》8.2.18"中"作"上"。

[13]康平本"以丹田有热，胸中有寒"作"丹田有热，胃中有寒"，为旁注。

[14]《金匮玉函经》、《千金翼方》卷第九《伤寒上·太阳病用桂枝汤法第一》、《脉经》8.2.18"得水"作"饮"。

[15]《千金翼方》卷第九《伤寒上·太阳病用桂枝汤法第一》"而"作"则"。

[16]康平本"烦"作"渴"。

[17]《金匮玉函经》、成本、邓珍本《新编金匮方论·痉湿暍病脉证第二》"口燥烦也"上有"则"字。《千金翼方》卷第九《伤寒上·太阳病用桂枝汤法第一》"口燥烦也"作"而口燥也"，《脉经》8.2.18作"则口燥也"。

湿家，下之，额上汗出，微喘，小便利（一云不利）者，死。若[1]下利不止者，亦死[2]。

【校注】

[1]《千金翼方》卷第九《伤寒上·太阳病用桂枝汤法第一》无"若"。

[2] 康平本"湿家，下之"至"亦死"低两格书写。

问曰[1]：风湿相搏[2]，一身尽疼痛[3]，法当汗出而解，值天阴雨不止[4]，医[5]云[6]：此可发[7]汗。汗之[8]病[9]不愈者，何也[10]？荅[11]曰[12]：发其汗[13]，汗大出者，但风气去，湿气在[14]，是故不愈也[15]。若治风湿者，发其汗，但[16]微微似欲出汗[17]者，风湿俱去也[18][19]。

【校注】

[1]《新编金匮方论·痉湿暍病脉证第二》无"问曰"。

[2]《金匮玉函经》《千金翼方》卷第九《伤寒上·太阳病用桂枝汤法第一》"风湿相搏"上有"病"字。

[3] 桂林本《湿病脉证并治第九》无"痛"。《金匮玉函经》《千金翼方》卷第九《伤寒上·太阳病用桂枝汤法第一》《脉经》8.2.20"一身尽疼痛"作"身体疼痛"。

[4] 康平本"值天阴雨不止"作"值天阴雨未止"，为旁注。《金匮玉函经》"不止"上有"溜"字。《千金翼方》卷第九《伤寒上·太阳病用桂枝汤法第一》"不止"上有"溜下"二字。

[5]《金匮玉函经》《千金翼方》卷第九《伤寒上·太阳病用桂枝汤法第一》《脉经》8.2.20"医"作"师"。

[6] 康平本"云"作"曰"。

[7] 康平本无"发"。

[8]《千金翼方》卷第九《伤寒上·太阳病用桂枝汤法第一》《脉经》8.2.20无"汗之"。

[9]《金匮玉函经》《千金翼方》卷第九《伤寒上·太阳病用桂枝汤法第一》《脉经》8.2.20"病"上有"而其"。

[10]《金匮玉函经》《千金翼方》卷第九《伤寒上·太阳病用桂枝汤法第一》"何也"作"何故"。

[11]《金匮玉函经》"荅"作"答"。下同，不复出校。

[12] 邓珍本《新编金匮方论·痉湿暍病脉证第二》无"荅曰"。桂林本《湿病脉证并治第九》"荅曰"作"师曰"。

[13] 邓珍本《新编金匮方论·痉湿暍病脉证第二》"发其汗"上有"盖"。

盖，因为。

[14]《金匮玉函经》"在"作"仍在"。《千金翼方》卷第九《伤寒上·太阳病用桂枝汤法第一》、《脉经》8.2.20"在"作"续在"。续，仍也。

[15] 康平本自"问曰：风湿相搏"至"是故不愈也"低两格书写。《金匮玉函经》、《千金翼方》卷第九《伤寒上·太阳病用桂枝汤法第一》、《脉经》8.2.20无"也"。

[16] 康平本、《金匮玉函经》、《千金翼方》卷第九《伤寒上·太阳病用桂枝汤法第一》、《脉经》8.2.20无"但"。

[17] 成本、桂林本《湿病脉证并治第九》"出汗"作"汗出"。

[18]《金匮玉函经》、《千金翼方》卷第九《伤寒上·太阳病用桂枝汤法第一》、《脉经》8.2.20"风湿俱去也"上有"则"字。

[19] 康平本自"若治风湿者"至"风湿俱去也"低一格书写。

湿家[1]病身上疼痛[2]，发热，面黄而喘[3]，头痛鼻塞[4]而烦，其脉大，自[5]能饮食，腹中和[6]无病。病在头中寒湿，故鼻塞[7]。内药鼻中则[8]愈。

【校注】

[1]《金匮玉函经》无"湿家"。

[2] 邓珍本《新编金匮方论·痉湿暍病脉证第二》"身上疼痛"作"身疼"。吴迁本仍作"身上疼痛"。桂林本《湿病脉证并治第九》"疼痛"上有"尽"。

[3]《千金翼方》卷第九《伤寒上·太阳病用桂枝汤法第一》、《脉经》8.2.23"湿家病身上疼痛，发热，面黄而喘"作"病人喘"三字。

[4]《千金翼方》卷第九《伤寒上·太阳病用桂枝汤法第一》"塞"作"窒"。

[5] 自：仍然。

[6]《千金翼方》卷第九《伤寒上·太阳病用桂枝汤法第一》"和"上有"独"。独，却也。

[7] 康平本"病在头中寒湿，故鼻塞"九字为旁注。《千金翼方》卷第九《伤寒上·太阳病用桂枝汤法第一》"塞"作"窒"。

[8]《金匮玉函经》、《千金翼方》卷第九《伤寒上·太阳病用桂枝汤法第一》、《脉经》8.2.23"则"作"即"。

病者一身尽疼[1]，发热，日晡所[2]剧者[3]，此[4]名[5]风湿。此病伤于汗出当风，或久伤取冷所致也[6][7]。

【校注】

[1]《金匮玉函经》"疼"作"疼痛"。《千金翼方》卷第九《伤寒上·太阳病用桂枝汤法第一》"疼"作"疼烦"。

[2] 所：时。

[3]《金匮玉函经》、《千金翼方》卷第九《伤寒上·太阳病用桂枝汤法第一》无"发热"，"日晡所剧者"作"日晡即剧"，《脉经》8.2.16 亦作"日晡即剧"。

[4] 邓珍本《新编金匮方论·痉湿暍病脉证第二》无"此"。

[5]《金匮玉函经》、《千金翼方》卷第九《伤寒上·太阳病用桂枝汤法第一》、《脉经》8.2.16 "名"作"为"。

[6] 康平本"此病伤于汗出当风，或久伤取冷所致也"句上有加圆圈的"注"，小字书。

[7]《金匮玉函经》"此病伤于汗出当风，或久伤取冷所致也"作"汗出当风所致也"，《千金翼方》卷第九《伤寒上·太阳病用桂枝汤法第一》、《脉经》8.2.16 作"汗出所致也"。《千金翼方》此下有对以上内容划分章节的"右件湿状"四字，换行书写。

太阳中热者[1]，暍[2]是也。其人[3]汗出恶寒，身热而渴也[4][5]。

【校注】

[1]《金匮玉函经》、《千金翼方》卷第九《伤寒上·太阳病用桂枝汤法第一》、《脉经》8.2.26 无"者"。

[2] 暍（yē）：伤暑。

[3] 邓珍本《新编金匮方论·痉湿暍病脉证第二》无"其人"，吴迁本有。

[4] 邓珍本《新编金匮方论·痉湿暍病脉证第二》无"也"。

[5]《金匮玉函经》、《脉经》8.2.26 下有"白虎汤主之"，邓珍本《新编金匮方论·痉湿暍病脉证第二》、桂林本《伤暑病脉证并治第七》作"白虎加人参汤主之"。《新编金匮方论》下有夹注："一方：白虎汤主之"。

太阳中暍者[1]，身热疼重而脉微弱[2]。此[3]以夏月伤冷水，水行皮[4]中所致也[5][6]。

【校注】

[1]《金匮玉函经》、《千金翼方》卷第九《伤寒上·太阳病用桂枝汤法第一》、邓珍本《新编金匮方论·痉湿暍病脉证第二》、《脉经》8.2.27 无"者"。

[2] 桂林本《伤暑病脉证并治第七》"脉微弱"下有"者"。

[3] 康平本"此"下有"亦"字。桂林本《伤暑病脉证并治第七》无"此"。

[4]《金匮玉函经》"皮"作"肤"，《脉经》8.2.27 作"皮肤"。

[5] 康平本"此亦以夏月伤冷水，水行皮中所致也"句上有加圆圈的"注"，小字书。

[6]《千金翼方》卷第九《伤寒上·太阳病用桂枝汤法第一》"水行皮中所致也"作"水行皮肤中也"。《金匮玉函经》、《脉经》8.2.27 下有"瓜蒂汤主之"。

太阳中暍者[1]，发热恶寒，身重而[2]疼痛，其脉弦细芤迟[3]，小便已，洒洒然毛耸[4]，手足逆冷；小有劳，身即[5]热，口开，前板齿燥[6]。若发汗[7]，则[8]恶寒甚[9]；加温针，则发热甚[10]；数[11]下之，则淋甚[12][13][14]。

【校注】

[1]《金匮玉函经》、《千金翼方》卷第九《伤寒上·太阳病用桂枝汤法第一》、邓珍本《新编金匮方论·痉湿暍病脉证第二》、《脉经》8.2.28、桂林本《伤暑病脉证并治第七》无"者"。

[2] 桂林本《伤暑病脉证并治第七》无"而"。

[3] 康平本无"芤迟"。

[4]《千金翼方》卷第九《伤寒上·太阳病用桂枝汤法第一》"洒洒然毛耸"作"洗然"。

[5] 康平本"即"作"则"。《千金翼方》卷第九《伤寒上·太阳病用桂枝汤法第一》无"身即"。《脉经》8.2.28 无"即"。

[6]《千金翼方》卷第九《伤寒上·太阳病用桂枝汤法第一》、邓珍本《新编金匮方论·痉湿暍病脉证第二》、《脉经》8.2.28"口开前板齿燥"作"口前开板齿燥"。吴迁本《金匮要略方》仍作"口开前板齿燥"。

[7]《金匮玉函经》、《千金翼方》卷第九《伤寒上·太阳病用桂枝汤法第一》、邓珍本《新编金匮方论·痉湿暍病脉证第二》、《脉经》8.2.28"发汗"作"发其汗"。

[8] 邓珍本《新编金匮方论·痉湿暍病脉证第二》"则"下有"其"。

[9]《金匮玉函经》、《千金翼方》卷第九《伤寒上·太阳病用桂枝汤法第一》、《脉经》8.2.28"则恶寒甚"作"恶寒则甚"。

[10]《金匮玉函经》、《千金翼方》卷第九《伤寒上·太阳病用桂枝汤法第一》"则发热甚"作"发热益甚",《脉经》8.2.28作"则发热益甚"。

[11] 康平本无"数"。

[12]《千金翼方》卷第九《伤寒上·太阳病用桂枝汤法第一》、《脉经》8.2.28"则淋甚"作"淋复甚"。

[13]《千金翼方》卷第九《伤寒上·太阳病用桂枝汤法第一》此条下有区分内容章节的"右件暍状"四字,换行书写。

[14] 康平本自"若发汗"至"则淋甚"低一格书写。

辨太阳病脉证并治[1]上第五（合一十六法，方一十四首）

太阳中风，阳浮而阴弱，热发，汗出恶寒，鼻鸣干呕者，桂枝汤主之。第一。（五味。前有太阳病一十一证）[2]。

太阳病，头痛发热，汗出恶风者，桂枝汤主之。第二。（用前第一方）。

太阳病，项背强几几，反汗出恶风者，桂枝加葛根汤主之。第三。（七味）。

太阳病，下之后，其气上冲者，桂枝汤主之。第四。（用前第一方，下有太阳坏病一证）。

桂枝本为解肌，若脉浮紧，发热汗不出者，不可与之。第五。（下有酒客不可与桂枝一证）。

喘家，作桂枝汤，加厚朴杏子。第六。（下有服汤吐脓血一证）。

太阳病，发汗，遂漏不止，恶风，小便难，四肢急，难以屈伸，桂枝加附子汤主之。第七。（六味）。

太阳病，下之后，脉促胸满者，桂枝去芍药汤主之。第八。（四味）。

若微寒者，桂枝去芍药加附子汤主之。第九。（五味）。

太阳病，八九日，如疟状，热多寒少，不呕，清便自可，宜桂枝麻黄各半汤。第十。（七味）。

太阳病，服桂枝汤，烦不解，先刺风池、风府，却与桂枝汤。第十一。（用前第一方）。

服桂枝汤，大汗出，脉洪大者，与桂枝汤；若形似疟，一日再发者，宜桂枝二麻黄一汤。第十二。（七味）。

服桂枝汤，大汗出，大烦渴不解，脉洪大者，白虎加人参汤主之。第十三。（五味）。

太阳病，发热恶寒，热多寒少，脉微弱者，宜桂枝二越婢一汤。第十四。（七味）

服桂枝，或下之，头项强痛，发热无汗，心下满痛，小便不利者，桂枝去桂加茯苓白术汤主之。第十五。（六味）

伤寒脉浮，自汗出，小便数，心烦，微恶寒，脚挛急，与桂枝，得之便厥，咽干，烦躁，吐逆，作甘草干姜汤与之；厥愈，更作芍药甘草汤与之，其脚伸；若胃气不和，与调胃承气汤；若重发汗，加烧针者，四逆汤主之。第十六。（甘草干姜汤、芍药甘草汤，并二味。调胃承气汤，四逆汤，并三味）。

【校注】

[1] 康平本作"辨大阳病"。《金匮玉函经》作"辨太阳病形证治"。《太平圣惠方》卷第八《辨太阳病形证》作"辨太阳病形证"。成本"治"下有"法"。

[2] 原文低正文一格，为本篇子目。子目记每卷所辖内容，统计每卷之"法"数、"方"数，起提纲作用。每卷"法"数、"方"数均单独统计。遇相同之"方"，均加统计，唯于后见之"方"下注"前第 × 方"。

太阳[1]之为病，脉浮，头项强痛而恶寒[2]。[1][3]

【校注】

[1] 康平本"太阳"作"大阳"。下同，不复出校。

[2] 此条《金匮玉函经》、《千金翼方》卷第九《伤寒上·太阳病用桂枝汤法第一》分作两条，分别作："太阳之为病，头项强痛而恶寒"。"太阳病，其脉浮"。《太平圣惠方》卷第八《辨太阳病形证》此条作"太阳为病，头痛项强而

恶寒，其脉浮数。宜桂枝汤"。

[3] 条文序号为点校者据重庆医学会编新辑宋本《伤寒论》加。下同。

太阳病，发热，汗出，恶风 [1]，脉缓者 [2]，名 [3] 为中风 [4][5]。[2]

【校注】

[1]《金匮玉函经》、《千金翼方》卷第九《伤寒上·太阳病用桂枝汤法第一》"汗出恶风"作"汗出而恶风"。

[2]《金匮玉函经》、《千金翼方》卷第九《伤寒上·太阳病用桂枝汤法第一》"脉缓者"作"其脉缓"。

[3]《金匮玉函经》、《千金翼方》卷第九《伤寒上·太阳病用桂枝汤法第一》无"名"。

[4]《千金翼方》卷第九《伤寒上·太阳病用桂枝汤法第一》此条下有"太阳中风，发热而恶寒"；"太阳病，三四日，不吐下见芤，乃汗之"两条。

[5]《太平圣惠方》卷第八《辨太阳病形证》下有"太阳中风，发热而恶寒。宜桂枝汤"一条。

太阳病，或已发热，或未发热，必恶寒，体痛，呕逆，脉 [1] 阴阳俱紧者 [2]，名 [3] 为 [4] 伤寒 [5]。[3]

【校注】

[1]《金匮玉函经》"脉"作"其脉"。

[2]《金匮玉函经》、《千金翼方》卷第九《伤寒上·太阳病用麻黄汤法第二》无"者"。

[3]《金匮玉函经》、《千金翼方》卷第九《伤寒上·太阳病用麻黄汤法第二》无"名"。

[4] 康治本、康平本、成本、桂林本《辨太阳病脉证并治上》"为"作"曰"。

[5]《千金翼方》卷第九《伤寒上·太阳病用麻黄汤法第二》此条下有"伤寒一日，太阳脉弱；至四日，太阴脉大"一条。

伤寒一日，太阳受之，脉若静者，为不传；颇欲吐[1]，若[2]躁[3]烦，脉数急者，为传也[4][5][6]。[4]

【校注】

[1]《千金翼方》卷第九《伤寒上·太阳病用麻黄汤法第二》"吐"作"呕"。

[2]《金匮玉函经》无"若"。

[3] 成本"躁"作"燥"。

[4]《金匮玉函经》、《千金翼方》卷第九《伤寒上·太阳病用麻黄汤法第二》"为传也"作"乃为传"。桂林本《辨太阳病脉证并治上》"为"上有"此"。

[5]《太平圣惠方》卷第八《辨阳明病形证》此条作"伤寒一日，太阳受病，若脉静者，未传诸脏；躁烦，欲吐，脉急数者，乃传别脏也。宜桂枝汤"。

[6] 康平本自"伤寒一日"至"为传也"低两格书写。

伤寒二三日[1]，阳明、少阳证不见者[2]，为不传也[3][4]。[5]

【校注】

[1]《金匮玉函经》、《千金翼方》卷第九《伤寒上·太阳病用麻黄汤法第二》无"二三日"。

[2]《金匮玉函经》、《千金翼方》卷第九《伤寒上·太阳病用麻黄汤法第二》"阳明、少阳证不见者"作"其二阳证不见"。

[3]《金匮玉函经》、《千金翼方》卷第九《伤寒上·太阳病用麻黄汤法第二》"为不传也"作"此为不传"，桂林本《辨太阳病脉证并治上》作"此为不传也"。

[4] 康平本自"伤寒二三日"至"为不传也"低两格书写。

太阳病，发热而渴，不恶寒者[1]，为温病。若发汗已，身[2]灼热者，名[3]风温[4]。风温为[5]病，脉阴阳俱浮，自汗出[6]，身[7]重，多眠睡[8]，鼻息必鼾，语言[9]难出。若被下者[10]，小便不利，直视失溲。若被火者[11]，微发黄色[12]，剧则如惊痫，时瘛疭[13]。若火熏之[14]。一逆尚引日，再逆促命期[15]。[6]

【校注】

[1]《金匮玉函经》无"者"。

[2]《金匮玉函经》"身"作"身体"。

[3]《金匮玉函经》"名"作"为"。成本、桂林本《辨太阳病脉证并治上》"名"下有"曰"。

[4] 康平本"若发汗已，身灼热者，名风温"低一格书写。

[5]《金匮玉函经》"为"上有"之"。

[6]《金匮玉函经》"自汗出"作"汗出"。

[7]《金匮玉函经》"身"作"体"。

[8]《金匮玉函经》无"睡"。

[9]《金匮玉函经》"言"作"声"。

[10]《金匮玉函经》"若被下者"作"若下之"。

[11]《金匮玉函经》无"者"。

[12]《金匮玉函经》无"色"。

[13]《金匮玉函经》"瘛疭"下有"发作"二字。成本"瘛疭"作"瘈疭"，桂林本《辨太阳病脉证并治上》作"瘲疭"。

[14]《金匮玉函经》"若火熏之"作"复以火熏之"。

[15] 康平本自"若被下者"至"再逆促命期"低一格书写。

病 [1] 有 [2] 发热恶寒 [3] 者，发于阳也 [4]；无热恶寒 [5] 者，发于阴也 [6]。发于阳 [7]，七日愈；发于阴 [8]，六日愈。以阳数七，阴数六故也 [9][10]。[7]

【校注】

[1]《金匮玉函经》、《千金翼方》卷第九《伤寒上·太阳病用桂枝汤法第一》、《外台秘要方》1-5b"病"上有"夫"字。

[2]《外台秘要方》1-5b 无"有"。

[3]《金匮玉函经》、《千金翼方》卷第九《伤寒上·太阳病用桂枝汤法第一》、《外台秘要方》1-5b"恶寒"上有"而"字。

[4]《外台秘要方》1-5b 无"也"。

[5]《金匮玉函经》、《千金翼方》卷第九《伤寒上·太阳病用桂枝汤法第一》、《外台秘要方》1-5b"恶寒"上有"而"字。

[6]《外台秘要方》1-5b 无"也"，下有"发于阳者，可攻其外；发于阴者，宜温于内。发表，以桂枝；温里，以四逆"二十六字。

[7] 康平本、《金匮玉函经》、《千金翼方》卷第九《伤寒上·太阳病用桂枝汤法第一》、成本、桂林本《辨太阳病脉证并治上》"发于阳"下有"者"字。

[8] 康平本、《金匮玉函经》、《千金翼方》卷第九《伤寒上·太阳病用桂枝汤法第一》、成本、桂林本《辨太阳病脉证并治上》"发于阴"下有"者"字。

[9]《金匮玉函经》此条位于"辨太阳病形证治"篇首。桂林本《辨太阳病脉证并治上》无"以阳数七，阴数六故也"。

[10] 康平本自"病有发热恶寒者"至"阴数六故也"低两格书写。

太阳病，头痛，至七日以 [1] 上自愈者 [2]，以行其经尽 [3] 故也。若欲作再经者，针 [4] 足阳明 [5]，使经不传，则愈 [6][7]。[8]

【校注】

[1] 成本"以"作"已"。

[2]《金匮玉函经》"至七日以上自愈者"作"至七日有当愈者"。《千金翼方》卷第十《伤寒下·伤寒宜忌第四·宜刺第十三》"至七日以上自愈者"作"至七日自当愈"。

[3] 康平本"行其经尽"作"行尽其经"。《金匮玉函经》、《千金翼方》卷第九《伤寒上·太阳病用桂枝汤法第一》、《千金翼方》卷第十《伤寒下·伤寒宜忌第四·宜刺第十三》"以行其经尽"作"其经竟"。

[4]《金匮玉函经》"针"上有"当"。

[5]《千金翼方》卷第十《伤寒下·伤寒宜忌第四·宜刺第十三》"针足阳明"作"宜刺足阳明"。

[6]《脉经》7.13.1 此条作"太阳病，头痛，至七日，自当愈，其经竟故也。若欲作再经者，当针足阳明，使经不传则愈"。

[7] 康平本自"太阳病，头痛"至"使经不传，则愈"低两格书写。

太阳病，欲解时，从巳至未上 [1][2]。[9]

【校注】

[1]《金匮玉函经》、《千金翼方》卷第九《伤寒上·太阳病用桂枝汤法第一》"从巳至未上"作"从巳尽未"。尽：终止。尽未，终止于未时。

[2] 康平本此条低两格书写。

风家，表解而不了了者，十二日愈[1]。[10]

【校注】

[1] 康平本此条低两格书写。

病[1]人[2]身太[3]热，反欲得衣[4]者，热在皮肤，寒在骨髓也[5]；身大寒[6]，反不欲近衣者，寒在皮肤，热在骨髓也[7][8]。[11]

【校注】

[1]《金匮玉函经》"病"上有"夫"。

[2]《金匮玉函经》无"人"。

[3] 康平本、《金匮玉函经》、成本"太"作"大"。

[4] 成本"得衣"作"得近衣"。

[5]《金匮玉函经》"热在皮肤，寒在骨髓也"作"寒在骨髓，热在皮肤"。

[6] 桂林本《辨太阳病脉证并治上》"身大寒"上有"病人"。

[7]《金匮玉函经》"寒在皮肤，热在骨髓也"作"热在骨髓，寒在皮肤也"。

[8] 康平本自"病人身太热"至"热在骨髓也"低一格书写。

太阳中风，阳浮而阴弱[1]。阳[2]浮者，热自发；阴[3]弱者，汗自出[4]。啬啬[5]恶寒，淅淅恶风，翕翕发热，鼻鸣干呕者[6]，桂枝汤主之。方一[7][8]。[12]

【校注】

[1] 康平本"阳浮而阴弱"上有"脉"字。《金匮玉函经》、《千金翼方》卷第九《伤寒上·太阳病用桂枝汤法第一》、卷第十《伤寒下·伤寒宜忌第四·宜发汗第二》"弱"作"濡弱"。《外台秘要方》2-2a 引《仲景伤寒论》无"而"。

[2]《千金翼方》卷第九《伤寒上·太阳病用桂枝汤法第一》、卷第十《伤寒下·伤寒宜忌第四·宜发汗第二》无"阳"字。

[3]《金匮玉函经》、《千金翼方》卷第九《伤寒上·太阳病用桂枝汤法第一》、卷第十《伤寒下·伤寒宜忌第四·宜发汗第二》"阴"作"濡"。

[4] 康平本"阳浮者，热自发，阴弱者，汗自出"为旁注。

[5]《千金翼方》卷第十《伤寒下·伤寒宜忌第四·宜发汗第二》"啬啬"作"濇濇"。

[6]《金匮玉函经》、《千金翼方》卷第十《伤寒下·伤寒宜忌第四·宜发汗第二》、《外台秘要方》2-2a 引《仲景伤寒论》无"者"。

[7]《太平圣惠方》卷第八《辨太阳病形证》此条作"太阳病，中风，脉其阳浮而弱。浮者，热自发；弱者，汗自出。濇濇恶寒，翕翕发热，鼻鸣干呕，宜桂枝汤"。

[8] 康平本无"方一"。按，方序是宋本《伤寒论》系统特有的，其他各本皆无。以下不复一一出校。

桂枝三两，去皮[1]   芍药三两   甘草二两，炙

生姜三两，切   大枣十二枚，擘[2][3]

右五[4]味，咬咀[5]三味[6]，以[7]水七升，微火煮取三升，去滓，适寒温服一升[8]。服已[9]须臾，歠[10]热稀粥[11]一升馀，以助药力；温覆令一时许，遍身漐漐[12]微似有汗者益佳[13]，不可令如水流漓[14]，病必不除。若一服汗出病差，停后服，不必尽剂[15]。若不汗，更[16]服，依前法[17]。又不汗，后服[18]小促其间[19]，半日许令三服尽[20]。若[21]病重者，一日一夜服，周[22]时观之。服一剂尽，病证犹在者[23]，更作服[24]。若汗不出[25]，乃服至二三剂[26]。禁生冷、粘滑、肉面、五辛、酒酪、臭恶等物[27][28][29][30][31][32][33]。

【校注】

[1] 康平本"去皮"为旁注。按，康平本所有药物的炮制法皆以小字注于该药右侧。下同，不复一一出校。《金匮玉函经》无"去皮"。按，《金匮玉函经》于方中诸药多不出炮制之法，其书于卷七卷首有"方药炮制"一篇，统论诸药炮制之法，兹录如下，作为参考。

"凡野葛不入汤，入汤则杀人，不谓今葛根也。

凡半夏不咬咀，以汤洗十数度，令水清滑尽。洗不熟，有毒也。

茱萸、椒之类，不咬咀。

生姜一觔，出汁三合半。生姜皆薄切之，乃捣绞取汁。汤成，乃熟煮如升数。无生者，用干者，一两当二两。

附子、大黄之类，皆破解，不㕮咀，或炮或生，皆去黑皮，刀刲（音kuī。割取）取里白者，故曰中白。用木芍药刮去皮。

大枣，擘，去核。

厚朴，即斜削如脯法。

桂，削去皮，用里黑润有味者为佳。

细辛，斩折之。

麻黄亦斩之。皆先煮数沸。生则令人烦，汗出不可止。折节亦佳。

用桃核、杏核，皆须泡去皮乃熬，勿取两人者。作汤不熬。

巴豆，去皮心，复熬变色。

瞿麦、小草，斩折，不㕮咀。

石韦，手扑，速吹去毛尽，曝令燥，复扑之。不尽，令人淋。

藜芦，去头毛。

葶苈，皆熬黄黑色。

巴豆、桃仁、杏仁，皆不可从药，别捣令如膏，乃稍纳药末中，更下粗罗。

凡㕮咀药，欲如大豆，粗则药力不尽。

凡煎药，皆去沫，沫浊难饮，令人烦。

胶，乃成下。去滓，乃纳之。饴亦然。

凡圆药，胶炙之乃可捣。用胶，炙令尽沸。

凡捣圆药，欲各异捣。药有难、易捣耳。

凡煮药，用迟火，火駃（急速）药力不出尽。当以布绞之，绵不尽药汁也。

凡筛药，欲细筛，筛讫，更合冶之。

和调蜜圆者，益杵数为佳。

凡散、石药，以药计分之，下绢筛佳。散药，粗筛佳。

凡作膏，欲生，熟则力少。"

[2] 桂林本《辨太阳病脉证并治下》"擘"均改作"劈"。下同，不复出校。

[3]《千金翼方》卷第九《伤寒上·太阳病用桂枝汤法第一》"桂枝汤"方作"桂枝、芍药、生姜各贰两，切；甘草贰两，炙；大枣拾贰枚，擘"。

[4] 成本"五"作"伍"。成本方药剂量及煎服法中数目字一、二、三、四、五、六、七、八、九、十偶作壹、贰、叁、肆、伍、陆、柒、捌、玖、拾，体例略同《千金翼方》。

[5] 㕮咀：捣碎。《玄应音义》卷七："㕮咀，谓以物拍碎也。"敦煌卷子龙

530《本草经集注第一·序录》："凡汤酒膏药，旧方皆云㕮（敷汝反）咀（子汝反）者，谓秤毕捣之如大豆者。"《金匮玉函经》卷七《方药炮制》："凡㕮咀药，欲如大豆，粗则药力不尽。"

[6]《金匮玉函经》"味"作"物"。成本、桂林本《辨太阳病脉证并治上》无"三味"。

[7]《金匮玉函经》无"以"。

[8]《金匮玉函经》"适寒温服一升"作"温服一升"。

[9]《金匮玉函经》无"服已"。

[10] 歠（chuò），饮也。《金匮玉函经》作"饮"。

[11]《金匮玉函经》"稀粥"作"粥"。

[12] 漐（zhí）漐：微汗出的样子。

[13]《金匮玉函经》自"温覆令一时许，遍身漐漐微似有汗者益佳"作"温覆令汗出一时许，益佳"。

[14] 康平本"流漓"作"流离"。

[15]《金匮玉函经》无"不可令如水流漓，病必不除。若一服汗出病差，停后服，不必尽剂"二十五字。

[16]《金匮玉函经》"更"作"再"。

[17]《金匮玉函经》"依前法"作"如前"。

[18] 康平本、《金匮玉函经》"服后"作"后服"。

[19]《金匮玉函经》"小促其间"上有"当"。

[20]《金匮玉函经》"半日许令三服尽"作"令半日许三服尽"。

[21]《金匮玉函经》无"若"。

[22]《金匮玉函经》"周"作"晬"。晬（zuì），周遍。

[23]《金匮玉函经》无"者"。

[24]《金匮玉函经》"更作服"作"当复作服"。

[25]《金匮玉函经》、成本"若汗不出"下有"者"。

[26]《金匮玉函经》"乃服至二三剂"作"服之二三剂"，下有"乃解"。

[27] 康治本无自"服已，须臾啜热稀粥一升馀"至"禁生冷、粘滑、肉面、五辛、酒酪、臭恶等物"一百三十一字。

[28]《金匮玉函经》无"禁生冷、粘滑、肉面、五辛、酒酪、臭恶等物"十五字。按，《金匮玉函经》方药与条文分离，集中在卷七、卷八，每方只出现

一次，故本书校语只录于宋本《伤寒论》该方首出之处。下同，不复出校。

[29]《千金要方》卷第九《发汗汤第五》"桂枝汤方"方药及煎服法作："桂枝、芍药、生姜各三两，甘草二两，大枣十二枚。右五味，㕮咀三物，切姜，擘枣，以水七升，煮枣令烂，去滓，乃内诸药，水少者益之，煮令微沸，得三升，去滓，服一升。日三。小儿以意减之。初服少多，便得汗出者，小阔其间；不得汗者，小促其间，令药势相及。汗出自护如法，特须避风。病若重，宜[昼]夜服。若服一剂不解，病证不变者，当复服之。至有不肯汗出，服两三剂乃愈。服此药食顷，饮热粥，以助药力。"

[30]《千金翼方》卷第九《伤寒上·太阳病用桂枝汤法第一》"桂枝汤"方药及煎服法作"右伍味，㕮咀叁味，以水柒升，微火煮取叁升，去滓，温服壹升。须臾，饮热粥壹升馀，以助药力。温覆令汗出一时许，益善。若不汗，再服如前。复不汗，后服小促其间，令半日许叁服。病重者，壹日壹夜乃差。当晬时观之。服壹剂汤，病证犹在，当复作服之。至有不汗出，当服叁剂乃解"。

[31]《外台秘要方》2-2a引《仲景伤寒论》"桂枝汤"方药及煎服法作"桂枝、芍药、生姜各三两；甘草二两，炙；大枣十二枚，擘。右五味，切姜擘枣，次切馀药，以水七升，煮枣令烂，去滓，乃内诸药。水少者益之。煮令微微沸，得三升，去滓，服一升。日三。小儿以意减之。初一服，便得汗出者，后服小小阔其间；如不得汗者，小小促之，令其药势相及。汗出自护，如服六物青散法。若病重者，（宜）[昼]夜服。特须避风。若服一剂，晬时不解，病证不变者，当更服之。至有不肯汗出，服二三剂乃愈。服此药食顷，亦当饮热粥，以助药力。若初得病甚，便以火发汗，火气太过，汗出不解，烦躁不得寐，因此汤加龙骨、牡蛎各三两，减桂心、生姜各一两，不用芍药；若虚劳里急腹中痛者，取前桂枝汤二升，加胶饴一升，适寒温，分再服；若得大汗出者，只用桂枝二两。发汗后，重发汗，亡阳谵语，其脉反和者，不死；发汗已解，半日许重发烦，其脉浮数，可复发汗，宜桂枝汤方"。

[32]《太平圣惠方》卷第八《伤寒三阴三阳应用汤散诸方》"桂枝汤"方药及煎服法作"桂枝一两，赤芍药一两，甘草半两，炙微赤，剉。右件药，捣筛为散，每服四钱，以水一中盏，入生姜半分，枣三枚，煎至五分，去滓，不计时候热服"。

[33]按，"桂枝汤"所用"芍药"有赤、白之分始于宋。《千金要方》、《千金翼方》、《外台秘要》、《金匮玉函经》、宋本《伤寒论》凡"芍药"皆不分赤、白，但作"芍药"。《永乐大典》卷之三千六百十四《寒·太阳伤寒证》有"辨

桂枝汤用芍药证"（人民卫生出版社 1986 年 4 月 P489），可参。

太阳病，头痛发热，汗出恶风 [1]，桂枝汤主之 [2]。方二（用前第一方）。[13]

【校注】

[1] 康治本、康平本、成本"汗出恶风"下有"者"字。《千金要方》卷第九《发汗汤第五》"恶风"作"恶风寒"。

[2]《千金要方》卷第九《发汗汤第五》"桂枝汤主之"作"宜桂枝汤"。

太阳病，项背强几几 [1]，反 [2] 汗出恶风者 [3]，桂枝加葛根汤主之 [4]。方三。[14]

【校注】

[1] 几（jǐ）几：威武庄重的样子。作威武庄重貌时，项背等全身肌肉须保持紧张，全身挺直，是为"几几"。典出《诗经·豳风·狼跋》。说详拙著《黄帝内经素问校补》该条。

[2]《金匮玉函经》、《千金翼方》卷第九《伤寒上·太阳病用桂枝汤法第一》"反"上有"而"。桂林本《辨太阳病脉证并治上》"反"作"及"，盖误。

[3]《金匮玉函经》、《千金翼方》卷第九《伤寒上·太阳病用桂枝汤法第一》无"者"。

[4]《金匮玉函经》、《千金翼方》卷第九《伤寒上·太阳病用桂枝汤法第一》"桂枝加葛根汤主之"作"桂枝汤主之"，下有夹注校语：《金匮玉函经》作"《论》云：桂枝加葛根汤主之"。《千金翼方》卷第九《伤寒上·太阳病用桂枝汤法第一》作"本《论》云：桂枝加葛根汤"。

葛根四两　　　　　　　麻黄三两，去节 [1]　　　　　芍药二两 [2]

生姜三两，切　　　　　甘草二两，炙　　　　　　　大枣十二枚，擘

桂枝二两 [3]，去皮 [4][5][6][7]

右七味 [8]，以水一斗 [9]，先煮麻黄 [10]、葛根，减二升，去上沫 [11]，内诸药，煮取三升，去滓，温服一升，覆取微似汗，不须啜 [12] 粥，馀如桂枝法将息及禁忌 [13]。（臣亿等谨按，仲景本论，太阳中风自汗用桂枝，伤寒无汗用麻黄。今证云汗出恶

风，而方中有麻黄，恐非本意也。第三卷有葛根汤证，云无汗恶风，正与此方同，是合用麻黄也。此云桂枝加葛根汤，恐是桂枝中但加葛根耳。）

【校注】

[1] 康治本、康平本、《金匮玉函经》、桂林本《辨太阳病脉证并治上》无"麻黄三两，去节"。

[2] 康治本"二两"作"三两"。

[3] 康治本、《金匮玉函经》"二两"作"三两"。

[4] 康治本"桂枝加葛根汤"方作"桂枝三两，去皮；芍药三两；甘草二两，炙；生姜三两，切；大枣十二枚，擘；葛根四两"，无"麻黄三两，去节"。

[5] 康平本"桂枝加葛根汤"方作"葛根四两；芍药二两；生姜三两，切；甘草二两，炙；大枣十二枚，擘；桂枝二两"，无"麻黄三两，去节"。

[6]《金匮玉函经》"桂枝加葛根汤"方作"桂枝三两；芍药二两；甘草二两，炙；生姜三两；大枣十二枚；葛根四两"，无"麻黄三两，去节"。

[7] 成本"桂枝加葛根汤"方作"葛根四两；芍药二两；甘草二两；生姜三两，切；大枣十二枚，擘；桂枝二两，去皮；麻黄三两，去节"。

[8] 康治本、康平本、《金匮玉函经》、桂林本《辨太阳病脉证并治上》"七味"作"六味"。

[9]《金匮玉函经》"一斗"作"九升"。

[10] 康治本、康平本、《金匮玉函经》、桂林本《辨太阳病脉证并治上》无"麻黄"。

[11] 康平本"上沫"作"白沫"。

[12] 康平本"啜"作"歠"。

[13] 康治本无"覆取微似汗，不须啜粥，馀如桂枝法将息及禁忌"十九字。《金匮玉函经》、成本无"将息及禁忌"五字。

太阳病，下之后[1]，其气上冲者[2]，可与桂枝[3]汤。方用前法[4]。若不上冲者，不得与之[5][6]。四。[15]

【校注】

[1]《金匮玉函经》、《千金要方》卷第九《发汗汤第五》、《千金翼方》卷第

九《伤寒上·太阳病用桂枝汤法第一》无"后"字。

[2]《千金翼方》卷第九《伤寒上·太阳病用桂枝汤法第一》无"者"。《千金要方》卷第九《发汗汤第五》无"其"。

[3] 康平本"桂枝"作"圭支"。

[4] 康平本"方用前法"为旁注。《金匮玉函经》、《千金翼方》卷第九《伤寒上·太阳病用桂枝汤法第一》无"方用前法"。

[5] 康平本"若不上冲者，不得与之"作"若不上冲者，不可与之"，句首有加圆圈的"注"，小字书；成本亦作"若不上冲者，不可与之"；《金匮玉函经》"作"不冲者，不可与之"；《千金翼方》卷第九《伤寒上·太阳病用桂枝汤法第一》作"不冲，不可与之"；《千金要方》卷第九《发汗汤第五》作"不上冲，不可与"。

[6]《太平圣惠方》卷第八《辨太阳病形证》此条作"太阳病，若下之，其气必上冲，可与桂枝汤"。必，若。

太阳病三日，已发汗，若吐、若下、若温针[1]，仍[2]不解者[3]，此为坏病。桂枝不中[4]与之[5]也[6]。观其脉症[7]，知犯何逆，随证治[8]之[9]。桂枝[10]本为解肌，若[11]其人[12]脉浮紧，发热汗不出者[13]，不可与之[14]也[15]。常须[16]识[17]此，勿令[18]误也[19][20]。五。[16]

【校注】

[1]《千金翼方》卷第九《伤寒上·太阳病用桂枝汤法第一》"若吐、若下、若温针"作"吐、下、温针"。

[2]《金匮玉函经》、《千金翼方》卷第九《伤寒上·太阳病用桂枝汤法第一》"仍"作"而"。

[3]《金匮玉函经》、《千金翼方》卷第九《伤寒上·太阳病用桂枝汤法第一》无"者"。

[4] 不中：不得。

[5] 成本无"之"。

[6]《金匮玉函经》"桂枝不中与之也"作"桂枝不复中与也"。不复中，不得。《千金翼方》卷第九《伤寒上·太阳病用桂枝汤法第一》作"桂枝汤复不中与也"，桂林本《辨太阳病脉证并治上》作"桂枝不可与也"。

[7]《金匮玉函经》"症"作"证"。

[8]《金匮玉函经》、《千金翼方》卷第九《伤寒上·太阳病用桂枝汤法第一》"治"上有"而"。

[9]康平本"桂枝不中与之也。观其脉症，知犯何逆，随证治之"为小字夹注，句首有加圆圈的"注"。

[10]《金匮玉函经》、《千金翼方》卷第九《伤寒上·太阳病用桂枝汤法第一》"桂枝"下有"汤"。《千金要方》卷第九《发汗汤第五》"桂枝"上有"凡"。

[11]《金匮玉函经》、《千金翼方》卷第九《伤寒上·太阳病用桂枝汤法第一》无"若"。

[12]《千金要方》卷第九《发汗汤第五》无"其人"。

[13]《金匮玉函经》、《千金翼方》卷第九《伤寒上·太阳病用桂枝汤法第一》"汗不出者"作"无汗"，《千金要方》卷第九《发汗汤第五》作"无汗者"。

[14]《金匮玉函经》、《千金翼方》卷第九《伤寒上·太阳病用桂枝汤法第一》、成本、桂林本《辨太阳病脉证并治上》无"之"。

[15]《千金要方》卷第九《发汗汤第五》"不可与之也"作"勿与之"。

[16]《千金要方》卷第九《发汗汤第五》、《千金翼方》卷第九《伤寒上·太阳病用桂枝汤法第一》无"须"。

[17]识（zhì）：记住。《千金要方》卷第九《发汗汤第五》"识"作"知"。

[18]《千金要方》卷第九《发汗汤第五》无"令"。

[19]《金匮玉函经》、《千金翼方》卷第九《伤寒上·太阳病用桂枝汤法第一》自"桂枝本为解肌"至"勿令误也"另起行，单独为一条。

[20]康平本自"桂枝本为解肌"至"勿令误也"低一格书写。

若酒客病[1]，不可[2]与桂枝汤，得之[3]则[4]呕[5]，以[6]酒客不喜甘故也[7][8]。[17]

【校注】

[1]《金匮玉函经》、《千金翼方》卷第九《伤寒上·太阳病用桂枝汤法第一》"若酒客病"作"酒客"。《千金要方》卷第九《发汗汤第五》作"凡酒客"。

[2]桂林本《辨太阳病脉证并治上》"不可"上有"亦"。《千金要方》卷第

九《发汗汤第五》"不可"作"勿"。

[3] 康平本、成本"得之"作"得汤"。

[4] 桂林本《辨太阳病脉证并治上》"则"作"必"。

[5]《千金要方》卷第九《发汗汤第五》"得之则呕"作"服必呕"。

[6]《金匮玉函经》、《千金翼方》卷第九《伤寒上·太阳病用桂枝汤法第一》无"以"。

[7]《千金要方》卷第九《发汗汤第五》无"以酒客不喜甘故也"八字。

[8] 康平本自"若酒客病"至"以酒客不喜甘故也"低两格书写。

喘家，作桂枝汤，加厚朴杏子[1]佳[2][3]。六。[18]

【校注】

[1]《金匮玉函经》、《千金翼方》卷第九《伤寒上·太阳病用桂枝汤法第一》"杏子"作"杏仁"。

[2] 桂林本《辨太阳病脉证并治上》"佳"上有"与之"。

[3] 康平本"喘家作桂枝汤加厚朴杏子佳"低一格书写。

凡[1]服桂枝汤吐者，其后必吐脓血也[2][3]。[19]

【校注】

[1] 康平本"凡"作"又"。《金匮玉函经》、《千金翼方》卷第九《伤寒上·太阳病用桂枝汤法第一》无"凡"。

[2]《金匮玉函经》、《千金翼方》卷第九《伤寒上·太阳病用桂枝汤法第一》无"也"。

[3] 康平本作"又服桂枝汤吐者，其后必吐脓血也"，低一格书写。

太阳病，发汗[1]，遂漏不止[2]，其人恶风，小便难，四肢[3]微急，难以屈伸者[4]，桂枝加附子汤主之[5][6]。方七。[20]

【校注】

[1]《金匮玉函经》、《千金翼方》卷第九《伤寒上·太阳病用桂枝汤法第一》

"发汗"作"发其汗"。

[2]《金匮玉函经》、《千金翼方》卷第九《伤寒上·太阳病用桂枝汤法第一》"不止"上有"而"。

[3]成本"肢"作"支"。

[4]《金匮玉函经》、《千金翼方》卷第九《伤寒上·太阳病用桂枝汤法第一》无"者"。

[5]《千金翼方》卷第九《伤寒上·太阳病用桂枝汤法第一》"桂枝加附子汤主之"下有"桂枝中加附子壹枚炮即是"十一字。

[6]《太平圣惠方》卷第八《辨太阳病形证》此条作"太阳病，发其汗，汗出不止者，其人必恶寒，小便难，四肢急者，宜桂枝附子汤"。

桂枝三两，去皮　　　　芍药三两　　　　甘草三两[1]，炙

生姜三两，切　　　　大枣十二枚，擘　　　附子一枚，炮，去皮，破八片[2]

右六味[3]，以水七升，煮取三升，去滓，温服一升[4]。本云[5]桂枝汤今加附子[6]。将息如前法[7][8][9]。

【校注】

[1]康治本、《金匮玉函经》、桂林本《辨太阳病脉证并治上》"三两"作"二两"。

[2]《金匮玉函经》"桂枝加附子汤"方作"桂枝、芍药各三两；甘草二两，炙；生姜三两；大枣十二枚；附子一枚，炮，去皮，破八片"。

[3]《金匮玉函经》"右六味"下有"哎咀三物"。

[4]桂林本《辨太阳病脉证并治上》"温服一升"下有"日三服"。

[5]《金匮玉函经》"本云"作"本方"。《章太炎全集》卷八《论〈伤寒论〉原本及诸家优劣》："其称'本云'者，是仲景原本如此。"

[6]康平本"本云桂枝汤今加附子"为小字夹注，句首有加圆圈的"注"。

[7]康平本"将息如前法"句首出一加方框的"例"字。康治本无"本云桂枝汤今加附子将息如前法"十四字。《金匮玉函经》无"将息如前法"五字。桂林本《辨太阳病脉证并治上》无"本云桂枝汤今加附子"，"将息如前法"作"将息如桂枝汤法"。

[8]《太平圣惠方》卷第八《伤寒三阴三阳应用汤散诸方》"桂枝加附子汤"

方名"桂枝附子汤",方药及煎服法作"桂枝一两;附子一两,炮裂,去皮脐;赤芍药一两;甘草半两,炙微赤,剉。右件药,捣筛为散,每服四钱,以水一中盏,入生姜半分,枣三枚,煎至五分,去滓,不计时候,热服"。按,"捣筛为散"之"捣",金泽文库本原作"药",《海外回归中医古籍善本集粹》之《太平圣惠方》作"捣",据改。

[9] 成本"桂枝加附子汤"方及煎服法作"于桂枝汤方内加附子一枚,炮,去皮,破八片。馀依前法。术附汤方附于此方内:去桂枝加白术四两,依前法"。

太阳病,下之后[1],脉[2]促,胸满者[3],桂枝去芍药汤主之[4]。方八。(促,一作纵)。[21]

【校注】

[1]《千金翼方》卷第九《伤寒上·太阳病用桂枝汤法第一》无"后"字。

[2]《金匮玉函经》、《千金翼方》卷第九《伤寒上·太阳病用桂枝汤法第一》"脉"作"其脉"。

[3]《金匮玉函经》无"者"。

[4]《太平圣惠方》卷第八《辨太阳病形证》此条作"太阳病,若下之,其脉促,胸中满,宜桂枝汤"。

桂枝三两,去皮　　　　甘草二两,炙　　　　生姜三两,切
大枣十二枚,擘[1]
右四味[2],以水七升,煮取三升,去滓,温服一升[3]。本云[4]桂枝汤今去芍药[5]。将息如前法[6]。

【校注】

[1]《金匮玉函经》作"桂枝三两;甘草二两,炙;生姜三两;大枣十二枚"。

[2]《金匮玉函经》"右四味"下有"哎咀"。

[3]桂林本《辨太阳病脉证并治上》"温服一升"下有"日三服"。

[4]《金匮玉函经》"本云"作"本方"。

[5]康平本"本云桂枝汤今去芍药"为小字夹注,句首有加圆圈的"注"。

[6] 康平本"将息如前法"句首有一加方框的"例"字。康治本无"本云桂枝汤今去芍药将息如前法"十四字。《金匮玉函经》无"将息如前法"五字。成本"桂枝去芍药汤"方及煎服法作"于桂枝汤方内去芍药。馀依前法"。桂林本《辨太阳病脉证并治上》无"本云桂枝汤今去芍药","将息如前法"作"将息如桂枝汤法"。

若微寒 [1] 者 [2]，桂枝去芍药加附子汤 [3] 主之 [4][5]。方九。[22]

【校注】

[1]《金匮玉函经》、成本"寒"作"恶寒"。

[2] 桂林本《辨太阳病脉证并治上》"若微寒者"作"太阳病，下之后，其人恶寒者"。

[3] 成本"桂枝去芍药加附子汤"作"去芍药方中加附子汤"。

[4]《千金翼方》卷第九《伤寒上·太阳病用桂枝汤法第一》"桂枝去芍药加附子汤主之"下有"桂枝去芍药中加附子壹枚即是"十三字。

[5]《金匮玉函经》、《千金翼方》卷第九《伤寒上·太阳病用桂枝汤法第一》22 条与 21 条接书，合为一条。

桂枝三两，去皮　　　　　甘草二两，炙　　　　生姜三两，切

大枣十二枚，擘　　　　　附子一枚，炮，去皮，破八片 [1][2]

右五味 [3]，以水七升，煮取三升，去滓，温服一升 [4]。本云 [5] 桂枝汤，今去芍药加附子 [6]，将息如前法 [7][8][9]。

【校注】

[1] 康平本"桂枝去芍药加附子汤"方作"前方加附子一枚"，"附子一枚"旁注"炮，去皮，破八片"。

[2]《金匮玉函经》作"桂枝三两；甘草二两，炙；生姜三两；大枣十二枚；附子一枚，炮"。

[3]《金匮玉函经》"右五味"下有"㕮咀"。

[4] 桂林本《辨太阳病脉证并治上》"温服一升"下有"日三服"。

[5]《金匮玉函经》"本云"作"本方"。

[6] 康平本"本云桂枝汤，今去芍药，加附子"为小字夹注，句首有加圆圈的"注"。

[7] 康平本"将息如前法"句首有一加方框的"例"字。《金匮玉函经》无"将息如前法"。

[8] 成本"桂枝去芍药加附子汤"方及煎服法作"于桂枝汤方内去芍药，加附子一枚，炮，去皮，破八片。馀依前法"。

[9] 桂林本《辨太阳病脉证并治上》无"本云桂枝汤，今去芍药加附子"，"将息如前法"作"将息如桂枝汤法"。

太阳病，得之八九日，如疟状 [1]，发热恶寒 [2]，热多寒少 [3]，其人不呕，清便欲自 [4] 可 [5]，一 [6] 日二 [7] 三度 [8] 发。脉 [9] 微缓者，为欲愈也 [10]。脉微而恶寒者 [11]，此 [12] 阴阳俱虚，不可更发汗、更下、更吐也 [13]。面色反有热色 [14] 者，未欲解也 [15][16]。以其不能得小 [17] 汗出，身必 [18] 痒，宜桂枝麻黄各半汤 [19][20][21]。方十。[23]

【校注】

[1]《千金翼方》卷第九《伤寒上·太阳病用桂枝汤法第一》无"状"。

[2]《金匮玉函经》、《千金翼方》卷第九《伤寒上·太阳病用桂枝汤法第一》"恶寒"上有"而"。

[3]《金匮玉函经》、《千金翼方》卷第九《伤寒上·太阳病用桂枝汤法第一》"寒少"上有"而"。

[4] 欲自：仍然。欲，读若"犹"。

[5]《金匮玉函经》"欲自可"作"自调"。

[6]《金匮玉函经》无"一"。

[7]《千金翼方》卷第九《伤寒上·太阳病用桂枝汤法第一》"二"作"再"。

[8]《金匮玉函经》、《千金翼方》卷第九《伤寒上·太阳病用桂枝汤法第一》无"度"。

[9]《千金翼方》卷第九《伤寒上·太阳病用桂枝汤法第一》"脉"作有"其脉"。

[10]《金匮玉函经》、《千金翼方》卷第九《伤寒上·太阳病用桂枝汤法第一》无"也"。

[11]《金匮玉函经》无"者"。

[12]《千金翼方》卷第九《伤寒上·太阳病用桂枝汤法第一》"此"下有"为"。

[13]《金匮玉函经》《千金翼方》卷第九《伤寒上·太阳病用桂枝汤法第一》"不可更发汗、更下、更吐也"作"不可复吐下发汗也"。桂林本《辨太阳病脉证并治上》"更下、更吐也"作"更吐下也"。

[14]《千金翼方》卷第九《伤寒上·太阳病用桂枝汤法第一》无"色"。

[15]《金匮玉函经》《千金翼方》卷第九《伤寒上·太阳病用桂枝汤法第一》"未欲解也"作"为未欲解"。

[16] 康平本"脉微缓者，为欲愈也。脉微而恶寒者，此阴阳俱虚，不可更发汗、更下、更吐也。面色反有热色者，未欲解也"为小字夹注，句首有加圆圈的"注"。

[17] 康平本"小"作"少"。《千金翼方》卷第九《伤寒上·太阳病用桂枝汤法第一》无"小"。

[18]《金匮玉函经》《千金翼方》卷第九《伤寒上·太阳病用桂枝汤法第一》"必"下有"当"。

[19]《金匮玉函经》《千金翼方》卷第九《伤寒上·太阳病用桂枝汤法第一》"宜桂枝麻黄各半汤"作"桂枝麻黄各半汤主之"。

[20] 康平本"以其不能得小汗出，身必痒，宜桂枝麻黄各半汤"句首出一加方框的"经"字。

[21]《太平圣惠方》卷第八《辨厥阴病形证》此条作"伤寒病，六日后，至之八日九日，如疟，热多寒少，一日再发，其脉微缓者，为欲愈。脉微而恶寒者，为阴阳俱虚，不可复吐下也。发汗，面色赤有热者，为未解。宜服桂枝麻黄汤"。

桂枝一两十六铢，去皮　　芍药　　　　　　　生姜切

甘草炙　　　　　　　麻黄各一两。去节　　　大枣四枚，擘

杏仁二十四枚，汤浸[1]，去皮尖及两仁者[2][3]

右七味[4]，以水五升，先煮麻黄一二[5]沸，去上沫，内诸药，煮取一升八合，去滓，温服六合。本云[6]桂枝汤三合，麻黄汤三合[7]，并为六合，顿服[8]。将息如上法[9][10][11][12]。（臣亿等谨按，桂枝汤方，桂枝、芍药、生姜各三两，甘草二两，

大枣十二枚。麻黄汤方，麻黄三两，桂枝二两，甘草一两，杏仁七十个。今以算法约之，二汤各取三分之一，即得桂枝一两十六铢，芍药、生姜、甘草各一两，大枣四枚，杏仁二十三个零三分枚之一，收之得二十四个。合方。详此方乃三分之一，非各半也，宜云合半汤。）

【校注】

[1] 康平本"浸"作"积"。积，读若"渍"。

[2]《金匮玉函经》作"桂枝一两十六铢，芍药，生姜，甘草炙，麻黄各一两；大枣四枚；杏仁二十四枚"。

[3]《千金翼方》卷第九《伤寒上·太阳病用桂枝汤法第一》"桂枝麻黄各半汤"方药作"桂枝壹两拾陆铢，芍药，生姜切，甘草炙，麻黄去节，各壹两；大枣肆枚，擘；杏仁贰拾肆枚，去皮尖、两仁者"。

[4]《金匮玉函经》"右七味"下有"哎咀"。

[5] 康平本"二"作"两"。

[6]《金匮玉函经》"本云"作"本方"。

[7]《金匮玉函经》"桂枝汤三合，麻黄汤三合"作"二汤各三合"。

[8] 康平本"本云桂枝汤三合，麻黄汤三合，并为六合，顿服"为小字夹注，句首有加圆圈的"注"。《金匮玉函经》"顿服"下有"今裁为一方"五字。

[9] 康平本"将息如上法"句首出一加方框的"例"字。《金匮玉函经》、《千金翼方》卷第九《伤寒上·太阳病用桂枝汤法第一》无"将息如上法"。成本无"本云桂枝汤三合，麻黄汤三合，并为六合，顿服。将息如上法"二十三字。

[10]《千金翼方》卷第九《伤寒上·太阳病用桂枝汤法第一》"桂枝麻黄各半汤"煎服法作"右柒味，以水伍升，先煮麻黄壹贰沸，去上沫，内诸药，煮取壹升捌合，去滓，温服陆合。本云桂枝汤叁合，麻黄汤叁合，并为六合，顿服"。

[11]《太平圣惠方》卷第八《伤寒三阴三阳应用汤散诸方》"桂枝麻黄各半汤"方名作"桂枝麻黄汤"，方药及煎服法作"桂枝一两；麻黄一两；赤芍药一两；杏人一两，汤浸，去皮尖、双人，麸炒微黄；甘草半两，炙微赤，剉。右件药，捣筛为散，每服四钱，以水一中盏，入生姜半分，枣三枚，煎至五分，去滓，不计时候，热服"。

[12] 桂林本《辨太阳病脉证并治上》"桂枝麻黄各半汤"方及煎服法作"即

桂枝汤三合，麻黄汤三合，并为六合，顿服之。将息如桂枝汤法"。

太阳病，初服桂枝汤，反[1]烦不解者[2]，先[3]刺风池、风府[4]，却[5]与桂枝汤则愈[6][7]。十一。（用前第十一方）。[24]

【校注】

[1]《千金翼方》卷第九《伤寒上·太阳病用桂枝汤法第一》、《千金翼方》卷第十《伤寒下·伤寒宜忌第四·宜刺第十三》、《脉经》7.13.2"反"上有"而"字。

[2]《千金翼方》卷第十《伤寒下·伤寒宜忌第四·宜刺第十三》无"者"。

[3]《金匮玉函经》、《千金翼方》卷第九《伤寒上·太阳病用桂枝汤法第一》、《脉经》7.13.2"先"上有"当"。《千金翼方》卷第十《伤寒下·伤寒宜忌第四·宜刺第十三》"先"上有"宜"。

[4]康平本"风池、风府"为旁注。

[5]《千金翼方》卷第九《伤寒上·太阳病用桂枝汤法第一》、《千金翼方》卷第十《伤寒下·伤寒宜忌第四·宜刺第十三》、《脉经》7.13.2"却"上有"乃"字。乃却，然后。

[6]《金匮玉函经》"则"作"即"。桂林本《辨太阳病脉证并治上》无"则愈"。

[7]《太平圣惠方》卷第八《辨太阳病形证》此条作"太阳病，服桂枝汤，烦热不解者，当先针风池、风府穴，乃与桂枝汤，即愈"。

服桂枝汤[1]，大汗出，脉洪大者[2]，与桂枝汤，如前法[3]。若形似疟[4]，一[5]日再发者[6]，汗出必解[7]。宜桂枝二麻黄一汤[8]。方十二。[25]

【校注】

[1]桂林本《辨太阳病脉证并治上》"服桂枝汤"作"太阳病，服桂枝汤后"。

[2]《千金翼方》卷第九《伤寒上·太阳病用桂枝汤法第一》"脉洪大者"作"若脉洪大"。

[3]《千金翼方》卷第九《伤寒上·太阳病用桂枝汤法第一》无"如前法"。

桂林本《辨太阳病脉证并治上》"与桂枝汤，如前法"作"与白虎汤"。

[4] 康平本、成本、桂林本《辨太阳病脉证并治上》"似"作"如"。《千金翼方》卷第九《伤寒上·太阳病用桂枝汤法第一》"若形似疟"作"其形如疟"。

[5]《千金翼方》卷第九《伤寒上·太阳病用桂枝汤法第一》"一"作"壹"。成本无"一"。

[6]《千金翼方》卷第九《伤寒上·太阳病用桂枝汤法第一》无"者"。

[7] 桂林本《辨太阳病脉证并治上》无"汗出必解"。

[8]《千金翼方》卷第九《伤寒上·太阳病用桂枝汤法第一》"宜桂枝二麻黄一汤"作"宜桂枝贰麻黄壹汤"，下有一"方"字。

桂枝一两十七[1]铢，去皮　　芍药一两六铢　　　　　麻黄十六铢，去节
生姜一两六[2]铢，切　　　　杏仁十六个[3]，去皮尖　甘草一两二铢，炙
大枣五枚，擘[4][5]

右七味，以水五升，先煮麻黄一二沸，去上沫，内诸药，煮取二升，去滓，温服一升，日再服[6]。本云[7]桂枝汤二分，麻黄汤一分，合为二升，分再服。今合为一[8]方[9]。将息如前[10]法[11][12][13][14]。（臣亿等谨按，桂枝汤方，桂枝、芍药、生姜各三两，甘草二两，大枣十二枚。麻黄汤方，麻黄三两，桂枝二两，甘草一两，杏仁七十个。今以算法约之，桂枝汤取十二分之五，即得桂枝、芍药、生姜各一两六铢，甘草二十铢，大枣五枚。麻黄汤取九分之二，即得麻黄十六铢，桂枝十铢三分铢之二，收之得十一铢，甘草五铢三分铢之一，收之得六铢，杏仁十五个九分枚之四，收之得十六个。二汤所取相合，即共得桂枝一两十七铢，麻黄十六铢，生姜、芍药各一两六铢，甘草一两二铢，大枣五枚，杏仁十六个。合方。）

【校注】

[1] 康平本"十七"作"十六"。

[2] 康平本"六"作"十六"。

[3] 康平本"十六个"作"十六铢"。《金匮玉函经》"个"作"枚"。

[4]《金匮玉函经》作"桂枝一两十七铢，芍药一两六铢，麻黄十六铢，生姜一两六铢，杏仁十六枚，甘草一两二铢，大枣五枚"。

[5]《千金翼方》卷第九《伤寒上·太阳病用桂枝汤法第一》"桂枝二麻黄一汤"方药作"桂枝壹两拾柒铢；麻黄拾陆铢；生姜切，芍药各壹两陆铢；甘草一两二铢，炙；大枣伍枚，擘；杏仁拾陆枚，去皮尖、两仁者"。

[6]《金匮玉函经》无"日再服"。成本无"服"。

[7]《金匮玉函经》"本云"作"本方"。

[8] 康平本无"一"。

[9] 康平本"本云桂枝汤二分，麻黄汤一分，合为二升，分再服。今合为方"为小字夹注，句首有加圆圈的"注"。

[10] 康平本"前"作"上"。

[11] 康平本"将息如上法"句首出一加方框的"例"字。《金匮玉函经》、《千金翼方》卷第九《伤寒上·太阳病用桂枝汤法第一》无"将息如前法"。成本无"本云桂枝汤二分，麻黄汤一分，合为二升，分再服。今合为一方。将息如前法"。

[12]《千金翼方》卷第九《伤寒上·太阳病用桂枝汤法第一》"桂枝二麻黄一汤"煎服法作"右柒味，以水柒升，煮麻黄壹贰沸，去上沫，内诸药，煮取贰升，去滓，温服壹升，日再服。本云桂枝汤贰分，麻黄汤壹分，合为贰升，分贰服。今合为一方"。

[13]《千金要方》卷第九《发汗吐下后第九》"桂枝二麻黄一汤"方及煎服法作"桂枝一两十七铢，麻黄十六铢，芍药一两六铢，甘草一两二铢，杏仁十六枚，大枣五枚，生姜一两六铢。右七味，哎咀，以水五升，煮麻黄再沸，去沫，内诸药，煮取二升，适寒温，分再服。取微汗而已"。

[14] 桂林本《辨太阳病脉证并治上》"桂枝二麻黄一汤"方及煎服法作"即桂枝汤二升，麻黄汤一升，合为三升，每服一升。日三服。将息如桂枝汤法"。

服桂枝 [1] 汤 [2]，大 [3] 汗出后 [4]，大烦渴不解 [5]，脉 [6] 洪大者 [7]，白虎加人参汤主之 [8][9][10]。方十三。[26]

【校注】

[1] 康平本"桂枝"作"桂支"。

[2] 桂林本《辨太阳病脉证并治上》"服桂枝汤"上有"太阳病"。

[3] 康治本"大"作"不"，盖误。

[4]《千金翼方》卷第十《伤寒下·发汗吐下后病状第五》"大汗出后"作"汗出"，《外台秘要方》2-13b 引《仲景伤寒论》作"大汗后"。桂林本《辨太阳病脉证并治上》无"后"。

[5] 桂林本《辨太阳病脉证并治上》无"不解"。《外台秘要方》2-13b 引《仲景伤寒论》"大烦渴不解"作"烦渴，热不解"。

[6]《金匮玉函经》、《千金翼方》卷第十《伤寒下·发汗吐下后病状第五》"脉"上有"若"。

[7]《千金翼方》卷第十《伤寒下·发汗吐下后病状第五》无"者"。

[8]《千金翼方》卷第十《伤寒下·发汗吐下后病状第五》"白虎加人参汤主之"作"与白虎汤"，下有"方见杂疗中"夹注及一阴文"方"字。

[9]《外台秘要方》2-13b 引《仲景伤寒论》"白虎加人参汤主之"作"属白虎加人参汤"。

[10]《千金翼方》卷第十《伤寒下·发汗吐下后病状第五》26 条与 211 条连书，合为一条。

知母六两　　　　　石膏一斤[1]，碎，绵裹　　　　　甘草炙，二两
粳米六合　　　　　人参三两[2]
右五味，以水一斗，煮米熟汤成，去滓，温服一升，日三服[3][4][5][6]。

【校注】

[1]《金匮玉函经》"斤"作"觔"。"觔"为"筋"的俗字，借用作重量单位词。以"斤"、"升"形近易乱，后世为了防止二字混淆，改"斤"为"觔"。

[2]《金匮玉函经》作"人参三两，石膏一觔，知母六两，甘草二两，粳米六合"。

[3] 康治本、康平本"白虎加人参汤主之"下未出"白虎加人参汤"方药及煎服法。

[4] 成本"白虎加人参汤"方及煎服法作"于白虎汤方内加人参三两。馀依白虎汤法"。

[5]《千金要方》卷第九《发汗吐下后第九》"白虎汤"方主治、方药及煎服法作："伤寒吐下后，七八日不解，结热在里，表里俱热，时时恶风，大渴，舌上干燥而烦，欲饮水数升，宜白虎汤。方：石膏一升（疑"斤"之误），知母六两，甘草二两，粳米六合。右四味，㕮咀，以水一斗，煮米熟，去滓，分服一升。日三。诸亡血及虚家，不可与白虎汤。若立夏后至立秋前，得用之。立秋后，不可服。春三月尚凛冷，亦不可与之，与之则呕利腹痛。"又："伤寒无大

热，而口干渴，心烦，背微恶寒，宜白虎汤。""伤寒脉浮，发热无汗，其表不解，不可与白虎汤。渴欲饮水，无表证，宜白虎汤。""若渴欲饮水，口燥舌干者，亦宜白虎汤。"

[6]《外台秘要方》2-13b 引《仲景伤寒论》"白虎加人参汤"方及煎服法作"知母六两；甘草二两，炙；石膏一斤，碎，绵裹；人参二两；粳米一升（《玉函经》用糯米）。右五味，切，以水一斗二升，煮米熟，去米，内诸药，煮取六升，去滓，温服一升。日三服"。

太阳病，发热恶寒[1]，热多寒少[2]，脉微弱者[3]，此[4]无阳也[5]，不可发汗[6]，宜桂枝二越婢一汤[7][8]。方十四。[27]

【校注】

[1]《金匮玉函经》"恶寒"上有"而"。

[2]《千金翼方》卷第十《伤寒下·伤寒宜忌第四·忌发汗第一》"热多寒少"作"寒多热少"。

[3]《千金翼方》卷第十《伤寒下·伤寒宜忌第四·忌发汗第一》无"者"。桂林本《辨太阳病脉证并治上》"脉微弱者"上有"若"。

[4]《千金翼方》卷第九《伤寒上·太阳病用桂枝汤法第一》、卷第十《伤寒下·伤寒宜忌第四·忌发汗第一》"此"作"则"。

[5]康平本"此无阳也"为旁注。

[6]康平本"发汗"作"大发汗"。《金匮玉函经》"不可发汗"作"不可复发其汗"，《千金翼方》卷第十《伤寒下·伤寒宜忌第四·忌发汗第一》作"忌复发其汗"，成本作"不可更汗"。

[7]桂林本《辨太阳病脉证并治上》"宜桂枝二越婢一汤"上有"脉浮大者"。

[8]成本"桂枝二越婢一汤"下有一"方"字。《千金翼方》卷第九《伤寒上·太阳病用桂枝汤法第一》"宜桂枝二越婢一汤"作"桂枝二越婢一汤主之"，下亦有一"方"字。

桂枝去皮	芍药	麻黄
甘草各十八铢。炙	大枣四枚，擘	生姜一两二[1]铢，切

石膏二十四铢，碎，绵裹[2][3][4]

右七味[5]，以水五升[6]，煮[7]麻黄一二沸[8]，去上沫，内诸药，煮取二升[9]，去滓，温服一升[10]。本云当裁为越婢汤[11]、桂枝[12]汤，合之[13]饮一升。今合为一方，桂枝汤二分，越婢汤一分[14][15][16][17][18]。（臣亿等谨按，桂枝汤方，桂枝、芍药、生姜各三两，甘草二两，大枣十二枚。越婢汤方，麻黄二两，生姜三两，甘草二两，石膏半斤，大枣十五枚。今以算法约之，桂枝汤取四分之一，即得桂枝、芍药、生姜各十八铢，甘草十二铢，大枣三枚。越婢汤取八分之一，即得麻黄十八铢，生姜九铢，甘草六铢，石膏二十四铢，大枣一枚八分之七，弃之。二汤所取相合，即共得桂枝、芍药、甘草、麻黄各十八铢，生姜一两三铢，石膏二十四铢，大枣四枚。合方。旧云桂枝三，今取四分之一，即当云桂枝二也。越婢汤方，见仲景杂方中，《外台秘要》一云起脾汤。）

【校注】

[1]《金匮玉函经》"二"作"三"。

[2]《金匮玉函经》"桂枝二越婢一汤"方作"桂枝、芍药、甘草、麻黄各十八铢，生姜一两三铢，大枣四枚，石膏二十四铢"。

[3]《千金翼方》卷第九《伤寒上·太阳病用桂枝汤法第一》"桂枝二越婢一汤"方作"桂枝；芍药；甘草，炙；麻黄，去节各拾捌铢；生姜壹两叁铢，切；石膏贰拾肆铢，碎；大枣肆枚，擘"。

[4]成本"桂枝二越婢一汤"方作"桂枝去皮，芍药，甘草各十八铢；生姜一两三钱，切；大枣四枚，擘；麻黄十八铢，去节；石膏二十四铢，碎，绵裹"。

[5]《金匮玉函经》、成本"右七味"下有"㕮咀"。

[6]成本"以水五升"作"以五升水"。

[7]《金匮玉函经》"煮"上有"先"。

[8]桂林本《辨太阳病脉证并治上》无"一二沸"。

[9]桂林本《辨太阳病脉证并治上》"二升"作"三升"。

[10]桂林本《辨太阳病脉证并治上》"温服一升"下有"日三服"。

[11]《金匮玉函经》、成本"本云"作"本方"。《金匮玉函经》"婢"作"脾"。

[12]康平本"桂枝"作"圭支"。

[13]成本无"之"。

[14]康平本作"本云当裁为越婢汤、圭支汤，合之饮一升。今合为一方，

圭支汤二分，越婢汤一分"，为小字夹注，句首有加圆圈的"注"。

[15] 成本"桂枝汤二分，越婢汤一分"作"桂枝二，越婢一"。

[16] 康平本"桂枝二越婢一汤"方药及煎服法在下条"桂枝去桂枝加白术茯苓汤主之"下。

[17]《千金翼方》卷第九《伤寒上·太阳病用桂枝汤法第一》"桂枝二越婢一汤"煎服法作"右柒味，以水伍升，先煮麻黄一二沸，去上沫，内诸药，煮取贰升，去滓，温服壹升。本云当裁为越婢汤、桂枝汤，合之饮壹升。今合为壹方，桂枝汤贰分"，无"越婢汤一分"，疑脱。

[18] 桂林本《辨太阳病脉证并治上》无"本云当裁为越婢汤、桂枝汤，合之饮一升。今合为一方，桂枝汤二分，越婢汤一分"。

服桂枝汤[1]，或[2]下之[3]，仍[4]头[5]项强痛，翕翕[6]发热，无汗，心下满，微痛[7]，小便不利者[8]，桂枝[9]去桂加茯苓白术汤[10]主之[11][12]。方十五。[28]

【校注】

[1] 桂林本《辨太阳病脉证并治上》"服桂枝汤"上有"太阳病"。

[2]《千金翼方》卷第九《伤寒上·太阳病用桂枝汤法第一》无"或"。

[3] 康治本"或下之"作"或下之后"。

[4]《千金翼方》卷第九《伤寒上·太阳病用桂枝汤法第一》无"仍"。

[5]《千金翼方》卷第九《伤寒上·太阳病用桂枝汤法第一》"头"作"颈"。

[6] 康治本"翕翕"作"翕"，盖夺重文符。

[7] 康治本"微"下阙一字。《金匮玉函经》"微痛"上有"而"。

[8]《千金翼方》卷第九《伤寒上·太阳病用桂枝汤法第一》无"者"。

[9] 成本"桂枝"下有"汤"。

[10] 康治本"桂枝去桂加茯苓白术汤"作"桂枝去桂枝加白术茯苓汤"。

[11] 康平本"桂枝去桂枝加白术茯苓汤主之"下出"桂枝二越婢一汤"及方药、煎服法；"桂枝二越婢一汤"及方药、煎服法下出"桂枝去桂枝加白术茯苓汤"及方药、煎服法。疑为错简。

[12]《千金翼方》卷第九《伤寒上·太阳病用桂枝汤法第一》"桂枝去桂枝加白术茯苓汤主之"下有"方"字。

芍药三两　　　　甘草二两，炙　　　　生姜切

白术　　　　　　茯苓各三两　　　　　大枣十二枚，擘[1][2]

右六味[3]，以水八[4]升，煮取三升，去滓，温服一升[5]。小便利则[6]愈。本云[7]桂枝汤，今去桂枝[8]，加茯苓、白术[9][10][11][12][13][14][15]。

【校注】

[1] 康治本"桂枝去桂枝加白术茯苓汤"方作"芍药三两；甘草二两，炙；生姜三两，切；大枣十二枚，擘；白术三两；茯苓三两"。

[2]《金匮玉函经》"桂枝去桂枝加白术茯苓汤"方作"芍药三两；甘草二两，炙；生姜三两；大枣十二枚；茯苓、白术各三两"。

[3]《金匮玉函经》"右六味"下有"哎咀"。

[4] 康治本、《金匮玉函经》"八"作"七"。

[5] 桂林本《辨太阳病脉证并治上》"温服一升"下有"日三服"。

[6]《金匮玉函经》"则"作"即"。

[7]《金匮玉函经》"本云"作"本方"。

[8]《金匮玉函经》"桂枝"作"桂"。

[9]《金匮玉函经》"白术"作"术"。

[10] 康治本无"小便利则愈。本云桂枝汤今去桂枝加茯苓、白术"十九字。

[11] 康平本作"本云圭支汤今去圭支加茯苓、白术"，为小字夹注，句首有加圆圈的"注"。

[12]《千金翼方》卷第九《伤寒上·太阳病用桂枝汤法第一》"桂枝去桂枝加白术茯苓汤"方药及煎服法作"茯苓、白术各叁两。右于桂枝汤中惟除去桂枝壹味，加此贰味，为汤，服壹升。小便即利。本云桂枝汤今去桂枝加茯苓、白术"。

[13] 成本"桂枝去桂枝加白术茯苓汤"方及煎服法作"于桂枝汤方内去桂枝，加茯苓白术各三两。馀依前法煎服。小便利则愈"。

[14]《外台秘要方》2-22b 引《仲景伤寒论》"桂枝去桂枝加白术茯苓汤"方及煎服法作"芍药，生姜切，白术、茯苓各三两；甘草二两，炙；大枣十二枚，擘。右六味，切，以水八升，煮取三升，去滓，温服一升。小便利则愈"。

[15] 桂林本《辨太阳病脉证并治上》无"小便利则愈。本云桂枝汤今去桂枝加茯苓、白术"。

伤寒脉浮，自汗出[1]，小便数，心烦，微恶寒[2]，脚[3]挛急[4]，反与桂枝[5]欲攻其表，此误也[6]。得之便厥[7]，咽中[8]干，烦躁[9]，吐逆者[10]，作[11]甘草[12]干姜汤与之[13]，以复其阳[14]；若[15]厥愈足温[16]者[17]，更作芍药甘草[18]汤与之[19]，其脚即伸[20]；若[21]胃气不和，谵语者[22]，少[23]与调胃承气汤[24]；若[25]重发汗，复加烧针[26]者，四逆汤[27]主之。方十六。[29]

【校注】

[1]《金匮玉函经》无"出"。

[2]《金匮玉函经》"心烦，微恶寒"作"颇微恶寒"，下出《论》曰：心烦，微恶寒"校语。《千金翼方》卷第十《伤寒下·发汗吐下后病状第五》"心烦，微恶寒"作"颇复微恶寒"。

[3]《金匮玉函经》"脚"作"两脚"。

[4]《千金翼方》卷第十《伤寒下·发汗吐下后病状第五》"脚挛急"上有"而"。

[5]康平本"桂枝"作"圭支汤"，《金匮玉函经》、成本、桂林本《辨太阳病脉证并治上》作"桂枝汤"。

[6]康治本"反与桂枝欲攻其表，此误也"作"反服桂枝汤"，无"欲攻其表，此误也"七字。康平本"欲攻其表，此误也"为小字夹注，句首有加圆圈的"注"。《金匮玉函经》、《千金翼方》卷第十《伤寒下·发汗吐下后病状第五》无"此误也"。

[7]康平本自"得之便厥"至"四逆汤主之"句首出一加方框的"经"字。

[8]《金匮玉函经》、《千金翼方》卷第十《伤寒下·发汗吐下后病状第五》无"中"。

[9]康平本无"烦"，疑脱。成本"躁"作"燥"。

[10]《金匮玉函经》、《千金翼方》卷第十《伤寒下·发汗吐下后病状第五》无"者"。

[11]《金匮玉函经》、《千金翼方》卷第十《伤寒下·发汗吐下后病状第五》"作"上有"当"。

[12]康平本"甘草"作"甘艸"。

[13]康治本"作甘草干姜汤与之"作"与甘草干姜汤"。《金匮玉函经》、《千金翼方》卷第十《伤寒下·发汗吐下后病状第五》无"与之"。

[14] 康平本无"以复其阳"。

[15]《金匮玉函经》无"若"。

[16] 康治本无"足温"。

[17]《金匮玉函经》、《千金翼方》卷第十《伤寒下·发汗吐下后病状第五》无"者"。

[18] 康平本"甘草"作"甘艸"。

[19] 康治本"更作芍药甘草汤与之"作"与芍药甘草汤"。

[20] 康治本"其脚即伸"作"以其脚伸"。康平本无"其脚即伸"。

[21]《千金翼方》卷第十《伤寒下·发汗吐下后病状第五》"若"作"而"。

[22]《金匮玉函经》无"者"。《千金翼方》卷第十《伤寒下·发汗吐下后病状第五》无"谵语者"。

[23] 康治本无"少"。康平本"少"作"小"。"小"、"少"古今字。

[24]《千金翼方》卷第十《伤寒下·发汗吐下后病状第五》"少与调胃承气汤"作"可与承气汤"。

[25]《千金翼方》卷第十《伤寒下·发汗吐下后病状第五》无"若"。

[26] 康治本无"复加烧针"。康平本"复加烧针"下有"得之"二字。

[27] 康平本"四逆汤"作"回逆汤"。

甘草[1]干姜汤方

甘草四两[2]，炙　　　　　干姜二两[3]

右二味[4]，以水三升，煮取一升五合[5]，去滓，分温再服[6][7]。

【校注】

[1] 康平本"甘草"作"甘艸"。

[2]《金匮玉函经》"四两"作"二两"。

[3] 康治本"二两"作"三两"。《千金翼方》卷第十《伤寒下·发汗吐下后病状第五》"二"作"贰"。成本作"干姜二两，炮"。

[4]《金匮玉函经》"右二味"下有"咬咀"。成本"右二味"作"右咬咀"。

[5] 康治本"五合"作"二合"。

[6]《太平圣惠方》卷第八《伤寒三阴三阳应用汤散诸方》"甘草干姜汤"作"干姜汤"，方药及煎服法作"干姜一两，炮裂，剉；甘草半两，炙微赤，剉。右

件药，捣筛为散，每服三钱，以水一中盏，煎至五分，去滓，不计时候，温服"。

[7]《千金翼方》卷第十《伤寒下·发汗吐下后病状第五》"甘草干姜汤"煎服法作"右贰味，以水叁升，煮取壹升，去滓，分温再服"。

芍药甘草汤方[1]

芍药　　　　　　　甘草各四两。炙[2][3][4][5]

右二味[6]，以水三升，煮取一升五合[7]，去滓，分温再[8]服[9][10]。

【校注】

[1] 康平本未出"芍药甘草汤方"、"调胃承气汤方"、"四逆汤"方药及煎服法。

[2] 康治本作"芍药三两；甘草三两，炙"。

[3]《金匮玉函经》作"芍药四两；甘草四两，炙"。

[4]《千金翼方》卷第十《伤寒下·发汗吐下后病状第五》作"芍药，甘草炙，各四两"。

[5] 成本作"白芍药四两，甘草四两，炙"。

[6]《金匮玉函经》、成本"右二味"下有"㕮咀"。

[7] 成本"一升五合"作"一升半"。

[8] 康治本"再"作"三"。

[9] 成本"服"下有"之"。

[10]《千金翼方》卷第十《伤寒下·发汗吐下后病状第五》"芍药甘草汤"煎服法作"右贰味，以水叁升，煮取壹升半，去滓，分温再服"。

调胃承气汤方

大黄四两，去皮，清酒洗[1]　　　　　甘草二两[2]，炙　　　芒消[3]半升[4]

右三味[5]，以水三升，煮取一升[6]，去滓，内芒消[7]，更上火微煮令沸[8]，少少温服之[9][10][11]。

【校注】

[1]《金匮玉函经》、成本"洗"作"浸"。

[2] 桂林本《辨太阳病脉证并治上》"二两"作"一两"。

[3]《金匮玉函经》、成本、桂林本《辨太阳病脉证并治上》"芒消"作"芒硝"。

[4] 成本、桂林本《辨太阳病脉证并治上》"升"作"斤"，盖误。

[5]《金匮玉函经》、成本"右三味"下有"哎咀"。

[6] 桂林本《辨太阳病脉证并治上》"煮取一升"作"煮二物，取一升"。

[7]《金匮玉函经》、成本、桂林本《辨太阳病脉证并治上》"芒消"作"芒硝"。

[8] 桂林本《辨太阳病脉证并治上》"更上火微煮令沸"作"更上火一两沸"。

[9]《金匮玉函经》、成本无"之"。桂林本《辨太阳病脉证并治上》"少少温服之"作"顿服之"。

[10]《太平圣惠方》卷第八《伤寒三阴三阳应用汤散诸方》"调胃承气汤"作"小承气汤"，方药及煎服法作"川大黄一两，剉碎，微炒；川芒消一两；甘草半两，炙微赤，剉。右件药，捣筛为散，每服四钱，以水一中盏，煎至五分，去滓，不计时候，温服"。

[11]《外台秘要方》1-11a引《仲景伤寒论》"调胃承气汤"方及煎服法作"甘草二两，炙；芒消半升；大黄四两。右三味，切，以水三升，煮二物，取一升，去滓，内芒消，更煮微沸，温温顿服，以调胃气则愈"。

四逆汤方

甘草二两，炙　　　干姜一两半　　　附子一枚，生用[1]，去皮，破八片[2][3]

右三味[4]，以水三升，煮取一升二合，去滓，分温再服。强人可大附子一枚、干姜三两[5][6][7]。

【校注】

[1] 桂林本《辨太阳病脉证并治上》"生用"作"炮"。

[2]《金匮玉函经》"生用，去皮，破八片"作"生，去皮，破"。

[3] 桂林本《辨太阳病脉证并治上》"四逆汤"方有"人参二两"，考仲景另有"四逆加人参汤"方，则四逆汤方中不当有"人参"。

[4] 成本"右三味"下有"哎咀"。桂林本《辨太阳病脉证并治上》"三味"作"四味"。

[5]《太平圣惠方》卷第八《伤寒三阴三阳应用汤散诸方》"四逆汤"方药

及煎服法作"附子一两，炮裂，去皮脐；干姜一两，炮裂，剉；甘草一两，炙微赤，剉。右件药，捣筛为散，每服四钱，以水一中盏，入枣三枚，煎至五分，去滓，热服"。多枣。

[6]《千金要方》20-15a"四逆汤"方主治及方药、煎服法作："四逆汤：治吐下而汗出，小便复利，或下利清谷，里寒外热，脉微欲绝，或发热恶寒，四肢拘急，手足厥。方：甘草二两，干姜一两半，附子一枚。右三味，㕮咀，以水三升煮取一升二合，温分再服。强者可与大附子一枚，干姜至三两。"宋臣校云："《广济方》：若吐后吸吸少气及下而腹满者，加人参一两。"

[7]康治本此下无"调胃承气汤方"、"四逆汤方"二方方药组成及煎服法。

问曰[1]：证象阳旦[2]，按法[3]治之而增剧，厥逆，咽中干[4]，两胫拘急[5]而谵语[6]。师曰[7]言夜半手足当温，两脚当伸。后如师言。何以知此[8]？荅曰[9]：寸口脉浮而大[10]，浮[11]为风，大[12]为虚。风则生微[13]热，虚则两胫挛[14]。病[15]形象桂枝，因加附子参[16]其间，增桂令汗出。附子温经，亡阳故也。厥逆，咽中干，烦躁[17]，阳明内结，谵语烦乱，更饮甘草[18]干姜汤，夜半阳气还，两足当热；胫尚微拘急，重[19]与芍药甘草[20]汤，尔乃胫伸；以[21]承气汤微溏，则[22]止其谵语。故知病[23]可愈[24]。[30]

【校注】

[1]康平本自"问曰"至"故知病可愈"低两格书写。

[2]桂林本《辨太阳病脉证并治上》"证象阳旦"作"太阳病，其证备"。

[3]桂林本《辨太阳病脉证并治上》"按法"作"按桂枝法"。

[4]康平本"干"作"干燥"。

[5]桂林本《辨太阳病脉证并治上》无"两胫拘急"。

[6]桂林本《辨太阳病脉证并治上》"而谵语"作"烦躁，吐逆，谵语"，下有"其故何也"。

[7]《金匮玉函经》无"曰"。

[8]《金匮玉函经》"此"作"之"。

[9]桂林本《辨太阳病脉证并治上》"师曰"至"荅曰"作"师曰：此阳旦证，不可攻也"。

[10]桂林本《辨太阳病脉证并治上》无"而大"。

[11]《金匮玉函经》"浮"下有"即"。成本"浮"下有"则"。

[12]《金匮玉函经》"大"下有"即"。成本"大"下有"则"。桂林本《辨太阳病脉证并治上》"大"作"亦"。

[13] 桂林本《辨太阳病脉证并治上》无"微"。

[14] 桂林本《辨太阳病脉证并治上》"两胫挛"作"挛急"。

[15]《金匮玉函经》"病"作"其"。

[16]《金匮玉函经》"参"作"于"。

[17] 成本"躁"作"燥"。

[18] 康平本"草"作"艸"。

[19]《金匮玉函经》无"重"。

[20] 康平本"草"作"艸"。

[21]《金匮玉函经》"以"作"与"。中古西北方音止、遇二摄相通故也。

[22]《金匮玉函经》无"则"。

[23]《金匮玉函经》"病"作"其病"。

[24] 桂林本《辨太阳病脉证并治上》自"病形象桂枝"至"故知病可愈"作"误攻其表，则汗出亡阳。汗多则液枯，液枯则筋挛，阳明内结，则烦躁谵语。用甘草干姜以复其阳，芍药甘草以救其液，调胃承气以止其谵语。此坏病之治，必随脉证也"。

伤寒论卷第二

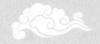

伤寒论卷第三

《仲景全书》第三

汉　张仲景述　晋　王叔和　撰次
宋　林　亿　校正
明　赵开美　校刻
沈　琳　仝校

辨太阳病脉证并治中第六[1]（合六十六法，方三十九首，
并见太阳阳明合病法）

太阳病，项背强几几，无汗恶风，葛根汤主之。第一。（七味）

太阳阳明合病者，必自利，葛根汤主之。第二。（用前第一方。一云用后第四方）

太阳阳明合病，不下利，但呕者，葛根加半夏汤主之。第三。（八味）

太阳病，桂枝证，医反下之，利不止，葛根黄芩黄连汤主之。第四。（四味）

太阳病，头痛发热，身疼恶风，无汗而喘者，麻黄汤主之。第五。（四味）

太阳阳明合病，喘而胸满，不可下，宜麻黄汤主之。第六。（用前第五方）

太阳病，十日以去，脉浮细而嗜卧者，外已解；设胸满痛，与小柴胡汤；脉但浮者，与麻黄汤。第七。（用前第五方。小柴胡汤，七味。）

太阳中风，脉浮紧，发热恶寒，身疼痛，不汗出而烦躁者，大青龙汤主之。第八。（七味）

伤寒脉浮缓，身不疼，但重，乍有轻时，无少阴证，大青龙汤发之。第九。（用前第八方）

伤寒表不解，心下有水气，干呕，发热而咳，小青龙汤主之。第十。（八味。加减法附）

伤寒，心下有水气，咳而微喘，小青龙汤主之。第十一。（用前第十方）

太阳病，外证未解，脉浮弱者，当以汗解，宜桂枝汤。第十二。（五味）

太阳病，下之微喘者，表未解，桂枝加厚朴杏子汤主之。第十三。（七味）

太阳病，外证未解，不可下也，下之为逆，解外宜桂枝汤。第十四。（用前第十二方）

太阳病，先发汗，不解，复下之，脉浮者，当解外，宜桂枝汤。第十五。（用前第十二方）

太阳病，脉浮紧，无汗，发热，身疼痛，八九日不解，表证在，发汗已发烦，必衄，麻黄汤主之。第十六。（用前第五方。下有太阳病并二阳并病四证）

脉浮者，病在表，可发汗，宜麻黄汤。第十七。（用前第五方。一法用桂枝汤）

脉浮数者，可发汗，宜麻黄汤。第十八。（用前第五方）

病常自汗出，荣卫不和也，发汗则愈，宜桂枝汤。第十九。（用前第十二方）

病人藏无他病，时自汗出，卫气不和也，宜桂枝汤。第二十。（用前第十二方）

伤寒脉浮紧，不发汗，因衄，麻黄汤主之。第二十一。（用前第五方）

伤寒不大便，六七日，头痛，有热，与承气汤；小便清者，知不在里，当发汗，宜桂枝汤。第二十二。（用前第十二方）

伤寒发汗解，半日许复热烦，脉浮数者，可更发汗，宜桂枝汤。第二十三。（用前第十二方。下别有三病证）

下之后，复发汗，昼日烦躁不得眠，夜而安静，不呕，不渴，无表证，脉沈微者，干姜附子汤主之。第二十四。（二味）

发汗后，身疼痛，脉沈迟者，桂枝加芍药生姜各一两人参三两新加汤主之。第二十五。（六味）

发汗后，不可行桂枝汤；汗出而喘，无大热者，可与麻黄杏仁甘草石膏汤。第二十六。（四味）

发汗过多，其人叉手自冒心，心悸欲得按者，桂枝甘草汤主之。第二十七。（二味）

发汗后，脐下悸，欲作奔豚，茯苓桂枝甘草大枣汤主之。第二十八。（四味。下有作甘烂水法）

发汗后，腹胀满者，厚朴生姜半夏甘草人参汤主之。第二十九。（五味）

伤寒吐下后，心下逆满，气上冲胸，头眩，脉沈紧者，茯苓桂枝白术甘草汤主之。第三十。（四味）

发汗病不解，反恶寒者，虚故也，芍药甘草附子汤主之。第三十一。（三味）

发汗，若下之，不解，烦躁者，茯苓四逆汤主之。第三十二。（五味）

发汗后，恶寒，虚故也；不恶寒，但热者，实也，与调胃承气汤。第三十三[2]。（三味）

太阳病，发汗后，大汗出，胃中干，躁不能眠，欲饮水，小便不利者，五苓散主之。第三十四。（五味。即猪苓散是）

发汗已，脉浮数，烦渴者，五苓散主之。第三十五。（用前第三十四方）

伤寒，汗出而渴者，五苓散；不渴者，茯苓甘草汤主之。第三十六。（四味）

中风，发热，六七日不解而烦，有表里证，渴欲饮水，水入则吐，名曰水逆，五苓散主之。第三十七。（用前第三十四方。下别有三病证）

发汗吐下后，虚烦不得眠，心中懊憹，栀子豉汤主之；若少气者，栀子甘草豉汤主之；若呕者，栀子生姜豉汤主之。第三十八。（栀子豉汤，二味。栀子甘草豉汤、栀子生姜豉汤，并三味）

发汗，若下之，烦热，胸中窒者，栀子豉汤主之。第三十九。（用上初方）

伤寒五六日，大下之，身热不去，心中结痛者，栀子豉汤主之。第四十。（用上初方）

伤寒下后，心烦腹满，卧起不安者，栀子厚朴汤主之。第四十一。（三味）

伤寒，医以丸药下之，身热不去，微烦者，栀子干姜汤主之。第四十二。（二味。下有不可与栀子汤一证）

太阳病，发汗不解，仍发热，心下悸，头眩身瞤，真武汤主之。第四十三。（五味。下有不可汗五证）

汗家重发汗，必恍惚心乱，禹馀粮丸主之。第四十四。（方本阙。下有吐蛓先汗下二证）

伤寒，医下之，清谷不止，身疼痛，急当救里；后身疼痛，清便自调，急当救表。救里，宜四逆汤；救表，宜桂枝汤。第四十五。（桂枝汤，用前第十二方。四逆汤，三味）

太阳病未解，脉阴阳俱停，阴脉微者，下之解，宜调胃承气汤。第四十六。（用前第三十三方。一云用大柴胡汤。前有太阳病一证）

太阳病，发热汗出，荣弱卫强，故使汗出，欲救邪风，宜桂枝汤。第

四十七。（用前第十二方）

伤寒五六日，中风，往来寒热，胸胁满，不欲食，心烦喜呕者，小柴胡汤主之。第四十八。（再见柴胡汤。加减法附）

血弱气尽，腠理开，邪气因入，与正气分争，往来寒热，休作有时，小柴胡汤主之。第四十九。（用前方。渴者属阳明证附。下有柴胡不中与一证）

伤寒四五日，身热恶风，项强，胁下满，手足温而渴者，小柴胡汤主之。第五十。（用前方）

伤寒，阳脉涩，阴脉弦，法当腹中急痛，先与小建中汤，不差者，小柴胡汤主之。第五十一。（用前方。小建中汤，六味。下有呕家不可用建中汤并服小柴胡一证）

伤寒二三日，心中悸而烦者，小建中汤主之。第五十二。（用前第五十一方）

太阳病，过经十馀日，反二三下之，后四五日，柴胡证仍在，微烦者，大柴胡汤主之。第五十三。（加大黄。八味）

伤寒十三日不解，胸胁满而呕，日晡发潮热，柴胡加芒消汤主之。第五十四。（八味）

伤寒十三日，过经谵语者，调胃承气汤主之。第五十五。（用前第三十三[2]方）

太阳病不解，热结膀胱，其人如狂，宜桃核承气汤。第五十六。（五味）

伤寒八九日，下之，胸满烦惊，小便不利，谵语，身重者，柴胡加龙骨牡蛎汤主之。第五十七。（十二味）

伤寒，腹满谵语，寸口脉浮而紧，此肝乘脾也，名曰纵，刺期门。第五十八。

伤寒发热，啬啬恶寒，大渴欲饮水，其腹必满，自汗出，小便利，此肝乘肺也，名曰横，刺期门。第五十九。（下有太阳病二证）

伤寒脉浮，医火劫之，亡阳，必惊狂，卧起不安者，桂枝去芍药加蜀漆牡蛎龙骨救逆汤主之。第六十。（七味。下有不可火五证）

烧针被寒，针处核起，必发奔豚气，桂枝加桂汤主之。第六十一。（五味）

火逆下之，因烧针烦躁者，桂枝甘草龙骨牡蛎汤主之。第六十二。（四味。下有太阳四证）

太阳病，过经十馀日，温温欲吐，胸中痛，大便微溏，与调胃承气汤。第六十三。（用前第三十三方）

太阳病，六七日，表证在，脉微沈，不结胸，其人发狂，以热在下焦，少腹满，小便自利者，下血乃愈，抵当汤主之。第六十四。（四味）

太阳病，身黄，脉沈结，少腹鞕，小便自利，其人如狂者，血证谛也，抵当汤主之。第六十五。（用前方）

伤寒有热，少腹满，应小便不利，今反利者，有血也，当下之，宜抵当丸。第六十六。（四味。下有太阳病一证）

【校注】

[1] 康平本作"辨大阳病"。

[2] 三十三，原作"三十二"，据文意改。

太阳[1]病，项背强几几，无汗恶风[2]，葛根汤主之[3][4][5]。方一。[31]

【校注】

[1] 康平本"太阳"作"大阳"。下同，不复出校。

[2] 康治本、《金匮玉函经》、桂林本《辨太阳病脉证并治中》"无汗恶风"下有"者"字。《外台秘要方》2-3a 引《仲景伤寒论》"无汗恶风"作"反汗不出恶风者"。

[3]《千金翼方》卷第九《伤寒上·太阳病用麻黄汤法第二》"葛根汤主之"下有一"方"字。

[4]《外台秘要方》2-3a 引《仲景伤寒论》"葛根汤主之"作"属葛根汤"。

[5]《太平圣惠方》卷第八《辨太阳病形证》此条作"太阳病，项背强，无汗而恶风者，宜麻黄汤"。

葛根四两	麻黄三两，去节	桂枝二两，去皮
生姜三两，切	甘草二两，炙	芍药二两
大枣十二枚，擘 [1][2][3][4]		

右七味[5]，以水一斗，先煮麻黄、葛根[6]，减二升，去白[7]沫，内诸药，煮取三[8]升，去滓，温服一升，覆取微似汗[9]，馀如桂枝法将息及禁忌。诸汤皆倣此[10][11][12][13]。

【校注】

[1] 康治本"葛根汤"方作"葛根四两；麻黄三两，去节；桂枝二两，去皮；

芍药二两；甘草二两，炙；生姜三两，切；大枣十二枚，擘"。

[2]《金匮玉函经》"葛根汤"方作"葛根四两，麻黄、生姜各三两，桂枝、芍药、甘草各二两，大枣十二枚"。

[3]《千金翼方》卷第九《伤寒上·太阳病用麻黄汤法第二》"葛根汤"方作"葛根肆两，麻黄叁两，去节；桂枝、芍药、甘草炙，各贰两；生姜叁两，切；大枣拾壹枚，擘"。

[4] 成本"葛根汤"方作"葛根四两；麻黄三两，去节；桂枝二两，去皮；芍药二两，切；甘草二两，炙；生姜三两，切；大枣十二枚，擘"。

[5]《金匮玉函经》、成本"右七味"下有"哎咀"。

[6] 康治本作"先煮葛根、麻黄"。

[7]《金匮玉函经》"白"作"上"。成本无"白"。

[8]《金匮玉函经》"三"作"一"，疑误。

[9] 桂林本《辨太阳病脉证并治中》"覆取微似汗"下有"不须啜粥"。

[10] 康治本无"覆取微似汗，馀如桂枝法将息及禁忌。诸汤皆做此"二十字。《金匮玉函经》"覆取微似汗，馀如桂枝法将息及禁忌。诸汤皆做此"作"取汗，不须啜粥。馀如桂枝法"。康平本"诸汤皆做此"作"诸汤皆做之"，为小字夹注，句首有加圆圈的"注"。成本"馀如桂枝法将息及禁忌"上有"不须啜粥"，无"诸汤皆做此"。

[11]《千金翼方》卷第九《伤寒上·太阳病用麻黄汤法第二》"葛根汤"煎服法作"右柒味，以水壹斗，煮麻黄、葛根，减贰升，去上沫，内诸药，煮取叁升，去滓，分温叁服。不须与粥。取微汗"。

[12]《外台秘要方》2-3a引《仲景伤寒论》"葛根汤"方及煎服法作"葛根四两；麻黄四两，去节；甘草二两，炙；芍药、桂心各二两；生姜三两；大枣十二枚，擘。右七味，切，以水一斗，煮麻黄、葛根，减二升，去上沫，内诸药，煮取三升，去滓，温服一升。覆取微似汗出，不须吃热粥助药发汗。馀将息依桂枝法"。宋臣校云："《张仲景伤寒论》治中风汗出用桂枝，此证云汗不出，亦伤寒之病，非中风也"。

[13]《太平圣惠方》卷第八《伤寒三阴三阳应用汤散诸方》"葛根汤"方及煎服法作"葛根二两，到；麻黄二两，去根节；赤芍药一两；桂心一两；甘草半两，炙微赤，到。右件药，捣筛为散，每服四钱，以水一中盏，入生姜半分，枣三枚，煎至五分，去滓，不计时候，热服"。

太阳与阳明合病者[1]，必自[2]下利[3]，葛根汤主之[4][5]。方二。（用前第一方。一云用后第四方）[32]

【校注】

[1]《金匮玉函经》、成本无"者"。

[2] 必自：同义连用，如果。"必"用为"若"，见《经词衍释》。

[3]《金匮玉函经》"必自下利"作"必自利"，《千金翼方》卷第九《伤寒上·太阳病用麻黄汤法第二》作"而自利"。"必"、"而"亦均为假设连词。

[4]《千金翼方》卷第九《伤寒上·太阳病用麻黄汤法第二》"葛根汤主之"下有夹注："用上方。一云：用后葛根黄芩黄连汤"。

[5]《太平圣惠方》卷第八《辨太阳病形证》此条作"太阳与阳明合病者，而自利，宜术附汤"。疑误。

太阳与阳明合病[1]，不[2]下利，但呕者[3]，葛根加半夏汤主之[4][5][6]。方三。[33]

【校注】

[1]《金匮玉函经》、《千金翼方》卷第九《伤寒上·太阳病用麻黄汤法第二》、桂林本《辨太阳病脉证并治中》无"太阳与阳明合病"。

[2] 桂林本《辨太阳病脉证并治中》"不"上有"若"。

[3]《千金翼方》卷第九《伤寒上·太阳病用麻黄汤法第二》无"者"。

[4]《千金翼方》卷第九《伤寒上·太阳病用麻黄汤法第二》"葛根加半夏汤主之"下有"葛根汤中加半夏半升洗即是"十二字。

[5]《太平圣惠方》卷第八《辨太阳病形证》此条作"太阳与阳明合病，而不利，但呕者，宜葛根半夏汤"。

[6]《金匮玉函经》自"不下利"至"葛根加半夏汤主之"与上条相属，合为一条。

葛根四两	麻黄三两，去节[1]	甘草二两，炙
芍药二两	桂枝二两，去皮	生姜二两[2]，切
半夏半升[3]，洗	大枣十二枚，擘[4][5][6]	

右八味，以水一斗，先煮葛根、麻黄，减二升，去白[7]沫，内诸药，煮取三升，去滓，温服一升，覆取微似汗[8][9][10]。

【校注】

[1] 成本"去节"下有"汤泡，去黄汁，焙干称"八字。

[2] 康治本、成本"二两"作"三两"。

[3] 成本"半升"作"半斤"。"斤"疑"升"之误。

[4] 康治本"葛根加半夏汤"方作"葛根四两；麻黄三两，去节；桂枝二两，去皮；芍药二两；甘草二两，炙；大枣十二枚，擘；生姜三两，切；半夏半升，洗"。

[5]《金匮玉函经》"葛根加半夏汤"方作"葛根四两；麻黄，生姜，桂枝，芍药，甘草各二两；大枣十二枚；半夏半升，洗"。

[6] 成本"葛根加半夏汤"方作"葛根四两；麻黄三两，去节，汤泡，去黄汁，焙干称；生姜三两，切；甘草二两，炙；芍药二两；桂枝二两，去皮；大枣十二枚，擘；半夏半斤，洗"。

[7]《金匮玉函经》"白"作"上"。

[8] 康治本无"覆取微似汗"五字。《金匮玉函经》"覆取微似汗"作"取汗"，桂林本《辨太阳病脉证并治中》下有"馀如桂枝法"。

[9]《太平圣惠方》卷第八《伤寒三阴三阳应用汤散诸方》"葛根加半夏汤"作"葛根半夏汤"，方药及煎服法作"葛根二两，剉；半夏一两，汤浸，洗七遍，去滑；桂心一两；甘草半两，炙微赤，剉；麻黄一两，去根节；赤芍药一两。右件药，捣筛为散，每服四钱，以水一中盏，入生姜半分，枣三枚，煎至五分，去滓，不计时候，热服"。

[10] 成本"葛根加半夏汤"方及煎服法作"于葛根汤方内加入半夏半升。馀依葛根汤法"。

太阳病，桂枝证，医反下之，利[1]遂[2]不止。脉促[3]者[4]，表[5]未解也[6]。喘而汗出者[7]，葛根黄芩黄连汤主之[8][9][10][11][12]。方四。（促，一作纵）[34]

【校注】

[1]《外台秘要方》2-24b引《仲景伤寒论》"利"作"痢"。

[2]《金匮玉函经》、《千金翼方》卷第九《伤寒上·太阳病用麻黄汤法第二》"利遂"作"遂利"，义长，当乙正。

[3]《外台秘要方》2-24b 下有宋臣校云："一作纵"。

[4]《金匮玉函经》、《千金翼方》卷第九《伤寒上·太阳病用麻黄汤法第二》"脉促者"作"其脉促"。

[5] 桂林本《辨太阳病脉证并治中》"表"作"热"。

[6]《金匮玉函经》、《千金翼方》卷第九《伤寒上·太阳病用麻黄汤法第二》无"也"。康平本"脉促者，表未解也"为旁注。

[7]《金匮玉函经》、《千金翼方》卷第九《伤寒上·太阳病用麻黄汤法第二》无"者"。

[8]《千金翼方》卷第九《伤寒上·太阳病用麻黄汤法第二》"葛根黄芩黄连汤主之"作"宜葛根黄芩黄连汤"，下有一"方"字。

[9]《外台秘要方》2-24b 引《仲景伤寒论》"葛根黄芩黄连汤主之"作"属葛根黄连汤"。

[10]《太平圣惠方》卷第八《辨太阳病形证》此条作"太阳病，反下之，遂利不止，汗出者，宜葛根黄连汤"。

[11] 成本"葛根黄芩黄连汤"作"葛根黄连黄芩汤"，下出方名则仍作"葛根黄芩黄连汤方"。

[12] 桂林本《辨太阳病脉证并治中》作"葛根黄连黄芩甘草汤"。

葛根半斤[1]　　　　甘草二两，炙　　　　黄芩三两[2]
黄连三两[3][4][5]
右四味[6]，以水八升，先煮葛根，减二升[7]，内诸药，煮取二升，去滓，分温再服[8][9][10][11][12]。

【校注】

[1]《金匮玉函经》"斤"作"觔"。

[2] 成本"三两"作"二两"。

[3]《金匮玉函经》"葛根黄芩黄连汤"方作"葛根半觔；甘草二两，炙；黄芩、黄连各三两"。

[4]《千金翼方》卷第九《伤寒上·太阳病用麻黄汤法第二》"葛根黄芩黄连

汤"方作"葛根半斤；甘草贰两，炙；黄芩、黄连各叁两"。

[5] 桂林本《辨太阳病脉证并治中》"葛根黄芩黄连汤"方作"葛根半斤；黄连三两；黄芩三两；甘草二两，炙"。

[6]《金匮玉函经》"右四味"下有"㕮咀"。

[7] 桂林本《辨太阳病脉证并治中》"减二升"下有"去上沫"。

[8]《金匮玉函经》"分温再服"作"温分服"。

[9]《千金要方》卷第九《发汗吐下后第九》"葛根黄芩黄连汤"名"葛根黄连汤"，主治"太阳病，反下之，利遂不止，脉促者，表未解，喘而汗出者"，方药及煎服法作"葛根半斤，黄连、黄芩各三两，甘草二两。右四味，㕮咀，以水八升，先煮葛根，减二升，内诸药，煮取三升，去滓，分再服"。

[10]《千金翼方》卷第九《伤寒上·太阳病用麻黄汤法第二》"葛根黄芩黄连汤"煎服法作"右肆味，以水捌升，先煮葛根，减贰升，内诸药，煮取贰升，去滓，分温再服"。

[11]《太平圣惠方》卷第八《伤寒三阴三阳应用汤散诸方》"葛根黄芩黄连汤"作"葛根黄连汤"，方药及煎服法作"葛根二两，剉；黄连半两，去须；黄芩一两；甘草半两，炙微赤，剉。右件药，捣筛为散，每服四钱，以水一中盏，煎至五分，去滓，不计时候，温服"。

[12]《外台秘要方》2-24b 引《仲景伤寒论》"葛根黄芩黄连汤"作"葛根黄连汤"，方药及煎服法作"葛根八两；黄连三两，金色者；黄芩三两，切；甘草二两。右四味，切，以水八升，先煮葛根，减二升，掠去沫，内诸药，煮取二升，去滓，温分再服"。

太阳病[1]，头痛发热，身[2]疼腰[3]痛，骨节疼痛[4]，恶风无汗[5]而喘者[6]，麻黄汤主之[7]。方五。[35]

【校注】

[1]《千金翼方》卷第十《伤寒下·伤寒宜忌第四·宜发汗第二》无"病"。《外台秘要方》2-3a 引《仲景伤寒论》"太阳病"作"伤寒"。

[2]《金匮玉函经》、《千金翼方》卷第九《伤寒上·太阳病用麻黄汤法第二》、卷第十《伤寒下·伤寒宜忌第四·宜发汗第二》"身"作"身体"。

[3]《千金翼方》卷第九《伤寒上·太阳病用麻黄汤法第二》"腰"作上下结

构。下或同，不复出校。

[4]《千金翼方》卷第九《伤寒上·太阳病用麻黄汤法第二》无"痛"。《外台秘要方》2-3a引《仲景伤寒论》"头痛发热，身疼腰痛，骨节疼痛"作"头疼腰痛，身体骨节疼，发热"。

[5]《外台秘要方》2-3a引《仲景伤寒论》"无汗"作"汗不出"。

[6]《金匮玉函经》、《千金翼方》卷第九《伤寒上·太阳病用麻黄汤法第二》、卷第十《伤寒下·伤寒宜忌第四·宜发汗第二》、《外台秘要方》2-3a引《仲景伤寒论》无"者"。

[7]《太平圣惠方》卷第八《辩太阳病形证》此条作"太阳病，头痛发热，身体骨节疼痛，恶风无汗而喘者，宜麻黄汤"。

麻黄三两，去节　　　　　桂枝二两，去皮　　　甘草[1]一两[2]，炙
杏仁七十个，去皮尖[3][4][5]
右四味[6]，以水九升，先煮麻黄，减二升，去上沫，内诸药，煮取二升半，去滓，温服八合，覆取微似汗，不须啜[7]粥，馀如桂枝[8]法将息[9][10][11][12][13]。

【校注】
[1] 康平本"甘草"作"甘中"。《说文·中部》："中，古文或以为艸字。"
[2] 康治本"一两"作"二两"。
[3] 成本"去皮尖"作"汤去皮尖"。
[4]《金匮玉函经》"麻黄汤"方作"麻黄三两；桂枝二两；甘草一两，炙；杏仁七十枚"。
[5]《千金翼方》卷第九《伤寒上·太阳病用麻黄汤法第二》"麻黄汤"方作"麻黄去节，叁两；桂枝贰两；甘草壹两，炙；杏仁柒拾枚，去皮尖、两仁者"。
[6]《金匮玉函经》"右四味"下有"㕮咀"。
[7] 康平本"啜"作"歠"。
[8] 康平本"桂枝"作"桂支"。
[9] 康治本无"覆取微似汗，不须啜粥，馀如桂枝法将息"十六字。《金匮玉函经》"覆取微似汗，不须啜粥，馀如桂枝法将息"作"温覆取汗，不须啜粥，馀如桂枝法"。
[10]《千金翼方》卷第九《伤寒上·太阳病用麻黄汤法第二》"麻黄汤"煎

服法作"右肆味,以水玖升,煮麻黄,减贰升,去上沫,内诸药,煮取贰升半,去滓,温服捌合,覆,取微似汗,不须啜粥。馀如桂枝法"。

[11]《太平圣惠方》卷第八《伤寒三阴三阳应用汤散诸方》"麻黄汤"方药及煎服法作"麻黄二两,去根节;桂枝一两;杏人一两,去皮尖、双人,麸炒微黄;甘草半两,炙微赤,剉。右件药,捣筛为散,每服四钱,以水一中盏,入生姜半分,枣三枚,煎至五分,去滓,不计时候,温服"。

[12]《千金要方》卷第九《发汗汤第五》"麻黄汤"主治、方药及煎服法作:"麻黄汤:治伤寒头及腰痛,身体骨节疼,发热恶寒不汗而喘。方:麻黄三两,桂心、甘草各一两,杏人七十枚。喘不甚,用五十枚。右四味,哎咀,以水九升,煮麻黄,减二升,去沫,内诸药,煮取二升半,绞去滓,服八合,覆令汗"。

[13]《外台秘要方》2-3a引《仲景伤寒论》"麻黄汤"方药及煎服法作"麻黄三两,去节;桂心二两;甘草炙,一两;杏仁七十枚,去皮尖、双仁,碎。右四味,切,以水九升,煮麻黄,减二升,去上沫,内诸药,煮取二升半,去滓,服八合。覆取微汗。不须歠粥。馀如桂枝法将息"。下有校语:"臣亿等按,《张仲景伤寒论》麻黄汤惟主伤寒,不主中风。若中风,但可服前桂枝汤。"

　　太阳与阳明合病,喘而胸[1]满者[2],不可[3]下[4],宜麻黄汤[5][6][7]。六。(用前第五方)[36]

【校注】

[1]《千金翼方》卷第九《伤寒上·太阳病用麻黄汤法第二》"胸"作"肾"。下或同,不复出校。

[2]《千金翼方》卷第九《伤寒上·太阳病用麻黄汤法第二》无"者"。

[3]《千金翼方》卷第十《伤寒下·伤寒宜忌第四·忌下第五》"不可"作"忌"。

[4]《千金翼方》卷第九《伤寒上·太阳病用麻黄汤法第二》"不可下"作"不可下也"。

[5]《金匮玉函经》、成本"宜麻黄汤"作"宜麻黄汤主之"。

[6]《太平圣惠方》卷第八《辨太阳病形证》此条作"太阳与阳明合病,喘而胸满,不可下也,宜麻黄汤"。

[7] 康平本自"太阳与阳明合病"至"宜麻黄汤"低两格书写。

太阳[1]病，十日以[2]去，脉浮细而嗜卧者[3]，外已解也[4]；设胸满胁痛者[5]，与小柴胡汤；脉但[6]浮者，与麻黄汤[7][8]。七。（用前第五方）[37]

【校注】

[1]《金匮玉函经》《千金翼方》卷第九《伤寒上·太阳病用麻黄汤法第二》无"太阳"。

[2]《金匮玉函经》《千金翼方》卷第九《伤寒上·太阳病用麻黄汤法第二》、桂林本《辨太阳病脉证并治中》"以"作"已"。

[3]《金匮玉函经》《千金翼方》卷第九《伤寒上·太阳病用麻黄汤法第二》"脉浮细而嗜卧者"作"其脉浮细嗜卧"。

[4]《金匮玉函经》《千金翼方》卷第九《伤寒上·太阳病用麻黄汤法第二》"外已解也"作"此为外解"。

[5]《金匮玉函经》《千金翼方》卷第九《伤寒上·太阳病用麻黄汤法第二》无"者"。

[6]《金匮玉函经》无"但"。《千金翼方》卷第九《伤寒上·太阳病用麻黄汤法第二》无"脉但"。

[7]《千金翼方》卷第九《伤寒上·太阳病用麻黄汤法第二》"与麻黄汤"作"麻黄汤主之"。

[8] 康平本自"太阳病，十日以去"至"与麻黄汤"低两格书写。

小柴胡汤方[1]

柴胡半斤	黄芩	人参
甘草炙	生姜各三两。切	大枣十二枚，擘
半夏半升，洗[2]		

右七味[3]，以水一斗二升，煮取六升，去滓，再煎，取三升，温服一升，日三服[4][5][6]。

【校注】

[1] 康平本此条下未出"小柴胡汤方"方药及煎服法。

[2]《金匮玉函经》"小柴胡汤"方作"柴胡半觔，黄芩、人参、甘草、生姜各三两，半夏半升，大枣十二枚"。

[3]《金匮玉函经》"右七味"下有"哎咀"。

[4]《金匮玉函经》无"服"。

[5]《太平圣惠方》卷第八《伤寒三阴三阳应用汤散诸方》"小柴胡汤"方药及煎服法作"柴胡二两，去苗；黄芩一两；人参一两，去芦头；半夏一两，汤浸七遍，去滑；甘草半两，炙微赤，剉。右件药，捣罗为散，每服四钱，以水一中盏，入生姜半分，枣三枚，煎至五分，去滓，不计时候，热服"。

[6]《千金要方》10-9a"小柴胡汤"名"黄龙汤"，云："黄龙汤：治伤寒差后，更头痛、壮热、烦闷。方：柴胡一斤，半夏半升，黄芩三两，人参、甘草各二两，生姜四两，大枣十二枚。右七味，哎咀，以水一斗，煮取五升，去滓，服五合。日三。不呕而渴者，去半夏，加瓜蒌根四两。"

太阳中风[1]，脉浮紧，发热恶寒，身[2]疼痛，不汗出而烦躁[3]者[4]，大青龙汤[5]主之。若脉微弱，汗出恶风者[6]，不可服之[7]，服之则厥逆[8]，筋惕肉瞤[9]，此为逆也[10][11]。大青龙汤方。八。[38]

【校注】

[1] 桂林本《辨太阳病脉证并治中》"中风"作"伤寒"。

[2]《金匮玉函经》、《千金翼方》卷第九《伤寒上·太阳病用青龙汤法第三》、《千金翼方》卷第十《伤寒下·伤寒宜忌第四·宜发汗第二》"身"作"身体"。

[3] 康平本"躁"作"燥"。

[4]《金匮玉函经》"烦躁"下有"头痛"，无"者"。《千金翼方》卷第九《伤寒上·太阳病用青龙汤法第三》无"躁者"二字。《千金翼方》卷第十《伤寒下·伤寒宜忌第四·宜发汗第二》无"者"。

[5] 康治本"大青龙汤"作"青龙汤"。

[6]《金匮玉函经》无"者"。

[7]《金匮玉函经》、成本无"之"。

[8]《金匮玉函经》"服之则厥逆"作"服则厥"。《千金翼方》卷第九《伤寒上·太阳病用青龙汤法第三》无"逆"。

[9] 康平本"瞤"从"月"旁。

[10] 康平本"此为逆也"为旁注，批于"则厥逆"旁。康治本无"若脉微弱，汗出恶风者，不可服之，服之则厥逆，筋惕肉瞤，此为逆也"二十六字。《千金翼方》卷第九《伤寒上·太阳病用青龙汤法第三》"此为逆也"下有"方"字。

[11]《太平圣惠方》卷第八《辨太阳病形证》此条作"太阳中风，脉浮紧，发热恶寒，身体疼痛，宜大青龙汤"。

麻黄六两，去节　　　　桂枝[1]二两，去皮　　　甘草二两，炙

杏仁四十枚[2]，去皮尖　　生姜三两，切　　　　大枣十[3]枚，擘

石膏如[4]鸡子大，碎[5][6][7]

右七味，以水九升，先煮麻黄，减二升，去上沫，内诸药，煮取三升，去滓，温服一升，取微似汗[8]。汗出[9]多者，温粉粉之[10]。一服汗者[11]，停后服[12]。若复服[13]，汗多亡阳遂（一作逆）虚，恶风烦躁，不得眠也[14][15][16][17][18][19]。

【校注】

[1] 康治本"桂枝"作"桂支"。

[2] 康治本"枚"作"箇"。

[3] 康治本、《金匮玉函经》、成本、桂林本《辨太阳病脉证并治中》"十"作"十二"。

[4] 康治本无"如"。

[5]《金匮玉函经》"碎"下有"绵裹"。

[6]《金匮玉函经》"大青龙汤"方作"麻黄六两；桂枝二两；甘草二两，炙；石膏鸡子大，碎，绵裹；杏仁四十枚；生姜三两；大枣十二枚"。

[7]《千金翼方》卷第九《伤寒上·太阳病用青龙汤法第三》"大青龙汤"方药作"麻黄去节，陆两；桂枝贰两；甘草贰两，炙；杏仁肆拾枚，去皮尖、两仁者；生姜叁两，切；大枣拾枚，擘；石膏如鸡子大，碎，绵裹"。

[8]《金匮玉函经》自"取微似汗"作"覆令汗出"。

[9]《金匮玉函经》无"汗出"，承上省。桂林本《辨太阳病脉证并治中》无"出"。

[10] 康平本"汗出多者，温粉粉之"为小字夹注，句首有加圆圈的"注"。

《金匮玉函经》、成本"粉之"作"扑之"。

[11] 桂林本《辨太阳病脉证并治中》"汗者"作"汗出"。

[12] 康平本"一服汗者，停后服"作大字，句首出一加方框。

[13] 成本无"若复服"。

[14]《金匮玉函经》无"也"。

[15] 康治本无"取微似汗。汗出多者，温粉粉之。一服汗者，停后服。若复服，汗多亡阳遂（一作逆）虚，恶风烦躁，不得眠也"三十六字。

[16] 康平本"若复服，汗多亡阳遂（一作逆）虚，恶风烦躁，不得眠也"为小字夹注，句首有加圆圈的"注"。

[17]《千金翼方》卷第九《伤寒上·太阳病用青龙汤法第三》"大青龙汤"煎服法作"右柒味，以水玖升，先煮麻黄，减贰升，去上沫，内诸药，煮取叁升，去滓，温服壹升，取微似汗。汗出多者，温粉粉之。壹服汗者，勿再服。若复服，汗出多，亡阳，逆，虚，恶风，躁不得眠"。

[18]《太平圣惠方》卷第八《伤寒三阴三阳应用汤散诸方》"大青龙汤"方药及煎服法作"麻黄二两，去根节；桂心一两；杏人一两，汤浸，去皮尖、双人，麸炒微黄；石膏一两。右件药，捣筛为散，每服四钱，以水一中盏，入生姜半分，枣三枚，煎至五分，去滓，不计时候，温服"。少"甘草"一味。

[19]《千金要方》卷第九《发汗汤第五》"大青龙汤"方主治、方药及煎服法作："大青龙汤：治中风伤寒脉浮紧，发热恶寒，身体疼痛，汗不出，烦躁。方：麻黄六两；桂心、甘草各二两；石膏如鸡子一枚，碎；生姜三两；杏仁四十枚；大枣十二枚。右七味，哎咀，以水九升，煮麻黄，去沫，乃内诸药，煮取三升，分服一升，厚覆，当大汗出，温粉粉之，即止，不可再服，服之则筋惕肉瞤，此为逆也。不汗，乃再服。"

伤寒[1]，脉浮缓，身[2]不疼，但重，乍有轻时，无少阴证者[3]，大青龙汤发之[4][5]。九。（用前第八方）[39]

【校注】

[1] 桂林本《辨太阳病脉证并治中》"伤寒"作"太阳中风"。

[2]《金匮玉函经》、《千金翼方》卷第九《伤寒上·太阳病用青龙汤法第三》

"身"作"其身"。

[3] 康平本"无少阴证者"为旁注。

[4] 发：除也。康治本"大青龙汤"作"青龙汤"。《金匮玉函经》、《千金翼方》卷第九《伤寒上·太阳病用青龙汤法第三》"大青龙汤发之"上有"可与"。《千金翼方》卷第九《伤寒上·太阳病用青龙汤法第三》"大青龙汤发之"下有夹注"用上方"。

[5]《太平圣惠方》卷第八《辩太阳病形证》此条作"太阳病，脉浮缓，其身不疼，但重，或有轻时，无少阴证者，可太青龙汤"。

伤寒表不解，心下有水气，干呕[1]，发热而咳[2]，或渴，或利，或噎，或小便不利、少[3]腹满，或喘者[4]，小青龙汤主之[5][6]。方十。[40]

【校注】

[1]《金匮玉函经》、《千金翼方》卷第九《伤寒上·太阳病用青龙汤法第三》无"干呕"。

[2]《金匮玉函经》、《千金翼方》卷第九《伤寒上·太阳病用青龙汤法第三》"发热而咳"作"咳而发热"，《千金要方》卷第九《发汗吐下后第九》作"发热而眩"。

[3] 康平本、《金匮玉函经》"少"作"小"。

[4]《金匮玉函经》"或喘者"作"或微喘"。

[5]《太平圣惠方》卷第八《辩太阳病形证》此条作"太阳病，表不解，心下有水气，干呕，发热，或渴，或利，小腹满，或喘者，宜小青龙汤"。

[6]《千金翼方》卷第九《伤寒上·太阳病用青龙汤法第三》"小青龙汤主之"下有"方"字。

麻黄去节　　　　　芍药　　　　　　细辛

干姜　　　　　　　甘草炙　　　　　桂枝各三两。去皮

五味子半升[1]　　　半夏半升，洗[2][3][4]

右八味，以水一斗，先煮麻黄，减二升，去上沫，内诸药，煮取三升，去滓，温服一升[5]。若[6]渴[7]，去半夏，加栝楼根[8]三两；若[9]微利，去麻黄，加荛花如一[10]鸡子，熬令赤色[11]；若[12]噎者，去麻黄，加附子一枚，炮[13]；若[14]小

便不利、少腹满者，去麻黄，加茯苓四两；若喘 [15]，去麻黄 [16]，加杏仁半升，去皮尖 [17][18][19]。且 [20] 芫花不治利，麻黄主 [21] 喘，今此语反之 [22]，疑非仲景意 [23][24][25][26]。（臣亿等谨按，小青龙汤大要治水。又按《本草》，芫花下十二水。若水去，利则止也。又按《千金》，形肿者应内麻黄。乃内杏仁者，以麻黄发其阳故也。以此证之，岂非仲景意也？）

【校注】

[1]《金匮玉函经》"五味子"下有"碎"。

[2]《金匮玉函经》"小青龙汤"方作"麻黄、芍药、细辛、桂枝、干姜、甘草、五味子碎、半夏，各半分"。

[3]《千金翼方》卷第九《伤寒上·太阳病用青龙汤法第三》"小青龙汤"方药作"麻黄去节，叁两；芍药，细辛，干姜，甘草炙，桂枝各叁两，五味子，半夏各半分升。洗"。

[4] 成本"小青龙汤"方作"麻黄三两，去节；芍药三两；五味子半升；干姜三两；甘草三两，炙；桂枝三两，去皮；半夏半升，汤洗；细辛三两"。

[5] 桂林本《辨太阳病脉证并治中》"温服一升"下有"日三服"。

[6]《金匮玉函经》无"若"。

[7] 康平本、《金匮玉函经》"渴"下有"者"字。

[8] 康平本、桂林本《辨太阳病脉证并治中》"栝楼根"作"括蒌根"。

[9]《金匮玉函经》无"若"。

[10]《金匮玉函经》无"一"。

[11] 康平本"熬令赤色"为旁注。桂林本《辨太阳病脉证并治中》无"去麻黄，加芫花如一鸡子，熬令赤色"。

[12]《金匮玉函经》无"若"。

[13] 康平本"炮"为旁注。桂林本《辨太阳病脉证并治中》无"炮"。

[14]《金匮玉函经》无"若"。

[15]《金匮玉函经》"若喘"作"喘者"，桂林本《辨太阳病脉证并治中》作"若喘者"。

[16] 桂林本《辨太阳病脉证并治中》无"去麻黄"。

[17] 康平本"去皮尖"为旁注。《金匮玉函经》无"去皮尖"。

[18] 康平本自"若渴，去半夏"至"加杏仁半升，去皮尖"低一格书写。

[19] 成本自"若渴，去半夏，加栝楼根三两"至"若喘，去麻黄，加杏仁

半升，去皮尖"作"若微利者，去麻黄，加芫花如鸡子大，熬令赤色；若渴者，去半夏，加栝楼根三两；若噎者，去麻黄，加附子一枚，炮；若小便不利、少腹满，去麻黄，加茯苓四两；若喘者，去麻黄，加杏人半升，去皮尖"，前有"加减法"一行，均低正文一字书写。

[20]《金匮玉函经》无"且"。

[21]《金匮玉函经》"主"作"定"。

[22]《金匮玉函经》"今此语反之"作"今反之者"。

[23] 康平本"且芫花不治利，麻黄主喘，今此语反之，疑非仲景意"为小字夹注，句首有加圆圈的"注"。成本、桂林本《辨太阳病脉证并治中》无"且芫花不治利，麻黄主喘，今此语反之，疑非仲景意"二十字。

[24]《千金要方》卷第九《发汗吐下后第九》"小青龙汤"方主治、方药及煎服法作"小青龙汤：治伤寒表未解，心下有水气，干呕发热而眩，或渴，或利，或噎，或小便不利、小腹满，或喘者。方：桂心三两，半夏、五味子各半两（疑当作"半升"），麻黄甘草干姜芍药细辛各三两。右八味，哎咀，以水一斗，煮麻黄，减二升，去上沫，内诸药，煮取三升，分三服。相去十里顷，复服之。若渴者，去半夏加栝楼根三两；若微痢，去麻黄，加芫花如一鸡子，熬令赤色；若噎，加附子一枚；若小便不利、小腹满者，去麻黄，加茯苓四两；若喘，去麻黄，加杏人半升。数用，神效"。

[25]《千金翼方》卷第九《伤寒上·太阳病用青龙汤法第三》"小青龙汤"煎服法作"右捌味，以水壹斗，先煮麻黄，减贰升，去上沫，内诸药，煮取叁升，去滓，温服壹升。渴，则去半夏，加栝楼根三两；微利者，去麻黄，加芫花壹鸡子大，熬令赤色；噎者，去麻黄，加附子壹枚，炮；小便不利、少腹满，去麻黄，加茯苓肆两；喘者，去麻黄，加杏仁半升，去皮"。

[26]《太平圣惠方》卷第八《伤寒三阴三阳应用汤散诸方》"小青龙汤"方药及煎服法作"麻黄二两，去根节；赤芍药一两；细辛一两；桂心一两；五味子一两；干姜一两，炮裂，剉；半夏一两，汤洗七遍，去滑。右件药，捣筛为散，每服四钱，以水一中盏，煎至五分，去滓，不计时候，温服"。少"甘草"。

伤寒，心下有水气，咳而微喘，发热不渴。服汤已渴 [1] 者，此寒去欲解也 [2]。小青龙汤主之 [3]。十一。（用前第十方）[41]

【校注】

[1]《金匮玉函经》、《千金翼方》卷第九《伤寒上·太阳病用青龙汤法第三》"渴"上有"而"。

[2]《金匮玉函经》无"也"。《千金翼方》卷第九《伤寒上·太阳病用青龙汤法第三》"此寒去欲解也"作"此为寒去，为欲解"。康平本"服汤已渴者，此寒去欲解也"为旁注。

[3]《千金翼方》卷第九《伤寒上·太阳病用青龙汤法第三》"小青龙汤主之"下有夹注："用上方"。

太阳病，外证未解，脉浮弱者[1]，当以汗解，宜桂枝汤[2]。方十二。[42]

【校注】

[1]《金匮玉函经》、《千金翼方》卷第九《伤寒上·太阳病用桂枝汤法第一》"脉浮弱者"作"其脉浮弱"。

[2]《金匮玉函经》"宜桂枝汤"作"宜桂枝汤主之"。

| 桂枝三两，去皮 | 芍药 | 生姜各三两。切 |
| 甘草二两，炙 | 大枣十二枚，擘 | |

右五味，以水七升，煮取三升，去滓，温服一升，须臾，啜热稀粥一升助药力，取微汗[1]。

【校注】

[1] 康平本此条下未出"桂枝汤"方及煎服法。

太阳病，下之，微喘者，表[1]未解故[2]也，桂枝加厚朴杏子[3]汤主之[4]。方十三。[43]

【校注】

[1]《千金翼方》卷第九《伤寒上·太阳病用麻黄汤法第二》"表"作"外"。

[2]《千金要方》卷第九《发汗汤第五》无"故"。

[3]《金匮玉函经》"杏子"作"杏仁"。

[4]《千金翼方》卷第九《伤寒上·太阳病用桂枝汤法第一》"桂枝加厚朴杏子汤主之"作"宜桂枝汤"，下有夹注："一云麻黄汤"；《千金翼方》卷第九《伤寒上·太阳病用麻黄汤法第二》作"宜麻黄汤"，下有夹注："壹云桂枝汤"；《千金要方》卷第九《发汗汤第五》作"宜桂枝加厚朴杏人汤"。成本"杏子"作"杏人"。

桂枝[1]三两，去皮　　　甘草二两，炙　　　生姜三两，切
芍药三两　　　　　　　大枣十二枚，擘　　　厚朴二两，炙，去皮
杏仁五十枚，去皮尖[2]
右七味，以水七升，微火煮取三升，去滓，温服一升，覆取微似汗[3]。

【校注】

[1] 康平本"桂枝"作"圭支"。

[2] 桂林本《辨太阳病脉证并治中》"桂枝加厚朴杏子汤"方作"桂枝三两，去皮；芍药三两；甘草二两，炙；生姜三两，切；大枣十二枚，擘；厚朴二两；杏仁五十枚，去皮尖"

[3] 成本"桂枝加厚朴杏子汤"方作"于桂枝汤方内加厚朴二两、杏仁五十个，去皮尖。馀依前法"。

太阳病，外证未解[1]，不可下也[2]。下之为逆[3]。欲[4]解外者[5]，宜桂枝汤[6][7]。十四。（用前第十二方）[44]

【校注】

[1]《金匮玉函经》、成本、《千金要方》卷第九《发汗汤第五》"未解"下有"者"。《千金翼方》卷第九《伤寒上·太阳病用桂枝汤法第一》"外证未解"上有"有"字。

[2] 康平本、《金匮玉函经》、成本、《千金要方》卷第九《发汗汤第五》无"也"。《千金翼方》卷第九《伤寒上·太阳病用桂枝汤法第一》"也"作"之"。

[3] 康平本"下之为逆"为旁注。《千金要方》卷第九《发汗汤第五》无"下之为逆"。

[4]《金匮玉函经》、《千金翼方》卷第九《伤寒上·太阳病用桂枝汤法第一》

无"欲"。

[5]《千金翼方》卷第九《伤寒上·太阳病用桂枝汤法第一》无"者"。《千金要方》卷第九《发汗汤第五》无"欲解外者"。

[6]《金匮玉函经》、成本"宜桂枝汤"作"宜桂枝汤主之"。

[7]《太平圣惠方》卷第八《辩太阳病形证》此条作"太阳病，外证未解，不可下也，宜服桂枝汤发其汗"。

太阳病，先发汗[1]，不解，而复[2]下之，脉浮者[3]，不愈。浮为在外，而反下之，故令不愈。今脉浮，故[4]在外。当须解外[5]则愈，宜桂枝汤[6][7][8]。十五。（用前第十二方）[45]

【校注】

[1]《千金要方》卷第九《发汗汤第五》"发汗"作"发其汗"。

[2]《金匮玉函经》、《千金要方》卷第九《发汗汤第五》、《千金翼方》卷第九《伤寒上·太阳病用桂枝汤法第一》无"复"。

[3]《金匮玉函经》、《千金翼方》卷第九《伤寒上·太阳病用桂枝汤法第一》"脉浮者"作"其脉浮"，《千金要方》卷第九《发汗汤第五》作"其脉浮者"。

[4]《金匮玉函经》、成本、桂林本《辨太阳病脉证并治中》"故"下有"知"。

[5]《金匮玉函经》、《千金翼方》卷第九《伤寒上·太阳病用桂枝汤法第一》"当须解外"作"当解其外"，《千金要方》卷第九《发汗汤第五》作"当须解其表"。

[6]成本"宜桂枝汤"作"宜桂枝汤主之"。

[7]《太平圣惠方》卷第八《辩太阳病形证》此条作"太阳病，下之不愈，其脉浮者，为在外，汗之则愈，宜桂枝汤"。

[8]康平本自"太阳病，先发汗，不解"至"宜桂枝汤"低两格书写。

太阳病，脉浮紧，无汗，发热[1]，身[2]疼痛，八九日不解，表证[3]仍在，此当发其汗。服药已[4]微除[5]，其人发烦，目瞑，剧者[6]必衄，衄乃解[7]。所以然者，阳气重故也。麻黄汤主之[8][9][10]。十六。（用前第五方）[46]

【校注】

[1]《金匮玉函经》、《千金翼方》卷第九《伤寒上·太阳病用麻黄汤法第二》"无汗，发热"作"无汗而发热"。

[2]《金匮玉函经》、《千金翼方》卷第九《伤寒上·太阳病用麻黄汤法第二》"身"作"其身"。

[3]《金匮玉函经》"表证"作"其表候"，《千金翼方》卷第九《伤寒上·太阳病用麻黄汤法第二》作"其表证"。

[4]《千金翼方》卷第九《伤寒上·太阳病用麻黄汤法第二》无"已"。

[5]康平本"除"下有"也"，作"此当发其汗，服药已微除也"，为小字夹注，句首有加圆圈的"注"。

[6]《千金翼方》卷第九《伤寒上·太阳病用麻黄汤法第二》"剧者"作"增剧者"。

[7]康平本"衄乃解"作"衄乃愈"，为旁注。

[8]《千金翼方》卷第九《伤寒上·太阳病用麻黄汤法第二》"麻黄汤主之"作"宜麻黄汤"。

[9]康平本自"其人发烦"至"麻黄汤主之"为大字，句首出一加方框的"经"字。

[10]《太平圣惠方》卷第八《辩太阳病形证》此条作"太阳病，脉浮紧，无汗，发热，身痛，心烦，目瞑，剧者必衄，衄者欲解也。宜麻黄汤"。

太阳病，脉浮紧，发热，身[1]无汗，自[2]衄者，愈[3]。[47]

【校注】

[1]《金匮玉函经》"身"作"其身"。

[2] 自：若；如果。

[3]康平本自"太阳病，脉浮紧"至"自衄者，愈"低一格书写。

二阳并病，太阳初得病时，发其汗，汗先出，不彻，因转属阳明，续自微汗出，不恶寒。若[1]太阳病证不罢者[2]，不可[3]下，下之为逆[4]，如此[5]，可[6]小发汗[7]。设面色缘缘[8]正赤者，阳气怫郁在表[9]，当解之熏之[10]。若发汗不彻，不足言[11]，阳气怫郁[12]不得越[13]，当汗[14]不汗，其人躁烦[15]，不知痛处，乍在腹中，乍在四肢，按之不可得 [16]，其人短气 [17]，但坐以 [18] 汗出不彻故也 [19]。更发汗 [20] 则 [21] 愈 [22]。何以知汗出不彻？以脉涩，故知 [23] 也 [24]。[48]

【校注】

[1] 康平本无"若"。

[2]《金匮玉函经》、《千金翼方》卷第十《伤寒下·伤寒宜忌第四·忌下第五》无"者"。

[3]《千金翼方》卷第十《伤寒下·伤寒宜忌第四·忌下第五》"不可"作"忌"。

[4] 康平本"太阳病证不罢者，不可下，下之为逆"作"太阳病证不罢者，不可下之，为逆"，为小字夹注，句首有加圆圈的"注"。按，康平本"下之"之"之"盖重文符之误录。"不可下之，为逆"疑当作"不可下，下为逆"。

[5]《金匮玉函经》"如此"作"如此者"。

[6] 康平本"可"作"可以"。

[7]《金匮玉函经》、桂林本《辨太阳病脉证并治中》"发汗"作"发其汗"。

[8] 缘缘：缘，疑当读若"篆"。《周礼·春官·巾车》："服车五乘：孤乘夏篆，卿乘夏缦，大夫乘墨车，士乘栈车，庶人乘役车。"郑玄注："故书夏篆为夏缘"，引郑司农云："夏，赤也。缘，缘色。""缘色"即"篆之色"。古代印章称篆，所盖之印色赤，故以"篆篆"形容"赤色"。

[9]《金匮玉函经》"在表"作"不得越"。桂林本《辨太阳病脉证并治中》"表"下有"也"。

[10] 康平本自"如此，可小发汗"至"阳气怫郁"为大字，句首出一加方框的"经"字。"在表，当解之熏之"为旁注。

[11] 康平本无"言"。桂林本《辨太阳病脉证并治中》"不足言"上重"彻"。

[12] 康平本"若发汗不彻，不足，阳气怫郁"为小字夹注，句首有加圆圈的"注"。

[13] 康平本"不得越"为大字，句首出一加方框的"经"字。《金匮玉函经》无"若发汗不彻，不足言，阳气怫郁不得越"十五字。

[14]《金匮玉函经》"当汗"下有"而"。桂林本《辨太阳病脉证并治中》"当汗"下有"之"。

[15] 桂林本《辨太阳病脉证并治中》"其人躁烦"上有"则"。

[16] 康平本自"当汗不汗"至"按之不可得"为小字夹注，作"当汗不汗，其人躁烦○不知痛处，乍在腹中，乍○四肢，按之不可得"，句首有加圆圈的"注"。桂林本《辨太阳病脉证并治中》"按之不可得"下有"更发汗则愈"。

[17] 桂林本《辨太阳病脉证并治中》"其人短气"上有"若"。

[18] 坐以：同义复用。因为。桂林本《辨太阳病脉证并治中》"但坐"下有"者"。此乃不名"坐以"古义而误读误改之也。

[19] 康平本"以汗出不彻故也"为旁注。

[20]《金匮玉函经》"汗"上有"其"。

[21]《金匮玉函经》"则"作"即"。

[22] 桂林本《辨太阳病脉证并治中》"更发汗则愈"句在上"按之不可得"句下。康平本自"其人短气"至"更发汗则愈"为大字，句首出一加方框的"经"字。

[23] 桂林本《辨太阳病脉证并治中》"知"下有"之"。

[24] 康平本"何以知汗出不彻？以脉濇，故知也"为小字夹注，句首有加圆圈的"注"，小字注文下有"若"字，"若"下注"阙文"，"若"上出一加方框的"经"字。

脉浮数[1]者[2]，法当汗出而愈[3]。若[4]下之[5]，身[6]重[7]、心悸者，不可发汗[8]，当[9]自汗出乃[10]解[11]。所以然者，尺中脉微，此里虚[12]，须表[13]里实，津液自和，便[14]自汗出愈[15]。[49]

【校注】

[1] 桂林本《辨太阳病脉证并治中》"浮数"作"浮紧"。

[2]《金匮玉函经》、《千金翼方》卷第十《伤寒下·发汗吐下后病状第五》无"者"。

[3] 康平本、桂林本《辨太阳病脉证并治中》"愈"作"解"。

[4]《千金翼方》卷第十《伤寒下·发汗吐下后病状第五》"若"作"而"。

[5] 桂林本《辨太阳病脉证并治中》无"下之"，"若"字连下读。

[6]《金匮玉函经》"身"作"身体"。

[7]《千金翼方》卷第十《伤寒下·发汗吐下后病状第五》"身重"作"则身

体重"。

[8]《千金翼方》卷第十《伤寒下·发汗吐下后病状第五》"发汗"作"发其汗"。

[9] 桂林本《辨太阳病脉证并治中》"当"作"须"。

[10]《金匮玉函经》、《千金翼方》卷第十《伤寒下·发汗吐下后病状第五》"乃"作"而"。

[11] 桂林本《辨太阳病脉证并治中》"解"作"愈"。

[12] 桂林本《辨太阳病脉证并治中》"虚"下有"也"。

[13] 桂林本《辨太阳病脉证并治中》无"表"。

[14]《金匮玉函经》"便"作"即"。《千金翼方》卷第十《伤寒下·发汗吐下后病状第五》无"便"。

[15] 康平本自"脉浮数者"至"便自汗出愈"低一格书写。

脉浮紧者 [1]，法当身 [2] 疼痛 [3]，宜以汗解之 [4]。假令尺中迟 [5] 者，不可发汗 [6]。何以知然 [7]？以荣气不足 [8]，血少 [9] 故也 [10][11]。[50]

【校注】

[1]《金匮玉函经》"脉浮紧者"作"脉浮而紧"。

[2]《千金翼方》卷第十《伤寒下·伤寒宜忌第四·忌发汗第一》"身"作"身体"。

[3]《金匮玉函经》"身疼痛"作"身疼头痛"。

[4]《千金翼方》卷第十《伤寒下·伤寒宜忌第四·忌发汗第一》"宜以汗解之"作"当以汗解"。

[5]《金匮玉函经》、《千金翼方》卷第十《伤寒下·伤寒宜忌第四·忌发汗第一》"迟"上有"脉"。

[6]《金匮玉函经》"不可发汗"作"不可发其汗"，《千金翼方》卷第十《伤寒下·伤寒宜忌第四·忌发汗第一》作"忌发其汗"。

[7]《金匮玉函经》"何以知然"作"何以故"，成本作"何以知之然"。

[8]《金匮玉函经》"以荣气不足"作"此为营气不足"，《千金翼方》卷第十《伤寒下·伤寒宜忌第四·忌发汗第一》作"此为荣气不足"。

[9]《金匮玉函经》、《千金翼方》卷第十《伤寒下·伤寒宜忌第四·忌发汗

第一》"血少"作"血气微少"，桂林本《辨太阳病脉证并治中》作"血弱"。

[10]《太平圣惠方》卷第八《辨不可发汗形证》自"假令尺中迟者"至"血少故也"作"凡脉尺中迟，不可发汗。荣卫不足，血少故也"。

[11] 康平本自"脉浮紧者"至"血少故也"低一格书写。

脉浮者 [1]，病在表 [2]，可发汗 [3]，宜麻黄汤 [4][5][6]。十七。（用前第五方。法用桂枝汤）[51]

【校注】

[1]《千金翼方》卷第十《伤寒下·伤寒宜忌第四·宜发汗第二》"脉浮者"上有"凡"。

[2]《千金翼方》卷第十《伤寒下·伤寒宜忌第四·宜发汗第二》"表"作"外"。

[3]《千金翼方》卷第十《伤寒下·伤寒宜忌第四·宜发汗第二》"可发汗"作"宜发其汗"。

[4]《金匮玉函经》"宜麻黄汤"下有"一云桂枝汤"校语。

[5]《千金要方》卷第九《发汗汤第五》此条作"夫脉浮者，病在外，可发汗，宜桂枝汤"。

[6] 康平本自"脉浮者"至"宜麻黄汤"低两格书写。

脉浮而数 [1] 者 [2]，可发汗 [3]，宜麻黄汤 [4][5]。十八。（用前第五方）[52]

【校注】

[1] 桂林本《辨太阳病脉证并治中》"数"作"紧"。

[2]《千金翼方》卷第十《伤寒下·伤寒宜忌第四·宜发汗第二》"脉浮而数者"上有"太阳病"。

[3]《千金翼方》卷第九《伤寒上·太阳病用麻黄汤法第二》"可发汗"作"可发其汗"，卷第十《伤寒下·伤寒宜忌第四·宜发汗第二》作"宜发其汗"。

[4]《太平圣惠方》卷第八《辨太阳病形证》此条作"太阳病，脉浮而数者，可发其汗，宜麻黄汤"。

[5] 康平本自"脉浮而数者"至"宜麻黄汤"低两格书写。

病常自汗出者[1]，此为荣[2]气和，荣气和者，外不谐[3]，以卫气不共荣气谐和[4]故尔[5]。以[6]荣[7]行脉中[8]，卫行脉外[9]。复发其汗，荣[10]卫和则愈。宜桂枝汤[11][12][13]。十九。（用前第十二方）[53]

【校注】

[1]《千金翼方》卷第九《伤寒上·太阳病用桂枝汤法第一》无"者"。

[2]《金匮玉函经》"荣"作"营"。

[3]《千金要方》卷第九《发汗汤第五》"荣气和者，外不谐"作"荣气和而外不解"。

[4]成本"谐和"作"和谐"。

[5]《金匮玉函经》、《千金翼方》卷第九《伤寒上·太阳病用桂枝汤法第一》"此为荣气和，荣气和者，外不谐，以卫气不共荣气谐和故尔"作"此为营（《千金翼方》仍作"荣"）气和，卫气不和故也"。《千金要方》卷第九《发汗汤第五》"以卫气不共荣气谐和故尔"作"此为卫气不和也"。

[6]《金匮玉函经》、《千金翼方》卷第九《伤寒上·太阳病用桂枝汤法第一》、《千金要方》卷第九《发汗汤第五》无"以"。

[7]《金匮玉函经》"荣"作"营"。

[8]《金匮玉函经》"营行脉中"下有"为阴主内"四字。桂林本"荣行脉中"上有"所以然者"。

[9]《金匮玉函经》"卫行脉外"下有"为阳主外"四字。

[10]《金匮玉函经》、《千金翼方》卷第九《伤寒上·太阳病用桂枝汤法第一》、《千金要方》卷第九《发汗汤第五》无"荣"。

[11]桂林本《辨太阳病脉证并治中》此条作"病人常自汗出者，此为荣气和，卫气不谐也。所以然者，荣行脉中，卫行脉外，卫气不共荣气和谐故也。复发其汗则愈。宜桂枝汤"。

[12]《太平圣惠方》卷第八《辨太阳病形证》此条作"太阳病，自汗出，此为荣气和，卫气不和。荣行脉中，卫行脉外。复发其汗，表和即愈。宜桂枝汤"。

[13]康平本自"病常自汗出者"至"宜桂枝汤"低一格书写。

病人藏无他病，时发热自汗出而不愈者[1]，此卫气不和也[2]，先其时发

汗则 [3] 愈，宜桂枝汤 [4][5][6]。二十。（用前第十二方）[54]

【校注】

[1]《金匮玉函经》、《千金翼方》卷第九《伤寒上·太阳病用桂枝汤法第一》无"者"。

[2]《千金要方》卷第九《发汗汤第五》"也"上有"故"。

[3]《金匮玉函经》"则"作"即"。《千金翼方》卷第九《伤寒上·太阳病用桂枝汤法第一》无"则"。

[4] 成本"宜桂枝汤"作"宜桂枝汤主之"。

[5]《太平圣惠方》卷第八《辩太阳病形证》此条作"太阳病，时自发热，汗出不愈者，此卫气不和也，当更发汗即愈，宜桂枝汤"。

[6] 康平本自"病人臟无他病"至"宜桂枝汤"低两格书写。

伤寒，脉浮紧，不发汗 [1]，因致 [2] 衄者 [3]，麻黄汤主之 [4]。二十一。（用前第五方）[55]

【校注】

[1]《千金翼方》卷第九《伤寒上·太阳病用麻黄汤法第二》"不发汗"作"不发其汗"。

[2] 康平本"致"作"到"，疑误。

[3]《千金翼方》卷第九《伤寒上·太阳病用麻黄汤法第二》无"者"。

[4]《金匮玉函经》、《千金翼方》卷第九《伤寒上·太阳病用麻黄汤法第二》"麻黄汤主之"作"宜麻黄汤"。

伤寒，不大便六七日，头痛有热者 [1]，与承气汤 [2]。其小便清 [3] 者 [4]（一云大便青），知 [5] 不在里，仍 [6] 在表也，当须发汗 [7]。若 [8] 头痛者，必衄 [9]。宜桂枝汤 [10]。二十二。（用前第十二方）[56]

【校注】

[1]《金匮玉函经》、《千金翼方》卷第九《伤寒上·太阳病用桂枝汤法第一》无"者"。

[2]《金匮玉函经》"与承气汤"作"未可与承气汤"。

[3]《金匮玉函经》"清"上有"反"。

[4]《金匮玉函经》无"者"。《金匮玉函经》"其小便清者"作"其小便反清",《千金翼方》卷第九《伤寒上·太阳病用桂枝汤法第一》作"其大便反青"。

[5]《金匮玉函经》、《千金翼方》卷第九《伤寒上·太阳病用桂枝汤法第一》"知"作"此为"。

[6]《金匮玉函经》"仍"作"而"。《千金翼方》卷第九《伤寒上·太阳病用桂枝汤法第一》"仍"作"故"。故,仍也。

[7]《金匮玉函经》、《千金翼方》卷第九《伤寒上·太阳病用桂枝汤法第一》"当须发汗"作"当发其汗"。

[8]《金匮玉函经》、《千金翼方》卷第九《伤寒上·太阳病用桂枝汤法第一》无"若"。

[9] 桂林本《辨太阳病脉证并治中》无"头痛者,必衄"。

[10] 康平本自"伤寒,不大便六七日"至"宜桂枝汤"低两格书写。

伤寒,发汗[1],已[2]解,半日许复烦[3],脉浮数者[4],可更发汗[5],宜桂枝汤[6][7][8]。二十三。（用前第十二方）[57]

【校注】

[1]《千金要方》卷第九《发汗吐下后第九》无"发汗"。

[2] 成本无"已"。

[3]《千金要方》卷第九《发汗吐下后第九》"烦"作"心烦热"。

[4]《金匮玉函经》、《千金翼方》卷第九《伤寒上·太阳病用桂枝汤法第一》"脉浮数者"作"其脉浮数",《千金要方》卷第九《发汗吐下后第九》作"其脉浮数者"。桂林本《辨太阳病脉证并治中》"数"作"紧"。

[5]《金匮玉函经》"可更发汗"作"可与复发汗"。与,以也。《千金翼方》卷第九《伤寒上·太阳病用桂枝汤法第一》作"可复发其汗"。

[6] 成本"宜桂枝汤"作"宜桂枝汤主之"。

[7]《太平圣惠方》卷第八《辨太阳病形证》此条作"太阳病,发汗已解,半日后复烦躁,其脉浮数者,可复发其汗,宜桂枝汤"。

[8] 康平本自"伤寒，发汗，已解"至"宜桂枝汤"低一格书写。

凡病，若发汗、若吐、若下，若亡血 [1]、亡 [2] 津液 [3]，阴阳自和 [4] 者 [5]，必自愈 [6]。[58]

【校注】

[1] 康平本、成本无"亡血"，"若"字属下读。

[2]《金匮玉函经》《千金翼方》卷第十《伤寒下·发汗吐下后病状第五》"亡"作"无"。

[3] 康平本"亡津液"下有"如此者"三字。

[4]《金匮玉函经》《千金翼方》卷第十《伤寒下·发汗吐下后病状第五》"阴阳自和"上有"而"。

[5] 康平本"者"作"则"，属下读。

[6] 康平本自"凡病，若发汗"至"必自愈"低一格书写。

大下之 [1] 后，复 [2] 发汗 [3]，小便不利者 [4]，亡津液故也 [5]，勿治之 [6]，得小便利 [7]，必自愈 [8]。[59]

【校注】

[1]《金匮玉函经》《千金翼方》卷第十《伤寒下·发汗吐下后病状第五》无"之"。

[2]《金匮玉函经》《千金翼方》卷第十《伤寒下·发汗吐下后病状第五》无"复"。

[3] 桂林本《辨太阳病脉证并治中》"发汗"作"下之"。

[4]《金匮玉函经》《千金翼方》卷第十《伤寒下·发汗吐下后病状第五》"小便不利者"作"其人小便不利"。

[5] 康平本"亡津液故也"作"亡津"，旁注于"复发汗"右侧。《金匮玉函经》《千金翼方》卷第十《伤寒下·发汗吐下后病状第五》"亡津液故也"作"此亡津液"。

[6]《千金翼方》卷第十《伤寒下·发汗吐下后病状第五》无"之"。

[7]《千金翼方》卷第十《伤寒下·发汗吐下后病状第五》"得小便利"作

"其小便利"。

[8] 桂林本《辨太阳病脉证并治中》"得小便利，必自愈"作"久久小便必自利"。

下 [1] 之后，复发汗 [2]，必振 [3] 寒 [4]，脉微细 [5]。所以然者，以 [6] 内外俱虚故也 [7]。[60]

【校注】

[1] 桂林本《辨太阳病脉证并治中》"下"作"大下"。

[2]《金匮玉函经》《千金翼方》卷第十《伤寒下·发汗吐下后病状第五》"复发汗"作"发其汗"。

[3] 振：读若"震"。畏惧。

[4] 桂林本《辨太阳病脉证并治中》"必振寒"上有"其人"。

[5]《千金翼方》卷第十《伤寒下·发汗吐下后病状第五》"脉微细"作"又其脉微细"。

[6]《金匮玉函经》《千金翼方》卷第十《伤寒下·发汗吐下后病状第五》、桂林本《辨太阳病脉证并治中》无"以"。

[7] 康平本"所以然者，以内外俱虚故也"为小字夹注，句首有加圆圈的"注"。

下之后 [1]，复 [2] 发汗 [3]，昼日烦躁 [4] 不得眠 [5]，夜而安静，不呕，不渴，无 [6] 表证 [7]，脉沈微 [8]，身无大热者 [9]，干姜附子汤主之 [10]。方二十四。[61]

【校注】

[1]《千金翼方》卷第十《伤寒下·发汗吐下后病状第五》"下之后"作"下以后"。

[2] 康平本无"复"。

[3] 康治本"下之后，复发汗"作"发汗若下之后"。《金匮玉函经》"复发汗"作"复发其汗"，《千金翼方》卷第十《伤寒下·发汗吐下后病状第五》作"复发其汗者"。

[4] 康平本"躁"作"燥"。

[5]《千金翼方》卷第十《伤寒下·发汗吐下后病状第五》"昼日烦躁不得眠"作"则昼日烦躁不眠"。

[6]《金匮玉函经》、《千金翼方》卷第十《伤寒下·发汗吐下后病状第五》"无"上有"而"。

[7]康治本无"无表证"三字。

[8]《千金翼方》卷第十《伤寒下·发汗吐下后病状第五》"脉沈微"作"其脉沈微",桂林本《辨太阳病脉证并治中》作"脉沈而微"。

[9]《千金翼方》卷第十《伤寒下·发汗吐下后病状第五》无"者"。

[10]《千金翼方》卷第十《伤寒下·发汗吐下后病状第五》"干姜附子汤主之"作"属附子干姜汤",下有一"方"字。

干姜一两[1]　　　附子一枚,生用[2],去皮,切[3]八片[4][5]
右二味,以水三升,煮取一升[6],去滓[7],顿服[8][9][10]。

【校注】

[1]康治本"一两"作"一两半"。

[2]桂林本《辨太阳病脉证并治中》"生用"作"炮"。

[3]康治本"切"作"破"。

[4]《金匮玉函经》"干姜附子汤"方作"干姜一两,附子一枚"。

[5]《千金翼方》卷第十《伤寒下·发汗吐下后病状第五》"干姜附子汤"作"附子干姜汤",方作"附子壹枚,生,去皮,破捌片;干姜壹两"。

[6]康治本"一升"作"一升二合"。

[7]康治本无"去滓"。

[8]康治本"顿服"作"分温服,再服"。《金匮玉函经》"顿服"下有"之"。

[9]康平本本方在宋本81条后,方药及煎服法前有"干姜附子汤方"六字。

[10]《千金翼方》卷第十《伤寒下·发汗吐下后病状第五》"附子干姜汤"煎服法作"右贰味,以水叁升,煮取壹升,去滓,顿服,即安"。

发汗后,身[1]疼痛,脉沈迟者[2],桂枝加芍药生姜各一两人参三两新加汤主之[3][4]。方二十五。[62]

【校注】

[1]《金匮玉函经》、《千金翼方》卷第十《伤寒下·发汗吐下后病状第五》"身"作"身体"。

[2]《金匮玉函经》、《千金翼方》卷第十《伤寒下·发汗吐下后病状第五》"脉沈迟者"作"其脉沉迟"。

[3]《金匮玉函经》、《千金翼方》卷第十《伤寒下·发汗吐下后病状第五》作"桂枝加芍药生姜人参汤主之",下有一阴文"方"字。桂林本《辨太阳病脉证并治中》"桂枝加芍药生姜各一两人参三两新加汤"作"桂枝去芍药加人参生姜汤"。

[4]康平本自"发汗后,身疼痛"至"新加汤主之"低一格书写。

桂枝三两,去皮　　　　芍药四两　　　　　甘草二两,炙

人参三两　　　　　　大枣十二枚,擘　　　生姜四两[1][2]

右六味[3],以水一斗二升[4],煮取三升,去滓,温服一升[5]。本云[6]桂枝汤,今[7]加芍药、生姜、人参[8][9][10][11][12]。

【校注】

[1]《金匮玉函经》"桂枝加芍药生姜人参汤"方作"桂枝三两;芍药、生姜各四两;甘草二两,炙;人参三两;大枣十二枚"。

[2]《千金翼方》卷第十《伤寒下·发汗吐下后病状第五》"桂枝加芍药生姜人参汤"方作"桂枝叁两;芍药四两、生姜四两,切;甘草贰两,炙;大枣拾贰枚,擘;人参叁两"。

[3]《金匮玉函经》"右六味"下有"哎咀四味"。桂林本《辨太阳病脉证并治中》"六味"作"五味"。

[4]《金匮玉函经》"一斗二升"作"一斗一升"。

[5]桂林本《辨太阳病脉证并治中》"温服一升"下有"日三服"。

[6]《金匮玉函经》"本云"作"本方"。

[7]《千金翼方》卷第十《伤寒下·发汗吐下后病状第五》"今"误作"令"。

[8]桂林本《辨太阳病脉证并治中》无"本云桂枝汤今加芍药、生姜、人参"。

[9]康平本"桂枝加芍药生姜各一两人参三两新加汤主之"下未出方药及煎服法。

[10]《太平圣惠方》卷第八《伤寒三阴三阳应用汤散诸方》有方名"桂心芍药汤"者，方药及煎服法与此方相关："桂枝一两；赤芍药一两；人参一两，去芦头；甘草半两，炙微赤，剉。右件药，捣筛为散，每服四钱，以水一中盏，入生姜半分，枣三枚，煎至五分，去滓，不计时候，热服。"

[11]《千金翼方》卷第十《伤寒下·发汗吐下后病状第五》"桂枝加芍药生姜人参汤"煎服法作"右陆味，以水壹斗贰升，煮取叁升，去滓，温服壹升"。

[12] 成本"桂枝加芍药生姜人参汤"方及煎服法作"于第二卷桂枝汤方内更加芍药、生姜各一两，人参三两。馀依桂枝汤法服"。

发汗后[1]，不可更行桂枝汤[2]。汗出而喘，无大热者[3]，可与麻黄杏仁甘草石膏汤[4][5][6]。方二十六。[63]

【校注】

[1] 桂林本《辨太阳病脉证并治中》"发汗"下有"若下"。《千金翼方》卷第十《伤寒下·发汗吐下后病状第五》"后"作"以后"。

[2] 康治本无"不可更行桂枝汤"七字。康平本"不可更行桂枝汤"上有"喘家"二字。《千金翼方》卷第十《伤寒下·发汗吐下后病状第五》无"更"。康平本"桂枝"作"桂支"。

[3]《千金翼方》卷第十《伤寒下·发汗吐下后病状第五》无"者"。

[4]《金匮玉函经》"杏仁"作"杏子"。康平本"甘草"作"甘艸"。

[5]《千金翼方》卷第十《伤寒下·发汗吐下后病状第五》"可与麻黄杏仁甘草石膏汤"作"与麻黄杏子石膏甘草汤"，康治本作"麻黄甘草杏仁石膏汤主之"，成本作"麻黄杏仁甘草石膏汤主之"。

[6] 康平本自"发汗后，不可更行桂枝汤"至"可与麻黄杏仁甘草石膏汤"低一格书写。

麻黄四两，去节　　　　杏仁[1]五十个，去皮尖[2]　　　甘草[3]二两[4]，炙
石膏半斤，碎，绵裹[5][6]

右四味，以水七升[7]，煮[8]麻黄，减二升，去上沫，内诸药，煮取二升，去滓，温服一升[9]。本云黄耳杯[10][11][12]。

【校注】

[1] 成本"杏仁"作"杏人"。

[2] 康治本无"杏仁五十个，去皮尖"，盖脱去。

[3] 康平本"甘草"作"甘艸"。

[4]《金匮玉函经》"二两"作"一两"。

[5]《金匮玉函经》"麻黄杏仁甘草石膏汤"方作"麻黄四两；杏仁五十枚；石膏半觔，碎，绵裹；甘草一两，炙"。

[6]《千金翼方》卷第十《伤寒下·发汗吐下后病状第五》"麻黄杏子石膏甘草汤"方作"麻黄肆两，去节；杏仁伍拾枚，去皮尖；石膏半斤，碎；甘草贰两，炙"。

[7] 康治本"七升"作"九升"。

[8] 康治本、《金匮玉函经》、成本"煮"上有"先"字。

[9] 桂林本《辨太阳病脉证并治中》"温服一升"下有"日再服"。

[10] 康治本、康平本、《金匮玉函经》、桂林本《辨太阳病脉证并治中》无"本云黄耳杯"五字。

[11]《千金翼方》卷第十《伤寒下·发汗吐下后病状第五》"麻黄杏子石膏甘草汤"煎服法作"右肆味，以水柒升，先煮麻黄一二沸，去上沫，内诸药，煮取叁升，去滓，温服壹升。本云黄耳杯"。

[12]《千金要方》卷第九《发汗吐下后第九》"麻黄杏子石膏甘草汤"名"麻黄杏人石膏甘草汤"，主治、方药及煎服法作"治伤寒发汗，[汗]出而喘，无大热。麻黄四两，杏仁五十枚，石膏半斤，甘草二两。右四味，叹咀，以水七升，先煮麻黄，令减二升，内诸药，煎取三升，分三服"。

发汗过多[1]，其人叉手自冒心，心下悸[2]欲得按者[3]，桂枝甘草汤主之[4][5][6]。方二十七。[64]

【校注】

[1]《千金翼方》卷第十《伤寒下·发汗吐下后病状第五》"过多"下有"以后"。

[2]《千金翼方》卷第十《伤寒下·发汗吐下后病状第五》"悸"下有"而"。

[3]《千金翼方》卷第十《伤寒下·发汗吐下后病状第五》"者"作"之"。

[4] 康平本"桂枝"作"圭支","甘草"作"甘艹"。

[5]《千金翼方》卷第十《伤寒下·发汗吐下后病状第五》"主之"下有一阴文"方"字。

[6] 康平本自"发汗过多"至"桂枝甘草汤主之"低两格书写。

桂枝四两，去皮　　　　　甘草[1]二两，炙

右二味，以水三升，煮取一升，去滓，顿服[2]。

【校注】

[1] 康平本"甘草"作"甘艹"。

[2]《千金翼方》卷第十《伤寒下·发汗吐下后病状第五》"桂枝甘草汤"方及煎服法作"桂枝四两，甘草贰两，炙。右贰味，以水叁升，煮取壹升，去滓，顿服，即愈"。

发汗后，其人脐下悸者[1]，欲作奔豚[2]，茯苓桂枝甘草[3]大枣汤主之[4][5]。方二十八。[65]

【校注】

[1] 康治本"其人脐下悸者"作"脐下悸"，《千金翼方》卷第十《伤寒下·发汗吐下后病状第五》作"其人齐下悸"。

[2] 康治本"欲作奔豚"作"欲作奔豚者"，桂林本《辨太阳病脉证并治中》作"欲作奔豚也"。

[3] 康平本"桂枝"作"圭支","甘草"作"甘艹"。

[4]《千金翼方》卷第十《伤寒下·发汗吐下后病状第五》"主之"下有一阴文"方"字。

[5] 康平本自"发汗后，其人脐下悸者"至"茯苓桂枝甘草大枣汤主之"低两格书写。

茯苓半斤　　　　桂枝[1]四两[2]，去皮　　　　甘草[3]二两，炙

大枣十五枚，擘[4][5][6]

右四味，以甘烂水一斗，先煮茯苓，减二升，内诸药，煮取三升，去滓，

温服一升，日三服^[7]。

作甘爛水法：取水二斗，置大盆内，以杓扬之，水上有珠子五六千颗相逐，取用之^{[8][9][10][11]}。

【校注】

[1] 康平本"桂枝"作"圭支"。

[2] 康治本"四两"作"三两"。

[3] 康平本"甘草"作"甘艸"。

[4]《金匮玉函经》"茯苓桂枝甘草大枣汤"方作"茯苓半觔；桂枝四两；甘草二两，炙；大枣十五枚"。

[5]《千金翼方》卷第十《伤寒下·发汗吐下后病状第五》"茯苓桂枝甘草大枣汤"方作"茯苓半斤；桂枝肆两；甘草壹两，炙；大枣拾伍枚，擘"。

[6] 成本"茯苓桂枝甘草大枣汤"方作"茯苓半斤；甘草二两，炙；大枣十五枚，擘；桂枝四两，去皮"。

[7] 康治本无"日三服"。《金匮玉函经》无"服"。

[8] 康治本无"作甘澜水法"以下三十一字。

[9]《金匮玉函经》无自"作甘爛水法"至"取用之"一节。

[10]《千金翼方》卷第十《伤寒下·发汗吐下后病状第五》"茯苓桂枝甘草大枣汤"煎服法作"右肆味，以水壹斗，先煮茯苓，减贰升，内诸药，煮取叁升，去滓，温服壹升。日三服"。无"作甘澜水法"一节。

[11] 康平本自"作甘澜水法"至"取用之"低两格书写。

发汗后，腹胀满者^[1]，厚朴生姜半夏甘草^[2]人参汤主之^{[3][4][5]}。方二十九。[66]

【校注】

[1]《金匮玉函经》、《千金翼方》卷第十《伤寒下·发汗吐下后病状第五》无"者"。

[2] 康平本"甘草"作"甘艸"。

[3]《金匮玉函经》、成本作"厚朴生姜甘草半夏人参汤主之"。《千金翼方》卷第十《伤寒下·发汗吐下后病状第五》"主之"下有一阴文"方"字。

[4]《太平圣惠方》卷第八《辩太阳病形证》此条作"太阳病，发汗后，腹胀满者，宜厚朴汤"。

[5] 康平本自"发汗后，腹胀满者"至"厚朴生姜半夏甘草人参汤主之"低一格书写。

厚朴半斤，炙，去皮[1]　　　生姜半斤，切　　　半夏半升[2]，洗

甘草[3] 二两[4]　　　　人参一两[5][6]

右五味[7]，以水一斗，煮取三升，去滓，温服一升，日三服[8][9][10]。

【校注】

[1] 康平本无"炙"。成本"炙，去皮"作"去皮，炙"。

[2] 成本"半升"作"半斤"，疑误。

[3] 康平本"甘草"作"甘艸"。

[4] 成本"甘草二两"下有"炙"，位置在"人参一两"后

[5]《金匮玉函经》"厚朴生姜半夏甘草人参汤"方作"厚朴、生姜、半夏各半觔，甘草二两，人参一两"。

[6]《千金翼方》卷第十《伤寒下·发汗吐下后病状第五》"厚朴生姜半夏甘草人参汤"方作"厚朴半斤；生姜半斤，切；半夏半升，洗；甘草贰两，炙；人参壹两"。

[7]《金匮玉函经》"右五味"下有"㕮咀"。

[8]《太平圣惠方》卷第八《伤寒三阴三阳应用汤散诸方》"厚朴生姜半夏甘草人参汤"作"厚朴汤"，方药及煎服法作"厚朴二两，去粗皮，涂生姜汁，炙令香熟；半夏二两，汤洗七遍，去滑；人参一两，去芦头；甘草半两，炙微赤，剉。右件药，捣筛为散，每服四钱，以水一中盏，入姜半分，煎至五分，去滓，不计时候，温服"。

[9]《千金要方》卷第九《发汗吐下后第九》"厚朴生姜半夏甘草人参汤"方名"厚朴汤"，主治"发汗后，腹胀满"。方药及煎服法作"厚朴半两，人参一两，甘草二两，生姜八两，半夏一升。右五味，㕮咀，以水一斗，煮取三升，分三服"。

[10]《千金翼方》卷第十《伤寒下·发汗吐下后病状第五》"厚朴生姜半夏甘草人参汤"煎服法作"右伍味，以水壹斗，煮取叁升，去滓，温服壹升。日

叁服”。

伤寒，若吐，若下[1]后[2]，心下逆满，气上冲[3]胸，起则[4]头眩，脉[5]沈紧。发汗则[6]动经，身为振振摇[7]者[8]，茯苓桂枝白术甘草汤[9]主之[10]。方三十。[67]

【校注】

[1]《金匮玉函经》"若下"下有"若发汗"。

[2]康治本"伤寒，若吐，若下后"作"发汗若下之后"。《千金翼方》卷第十《伤寒下·发汗吐下后病状第五》"若吐，若下后"作"吐下发汗后"。

[3]《千金翼方》卷第十《伤寒下·发汗吐下后病状第五》"冲"作"撞"。

[4]《金匮玉函经》、《千金翼方》卷第十《伤寒下·发汗吐下后病状第五》"即"作"则"。

[5]《金匮玉函经》、《千金翼方》卷第十《伤寒下·发汗吐下后病状第五》"脉"作"其脉"。

[6]《千金翼方》卷第十《伤寒下·发汗吐下后病状第五》"则"作"即"。

[7]《千金翼方》卷第十《伤寒下·发汗吐下后病状第五》"振振摇"作"振摇"。康治本无"脉沈紧。发汗则动经，身为振振摇"十三字。

[8]《金匮玉函经》无"者"。

[9]康平本"桂枝"作"圭支"。康平本"甘草"作"甘艸"。康治本"茯苓桂枝白术甘草汤"作"茯苓桂枝甘草白术汤"。

[10]《千金翼方》卷第十《伤寒下·发汗吐下后病状第五》"主之"下有一"方"字。

茯苓四两　　　　桂枝三两，去皮　　　白术
甘草[1]各二两[2]。炙[3][4]
右四味，以水六升，煮取三升，去滓[5]，分温三服[6][7][8][9]。

【校注】

[1]康平本"甘草"作"甘艸"。

[2]《金匮玉函经》"白术"为"三两"。

[3]《金匮玉函经》"茯苓桂枝白术甘草汤"方作"茯苓四两，桂枝、白术各

三两，甘草二两"。

[4]《千金翼方》卷第十《伤寒下·发汗吐下后病状第五》作"茯苓四两；桂枝叁两；白术，甘草炙；各贰两"。

[5]《金匮玉函经》无"去滓"，盖省。

[6]康治本"分温三服"作"温服一升"。《金匮玉函经》"分温三服"下有"小便即利"。

[7]康平本方药及煎服法前有"茯苓圭支甘艸白术汤方"，方名、方药、煎服法均在70条"与调胃承气汤"后。

[8]《千金要方》卷第九《发汗吐下后第九》"茯苓桂枝白术甘草汤"名"茯苓汤"，主治"伤寒，发汗吐下后，心下逆满，气上冲胸，起即头眩，其脉沉紧，发汗则动经，身为振摇者"。方药及煎服法作"茯苓四两，白术、桂心各三两，甘草二两。右四味，㕮咀，以水六升，煮取三升，去滓，分三服"。

[9]《千金翼方》卷第十《伤寒下·发汗吐下后病状第五》"茯苓桂枝白术甘草汤"煎服法作"右肆味，以水陆升，煮取叁升，去滓，分温叁服"。

发汗[1]，病[2]不解，反[3]恶寒者，虚故也[4]，芍药甘草附子汤主之[5]。方三十一。[68]

【校注】

[1]《金匮玉函经》、《千金翼方》卷第十《伤寒下·发汗吐下后病状第五》"发汗"作"发其汗"。

[2]《金匮玉函经》、《千金翼方》卷第十《伤寒下·发汗吐下后病状第五》无"病"。

[3]《金匮玉函经》、《千金翼方》卷第十《伤寒下·发汗吐下后病状第五》"反"上有"而"。

[4]康平本"虚故也"为旁注。康治本"发汗，病不解，反恶寒者，虚故也"作"发汗若下之后，反恶寒者，虚也"。

[5]康平本"甘草"作"甘艸"。《千金翼方》卷第十《伤寒下·发汗吐下后病状第五》"主之"下有一阴文"方"字。

芍药　　　　　甘草[1]各三两[2]。炙　　　　附子一枚，炮，去皮，破八片[3][4]

右[5]三味[6]，以水五升[7]，煮取一升五合[8]，去滓，分温三服。疑非仲景方[9][10][11]。

【校注】

[1] 康平本"甘草"作"甘艸"。

[2]《金匮玉函经》"各三两"作"各一两"。

[3]《金匮玉函经》"芍药甘草附子汤"方作"芍药、甘草各一两，附子一枚，炮"。

[4]《千金翼方》卷第十《伤寒下·发汗吐下后病状第五》作"芍药、甘草炙，各叁两；附子壹枚，炮，去皮，破六片"。

[5] 成本"右"作"已上"。

[6]《金匮玉函经》"右三味"下有"哎咀"。

[7]《金匮玉函经》"五升"作"三升"

[8]《金匮玉函经》"一升五合"作"一升三合"。

[9] 康治本、康平本、《金匮玉函经》、桂林本《辨太阳病脉证并治中》无"疑非仲景方"。

[10] 康平本方药及煎服法前有"芍药甘艸附子汤"，方名、方药、煎服法均在70条后。

[11]《千金翼方》卷第十《伤寒下·发汗吐下后病状第五》"芍药甘草附子汤"煎服法作"右叁味，以水叁升，煮取壹升贰合，去滓，分温叁服"。

发汗，若下之[1]，病仍不解[2]，烦躁者[3]，茯苓四逆汤[4]主之[5]。方三十二。[69]

【校注】

[1] 康治本"之"下有"后"字。《金匮玉函经》无"之"。《千金翼方》卷第十《伤寒下·发汗吐下后病状第五》"若下之"作"吐下以后"。

[2]《千金翼方》卷第十《伤寒下·发汗吐下后病状第五》无"病仍"。康治本无"病仍不解"。

[3] 康平本"躁"作"燥"。《金匮玉函经》、《千金翼方》卷第十《伤寒下·发汗吐下后病状第五》无"者"。

[4] 康平本 "四逆汤" 作 "回逆汤"。

[5]《千金翼方》卷第十《伤寒下·发汗吐下后病状第五》"主之" 下有一阴文 "方" 字。

茯苓四两[1]　　　人参一两[2]　　　附子一枚，生用，去皮，破八片

甘草[3] 二两，炙　　　干姜一两半[4][5][6]

右五味[7]，以水五升，煮取三升[8]，去滓，温服七合，日二服[9][10][11][12]。

【校注】

[1] 成本 "四两" 作 "六两"。

[2] 康治本、桂林本《辨太阳病脉证并治中》"一两" 作 "二两"。

[3] 康平本 "甘草" 作 "甘艸"。

[4] 康平本 "一两半" 作 "一两"。

[5]《金匮玉函经》"茯苓四逆汤" 方作 "茯苓四两；甘草二两，炙；干姜一两半；附子一枚，生；人参一两"。

[6]《千金翼方》卷第十《伤寒下·发汗吐下后病状第五》"茯苓四逆汤" 方作 "茯苓四两；人参壹两；甘草贰两，炙；干姜壹两半；附子壹枚，生，去皮，破八片"。

[7]《金匮玉函经》"右五味" 下有 "㕮咀"。

[8]《金匮玉函经》"三升" 作 "一升二合"。

[9]《金匮玉函经》"温服七合，日二服" 作 "分温再服"。康平本、成本、桂林本《辨太阳病脉证并治中》"日二服" 作 "日三服"。

[10] 康治本自 "右五味" 至 "日二服" 作 "右五味，以水三升，煮取一升二合，去滓，分温再服"。

[11] 康平本方药及煎服法在宋本 70 条后，前有 "茯苓回逆汤方" 方名。

[12]《千金翼方》卷第十《伤寒下·发汗吐下后病状第五》"茯苓回逆汤方" 煎服法作 "右伍味，以水伍升，煮取贰升，去滓，温服柒合。日叁服"。

发汗后，恶寒者，虚故也。不恶寒[1]，但热者[2]，实也，当和胃气[3]，与调胃承气汤[4][5][6]。方三十三。（《玉函》云与小承气汤）[70]

【校注】

[1] 康治本无"发汗后，恶寒者，虚故也。不恶寒"十二字。

[2] 康治本"但热者"以下文字紧接68条"芍药甘草附子汤主之"下。

[3] 康治本无"当和胃气"。《千金翼方》卷第十《伤寒下·发汗吐下后病状第五》"当和胃气"作"当和其胃气"。

[4] 《千金翼方》卷第九《伤寒上·太阳病用承气汤法第五》、《千金翼方》卷第十《伤寒下·发汗吐下后病状第五》"与调胃承气汤"作"宜小承气汤"。《千金翼方》卷第十《伤寒下·发汗吐下后病状第五》下有夹注："方见承气汤门。一云调胃承气汤"。

[5] 《金匮玉函经》自"发汗后，恶寒者"至"与调胃承气汤"作"不恶寒，但热者，实也，当和胃气，宜小承气汤"，紧接68条"芍药甘草附子汤主之"后，合为一条。

[6] 康平本自67条"伤寒，若吐，若下后"至70条"与调胃承气汤"为一段，顶格大字书写。

芒消[1]半升　　　甘草[2]二两[3]，炙　　　大黄四两，去皮，清酒洗[4][5][6]

右三味[7]，以水三升，煮取一升，去滓，内芒消[8]，更煮两沸[9]，顿服[10][11]。

【校注】

[1] 康平本、《金匮玉函经》"芒消"作"芒硝"。

[2] 康平本"甘草"作"甘艸"。

[3] 康平本无"二两"。

[4] 《金匮玉函经》"去皮，清酒洗"作"清酒浸"

[5] 康治本"调胃承气汤"方作"大黄四两，酒洗；甘草二两，炙；芒消半升"。

[6] 《金匮玉函经》作"大黄四两，清酒浸；甘草二两，炙；芒硝半升"。

[7] 《金匮玉函经》"右三味"下有"㕮咀"。

[8] 康治本、康平本、《金匮玉函经》"芒消"作"芒硝"。

[9] 康平本"两沸"作"一两沸"。《金匮玉函经》"更煮两沸"作"更上火微煮令沸"。

[10]《金匮玉函经》"顿服"作"少少温服"。康平本"顿服"下有加圆圈的"注"："加减方非疑仲景方"，"非疑"盖"疑非"之倒。

[11] 康平本方药及煎服法前有"调胃承气汤方"。

太阳病，发汗后，大汗出 [1]，胃中干，烦躁 [2] 不得眠，欲得饮水者 [3]，少少与 [4] 饮 [5] 之，令胃气 [6] 和则愈 [7]。若脉浮，小便不利，微热，消渴者，五苓散 [8] 主之 [9][10]。方三十四。（即猪苓散是）[71]

【校注】

[1]《千金翼方》卷第十《伤寒下·伤寒宜忌第四·宜水第十五》、《脉经》7.15.1 "大汗出"上有"若"。

[2] 康平本、《千金翼方》卷第十《伤寒下·伤寒宜忌第四·宜水第十五》、《脉经》7.15.1 "烦躁"作"燥烦"。成本"躁"作"燥"。

[3]《金匮玉函经》、《千金翼方》卷第十《伤寒下·伤寒宜忌第四·宜水第十五》、《脉经》7.15.1 "欲得饮水者"作"其人欲饮水"。桂林本《辨太阳病脉证并治中》无"者"。

[4]《金匮玉函经》、《千金翼方》卷第十《伤寒下·伤寒宜忌第四·宜水第十五》、《脉经》7.15.1 "少少与"作"当稍"。

[5] 桂林本《辨太阳病脉证并治中》无"饮"。

[6]《金匮玉函经》、《脉经》7.15.1 "胃气"作"胃中"。

[7]《太平圣惠方》卷第八《辨可水形证》自"太阳病"至"则愈"作"太阳病差后，胃中干燥，不得眠睡，渴欲饮水，当稍稍饮之，即愈也"。

[8]《金匮玉函经》、成本"五苓散"上有"与"。

[9]《太平圣惠方》卷第八《辨太阳病形证》此条作"太阳病，发汗，大汗出，胃干，烦燥不得眠，其人欲饮水，当稍稍饮之，令胃气和即愈。脉浮，小便利，微热，渴者，宜五苓散"。

[10] 康平本自"太阳病，发汗后"至"五苓散主之"低一格书写。

猪苓十八铢，去皮　　　　泽泻一两六铢　　　　　白术十八铢
茯苓十八铢　　　　　　　桂枝 [1] 半两，去皮 [2][3]
右五味，擣为散 [4]，以白饮和服方寸匕 [5]，日三服。多饮煖 [6] 水，汗出

愈。如法将息 [7][8][9]。

【校注】

[1]《金匮玉函经》"桂枝"作"桂"。

[2]《金匮玉函经》"五苓散"方作"猪苓十八铢；泽泻一两六铢；茯苓十八铢；桂半两；白术十八铢"。

[3] 成本"五苓散"方作"猪苓十八铢，去皮；泽泻一两六铢半；茯苓十八铢；桂半两，去皮；白术十八铢"。

[4]《金匮玉函经》、成本"捣为散"作"为末"。

[5] 桂林本《辨太阳病脉证并治中》"方寸匕"作"方寸匙"。

[6] 成本"煖"作"暖"。

[7]《金匮玉函经》、成本无"如法将息"。

[8]《太平圣惠方》卷第八《伤寒三阴三阳应用汤散诸方》"五苓散"方药及煎服法作"赤茯苓一两；猪苓一两，去黑皮；白术一两；泽泻一两；桂心一两。右件药，捣筛为散，每服四钱，以水一中盏，入生姜半分，枣三枚，煎至五分，去滓，不计时候，热服"。多生姜、枣。

[9] 康平本"五苓散"方及煎服法在 72 条之后。

发汗已 [1]，脉浮数 [2]，烦渴者 [3]，五苓散主之 [4][5][6]。三十五。（用前第三十四方）[72]

【校注】

[1]《金匮玉函经》"已"作"后"。《千金翼方》卷第十《伤寒下·发汗吐下后病状第五》无"已"。桂林本《辨太阳病脉证并治中》"发汗已"上有"太阳病"。

[2]《金匮玉函经》、《千金翼方》卷第十《伤寒下·发汗吐下后病状第五》"数"上有"而"。桂林本《辨太阳病脉证并治中》"浮数"作"浮弦"。

[3]《千金翼方》卷第十《伤寒下·发汗吐下后病状第五》"烦渴者"作"复烦者"。

[4]《千金翼方》卷第十《伤寒下·发汗吐下后病状第五》"五苓散主之"下有"方见结胸门中"夹注。

[5]《太平圣惠方》卷第八《辩太阳病形证》此条作"太阳病，发汗后，脉浮而数，复渴者，宜五苓散"。

[6] 康平本自"发汗已"至"五苓散主之"低一格书写。

伤寒，汗出而渴者[1]，五苓散主之；不[2]渴者，茯苓甘草[3]汤主之[4][5]。方三十六。[73]

【校注】

[1] 桂林本《辨太阳病脉证并治中》无"者"。

[2] 康平本"不"作"小"。

[3] 康平本"甘草"作"甘艸"。

[4]《太平圣惠方》卷第八《辩太阳病形证》此条作"太阳病，汗出而渴，宜五苓散；不渴，宜茯苓散"。

[5] 康平本自"伤寒，汗出而渴者"至"茯苓甘草汤主之"低一格书写。

茯苓二两[1]　　桂枝[2]二两，去皮　　甘草[3]一两，炙
生姜三两，切[4]
右四味，以水四升，煮取二升，去滓，分温三服[5]。

【校注】

[1]《金匮玉函经》"二两"作"三两"

[2] 康平本"桂枝"作"桂支"。

[3] 康平本"甘草"作"甘艸"。

[4]《金匮玉函经》"茯苓甘草汤"方作"茯苓三两；甘草一两，炙；桂枝二两；生姜三两"。

[5]《太平圣惠方》卷第八《伤寒三阴三阳应用汤散诸方》"茯苓甘草汤"作"赤茯苓汤"，方药及煎服法作"赤茯苓一两；桂心一两；甘草半两，炙微赤，剉。右件药，捣筛为散，每服四钱，以水一中盏，入生姜半分，枣三枚，煎至五分，去滓，不计时候，热服"。多"枣"一味药。

中风发热，六七日不解而烦，有表里证[1]，渴欲饮水，水入则[2]吐者[3]，

名曰[4]水逆[5]，五苓散主之[6]。方三十七。（用前第三十四方）[74]

【校注】

[1] 康平本"有表里证"为旁注。

[2] 康平本无"则"。《金匮玉函经》"则"作"即"，《千金翼方》卷第九《伤寒上·太阳病杂疗法第七》作"而"。

[3] 《金匮玉函经》、《千金翼方》卷第九《伤寒上·太阳病杂疗法第七》无"者"。

[4] 《金匮玉函经》、《千金翼方》卷第九《伤寒上·太阳病杂疗法第七》"名曰"作"此为"。

[5] 康平本"名曰水逆"为旁注。

[6] 《千金翼方》卷第九《伤寒上·太阳病杂疗法第七》"五苓散主之"下有夹注："方见结胸闷中"。按，"闷"盖"门"之误。

未持脉时，病人手叉[1]自冒心，师因教试[2]令咳，而不咳[3]者，此必两耳聋无闻[4]也。所以然者，以[5]重发汗[6]，虚，故如此[7][8]。发汗后，饮水多[9]，必喘；以水灌之，亦喘[10][11]。[75]

【校注】

[1] 康治本"手叉"作"叉手"。

[2] 桂林本《辨太阳病脉证并治中》"教试"作"试教"。

[3] 《金匮玉函经》、《千金翼方》卷第十《伤寒下·发汗吐下后病状第五》"咳"上有"即"。

[4] 《千金翼方》卷第十《伤寒下·发汗吐下后病状第五》、桂林本《辨太阳病脉证并治中》"聋无闻"作"无所闻"。

[5] 《千金翼方》卷第十《伤寒下·发汗吐下后病状第五》无"以"。

[6] 《金匮玉函经》、《千金翼方》卷第十《伤寒下·发汗吐下后病状第五》"发汗"作"发其汗"。

[7] 康治本、《金匮玉函经》、《千金翼方》卷第十《伤寒下·发汗吐下后病状第五》、桂林本《辨太阳病脉证并治中》"虚，故如此"作"虚故也"，作一句读。

[8] 康平本自"未持脉时"至"故如此"为一节，低两格书写。

[9]《金匮玉函经》《千金翼方》卷第十《伤寒下·伤寒宜忌第四·忌水第十四》"多"下有"者"。

[10] 康平本、《金匮玉函经》自"发汗后，饮水多"至"亦喘"另为一节，康平本低两格书写。

[11]《太平圣惠方》卷第八《辩不可水形证》自"发汗后"至"亦喘"作"凡发汗后饮水、水灌之，其人必喘"。

　　发汗后，水药不得入口，为逆 [1][2]；若更发汗，必吐下不止 [3]。发汗、吐下后 [4]，虚烦不得眠 [5]，若 [6] 剧者，必 [7] 反覆颠倒 [8]（音到，下同），心中懊憹 [9]（上乌浩、下奴冬切。下同），栀子豉汤主之 [10]；若少气者 [11]，栀子甘草豉汤 [12] 主之；若呕者 [13]，栀子生姜豉汤主之 [14][15][16]。三十八。[76]

【校注】

[1] 康平本"为逆"为旁注。

[2]《太平圣惠方》卷第八《辩不可水形证》"发汗后，水药不得入口，为逆"作"水药不得入口，入则为逆"。

[3]《金匮玉函经》无"若更发汗，必吐下不止"九字。自"发汗后"至"为逆"自为起迄，独立一节。

[4] 康治本"发汗、吐下后"作"发汗若吐下之后"，上无"发汗后，水药不得入口，为逆；若更发汗，必吐下不止"二十字。《外台秘要方》2-21a引《仲景伤寒论》"发汗、吐下后"上有"伤寒"二字。

[5]《外台秘要方》2-21a引《仲景伤寒论》"不得眠"作"不得安眠"。

[6]《金匮玉函经》《千金翼方》卷第十《伤寒下·发汗吐下后病状第五》无"若"。

[7]《金匮玉函经》《千金翼方》卷第十《伤寒下·发汗吐下后病状第五》无"必"。

[8]《外台秘要方》2-21a引《仲景伤寒论》"若剧者，必反覆颠倒"作"剧则反覆颠倒"。

[9] 懊憹（nóng）：烦乱。按，"憹"有三音三义。《集韵·豪韵》"奴刀切"小韵："憹，懊憹，痛悔"，对应的音是náo，义是"非常后悔"；《集韵·江韵》

"浓江切"小韵："㤝，心乱也"，对应的音是 nóng，义是"心乱"；《广韵·冬韵》"奴冬切"小韵："㤝，憹㤝，悦也"，对应的音 nǎo，义是"喜悦"。《外台秘要方》2-21a 引《仲景伤寒论》"心中懊憹"作"心中苦痛懊憹者"。核以上下文义及《外台秘要方》异文，此处"懊憹"义近"烦乱"，故当取 nóng 音。

[10]《千金翼方》卷第十《伤寒下·发汗吐下后病状第五》"栀子豉汤"作"栀子汤"，桂林本《辨太阳病脉证并治中》作"栀子干姜汤"。《外台秘要方》2-21a 引《仲景伤寒论》"栀子豉汤主之"作"属栀子豉汤证"。

[11]《金匮玉函经》、《千金翼方》卷第十《伤寒下·发汗吐下后病状第五》无"者"。

[12] 康平本"甘草"作"甘艸"。《千金翼方》卷第十《伤寒下·发汗吐下后病状第五》"栀子甘草豉汤"作"栀子甘草汤"。

[13]《金匮玉函经》无"者"。

[14]《千金翼方》卷第十《伤寒下·发汗吐下后病状第五》"栀子生姜豉汤主之"作"栀子生姜汤主之"，下有"栀子汤方见阳明门"夹注。

[15]《金匮玉函经》、《千金翼方》卷第十《伤寒下·发汗吐下后病状第五》自"发汗、吐下后"至"栀子生姜豉汤主之"自为起迄，另为一节。

[16]《太平圣惠方》卷第八《辨厥阴病形证》此条作"伤寒六日，发汗、吐下后，虚烦不得眠，剧者，心神颠倒，宜服栀子汤"。

栀子豉汤方

栀子十四个[1]，擘　　　　香豉四合，绵裹[2]

右二味，以水四升，先煮栀子，得二升半，内豉，煮取一升半，去滓，分为[3]二服，温进一服。得吐者[4]，止后服[5][6][7][8]。

【校注】

[1] 成本"个"作"枚"。

[2]《金匮玉函经》"栀子豉汤"方作"栀子十四枚，擘；香豉四合，绵裹"。

[3]《金匮玉函经》"分为"作"分"。

[4]《金匮玉函经》"得吐者"作"得快吐"。

[5] 康治本无"得吐者，止后服"六字。

[6]《千金要方》卷第九《发汗吐下后第九》"栀子豉汤"名"栀子汤"，主

治"治发汗若下后，烦热，胸中窒，气逆抢心者"。方药及煎服法作"栀子十四枚，香豉四合，绵裹。右二味，以水四升，煮栀子，取二升半，内豉，煮取一升半。分二服。温进一服。得快吐，止后服"。

[7]《千金要方》卷十二《胆虚实第二》12-4a："治大下后虚劳不得眠，剧者颠倒，懊憹欲死，栀子汤。方：大栀子十四枚，豉七合。右二味，以水四升，先煮栀子，取二升半，内豉，更煮三沸，去滓，一服一升。安者勿更服。若上气呕逆，加橘皮二两亦可。"宋臣校云："仲景云：发汗吐下后，虚烦不得眠，若剧者，必反覆颠倒，心中懊憹，栀子汤主之。"

[8]《外台秘要方》2-21a 引《仲景伤寒论》"栀子豉汤"方及煎服法作"肥栀子十四枚，擘；香豉四合，绵裹。右二物，以水四升，先煮栀子，得二升半，去滓，内豉，更煮，取一升半，去豉，分为再服。得吐，止后服"。

栀子甘草[1]豉汤方

栀子十四个，擘　　　甘草[2]二两，炙[3]　　　香豉四合，绵裹[4]

右三味，以水四升，先煮栀子、甘草[5]，取[6]二升半，内豉，煮取一升半，去滓，分[7]二服，温进一服。得吐者[8]，止后服[9][10][11]。

【校注】

[1] 康平本"甘草"作"甘艸"。

[2] 康平本"甘草"作"甘艸"。

[3] 康治本无"炙"。

[4]《金匮玉函经》"栀子甘草豉汤"方作"栀子十四枚，擘；甘草二两；香豉四合，绵裹"。

[5] 康平本"甘草"作"甘艸"。

[6] 康治本、《金匮玉函经》"取"作"得"。

[7] 康治本、《金匮玉函经》"分"作"分为"。

[8]《金匮玉函经》"得吐者"作"得快吐"。

[9] 康治本无"得吐者，止后服"六字。

[10]《千金翼方》卷第十《伤寒下·发汗吐下后病状第五》"栀子甘草豉汤"方及煎服法作"于栀子汤中加甘草贰两即是"。

[11] 成本"栀子甘草豉汤"方及煎服法作"于栀子豉汤方内加入甘草二两。

馀依前法。得吐，止后服"。

栀子生姜豉汤方

栀子十四个，擘　　生姜五两　　香豉四合，绵裹[1]

右三味，以水四升，先煮栀子、生姜，取[2]二升半，内豉，煮取一升半，去滓，分[3]二服，温进一服。得吐者[4]，止后服[5][6][7]。

【校注】

[1]《金匮玉函经》"栀子生姜豉汤"方作"栀子十四枚，擘；生姜五两；香豉四合，绵裹"。

[2]《金匮玉函经》"取"作"得"。

[3]康治本、《金匮玉函经》"分"作"分为"。

[4]《金匮玉函经》"得吐者"作"得快吐"。

[5]康治本无"得吐者，止后服"六字。

[6]《千金翼方》卷第十《伤寒下·发汗吐下后病状第五》"栀子生姜豉汤"方及煎服法作"于栀子汤中加生姜伍两即是"。

[7]成本"栀子生姜豉汤"方及煎服法作"于栀子豉汤方内加生姜五两。馀依前法。得吐，止后服"。

发汗，若下之[1]，而[2]烦热、胸中窒者，栀子豉汤主之[3]。三十九。（用上初方）[77]

【校注】

[1]康治本"之"下有"后"字。

[2]康治本、《金匮玉函经》、《千金翼方》卷第十《伤寒下·发汗吐下后病状第五》无"而"。

[3]《千金翼方》卷第十《伤寒下·发汗吐下后病状第五》"栀子豉汤主之"作"属栀子汤证"。

伤寒五六日，大下之后，身热不去，心中结痛者[1]，未欲解也[2]，栀子豉汤主之[3]。四十。（用上初方）[78]

【校注】

[1]《金匮玉函经》无"者"。

[2]《金匮玉函经》"未欲解也"作"此为未解"。

[3]《太平圣惠方》卷第八《辨厥阴病形证》此条作"伤寒六日，大下之后，身热不去，心中结痛，此为欲解，宜栀子豉汤"。按，"此为欲解"疑是"此未欲解"之误。

伤寒下后，心烦腹满[1]，卧起不安者[2]，栀子厚朴汤[3]主之[4]。方四十一。[79]

【校注】

[1]《金匮玉函经》、《千金翼方》卷第十《伤寒下·发汗吐下后病状第五》"心烦腹满"作"烦而腹满"。

[2]《金匮玉函经》、《千金翼方》卷第十《伤寒下·发汗吐下后病状第五》无"者"。

[3] 桂林本《辨太阳病脉证并治中》"栀子厚朴汤"作"栀子厚朴枳实汤"。

[4]《千金翼方》卷第十《伤寒下·发汗吐下后病状第五》"主之"下有一阴文"方"字。

栀子十四个[1]，擘　厚朴四两，炙，去皮[2]　　　　枳实四枚，水浸，炙令黄[3][4][5]

右[6]三味，以水三升半[7]，煮取一升半，去滓，分[8]二服，温进一服。得吐者[9]，止后服[10]。

【校注】

[1] 成本"个"作"枚"。

[2] 成本"炙"作"姜炙"，无"去皮"。

[3] 康平本"水浸，炙令黄"作"浸水，炙令黄"，成本作"水浸去穰，炒"。

[4]《金匮玉函经》"栀子厚朴汤"方作"栀子十四枚，擘；厚朴四两；枳实四枚，去穰，炒"。

[5]《千金翼方》卷第十《伤寒下·发汗吐下后病状第五》"栀子厚朴汤"方

作"栀子拾肆枚，擘；厚朴肆两，炙；枳实肆枚，炙"。

[6] 成本"右"作"已上"。

[7]《金匮玉函经》"三升半"作"三升"。

[8]《金匮玉函经》"分"作"分为"。

[9]《金匮玉函经》无"者"。

[10]《千金翼方》卷第十《伤寒下·发汗吐下后病状第五》"栀子厚朴汤"煎服法作"右叁味，以水叁升半，煮取壹升半，去滓，分贰服，温进壹服。快吐，止后服"。

伤寒，医以丸 [1] 药大下之，身热不去，微烦者 [2]，栀子干姜汤主之 [3][4]。方四十二。[80]

【校注】

[1]《金匮玉函经》"丸"作"圆"。

[2]《金匮玉函经》、《千金翼方》卷第十《伤寒下·发汗吐下后病状第五》无"者"。

[3]《千金翼方》卷第十《伤寒下·发汗吐下后病状第五》"主之"下有一阴文"方"字。

[4] 康平本"栀子干姜汤主之"下有以下文字，分别对应宋本之59、60条："大下之后，复发汗（旁注：亡津），小便不利者，勿治之，得小便利者，必自愈。下之后，复发汗，必振寒，脉微细（小字注：所以然者，以内外俱虚故也）。下之后（句首出一加方框的"经"字），发汗，昼日烦燥不得眠，夜而安静，不呕不渴，无表证，脉沈微，身无大热者，干姜附子汤主之"。

栀子十四个 [1]，擘　　　　干姜二两

右二味，以水三升半 [2]，煮取一升半 [3]，去滓，分 [4] 二服，温进一服。得吐者 [5]，止后服 [6][7]。

【校注】

[1]《金匮玉函经》、成本"个"作"枚"。

[2]《金匮玉函经》"三升半"作"三升"。

[3]《金匮玉函经》"一升半"作"一升"。

[4]《金匮玉函经》"分"作"分为"。

[5]《金匮玉函经》"得吐者"作"得快吐"。

[6] 康平本方药及煎服法前有"栀子干姜汤方"六字。

[7]《千金翼方》卷第十《伤寒下·发汗吐下后病状第五》"栀子干姜汤"方及煎服法作"栀子拾肆枚，擘干姜贰两。右贰味，以水叁升半，煮取壹升半，去滓，分贰服，温进壹服。得快吐，止后服"。

凡用栀子汤[1]，病人[2]旧[3]微溏者，不可与服[4]之[5]。[81]

【校注】

[1]《金匮玉函经》"栀子汤"下有"证"。

[2] 桂林本《辨太阳病脉证并治中》"病人"作"若病人大便"。

[3]《金匮玉函经》无"旧"。

[4] 桂林本《辨太阳病脉证并治中》无"服"。

[5] 康平本自"凡用栀子汤"至"不可与服之"低两格书写。

太阳病，发汗，汗出不解[1]，其人仍[2]发热，心下悸，头眩，身𤕻动[3]，振振欲擗[4]（一作僻）地[5]者，真武汤[6]主之[7]。方四十三。[82]

【校注】

[1] 康治本"汗出不解"作"汗出后"。《金匮玉函经》、《千金翼方》卷第十《伤寒下·发汗吐下后病状第五》"发汗，汗出不解"作"发其汗而不解"。

[2]《千金翼方》卷第十《伤寒下·发汗吐下后病状第五》无"仍"。

[3]《金匮玉函经》、《千金翼方》卷第十《伤寒下·发汗吐下后病状第五》"动"上有"而"。

[4] 擗：读若"躄 bì"。仆倒。

[5] 康治本"振振欲擗地"下有"脉沉紧"三字。

[6] 康平本、《千金翼方》卷第十《伤寒下·发汗吐下后病状第五》"真武汤"作"玄武汤"。

[7]《太平圣惠方》卷第八《辨太阳病形证》此条作"太阳病，发汗，汗解

后，其人仍发热，心下悸，头眩，身体瞤动，宜玄武汤"。

| 茯苓 | 芍药 | 生姜各三两。切 |

白术二两　　　附子一枚，炮，去皮，破八片[1]

右五味，以水八升，煮取三升，去滓，温服七合，日三服[2][3][4][5]。

【校注】

[1]《金匮玉函经》"真武汤"方作"茯苓，芍药，生姜各三两；白术二两；附子一枚，炮"。

[2]《金匮玉函经》"日三服"下有加减法："若咳者，加五味子半升，细辛、干姜各一两。若小便利者，去茯苓。若下利者，去芍药，加干姜二两。若呕者，去附子，加生姜，足前成半觔。"

[3]康治本、康平本"真武汤主之"下无方药及煎服法。

[4]《太平圣惠方》卷第八《伤寒三阴三阳应用汤散诸方》"真武汤"作"玄武汤"，方药及煎服法作"赤茯苓一两；赤芍药一两；附子一两，炮裂，去皮脐；白术一两。右件药，捣筛为散，每服四钱，以水一中盏，入生姜半分，枣三枚，粳米五十粒，煎至五分，去滓，不计时候，热服"。多"枣"一味药。

[5]《千金要方》卷第九《发汗吐下后第九》"真武汤"作"玄武汤"，主治"太阳病，发汗，汗出不解，其人仍发热，心下悸，头眩，身瞤动，振振欲擗地"。方药及煎服法作"茯苓、芍药、生姜各三两，白术二两，附子一枚。右五味，㕮咀，以水八升，煮取二升，温服七合"。

咽喉干燥者，不可发汗[1][2][3]。[83]

【校注】

[1]《金匮玉函经》"不可发汗"上有"不可发其汗"，《千金翼方》卷第十《伤寒下·伤寒宜忌第四·忌发汗第一》作"忌发其汗"。

[2]《太平圣惠方》卷第八《辩不可发汗形证》此条作"凡咽燥者，不可发汗"。

[3]康平本"咽喉干燥者，不可发汗"低一格书写。

淋家，不可发汗 [1]，发汗 [2] 必便血 [3]。[84]

【校注】

[1]《千金翼方》卷第十《伤寒下·伤寒宜忌第四·忌发汗第一》"不可发汗"作"忌发其汗"。

[2]《金匮玉函经》、《千金翼方》卷第十《伤寒下·伤寒宜忌第四·忌发汗第一》"发汗"作"发其汗"。

[3] 康平本"淋家，不可发汗，发汗必便血"低一格书写。

疮家，虽身疼痛，不可发汗 [1]，汗出则（痉）[痓][2][3]。[85]

【校注】

[1]《金匮玉函经》"不可发汗"作"不可攻其表"，《千金翼方》卷第十《伤寒下·伤寒宜忌第四·忌发汗第一》作"忌攻其表"，《脉经》8.2.14 作"不可发其汗"。

[2]《千金翼方》卷第十《伤寒下·伤寒宜忌第四·忌发汗第一》"疮家，虽身疼痛，不可发汗，汗出则痓"条下有"冬时忌发其汗，发其汗必吐利，口中烂生疮，咳而小便利，若失小便，忌攻其表，汗则厥逆冷"一条。

[3] 康平本自"疮家"至"汗出则痓"低一格书写。

衄家，不可发汗 [1]，汗出 [2] 必额上陷脉急紧 [3]，直视不能眴 [4]（音唤，又胡绢切。下同。一作瞬），不得眠 [5]。[86]

【校注】

[1]《金匮玉函经》"不可发汗"作"不可攻其表"，《千金翼方》卷第十《伤寒下·伤寒宜忌第四·忌发汗第一》作"忌攻其表"。

[2] 康平本"汗出"下有"则"字。

[3]《金匮玉函经》"陷脉急紧"作"促急而紧"，《千金翼方》卷第十《伤寒下·伤寒宜忌第四·忌发汗第一》作"促急"。桂林本《辨太阳病脉证并治中》"急"作"当"。

[4] 康平本"眴"上有"目"字。

[5] 康平本自"衄家"至"不得眠"低一格书写。

亡血家，不可发汗 [1]，发汗 [2]，则寒慄而振 [3][4]。[87]

【校注】

[1]《金匮玉函经》、《脉经》8.13.7"不可发汗"作"不可攻其表"，《千金翼方》卷第十《伤寒下·伤寒宜忌第四·忌发汗第一》作"忌攻其表"。

[2]《金匮玉函经》、《千金翼方》卷第十《伤寒下·伤寒宜忌第四·忌发汗第一》、《脉经》8.13.7"发汗"作"汗出"。

[3]《太平圣惠方》卷第八《辨不可发汗形证》综合87、88两条为一条，作"凡失血者，不可发汗，发汗，必恍惚心乱"。

[4] 康平本自"亡血家"至"则寒慄而振"低一格书写。

汗家，重发汗 [1]，必恍惚心乱，小便已阴疼，与禹馀粮丸 [2][3]。四十四。（方本阙）[88]

【校注】

[1]《金匮玉函经》、《千金翼方》卷第十《伤寒下·伤寒宜忌第四·忌发汗第一》"重发汗"作"重发其汗"。

[2]《金匮玉函经》"丸"作"圆"。成本"禹馀粮丸"下有一"阙"字。

[3] 康平本自"汗家"至"与禹馀粮丸"低一格书写。

病人 [1] 有寒，复发汗 [2]，胃中冷，必 [3] 吐蚘 [4][5]（一作逆）。[89]

【校注】

[1]《千金翼方》卷第十《伤寒下·发汗吐下后病状第五》"病人"作"病者"。

[2]《金匮玉函经》、《千金翼方》卷第十《伤寒下·发汗吐下后病状第五》"复发汗"作"复发其汗"。

[3] 康平本无"必"。

[4] 桂林本《辨太阳病脉证并治中》"吐蚘"作"吐逆"。

[5] 康平本自"病人有寒"至"吐蚘"低一格书写。

本发汗 [1]，而复下之，此为逆也 [2]；若先发汗 [3]，治不为逆。本先下之，而反汗之，为逆 [4]；若先下之 [5]，治不为逆 [6]。[90]

【校注】

[1] 桂林本《辨太阳病脉证并治中》"本发汗"作"伤寒未发汗"。

[2]《金匮玉函经》"此为逆也"作"为逆"。

[3]《金匮玉函经》"若先发汗"作"先发汗者"。

[4] 康平本"为逆"作"此为逆"。

[5]《金匮玉函经》"若先下之"作"先下之者"。

[6] 康平本自"本发汗"至"治不为逆"低两格书写。

伤寒，医下之，续得下利清谷不止，身疼痛者 [1]，急当救里 [2]；后身疼痛 [3]，清便自调者 [4]，急当 [5] 救表。救里，宜四逆汤 [6]；救表，宜桂枝汤 [7]。四十五。（用前第十二方）[91]

【校注】

[1]《金匮玉函经》"身疼痛者"作"身体疼痛"。

[2]《千金翼方》卷第九《伤寒上·太阳病用桂枝汤法第一》无"续得下利清谷不止，身疼痛者，急当救里"，疑脱误。

[3]《千金翼方》卷第九《伤寒上·太阳病用桂枝汤法第一》"后身疼痛"作"后身体疼痛"。

[4]《金匮玉函经》、《千金翼方》卷第九《伤寒上·太阳病用桂枝汤法第一》无"者"。

[5] 康平本"当"下有"可"字。

[6] 康平本"四逆汤"作"回逆汤"。《千金翼方》卷第九《伤寒上·太阳病用桂枝汤法第一》无"救里，宜四逆汤"。

[7] 康平本"桂枝汤"作"圭枝汤"。

病发热头痛 [1]，脉反沈 [2]，若不差 [3]，身体疼痛 [4]，当救其里 [5][6]。[92]

【校注】

[1]《千金翼方》卷第十《伤寒下·伤寒宜忌第四·宜温第七》、《脉经》7.9.2"病发热头痛"上有"师曰"。

[2] 康治本"沈"下有"者"字，"者"下空二字围。

[3]《金匮玉函经》"差"作"瘥"。差、瘥古今字。

[4]《金匮玉函经》、《千金翼方》卷第十《伤寒下·伤寒宜忌第四·宜温第七》、《脉经》7.9.2"疼痛"上有"更"字。

[5] 康平本"当救其里"下有"宜回逆汤"四字，《金匮玉函经》、成本作"宜四逆汤"，《千金翼方》卷第十《伤寒下·伤寒宜忌第四·宜温第七》、《脉经》7.9.2作"宜温药四逆汤"六字。

[6]《太平圣惠方》卷第八《辩可温形证》有与91、92两条相关文字："凡病发热头痛，脉浮数，身有疼痛，宜温其表"；"夫病腹满下利，呕吐，身体疼痛者，宜温其里"。其上有"大法：冬宜热药"一节。

四逆汤方
甘草二两，炙　　干姜一两半　　附子一枚，生用，去皮，破八片
右三味，以水三升，煮取一升二合，去滓，分温再服。强人可大附子一枚、干姜三两[1]。

【校注】

[1] 康治本此条下未出"四逆汤方"方药及煎服法。

太阳病，先下[1]而不愈，因复[2]发汗[3]，以此[4]表里俱虚[5]，其人因致[6]冒。冒家汗出[7]自愈。所以然者，汗出[8]表和故也。得[9]里和[10]，然后复下之[11][12]。[93]

【校注】

[1]《金匮玉函经》、成本"下"作"下之"。

[2] 康平本"复"作"后"，盖误。

[3]《金匮玉函经》、《千金翼方》卷第十《伤寒下·发汗吐下后病状第五》"发汗"作"发其汗"。

[4]《金匮玉函经》、《千金翼方》卷第十《伤寒下·发汗吐下后病状第五》

无"以此"。

[5] 康平本无"以此表里俱虚"。

[6]《千金翼方》卷第十《伤寒下·发汗吐下后病状第五》无"致"。

[7]《金匮玉函经》、《千金翼方》卷第十《伤寒下·发汗吐下后病状第五》"汗出"上有"当"。

[8] 桂林本《辨太阳病脉证并治中》无"汗出"。

[9] 得：必须。

[10] 康平本、《金匮玉函经》、桂林本《辨太阳病脉证并治中》"得里和"作"里未和"。成本"得里和"作"得里未和"，有挖改痕迹。

[11]《千金翼方》卷第十《伤寒下·发汗吐下后病状第五》"得里和，然后复下之"作"表和，故下之"。

[12] 康平本自"冒家汗出自愈"至"然后复下之"低一格书写。

太阳病未解，脉[1] 阴阳俱停[2]（一作微），必先振慄[3] 汗出[4] 而解。但阳脉[5] 微者，先[6] 汗出[7] 而解[8]。但阴脉微（一作尺脉实）者[9]，下之[10] 而解[11]。若欲下之[12]，宜调胃承气汤[13][14]。四十六。（用前第三十三方。一云用大柴胡汤。）[94]

【校注】

[1]《千金翼方》卷第九《伤寒上·太阳病用桂枝汤法第一》、《太阳病用承气汤法第五》"脉"作"其脉"。

[2] 停：安定。桂林本《辨太阳病脉证并治中》"停"作"微者"。

[3] 康平本"必先振慄"上有"下之"二字。

[4]《金匮玉函经》"振慄汗出"作"振汗"，《千金翼方》卷第九《伤寒上·太阳病用桂枝汤法第一》、《太阳病用承气汤法第五》作"振汗出"。

[5]《金匮玉函经》、《千金翼方》卷第九《伤寒上·太阳病用桂枝汤法第一》、《太阳病用承气汤法第五》无"脉"。

[6] 康平本无"先"。

[7]《金匮玉函经》、《千金翼方》卷第九《伤寒上·太阳病用桂枝汤法第一》"出"作"之"。

[8]《千金翼方》卷第九《伤寒上·太阳病用桂枝汤法第一》"先汗之而解"

下有"宜桂枝汤"四字。

[9]《金匮玉函经》、《千金翼方》卷第九《伤寒上·太阳病用承气汤法第五》"但阴脉微者"作"阴微者"，桂林本《辨太阳病脉证并治中》作"若阴脉实者"。

[10]《金匮玉函经》、《千金翼方》卷第九《伤寒上·太阳病用承气汤法第五》"下之"上有"先"。

[11]康平本自"但阳脉微者"至"下之而解"为小字夹注，句首有加圆圈的"注"。

[12]《金匮玉函经》"若欲下之"句上有"汗之，宜桂枝汤"六字。《千金翼方》卷第九《伤寒上·太阳病用承气汤法第五》无"若欲下之"。

[13]康平本"若欲下之，宜调胃承气汤"为大字，句首出一加方框的"经"字。《金匮玉函经》"若欲下之，宜调胃承气汤"作"下之，宜承气汤"。《千金翼方》卷第九《伤寒上·太阳病用承气汤法第五》"宜调胃承气汤"作"宜承气汤"，下有夹注："一云：大柴胡汤"。成本"宜调胃承气汤"作"宜调胃承气汤主之"。

[14]《千金翼方》卷第九《伤寒上·太阳病用桂枝汤法第一》无"但阴脉微（一作尺脉实）者，下之而解。若欲下之，宜调胃承气汤"十九字。

太阳病，发热汗出者[1]，此为荣[2]弱卫强，故使[3]汗出，欲[4]救[5]邪风者[6]，宜桂枝汤[7][8][9]。四十七。（方用前法）[95]

【校注】

[1]《金匮玉函经》、《千金翼方》卷第九《伤寒上·太阳病用桂枝汤法第一》无"者"。

[2]《金匮玉函经》"荣"作"营"。

[3]《千金要方》卷第九《发汗汤第五》"使"作"令"。

[4]《千金翼方》卷第九《伤寒上·太阳病用桂枝汤法第一》"欲"作"以"。

[5]《金匮玉函经》"救"作"解"。

[6]《金匮玉函经》、《千金要方》卷第九《发汗汤第五》、《千金翼方》卷第九《伤寒上·太阳病用桂枝汤法第一》无"者"。

[7]《金匮玉函经》、《千金翼方》卷第九《伤寒上·太阳病用桂枝汤法第一》

"宜桂枝汤"作"桂枝汤主之"。

[8]《太平圣惠方》卷第八《辩太阳病形证》此条作"太阳病，发热汗出，此为荣弱卫强，故使汗出，欲去其邪，更宜服桂枝汤"。

[9] 康平本自"太阳病，发热汗出者"至"宜桂枝汤"低两格书写。

伤寒五六日[1]，中风[2]，往来寒热，胸胁苦满，嘿嘿[3]，不欲饮食，心烦喜呕，或胸[4]中烦而不呕，或渴，或腹中痛，或胁[5]下痞鞕[6]，或心下[7]悸、小便不利，或不渴、身[8]有微热，或咳者[9]，小柴胡汤主之[10]。方四十八。[96]

【校注】

[1] 康治本无"五六日"。

[2] 康平本"中风"为旁注。《金匮玉函经》"伤寒五六日，中风"作"中风五六日，伤寒"。

[3] 嘿嘿：心情郁闷，不得意的样子。参王泗原《古语文例释》158则"默默非沉默不言"条。

[4] 康平本"胸"作"胁"。

[5] 康平本"胁"作"胸"。

[6]《金匮玉函经》、《千金翼方》卷第九《伤寒上·太阳病用柴胡汤法第四》"鞕"作"坚"。

[7]《金匮玉函经》"心下"作"心中"。

[8]《千金翼方》卷第九《伤寒上·太阳病用柴胡汤法第四》"身"作"外"。

[9]《金匮玉函经》、《千金翼方》卷第九《伤寒上·太阳病用柴胡汤法第四》无"者"。

[10]《千金翼方》卷第九《伤寒上·太阳病用柴胡汤法第四》96条紧接101条"却发热汗出而解"句后，与101条合为一条。

柴胡半斤	黄芩三两	人参三两
半夏半升，洗	甘草[1]炙	生姜各三两。切
大枣十二枚，擘[2][3][4]		

右七味，以水一斗二升，煮取六升，去滓，再煎，取三升，温服一升，日三服。若胸中烦而不呕者[5]，去半夏、人参，加栝楼实[6]一枚；若渴[7]，去半

夏，加人参合前成四两半、栝楼根^[8]四两^[9]；若腹中痛者，去黄芩，加芍药三两；若胁^[10]下痞鞭，去大枣，加牡蛎四两；若心下悸、小便不利者，去黄芩，加茯苓四两；若不渴，外有微热者，去人参，加桂枝^[11]三两，温覆，微汗^[12]，愈；若咳者，去人参、大枣、生姜^[13]，加五味子半升、干姜二两^{[14][15]}。

【校注】

[1] 康平本"甘草"作"甘艸"。

[2] 康治本"小柴胡汤"方作"柴胡半斤；黄芩三两；半夏半升，洗；生姜三两，切；人参三两；甘草三两，炙；大枣十二枚，擘"。

[3]《千金翼方》卷第九《伤寒上·太阳病用柴胡汤法第四》"小柴胡汤"方作"柴胡八两；黄芩，人参，甘草炙，生姜各三两，切；半夏半升，洗；大枣拾贰枚，擘"。

[4] 成本"小柴胡汤"方作"柴胡半斤；黄芩三两；人参三两；甘草三两；半夏半升，洗；生姜三两，切；大枣十三枚，擘"。

[5] 成本无"者"。又，"若胸中烦而不呕"前成本有"后加减法"一行。

[6] 成本、桂林本《辨太阳病脉证并治中》"栝楼实"作"栝蒌实"。

[7] 康平本、成本"若渴"下有"者"字。

[8] 桂林本《辨太阳病脉证并治中》"栝楼根"作"栝蒌根"。

[9] 康平本"栝楼根四两"上有"加"字。

[10] 康平本"胁"作"胸"。

[11] 康平本"桂枝"作"圭支"，成本但作"桂"。

[12] 成本、桂林本《辨太阳病脉证并治中》"微汗"作"取微汗"。

[13] 桂林本《辨太阳病脉证并治中》无"生姜"。

[14] 康治本无"若胸中烦而不呕者"以下加减法一百二十二字。

[15]《千金翼方》卷第九《伤寒上·太阳病用柴胡汤法第四》"小柴胡汤"煎服法作"右柒味，以水壹斗贰升，煮取陆升，去滓，再煎。服壹升。日三服。若胸中烦不呕者，去半夏、人参，加栝楼实壹枚；渴者，去半夏，加人参合前成四两半；腹中痛者，去黄芩，加芍药三两；胁下痞坚者，去大枣，加牡蛎陆两；心下悸、小便不利者，去黄芩，加茯苓肆两；不渴，外有微热者，去人参，加桂枝叁两，温覆，微发其汗；咳者，去人参、大枣、生姜，加五味子半升、干姜贰两"。

血弱气尽，腠理开，邪气因入，与正气相搏，结[1]于胁[2]下。正邪分[3]争，往来寒热，休作有时，嘿嘿，不欲饮食[4]。藏府[5]相连[6]，其痛[7]必下。邪高痛[8]下，故使呕也[9]（一云藏府相违，其病必下，胁鬲中痛）。小柴胡汤主之[10]。服柴胡汤已[11]，渴者，属阳明[12]，以法治之[13][14]。四十九。（用前方）[97]

【校注】

[1]《千金翼方》卷第九《伤寒上·太阳病用柴胡汤法第四》"结"作"在"。

[2] 康平本"胁"作"胸"。

[3] 桂林本《辨太阳病脉证并治中》"分"作"纷"。

[4]《金匮玉函经》、《千金翼方》卷第九《伤寒上·太阳病用柴胡汤法第四》"饮食"作"食饮"。

[5]《千金翼方》卷第九《伤寒上·太阳病用柴胡汤法第四》"府"作"腑"。

[6] 康平本"连"作"违"。

[7] 康平本"痛"作"病"。

[8] 康平本"痛"作"病"。

[9]《千金翼方》卷第九《伤寒上·太阳病用柴胡汤法第四》"故使呕也"作"故使其呕"。

[10] 康平本自"血弱气尽"至"小柴胡汤主之"低一格书写，自为起迄。

[11]《千金翼方》卷第九《伤寒上·太阳病用柴胡汤法第四》"已"作"而"，连下读。

[12]《金匮玉函经》、《千金翼方》卷第九《伤寒上·太阳病用柴胡汤法第四》"属阳明"作"此为属阳明"。成本、桂林本《辨太阳病脉证并治中》"属阳明"下有"也"。

[13] 康平本自"服柴胡汤已"至"以法治之"低一格书写，自为起迄。

[14]《金匮玉函经》自"服柴胡汤已"至"以法治之"，自为起迄，别为一节。

得病[1]六七日，脉迟浮弱，恶风寒，手足温。医二[2]三下之，不能食而[3]胁下满痛，面目及身黄，颈项强，小便难者[4]，与柴胡汤，后必下重[5]。本渴，饮水而[6]呕者[7]，柴胡汤不中与也[8]。食谷者哕[9]。[98]

【校注】

[1] 桂林本《辨太阳病脉证并治中》"得病"作"太阳病"。

[2]《千金翼方》卷第九《伤寒上·太阳病用柴胡汤法第四》"二"作"再"。

[3]《金匮玉函经》、《千金翼方》卷第九《伤寒上·太阳病用柴胡汤法第四》"不能食"下无"而"，有"其人"，属下读。桂林本《辨太阳病脉证并治中》无"而"。

[4]《金匮玉函经》、《千金翼方》卷第九《伤寒上·太阳病用柴胡汤法第四》无"者"。

[5] 康平本自"得病六七日"至"后必下重"低一格书写，自为起迄。

[6] 成本无"而"。桂林本《辨太阳病脉证并治中》"饮水而"作"而饮水"。

[7]《金匮玉函经》、《千金翼方》卷第九《伤寒上·太阳病用柴胡汤法第四》无"者"。

[8] 中：得。《金匮玉函经》"柴胡汤不中与也"作"柴胡汤不复中与也"，《千金翼方》卷第九《伤寒上·太阳病用柴胡汤法第四》作"柴胡汤复不中与也"。

[9] 康平本自"本渴"至"食谷者哕"低两格书写，自为起迄。

伤寒四五日[1]，身[2]热恶风，颈项强，胁下满，手足温而渴者[3]，小柴胡汤主之[4][5]。五十。（用前方）[99]

【校注】

[1] 康治本无"四五日"。

[2]《千金翼方》卷第九《伤寒上·太阳病用柴胡汤法第四》"身"作"身体"。

[3]《千金翼方》卷第九《伤寒上·太阳病用柴胡汤法第四》无"者"。

[4]《太平圣惠方》卷第八《辨厥阴病形证》此条作"伤寒六日，身体热，恶风，颈项强，胁下满，手足温而渴，宜小柴胡汤"。

[5]《外台秘要方》1-11b 引《仲景伤寒论》此条"小柴胡汤"下所附方药及煎服法作"柴胡半斤；栝蒌根四两；桂心三两；黄芩三两；牡蛎三两；甘草炙，二两；干姜三两。右七味，切，以水一斗二升，煮取六升，去滓，更煎，取三升，温服一升。日三服。初服微烦，温覆汗出者，便愈也"。宋臣校云："《张仲

景伤寒论》名柴胡姜桂也。合用柴胡、人参、甘草、黄芩、半夏、生姜、大枣七味，小柴胡汤是也。"

伤寒，阳脉濇[1]，阴脉弦[2]，法当腹中急痛[3]，先与小建中汤[4]；不差[5]者[6]，小柴胡汤主之[7][8]。五十一。（用前方）[100]

【校注】

[1]《千金翼方》卷第九《伤寒上·太阳病用柴胡汤法第四》"濇"作"涩"。下或同，不复出校。

[2] 康平本"阴脉弦"下有两字空围。

[3] 康平本"法当腹中急痛"为旁注。成本"腹中急痛"下有"者"。

[4] 康治本"小建中汤"作"建中汤"。

[5] 康治本"差"作"愈"。

[6]《金匮玉函经》、《千金翼方》卷第九《伤寒上·太阳病用柴胡汤法第四》无"者"。

[7]《金匮玉函经》"小柴胡汤主之"作"即与小柴胡汤主之"，《千金翼方》卷第九《伤寒上·太阳病用柴胡汤法第四》作"与小柴胡汤"，下有夹注："小建中汤见杂疗门中"；成本作"与小柴胡汤主之"；桂林本《辨太阳病脉证并治中》作"与小柴胡汤"。

[8]《太平圣惠方》卷第八《辨厥阴病形证》此条作"伤寒六日，阳脉濇，阴脉弦，当腹中急痛，先与小建中汤；不差，宜大柴胡汤"。

小建中汤方
桂枝三两，去皮　　甘草[1]二两[2]，炙　　大枣十二枚，擘
芍药六两　　　　　生姜三两，切　　　　胶饴一升[3][4][5]
右六味，以水七升，煮[6]取三升，去滓，内饴[7]，更上微火[8]消解[9]，温服一升，日三服[10]。呕家不可用建中汤[11]，以甜故也[12][13][14][15][16]。

【校注】

[1] 康平本"甘草"作"甘艸"。

[2] 成本"二两"作"三两"。

[3] 康治本"小建中汤"方作"桂枝三两，去皮；芍药六两；甘草二两，炙；生姜三两，切；大枣十二枚，擘；胶饴一升"。

[4]《金匮玉函经》"小建中汤"方作"桂枝、甘草炙、生姜各三两，芍药六两，大枣十二枚，胶饴一升"。

[5]《千金翼方》卷第九《伤寒上·太阳病杂疗法第七》"小建中汤"方作"桂枝叁两；甘草贰两，炙；芍药陆两；生姜叁两，切；大枣拾壹枚，擘；胶饴壹升"。

[6] 桂林本《辨太阳病脉证并治中》"煮"作"先煮五味"。

[7]《金匮玉函经》、成本"饴"作"胶饴"。

[8]《金匮玉函经》"微火"作"火"。

[9] 康治本"解"作"尽"。

[10]《金匮玉函经》无"日三服"。

[11] 桂林本《辨太阳病脉证并治中》无"建中汤"。

[12]《金匮玉函经》"呕家不可用建中汤，以甜故也"作"呕家不可服，以甘故也"。康治本无"日三服。呕家不可用建中汤，以甜故也"十五字。

[13] 康平本"呕家不可用建中汤，以甜故也"低两格书写，自为起迄。

[14]《千金翼方》卷第九《伤寒上·太阳病杂疗法第七》"小建中汤"煎服法作"右陆味，以水柒升，煮取叁升，去滓，内饴，温服壹升。呕家不可服，以甘故也"。

[15]《太平圣惠方》卷第八《伤寒三阴三阳应用汤散诸方》"小建中汤"作"建中汤"，方药及煎服法作"桂心一两；白芍药一两；甘草半两，炙微赤，剉。右件药，捣筛为散，每服四钱，以水一中盏，入生姜半分，枣三枚，煎至五分，去滓，入锡半两和匀，不计时候，热服"。

[16]《外台秘要方》1-11a 引《仲景伤寒论》"小建中汤"作"建中汤"，方药及煎服法作："桂心三两；甘草炙，二两；生姜三两；大枣十二枚，擘；胶饴一升；芍药六两。右六味，以水七升，先煮五味，取三升，去滓，内饴，更上微火销令解，温服一升。日三服。如呕家，不可服建中汤，以甜故也。"

伤寒中风[1]，有柴胡证[2]，但见一证便是，不必悉具[3][4]。凡柴胡汤病[5]证而下之[6]，若[7]柴胡证不罢者[8]，复与柴胡汤[9]，必蒸蒸而振，却复[10]发热汗出而解[11]。[101]

【校注】

[1] 桂林本《辨太阳病脉证并治中》"伤寒、中风"作"伤寒与中风"。

[2]《金匮玉函经》"柴胡证"作"小柴胡证"。

[3]《千金翼方》卷第九《伤寒上·太阳病用柴胡汤法第四》"不必悉具"下有"也"字。

[4] 康平本自"伤寒中风"至"却复发热汗出而解"自为起迄，别为一节，低一格书写。《金匮玉函经》亦别为一节。

[5]《金匮玉函经》、《千金翼方》卷第九《伤寒上·太阳病用柴胡汤法第四》无"病"。

[6] 桂林本《辨太阳病脉证并治中》"下之"作"误下之"。

[7]《金匮玉函经》、《千金翼方》卷第九《伤寒上·太阳病用柴胡汤法第四》无"若"。

[8]《千金翼方》卷第九《伤寒上·太阳病用柴胡汤法第四》无"者"。

[9]《千金翼方》卷第九《伤寒上·太阳病用柴胡汤法第四》"复与柴胡汤"下有"解者"二字。

[10]《金匮玉函经》、《千金翼方》卷第九《伤寒上·太阳病用柴胡汤法第四》、成本无"复"。

[11] 康平本自"凡柴胡汤病证而下之"至"却复发热汗出而解"自为起迄，别为一节，低一格书写。《金匮玉函经》亦别为一节。

伤寒二三日[1]，心中悸而烦者[2]，小建中汤[3]主之[4]。五十二。(用前第五十一方) [102]

【校注】

[1] 康治本无"二三日"。《外台秘要方》1-11a 引《仲景伤寒论》"二三日"作"一二日"。

[2]《金匮玉函经》无"者"。

[3] 康治本"小建中汤"作"建中汤"。

[4]《千金翼方》卷第九《伤寒上·太阳病杂疗法第七》"小建中汤主之"下有一阴文"方"字。

太阳病，过经十馀日 [1]，反 [2] 二 [3] 三下之，后四五日 [4]，柴胡证仍 [5] 在者 [6]，先与小柴胡 [7]。呕不止，心下急 [8]（一云呕止小安），郁郁微烦者 [9]，为未解也 [10]，与大柴胡汤下之则 [11] 愈 [12]。方五十三。[103]

【校注】

[1] 康治本无"过经十馀日"五字。康平本"过经"二字为旁注。

[2]《金匮玉函经》"反"作"及"，盖误。

[3]《千金翼方》卷第九《伤寒上·太阳病用柴胡汤法第四》"二"作"再"。

[4] 康治本无"四五日"，"后"字属上读。

[5]《千金翼方》卷第九《伤寒上·太阳病用柴胡汤法第四》"仍"作"续"。

[6]《金匮玉函经》、《千金翼方》卷第九《伤寒上·太阳病用柴胡汤法第四》无"者"。

[7] 康治本无"柴胡证仍在者，先与小柴胡"十一字。康平本、《金匮玉函经》、《千金翼方》卷第九《伤寒上·太阳病用柴胡汤法第四》、成本、桂林本《辨太阳病脉证并治中》"小柴胡"作"小柴胡汤"。

[8]《金匮玉函经》、《千金翼方》卷第九《伤寒上·太阳病用柴胡汤法第四》"呕不止，心下急"作"呕止小安"。

[9]《金匮玉函经》、《千金翼方》卷第九《伤寒上·太阳病用柴胡汤法第四》"郁郁微烦者"上有"其人"。

[10]《金匮玉函经》、《千金翼方》卷第九《伤寒上·太阳病用柴胡汤法第四》无"也"。康治本无"为未解也"。

[11]《金匮玉函经》无"则"。

[12] 康治本"与大柴胡汤下之则愈"作"大柴胡汤主之"，《千金翼方》卷第九《伤寒上·太阳病用柴胡汤法第四》作"与大柴胡汤。下者，止"。

柴胡半斤　　　　黄芩三两　　　　芍药三两
半夏半升，洗 [1]　生姜五两 [2]，切 [3]　枳实四枚，炙
大枣十二枚，擘 [4][5][6][7]
右七味 [8]，以水一斗二升，煮取六升，去滓，再煎 [9]，温服一升 [10]。日三服。一方加 [11] 大黄二两。若不加 [12]，恐不为大柴胡汤 [13][14][15]。

【校注】

[1] 康治本无"洗"。

[2]《金匮玉函经》"五两"作"三两"。

[3] 康治本无"切"。

[4] 成本、桂林本《辨太阳病脉证并治中》"大枣十二枚，擘"下有"大黄二两"。

[5] 康治本"大柴胡汤"方作"柴胡半斤；黄芩三两；半夏半升；生姜五两；芍药三两；枳实四枚，炙；大枣十二枚，擘"。

[6]《金匮玉函经》"大柴胡汤"方有"大黄"，作"柴胡半觔；黄芩三两；芍药三两；半夏半升；生姜三两；枳实四枚，炙；大枣十二枚；大黄二两"。

[7]《千金翼方》卷第九《伤寒上·太阳病用柴胡汤法第四》"大柴胡汤"方作"柴胡捌两；枳实四枚，炙；生姜伍两，切；黄芩叁两；芍药叁两；半夏半升，洗；大枣拾贰枚，擘"。无"大黄"。

[8]《金匮玉函经》、桂林本《辨太阳病脉证并治中》"七味"作"八味"。

[9] 康治本、《金匮玉函经》"再煎"下有"取三升"三字。

[10] 桂林本《辨太阳病脉证并治中》"一升"作"二升"。

[11] 成本"加"作"用"。

[12] 成本"若不加"作"若不加大黄"。

[13]《金匮玉函经》"一方加大黄二两。若不加，恐不为大柴胡汤"作"一方无大黄。然不加，不得名大柴胡汤也"。康治本无"一方加大黄二两。若不加，恐不为大柴胡汤"十七字。康平本"一方加大黄二两。若不加，恐不为大柴胡汤"为小字夹注，句首有加圆圈的"注"。成本"大柴胡汤"下有"也"。桂林本《辨太阳病脉证并治中》无"一方加大黄二两。若不加，恐不为大柴胡汤"。

[14]《千金翼方》卷第九《伤寒上·太阳病用柴胡汤法第四》"大柴胡汤"煎服法作"右柒味，以水壹斗贰升，煮取陆升，去滓，更煎，温服壹升。日叁服。壹方加大黄贰两。若不加，恐不名大柴胡汤"。

[15]《太平圣惠方》卷第八《伤寒三阴三阳应用汤散诸方》"大柴胡汤"方药及煎服法作"柴胡二两，去苗；枳实半两，麸炒微黄；黄芩一两；赤芍药一两；半夏一两，汤洗七遍，去滑。右件药，捣筛为散，每服四钱，以水一中盏，入生姜半分，枣三枚，煎至五分，去滓，不计时候，热服"。

伤寒，十三日不解，胸胁满而呕，日晡所[1]发潮热[2]，已而微利[3]。此本[4]柴胡证[5]，下之，以[6]不得利，今反利者，知[7]医以丸[8]药下之，此[9]非其治也[10]。潮热者，实也[11]。先宜[12]服[13]小柴胡汤以解外[14]，后以柴胡加芒消[15]汤主之[16]。五十四。[104]

【校注】

[1]《金匮玉函经》无"所"。

[2] 潮热：其热如潮汹涌，起伏有规律。

[3]《金匮玉函经》、《千金翼方》卷第九《伤寒上·太阳病用柴胡汤法第四》无"已"，"而微利"属上读。

[4]《千金翼方》卷第九《伤寒上·太阳病用柴胡汤法第四》"本"作"本当"。

[5] 康平本、《千金翼方》卷第九《伤寒上·太阳病用柴胡汤法第四》无"证"。

[6] 康平本、成本"以"作"而"。《金匮玉函经》、《千金翼方》卷第九《伤寒上·太阳病用柴胡汤法第四》无"以"。

[7]《千金翼方》卷第九《伤寒上·太阳病用柴胡汤法第四》"知"上有"故"字。

[8]《金匮玉函经》"丸"作"圆"。

[9] 康平本、《金匮玉函经》、《千金翼方》卷第九《伤寒上·太阳病用柴胡汤法第四》、成本、桂林本《辨太阳病脉证并治中》无"此"。

[10] 康平本自"此本柴胡证"至"非其治也"为小字夹注，句首有加圆圈的"注"。

[11] 康平本"潮热者，实也"为旁注，注于"潮热"左侧。

[12]《金匮玉函经》、《千金翼方》卷第九《伤寒上·太阳病用柴胡汤法第四》"宜"作"再"。

[13] 成本无"服"。

[14]《金匮玉函经》"以解外"作"解其外"，《千金翼方》卷第九《伤寒上·太阳病用柴胡汤法第四》作"以解其外"。

[15] 康平本、《金匮玉函经》"芒消"作"芒硝"。

[16] 康平本"先宜服小柴胡汤以解外，后以柴胡加芒硝汤主之"为大字，

句首出一加方框的"经"字。《千金翼方》卷第九《伤寒上·太阳病用柴胡汤法第四》"柴胡加芒消汤主之"下有一"方"字。

柴胡二两十六铢	黄芩一两	人参一两[1]
甘草[2]一两，炙	生姜一两，切	半夏二十铢。本云五枚[3]。洗[4]
大枣四枚，擘	芒消[5]二两[6][7]	

右八味[8]，以水四升，煮取二升，去滓，内芒消[9]，更煮[10]微沸[11]，分温再服[12]。不解，更作[13][14][15][16]。（臣亿等谨按，《金匮玉函》方中无芒消。别一方云：以水七升，下芒消二合、大黄四两、桑螵蛸五枚，煮取一升半，服五合，微下即愈。本云柴胡再服，以解其外，馀二升加芒消大黄桑螵蛸也。）

【校注】

[1] 康平本"一两"作"二两"。

[2] 康平本"甘草"作"甘艸"。

[3]《金匮玉函经》作"五枚"。

[4] 康平本作"洗。本云五枚"。

[5] 康平本、《金匮玉函经》"芒消"作"芒硝"。

[6]《金匮玉函经》"柴胡加芒消汤"方作"柴胡二两十六铢；黄芩一两；人参一两；甘草一两，炙；生姜一两；半夏五枚；大枣四枚；芒硝二两"。

[7]《千金翼方》卷第九《伤寒上·太阳病用柴胡汤法第四》"柴胡加芒消汤"方作"柴胡贰两拾陆铢；黄芩，人参，甘草炙，生姜各一两，切；半夏壹合，洗；大枣肆枚，擘；芒硝贰两"。

[8]《金匮玉函经》"八味"作"七味"。

[9] 康平本"芒消"作"芒硝"。

[10] 康平本"煮"作"煎"。

[11]《金匮玉函经》无"内芒消，更煮微沸"。

[12]《金匮玉函经》"分温再服"作"分二服"。

[13]《金匮玉函经》"不解，更作"作"不解，更作服"，上有"以解为差"四字。康平本"不解，更作"为小字夹注，句首有加圆圈的"注"。

[14]《千金翼方》卷第九《伤寒上·太阳病用柴胡汤法第四》"柴胡加芒消汤"煎服法作"右柒味，以水肆升，煮取贰升，去滓，温分再服，以解其外。不解，更作"。

[15]《千金翼方》卷第九《伤寒上·太阳病用柴胡汤法第四》"柴胡加芒消汤煎服法"下有"柴胡加大黄芒消桑螵蛸汤方"十二字及其方药、煎服法："右以前柒味，以水柒升，下芒消叁合、大黄肆分、桑螵蛸伍枚，煮取壹升半，去滓，温服伍合，微下，即愈。本云柴胡汤再服以解其外，馀贰升，加芒消、大黄、桑螵蛸也"。

[16] 成本"柴胡加芒消汤"方及煎服法作"于小柴胡汤方加芒硝六两。馀依前法服。不解，更服"。

伤寒，十三日[1]，过经[2]，谵语者[3]，以[4]有热也，当以汤下之。若[5]小便利者，大便当鞕[6]，而反下[7]利，脉[8]调和者[9]，知医以丸[10]药下之，非其治也。若自下利者[11]，脉[12]当微厥，今反和者，此为内实也[13]，调胃承气汤主之[14][15]。五十五。（用前第三十三方）[105]

【校注】

[1] 康平本、成本"十三日"下有"不解"二字。

[2] 康平本"过经"为旁注，批于下"谵语"之"语"旁。

[3] 康平本"谵语者"上有"时"字，《金匮玉函经》作"而谵语"，《千金翼方》卷第九《伤寒上·太阳病用承气汤法第五》作"而谵语"。

[4]《金匮玉函经》、《千金翼方》卷第九《伤寒上·太阳病用承气汤法第五》"以"作"内"。

[5]《金匮玉函经》、《千金翼方》卷第九《伤寒上·太阳病用承气汤法第五》无"若"。

[6]《金匮玉函经》、《千金翼方》卷第九《伤寒上·太阳病用承气汤法第五》"鞕"作"坚"。

[7]《千金翼方》卷第九《伤寒上·太阳病用承气汤法第五》无"下"。

[8]《金匮玉函经》、《千金翼方》卷第九《伤寒上·太阳病用承气汤法第五》"脉"作"其脉"。

[9] 桂林本《辨太阳病脉证并治中》无"脉调和者"。

[10]《金匮玉函经》"丸"作"圆"。

[11]《金匮玉函经》、《千金翼方》卷第九《伤寒上·太阳病用承气汤法第五》"若自下利者"作"自利者"。

[12]《金匮玉函经》、《千金翼方》卷第九《伤寒上·太阳病用承气汤法第五》"脉"作"其脉"。

[13]《千金翼方》卷第九《伤寒上·太阳病用承气汤法第五》无"也"。

[14]《千金翼方》卷第九《伤寒上·太阳病用承气汤法第五》"调胃承气汤主之"作"宜承气汤"。

[15] 康平本自"若小便利者"至"调胃承气汤主之"低一格书写，自为起迄。

太阳病不解 [1]，热结膀胱，其人如狂，血自下 [2]，下者愈 [3]。其外不解 [4] 者 [5]，尚未可攻，当先解其 [6] 外 [7]；外解已 [8]，但 [9] 少腹 [10] 急结者，乃可攻之 [11]，宜 [12] 桃核承气汤 [13][14][15][16]。方五十六。（后云：解外宜桂枝汤）[106]

【校注】

[1] 康治本无"不解"。《千金翼方》卷第九《伤寒上·太阳病用桂枝汤法第一》"不解"作"未解"。

[2]《千金翼方》卷第九《伤寒上·太阳病用桂枝汤法第一》"血自下"作"其血必自下"。

[3]《金匮玉函经》、《千金翼方》卷第九《伤寒上·太阳病用桂枝汤法第一》、《太阳病用承气汤法第五》"愈"作"即愈"。康平本"下者愈"作"血自下者愈"，为旁注。

[4]《千金翼方》卷第九《伤寒上·太阳病用桂枝汤法第一》"不解"作"未解"。

[5]《金匮玉函经》、《千金翼方》卷第九《伤寒上·太阳病用桂枝汤法第一》、《太阳病用承气汤法第五》无"者"。

[6] 成本、桂林本《辨太阳病脉证并治中》无"其"。

[7]《千金翼方》卷第九《伤寒上·太阳病用桂枝汤法第一》"当先解其外"下有"宜桂枝汤"四字。

[8]《金匮玉函经》、《千金翼方》卷第九《伤寒上·太阳病用承气汤法第五》无"已"。康治本无"其外不解者，尚未可攻，当先解其外；外解已"十七字。

[9]《金匮玉函经》、《千金翼方》卷第九《伤寒上·太阳病用承气汤法第五》无"但"。

[10] 康平本、《金匮玉函经》"少腹"作"小腹"。

[11] 康治本无"乃可攻之"。

[12] 康治本"宜"作"与"。

[13] 康治本、桂林本《辨太阳病脉证并治中》"桃核承气汤"作"桃仁承气汤"。

[14]《千金翼方》卷第九《伤寒上·太阳病用承气汤法第五》、成本"宜桃核承气汤"下有"方"字。

[15]《太平圣惠方》卷第八《辨太阳病形证》此条作"太阳病不解，结热在膀胱，其人如狂，其血自下，其外不解，尚未可攻，当解其外，宜桂枝汤；外已解，小腹结者，乃可攻之，宜桃人承气汤"。

[16]《千金翼方》卷第九《伤寒上·太阳病用桂枝汤法第一》无"外解已，但少腹急结者，乃可攻之，宜桃核承气汤"十九字。

桃仁[1]五十个，去皮尖　　大黄四两[2]　　　桂枝二两，去皮
甘草[3]二两，炙[4]　　　芒消[5]二两[6][7][8][9][10]

右五味，以水七升，煮取二升半[11]，去滓，内芒消[12]，更上火微沸，下火[13]，先食[14]温服五合，日三服。当[15]微利[16][17][18]。

【校注】

[1] 成本"桃仁"作"桃人"。

[2] 康治本"大黄四两"下有"酒洗"二字。

[3] 康平本"甘草"作"甘艸"。

[4] 康平本无"炙"。

[5] 康治本、康平本"芒消"作"芒硝"。

[6] 康平本"二两"作"一两"，康治本作"二合"。

[7] 康治本"桃核承气汤"方作"桃仁五十个，去皮尖；大黄四两，酒洗；甘草二两，炙；芒硝二合；桂枝二两，去皮"。

[8]《金匮玉函经》"桃核承气汤"方作"桃仁五十枚，去皮尖；大黄四两；桂枝二两；甘草二两，炙；芒硝二两"。

[9]《千金翼方》卷第九《伤寒上·太阳病用承气汤法第五》"桃核承气汤"方作"桃仁伍拾枚，去皮尖；大黄肆两；桂枝贰两；甘草贰两，炙；芒消壹两"。

[10] 成本"桃核承气汤"方作"桃仁五十个，去皮尖；桂枝二两，去皮；大黄四两；芒硝二两；甘草二两，炙"。

[11]《金匮玉函经》"煮取二升半"作"先煮四味，取二升半"，桂林本《辨太阳病脉证并治中》作"煮四味，取二升"。

[12] 康治本、康平本、成本"芒消"作"芒硝"。《金匮玉函经》"内芒消"作"内硝"。

[13] 康治本"更上火微沸，下火"作"更上微火一两沸"，《金匮玉函经》作"更煮"。

[14] 康治本、《金匮玉函经》无"先食"。

[15]《金匮玉函经》无"当"。

[16] 康治本无"日三服。当微利"六字。康平本"当微利"为小字夹注，句首有加圆圈的"注"。

[17]《千金翼方》卷第九《伤寒上·太阳病用承气汤法第五》"桃核承气汤"煎服法作"右伍味，以水柒升，煮取贰升半，去滓，内芒消，更煎壹沸，分温叁服"。

[18]《太平圣惠方》卷第八《伤寒三阴三阳应用汤散诸方》"桃核承气汤"作"桃人承气汤"，方药及煎服法作"桃人半两，汤浸，去皮尖、双人，麸炒微黄；桂心半两；川大黄一两，剉碎，微炒；川朴消一两；甘草半两，炙微赤，剉。右件药，捣筛为散，每服四钱，以水一中盏，煎至五分，去滓，不计时候，温服"。

伤寒八九日，下之，胸满烦惊，小便不利，谵[1]语，一身尽重[2]，不可转侧者[3]，柴胡加龙骨牡蛎汤主之[4][5]。（方五十七）[107]

【校注】

[1]《千金翼方》卷第九《伤寒上·太阳病用柴胡汤法第四》"谵"作"谵"。下或同，不复出校。

[2]《千金翼方》卷第九《伤寒上·太阳病用柴胡汤法第四》无"尽重"，连下句读。

[3]《金匮玉函经》、《千金翼方》卷第九《伤寒上·太阳病用柴胡汤法第四》、桂林本《辨太阳病脉证并治中》无"者"。

[4]《千金翼方》卷第九《伤寒上·太阳病用柴胡汤法第四》"柴胡加龙骨牡蛎汤主之"下有"方"字。

[5]《太平圣惠方》卷第八《辩厥阴病形证》此条作"伤寒六日，下之，胸满烦惊，小便不利，谵语，一身不可转侧，宜柴胡汤"。

柴胡四两	龙骨	黄芩
生姜切	铅丹[1]	人参
桂枝[2]去皮	茯苓各一两半	半夏二合半，洗
大黄二两	牡蛎一两半，熬[3]	大枣六枚，擘[4][5][6][7]

右十二[8]味，以水八升，煮取四升，内大黄，切如碁子[9]，更煮一两[10]沸[11]，去滓，温服一升[12]。本云[13]柴胡汤，今[14]加龙骨等[15][16][17][18]。

【校注】

[1]《金匮玉函经》"铅丹"作"黄丹"。

[2] 康平本"桂枝"作"桂支"。

[3] 康平本无"熬"。

[4] 康平本"柴胡加龙骨牡蛎汤"方药前有"又方"二字。

[5]《金匮玉函经》"柴胡加龙骨牡蛎汤"方作"柴胡四两，黄芩、生姜、龙骨、人参、桂枝、牡蛎熬、黄丹、茯苓各一两半，半夏二合半，大枣六枚，大黄二两"。

[6]《千金翼方》卷第九《伤寒上·太阳病用柴胡汤法第四》"柴胡加龙骨牡蛎汤"方作"柴胡肆两；黄芩，人参，生姜切，龙骨，牡蛎熬，桂枝，茯苓，铅丹各壹两半；大黄贰两；半夏壹合半，洗；大枣陆枚，擘"。

[7] 成本"柴胡加龙骨牡蛎汤"方作"半夏二合，洗；大枣六枚；柴胡四两；生姜一两半；人参一两半；龙骨一两半；铅丹一两半；桂枝一两半，去皮；茯苓一两半；大黄二两；牡蛎一两半，煅"。无"黄芩"。

[8] 成本"十二"作"十一"。

[9]《金匮玉函经》无"切如碁子"。

[10] 成本"两"作"二"。

[11]《金匮玉函经》"更煮一两沸"作"更煮取二升"。

[12] 桂林本《辨太阳病脉证并治中》"温服一升"下有"日三服"。

[13]《金匮玉函经》"本云"作"本方"。

[14]《金匮玉函经》"今"作"内"，义长。

[15]《金匮玉函经》"加龙骨等"作"加龙骨、牡蛎、黄丹、桂、茯苓、大黄也。今分作半剂"。

[16] 康平本"本云柴胡汤今加龙骨等"句在正文"柴胡加龙骨牡蛎汤主之"下，为小字夹注，句首有加圆圈的"注"。

[17] 成本、桂林本《辨太阳病脉证并治中》无"本云柴胡汤今加龙骨等"。

[18]《千金翼方》卷第九《伤寒上·太阳病用柴胡汤法第四》"柴胡加龙骨牡蛎汤"煎服法作"右壹拾贰二味，以水捌升，煮取肆升，内大黄，切如棊子大，更煮壹两沸，去滓，温服壹升。本云柴胡汤今加龙骨等"。

伤寒，腹满谵语[1]，寸口脉浮而紧[2]。此肝乘脾也[3]，名曰[4]纵。刺[5]期门[6]。五十八。[108]

【校注】

[1]《金匮玉函经》、《千金翼方》卷第十《伤寒下·伤寒宜忌第四·宜刺第十三》、《脉经》7.13.3"谵语"上有"而"。

[2]《金匮玉函经》、《千金翼方》卷第十《伤寒下·伤寒宜忌第四·宜刺第十三》、《脉经》7.13.3"紧"下有"者"。桂林本《辨太阳病脉证并治中》"紧"下有"关上弦者"。

[3]《金匮玉函经》、《千金翼方》卷第十《伤寒下·伤寒宜忌第四·宜刺第十三》、《脉经》7.13.3"此肝乘脾也"作"此为肝乘脾"。

[4]《脉经》7.13.3无"曰"。

[5]《金匮玉函经》、《脉经》7.13.3"刺"作"当刺"，《千金翼方》卷第十《伤寒下·伤寒宜忌第四·宜刺第十三》作"宜刺"。

[6] 康平本自"伤寒，腹满谵语"至"刺期门"低两格书写。

伤寒发热，啬啬[1]恶寒，大渴欲饮水[2]，其腹必满，自汗出[3]，小便利[4]，其病欲解。此肝乘肺也[5]，名曰横。刺[6]期门[7]。五十九。[109]

【校注】

[1]《千金翼方》卷第十《伤寒下·伤寒宜忌第四·宜刺第十三》"嗇嗇"作"濇濇"。

[2]《金匮玉函经》、《脉经》7.13.4"大渴欲饮水"作"其人大渴欲饮酢浆者",《千金翼方》卷第十《伤寒下·伤寒宜忌第四·宜刺第十三》作"其人大渴欲饮截浆者"。截(zài):古代酒的一种,酿糟为之,略带酸味。

[3]《金匮玉函经》、《千金翼方》卷第十《伤寒下·伤寒宜忌第四·宜刺第十三》、《脉经》7.13.4"自汗出"上有"而"。

[4]桂林本《辨太阳病脉证并治中》"小便利,其病欲解"作"小便不利,寸口脉浮而涩,关上弦急者"。

[5]《金匮玉函经》、《千金翼方》卷第十《伤寒下·伤寒宜忌第四·宜刺第十三》、《脉经》7.13.4"此肝乘肺也"作"此为肝乘肺"。

[6]《金匮玉函经》"刺"作"当刺",《千金翼方》卷第十《伤寒下·伤寒宜忌第四·宜刺第十三》、《脉经》7.13.4作"宜刺"。

[7]康平本自"伤寒发热"至"刺期门"低两格书写。

太阳病二日,反躁[1],(凡)[瓦]熨其背[2]而[3]大汗出。大热[4]入胃(一作二日内烧瓦熨背,大汗出,火气入胃),胃中水竭,躁烦[5],必发谵语[6]。十馀日,振慄自下利者[7],此为欲解也[8]。故[9]其汗从[10]腰以[11]下不得汗,欲小便不得[12],反[13]呕,欲失溲,足下恶风,大便鞕[14][15],小便当数,而反不数及不[16]多[17],大[18]便已,头[19]卓然而痛,其人足心必热[20],谷气[21]下流故也[22]。[110]

【校注】

[1]桂林本《辨太阳病脉证并治中》"反躁"作"烦躁"。

[2]凡:当作"瓦"。夹注谓一本作"瓦"。俗书"瓦"、"凡"形近易误。《金匮玉函经》"反躁,凡熨其背"作"而反烧瓦熨其背",《脉经》7.16.12作"而烧瓦熨其背",义长,据改。康平本作"反熨背",成本、桂林本《辨太阳病脉证并治中》作"反熨其背"。

[3]《脉经》7.16.12无"而"。

[4]《金匮玉函经》、桂林本《辨太阳病脉证并治中》"大热"作"火热",

《脉经》7.16.12作"火气"。

[5]《脉经》7.16.12"胃中水竭，躁烦"作"胃中竭燥"。

[6]《太平圣惠方》卷第八《辨病不可火形证》自"太阳病"至"必发谵语"作"太阳病，而熨其背，大汗必出，火气入胃，胃中干竭，必发荒语"。

[7]《金匮玉函经》、《脉经》7.16.12"振慄自下利者"作"振而反汗出者"。

[8]康平本无"也"，"十馀日，振慄自下利者，此为欲解"为小字夹注，句首有加圆圈的"注"。《脉经》7.16.12无"也"。

[9]《金匮玉函经》、《脉经》7.16.12无"故"。桂林本《辨太阳病脉证并治中》"故"作"若"。

[10]康平本"汗"作"发汗"。

[11]成本"以"作"已"。

[12]《脉经》7.16.12"欲小便不得"作"其人欲小便反不得"。

[13]《脉经》7.16.12无"反"。

[14]《金匮玉函经》、《脉经》7.16.12"大便鞕"作"大便坚者"。

[15]康平本自"故其"至"大便鞕"为大字，句首出一加方框的"经"字。

[16]桂林本《辨太阳病脉证并治中》"及"作"又"。《脉经》7.16.12无"不"，盖脱。

[17]康平本"小便当数，而反不数及不多"为小字夹注，句首有加圆圈的"注"。

[18]《脉经》7.16.12无"大"。

[19]《脉经》7.16.12"头"作"其头"。

[20]康平本"大便已，头卓然而痛，其人足心必热"为大字，句首出一加方框的"经"字。

[21]《脉经》7.16.12"谷气"作"客气"。

[22]康平本"谷气下流故也"为旁注。

太阳病[1]，中风，以火劫发汗[2]，邪[3]风被[4]火热，血气[5]流溢[6]，失其常度，两阳相熏灼[7]，其身发黄[8]。阳盛则[9]欲[10]衄，阴虚小便难[11]，阴阳俱虚竭，身体则[12]枯燥[13]。但头汗出，剂颈[14]而还，腹满微喘[15]，口干咽烂，或不大便，久则谵语[16]，甚则[17]至[18]哕，手足躁扰，捻[19]衣摸床[20]。小便利者，其人可治[21][22][23]。[111]

【校注】

[1]《金匮玉函经》、《脉经》7.16.1 无"病"，连下读。

[2]《金匮玉函经》、《脉经》7.16.1"劫发汗"作"劫发其汗"。

[3]《太平圣惠方》卷第八《辩病不可火形证》无"邪"。

[4] 被：遭遇。

[5]《太平圣惠方》卷第八《辩病不可火形证》"血气"上有"即令"。

[6]《太平圣惠方》卷第八《辩病不可火形证》、《脉经》7.16.1"流溢"作"流泆"。

[7] 康平本无"阳"字，作"失其常度两相熏灼"，为"邪风被火热"旁注。《太平圣惠方》卷第八《辩病不可火形证》无"失其常度，两阳相熏灼"。

[8] 康平本"发黄"上有"必"字。《太平圣惠方》卷第八《辩病不可火形证》"其身发黄"上有"常有潮热"。

[9]《金匮玉函经》、《太平圣惠方》卷第八《辩病不可火形证》"则"作"即"。

[10]《太平圣惠方》卷第八《辩病不可火形证》无"欲"。

[11] 康平本"阴虚小便难"作"阴虚则小便鞕"六字，疑有误；成本作"阴虚则小便难"。《太平圣惠方》卷第八《辩病不可火形证》"小便难"上有"即"。

[12]《太平圣惠方》卷第八《辩病不可火形证》无"则"。

[13] 康平本自"阳盛则欲衄"至"身体则枯燥"为小字夹注，句首有加圆圈的"注"。

[14] 剂：读若"济"、"霁"，止也。或作"齐"。剂颈，止于颈。《脉经》7.16.1"剂"作"齐"。《太平圣惠方》卷第八《辩病不可火形证》"剂"作"至"。

[15]《脉经》7.16.1"微喘"上有"而"。

[16]《太平圣惠方》卷第八《辩病不可火形证》无"久则谵语"。

[17]《金匮玉函经》《太平圣惠方》卷第八《辩病不可火形证》、《脉经》7.16.1、桂林本《辨太阳病脉证并治中》"则"作"者"。

[18]《太平圣惠方》卷第八《辩病不可火形证》无"至"。

[19]《金匮玉函经》"捻"作"寻"，《太平圣惠方》卷第八《辩病不可火形证》、《脉经》7.16.1作"循"。

[20]《太平圣惠方》卷第八《辩病不可火形证》下有"苦心下满"。

[21]《太平圣惠方》卷第八《辩病不可火形证》下有"小便不利者，不可治"。

[22] 康平本"小便利者，其人可治"为小字夹注，句首有加圆圈的"注"。

[23]《太平圣惠方》卷第八《辩病不可火形证》此条作"太阳病，中风，以火劫其汗，风被火热，即令血气流洗，常有潮热，其身发黄。阳盛即衄，阴虚即小便难，阴阳俱虚竭，身体枯燥。但头汗出，至颈而还，腹满微喘，口干咽烂，或不大便，甚者哕，手足躁扰，循衣摸床，苦心下满。小便利者，其人可治；小便不利者，不可治"。

伤寒脉浮，医[1]以火迫劫之，亡阳[2]，必[3]惊狂，卧起[4]不安者[5][6]，桂枝去芍药加蜀漆牡蛎龙骨救逆汤主之[7]。方六十。[112]

【校注】

[1]《千金翼方》卷第九《伤寒上·太阳病杂疗法第七》、《千金翼方》卷第十《伤寒下·伤寒宜忌第四·忌火第八》、《脉经》7.16.5"医"上有"而"字。

[2] 康平本"亡阳"为旁注。

[3]《金匮玉函经》、《千金翼方》卷第九《伤寒上·太阳病杂疗法第七》、《脉经》7.16.5无"必"。

[4] 成本、桂林本《辨太阳病脉证并治中》"卧起"作"起卧"。

[5]《金匮玉函经》、《千金翼方》卷第九《伤寒上·太阳病杂疗法第七》、《千金翼方》卷第十《伤寒下·伤寒宜忌第四·忌火第八》、《脉经》7.16.5无"者"。

[6]《太平圣惠方》卷第八《辩病不可火形证》自"伤寒脉浮"至"卧起不安者"作"伤寒脉浮，而以火逼劫汗，即亡阳，必惊狂，卧起不安"。

[7]《脉经》7.16.5"桂枝去芍药加蜀漆牡蛎龙骨救逆汤主之"作"属桂枝去芍药加蜀漆牡蛎龙骨救逆汤"，桂林本《辨太阳病脉证并治中》作"属桂枝去芍药加牡蛎龙骨救逆汤"。《千金翼方》卷第九《伤寒上·太阳病杂疗法第七》"桂枝去芍药加蜀漆牡蛎龙骨救逆汤主之"下有一阴文"方"字。

桂枝[1]三两，去皮　　　甘草[2]二两，炙　　　生姜三两，切

大枣十二枚，擘　　　牡蛎五两，熬　　　蜀漆三两，洗去腥[3]

龙骨四两[4][5]

右七味[6]，以水一斗二升[7]，先煮蜀漆，减二升，内诸药[8]，煮[9]取三升，去滓[10]，温服一升[11]。本云[12]桂枝汤，今去芍药加蜀漆、牡蛎、龙骨[13][14][15][16]。

【校注】

[1] 康平本"桂枝"作"桂支"。

[2] 康平本"甘草"作"甘艸"。

[3] 康平本"腥"作"醒"，音误。成本"腥"作"脚"。桂林本《辨太阳病脉证并治中》无"蜀漆三两，洗去腥"。

[4]《金匮玉函经》"桂枝去芍药加蜀漆牡蛎龙骨救逆汤"方作"桂枝三两；甘草二两，炙；生姜三两；蜀漆三两，洗去腥；大枣十二枚；牡蛎五两，熬；龙骨四两"。

[5]《千金翼方》卷第九《伤寒上·太阳病杂疗法第七》"桂枝去芍药加蜀漆牡蛎龙骨救逆汤"方药作"桂枝，生姜切，蜀漆洗去腥，各叁两；甘草贰两，炙；牡蛎伍两，熬；龙骨肆两；大枣拾贰枚，擘"。

[6]《金匮玉函经》"右七味"下有"㕮咀"。桂林本《辨太阳病脉证并治中》"七味"作"六味"。

[7]《金匮玉函经》"一斗二升"作"八升"。

[8] 桂林本《辨太阳病脉证并治中》无"先煮蜀漆，减二升，内诸药"。

[9]《金匮玉函经》无"煮"。

[10]《金匮玉函经》"去滓"作"去渣"。

[11] 桂林本《辨太阳病脉证并治中》"温服一升"下有"日三服"。

[12]《金匮玉函经》"本云"作"本方"。

[13]《金匮玉函经》"加蜀漆、牡蛎、龙骨"作"加蜀漆、龙骨、牡蛎"，下有"一法以水一斗二升，煮取五升"校语。

[14] 康平本"本云桂枝汤今去芍药加蜀漆、牡蛎、龙骨"为小字夹注，句首有加圆圈的"注"。成本、桂林本《辨太阳病脉证并治中》无"本云桂枝汤今去芍药加蜀漆、牡蛎、龙骨"。

[15]《千金翼方》卷第九《伤寒上·太阳病杂疗法第七》"桂枝去芍药加蜀漆牡蛎龙骨救逆汤"煎服法作"右柒味，以水捌升，先煮蜀漆，减贰升，内诸药，煮取叁升，去滓，温服壹升"，下有夹注："一法：以水壹斗贰升，煮取

伍升"。

[16] 成本"桂枝去芍药加蜀漆牡蛎龙骨救逆汤"煎服法作"右为末，以水一斗二升，先煮蜀漆，减二升，内诸药，煮取三升，去滓，温服一升"。

形作 [1] 伤寒，其脉不弦紧 [2] 而弱 [3]，弱者必渴 [4]。被火 [5] 必谵语。弱者发热脉浮 [6]，解之，当汗出愈 [7]。[113]

【校注】

[1]《金匮玉函经》、《千金翼方》卷第十《伤寒下·伤寒宜忌第四·忌火第八》、《脉经》7.16.7 无"形作"。桂林本《辨太阳病脉证并治中》"作"作"似"。

[2] 康平本"紧"作"坚"。

[3] 康平本"弱"字右侧有"弱者发热"四字旁注。《金匮玉函经》、《脉经》7.16.7"弱"下有"者"。

[4]《金匮玉函经》、《脉经》7.16.7 无"弱者"。

[5] 成本"被火"下有"者"。

[6] 康平本、桂林本《辨太阳病脉证并治中》"脉浮"下有"者"字。

[7] 康平本自"形作伤寒"至"当汗出愈"低一格书写。

太阳病，以火熏之，不得汗 [1]，其人必躁 [2]，到经 [3] 不解 [4]，必 [5] 清 [6] 血，名为 [7] 火邪 [8][9]。[114]

【校注】

[1]《金匮玉函经》"汗"下有"者"。

[2]《金匮玉函经》"躁"作"燥"。

[3] 经：常规。谓一般的病程时间，如六日、十三日等。成本无"经"。

[4] 康平本"到经不解"为旁注。

[5]《脉经》7.16.8"必"下有"有"。

[6] 清：谓便下。《广雅·释诂二》："清，盘也。"王念孙《疏证》："清者，漉酒而清出其汁也。""盘"是滤出，其状渗下。《玉篇·皿部》："盘，沥也。"《广韵·屋韵》："盘，去水也。"人便脓血似"清"状，故亦曰"清"。

[7]《金匮玉函经》无"为"。

[8]《太平圣惠方》卷第八《辨病不可火形证》自"太阳病，以火熏之"至"名为火邪"作"太阳病，以火蒸之，不得汗者，其人必躁结。若不结，必下清血。其脉躁者，必发黄也"。

[9]《太平圣惠方》卷第八《伤寒三阴三阳应用汤散诸方》有"蒸法出汗"方："右以薪火烧地，良久，扫去火，微用水洒地，取蚕沙、桃叶、柏叶、糠及麦䅘（同"稍juān"，麦茎）等铺着地上，令厚二三寸，布蓆，卧上，盖覆，以汗出为度。不得过热，当审细消息（仔细斟酌）。汗出周身便住。良久不止，后以粉粉之，勿令汗出过多也。"按，《千金要方》卷九《伤寒例第一》亦载"蒸汗法"，云："陈廪丘云：或问：得病，连服汤药发汗，汗不出，如之何？答曰：医经云：连发汗，汗不出者，死病也。吾思之，可蒸之，如蒸中风法。热温之气于外迎之，不得不汗出也。后以问张苗，苗云：曾有人作事，疲极汗出，卧单簟，中冷，得病，但苦寒倦，诸医与圆散汤，四日之内，凡八过发汗，汗不出。苗令烧地，布桃叶蒸，之即得大汗。于被中就粉傅身，使极燥，乃起，便愈。后数以此发汗，汗皆出也。人性自有难汗者，非惟病使其然也，蒸之则无不汗出也。诸病发热恶寒脉浮洪者，便宜发汗，温粉粉之，勿令遇风。当发汗而其人适失血，及下大利，则不可大汗也。数少与桂枝汤，使体润漐漐，汗出连日，当自解也"。

脉浮热甚[1]，而[2]反[3]灸之，此为实，实以虚治[4]，因火而动，必咽燥吐血[5][6]。[115]

【校注】

[1]康治本"脉浮热甚"上有"火邪"二字。

[2]成本无"而"。

[3]《金匮玉函经》、《脉经》7.10.3无"反"。桂林本《辨太阳病脉证并治中》"而反"作"反以火"。

[4]康平本"此为实，实以虚治"为旁注。

[5]《金匮玉函经》"必咽燥吐血"作"咽燥，必吐血"，《千金翼方》卷第十《伤寒下·伤寒宜忌第四·忌灸第十》、《脉经》7.10.3作"咽燥，必唾血"。成本、桂林本《辨太阳病脉证并治中》"吐"作"唾"。

[6] 康平本作自"火邪脉浮热甚"至"必咽燥吐血"低一格书写。

微数之脉，慎不可灸。因火为邪，则为烦逆。追虚逐实[1]，血散脉中。火气虽微，内攻有力，焦骨伤筋[2]，血难复也[3][4]。

脉浮，宜以汗解之[5]。用火灸之[6]，邪无从出[7]，因火而盛，病从腰以下必[8]重而痹，名火逆也[9][10]。欲自解者[11]，必[12]当先烦，烦[13]乃有汗而解[14][15]。何以知之？脉浮，故知汗出解[16][17][18]。[116]

【校注】

[1] 康平本"追虚逐实"为旁注。

[2] 康平本"焦骨伤筋"为旁注。

[3] 康平本、《金匮玉函经》自"微数之脉"至"血难复也"自为起讫，别为一节。康平本低一格书写。

[4]《千金要方》10-14a："夫人脉数者，不可灸。因火为邪，则为烦。因虚逐实，血走脉中。火气虽微，内攻有力，焦骨伤筋，血难复也。应在泻心。"

[5] 康平本、成本、桂林本《辨太阳病脉证并治中》无"之"。《金匮玉函经》、《千金翼方》卷第十《伤寒下·伤寒宜忌第四·忌灸第十》、《脉经》7.10.2"宜以汗解之"作"当以汗解"。

[6]《金匮玉函经》、《千金翼方》卷第十《伤寒下·伤寒宜忌第四·忌灸第十》、《脉经》7.10.2"用火灸之"作"而反灸之"。

[7]《千金翼方》卷第十《伤寒下·伤寒宜忌第四·忌灸第十》、《脉经》7.10.2"出"作"去"。

[8]《脉经》7.10.2"必"作"必当"。

[9] 康平本"名火逆也"作"火逆之也"，为旁注。《千金翼方》卷第十《伤寒下·伤寒宜忌第四·忌灸第十》、《脉经》7.10.2作"此为火逆"。

[10]《金匮玉函经》"名火逆也"作"此为火逆"。自"脉浮"至"此为火逆"自为起讫，别为一节。

[11]《脉经》7.10.2"欲自解者"作"若欲自解"。

[12]《脉经》7.10.2无"必"。

[13] 康平本、《金匮玉函经》、成本、桂林本《辨太阳病脉证并治中》无"烦"。

[14]《金匮玉函经》、《脉经》7.10.2 "而解" 作 "随汗而解"。

[15]《太平圣惠方》卷第八《辩不可灸形证》自 "微数之脉" 至 "故知汗出解" 作 "凡微数之脉，不可灸。因热为邪，必致烦逆。内有损骨伤筋血枯之患。脉当以汗解，反以灸之，邪无所去，因火而盛，病当必重，此为逆治。若欲解者，当发其汗而解也"。按，"脉当以汗解"，疑有脱误。

[16] 康平本作 "何以知之？脉浮，知汗出解"，无 "故" 字，为小字夹注，句首有加圆圈的 "注"。《金匮玉函经》"解" 上有 "而"。成本 "解" 下有 "也"。《脉经》7.10.2 "解" 上有 "当"。桂林本《辩太阳病脉证并治中》"故知汗出解" 作 "故也"。

[17] 康平本自 "脉浮" 至 "知汗出解" 自为起迄，别为一节，低一格书写。

[18]《金匮玉函经》自 "欲自解者" 至 "故知汗出而解" 自为起迄，别为一节。

烧针令其汗，针处被寒，核起而赤者，必发奔豚[1]。气从少腹上冲[2]心[3]者[4]。灸其核上各[5]一壮，与桂枝加桂汤[6]。更加桂二两也[7][8]。方六十一。[117]

【校注】

[1]《脉经》7.11.1 "奔豚" 作 "贲豚"。

[2]《脉经》7.11.1 "冲" 作 "撞"。

[3]《千金翼方》卷第九《伤寒上·太阳病杂疗法第七》、《脉经》7.11.1 无 "心"。

[4] 康平本 "气从少腹上冲心者" 为 "奔豚" 旁注。

[5]《千金翼方》卷第九《伤寒上·太阳病杂疗法第七》、《脉经》7.11.1 无 "各"。

[6]《千金翼方》卷第九《伤寒上·太阳病杂疗法第七》"与桂枝加桂汤" 下有一 "方" 字。

[7]《金匮玉函经》、《千金翼方》卷第九《伤寒上·太阳病杂疗法第七》无 "更加桂二两也"。成本无 "也"

[8] 康平本作 "更加桂枝二两也。本云桂枝汤今加圭五两。所以加圭者，以能泄奔豚气也"，为小字夹注，句首有加圆圈的 "注"。

桂枝五两，去皮　　　　　芍药三两　　　　　生姜三两[1]，切

甘草二两，炙　　　　　　大枣十二枚，擘[2][3]

右五味，以水七升，煮取三升，去滓，温服一升。本云[4]桂枝汤，今加桂满[5]五两。所以加桂[6]者，以能泄奔豚气也[7][8][9]。

【校注】

[1]《金匮玉函经》"三两"作"二两"。

[2]《金匮玉函经》"桂枝加桂汤"方作"桂枝五两；芍药三两；甘草二两，炙；生姜二两；大枣十二枚"。

[3]《千金翼方》卷第九《伤寒上·太阳病杂疗法第七》"桂枝加桂汤"方作"桂枝伍两；芍药、生姜各三两；大枣拾贰枚，擘；甘草贰两，炙"。

[4]《金匮玉函经》"本云"作"本方"。

[5]康平本"桂"作"圭"，无"满"。

[6]康平本"桂"作"圭"。

[7]康平本无"桂枝加桂汤"方药及煎服法。"本云"以下句作"本云桂枝汤今加圭五两。所以加圭者，以能泄奔豚气也"，为小字夹注，属上"更加桂二两也"句下。《金匮玉函经》"今加桂满五两"作"今加桂"，下无"所以加桂者，以能泄奔豚气也"十二字。桂林本《辨太阳病脉证并治中》"温服一升"下有"日三服"。无"本云桂枝汤今加桂满五两。所以加桂者，以能泄奔豚气也"二十一字。

[8]《千金翼方》卷第九《伤寒上·太阳病杂疗法第七》"桂枝加桂汤"煎服法作"右伍味，以水柒升，煮取叁升，去滓，温服壹升。本云桂枝汤今加桂满伍两。所以加桂者，以能洩奔豚气也"。

[9]成本"桂枝加桂汤"方及煎服法作"于第二卷桂枝汤方内更加桂二两，共五两。馀依前法"。

火逆，下之，因烧针，烦躁[1]者，桂枝甘草龙骨牡蛎汤主之[2][3]。方六十二。[118]

【校注】

[1]康平本"躁"作"燥"。

[2] 康平本"甘草"作"甘艸"。

[3]《千金翼方》卷第九《伤寒上·太阳病杂疗法第七》"桂枝甘草龙骨牡蛎汤主之"下有一"方"字。

桂枝一两，去皮[1]　　　　甘草二两，炙　　　　牡蛎二两，熬

龙骨二两[2][3]

右四味[4]，以水五升，煮取二升半[5]，去滓，温服八合[6]，日三服[7][8][9]。

【校注】

[1] 成本无"去皮"。

[2]《金匮玉函经》"桂枝甘草龙骨牡蛎汤"方作"桂枝一两，甘草、龙骨、牡蛎熬，各三两"。

[3]《千金翼方》卷第九《伤寒上·太阳病杂疗法第七》"桂枝甘草龙骨牡蛎汤"方作"桂枝壹两，甘草、龙骨、牡蛎熬，各贰两"。

[4]《金匮玉函经》、成本"右四味"作"右为末"。

[5]《金匮玉函经》"煮取二升半"作"煮取二升"。桂林本《辨太阳病脉证并治中》作"煮取三升"。

[6] 桂林本《辨太阳病脉证并治中》"八合"作"一升"。

[7]《太平圣惠方》卷第八《伤寒三阴三阳应用汤散诸方》"桂枝甘草龙骨牡蛎汤"作"龙骨牡蛎汤"，方药及煎服法作"龙骨一两；牡蛎一两，烧如粉；桂心半两；甘草半两，炙微赤，剉。右件药，捣筛为散，每服三钱，以水一中盏，煎至五分，去滓，不计时候，温服"。

[8]《千金翼方》卷第九《伤寒上·太阳病杂疗法第七》"桂枝甘草龙骨牡蛎汤"煎服法作"右肆味，以水伍升，煮取贰升，去滓，温服捌合。日叁服"。

[9] 桂林本《辨太阳病脉证并治中》"日三服"下有"甚者，加人参三两"。

太阳[1] 伤寒者[2]，加温针[3]，必惊也[4][5]。[119]

【校注】

[1]《千金翼方》卷第九《伤寒上·太阳病杂疗法第七》、《千金翼方》卷第十《伤寒下·伤寒宜忌第四·忌火第八》、《脉经》7.16.4 无"太阳"。

[2]《金匮玉函经》、《千金翼方》卷第九《伤寒上·太阳病杂疗法第七》、

《千金翼方》卷第十《伤寒下·伤寒宜忌第四·忌火第八》、《脉经》7.16.4无"者"。

[3]《千金翼方》卷第十《伤寒下·伤寒宜忌第四·忌火第八》"温针"作"火针"。

[4]《金匮玉函经》、《千金翼方》卷第九《伤寒上·太阳病杂疗法第七》、《千金翼方》卷第十《伤寒下·伤寒宜忌第四·忌火第八》、《脉经》7.16.4无"也"。

[5] 康平本自"太阳伤寒者"至"必惊也"低一格书写。

太阳病，当[1]恶寒发热[2]，今自汗出，反[3]不恶寒发热[4]，关上脉[5]细数者[6]，以医吐之过也[7][8][9]。一二日[10]吐之者，腹中饥，口不能食；三四日[11]吐之者，不喜糜粥，欲食[12]冷食，朝食暮[13]吐，以医吐之所致也[14][15]。此为小逆[16]。[120]

【校注】

[1]《千金翼方》卷第十《伤寒下·伤寒宜忌第四·忌吐第三》无"当"。

[2]《金匮玉函经》、《千金翼方》卷第十《伤寒下·伤寒宜忌第四·忌吐第三》"发热"上有"而"。

[3] 成本无"反"。

[4] 康平本"发热"上有"不"字。《金匮玉函经》、《千金翼方》卷第十《伤寒下·伤寒宜忌第四·忌吐第三》"发热"上有"而"。

[5] 康平本无"关上"，"脉"旁注"阙上"二字。

[6]《金匮玉函经》、《千金翼方》卷第十《伤寒下·伤寒宜忌第四·忌吐第三》"细数者"作"细而数"。

[7]《金匮玉函经》"以医吐之过也"作"此医吐之故也"，《千金翼方》卷第十《伤寒下·伤寒宜忌第四·忌吐第三》作"此吐之过也"。

[8] 康平本"以医吐之过也"下有"此为小逆"四字旁注。自"太阳病，当恶寒发热"至"以医吐之过也"自为起迄。

[9]《太平圣惠方》卷第八《辩不可吐形证》自"太阳病，当恶寒发热"至"以医吐之过也"作"太阳病，恶寒而发热，自汗出。而反不恶寒热，关上脉细数者，不可吐之"。

[10]《金匮玉函经》"一二日"作"一日二日"。

[11]《金匮玉函经》"三四日"作"三日四日"。

[12] 康平本无"食"。

[13] 康平本、《金匮玉函经》"暮"作"夕"。

[14] 桂林本《辨太阳病脉证并治中》无"以医吐之所致也"。

[15] 康平本自"一二日吐之者"至"以医吐之所致也"低一格书写,自为起迄。

[16] 康平本"此为小逆"为旁注,注于"以医吐之过也"句之"过也"旁。

太阳病,吐之,但太阳病当恶寒 [1],今反 [2] 不恶寒,不欲近衣 [3],此为吐之内烦也 [4][5]。[121]

【校注】

[1] 桂林本《辨太阳病脉证并治中》无"太阳病,吐之,但太阳病当恶寒","不欲近衣,此为吐之内烦也"与上条相属,合为一条。

[2] 桂林本《辨太阳病脉证并治中》"今"作"若",无"反"。

[3] 桂林本《辨太阳病脉证并治中》"不欲近衣"作"又不欲近衣者"。

[4] 桂林本《辨太阳病脉证并治中》"此为吐之内烦也"作"此为内烦,皆医吐之所致也"。

[5] 康平本自"太阳病,吐之"至"此为吐之内烦也"低一格书写。

病人脉数 [1],数为热 [2],当消谷引食 [3],而 [4] 反吐者 [5],此以发汗,令阳气微 [6],膈气虚,脉乃数也 [7]。数为客热 [8],不能消谷 [9]。以 [10] 胃中虚冷,故吐也 [11][12]。[122]

【校注】

[1]《脉经》8.14.5"病人脉数"上有"问曰"。

[2]《脉经》7.1.24"数为热"作"数为有热"。

[3] 桂林本《辨太阳病脉证并治中》"当消谷引食"作"当消谷,今引食","今引食"属下读。

[4]《脉经》7.1.24 无"而"。

[5]《脉经》8.14.5"而反吐者"下有"何也？师曰"四字。

[6]《金匮玉函经》、《千金翼方》卷第十《伤寒下·发汗吐下后病状第五》"此以发汗令阳气微"作"以医发其汗，阳气微"，《脉经》7.1.24作"医发其汗，阳微"，8.14.5作"以发其汗，阳气微"。

[7]《脉经》8.14.5无"也"。《金匮玉函经》、《千金翼方》卷第十《伤寒下·发汗吐下后病状第五》、《脉经》7.1.24"脉乃数也"作"脉则为数"。

[8]《脉经》7.1.24"热"作"阳"。

[9] 桂林本《辨太阳病脉证并治中》"不能消谷"上有"故"。

[10]《金匮玉函经》、《千金翼方》卷第十《伤寒下·发汗吐下后病状第五》、《脉经》7.1.24、《脉经》8.14.5无"以"。

[11]《脉经》7.1.24"故吐也"作"故令吐也"。

[12] 康平本自"病人脉数"至"故吐也"低一格书写。

太阳病，过经十馀日[1]，心下温温[2]，欲吐，而[3]胸中痛，大便反溏[4]，腹[5]微满，郁郁微烦，先此[6]时自极吐下者，与调胃承气汤[7]。若[8]不尔者，不可与[9]。但[10]欲呕，胸中痛，微溏者，此非柴胡[11]汤[12]证。以呕[13]，故知极吐下[14]也[15]。调胃承气汤[16][17]。六十三。（用前第三十三方）[123]

【校注】

[1] 康平本"过经"为"十馀日"旁注。

[2] 温（yùn）温：同"蕴蕴"。蓄积不散的样子；堵塞的样子。与"薀薀"、"氲氲"、"蕴蕴"、"愠愠"、"喡喡"声同义通。

[3] 桂林本《辨太阳病脉证并治中》无"而"。

[4]"溏"为"涂"之转语。涂，稀泥也。大便反溏，言大便反如稀泥也。

[5]《金匮玉函经》、《千金翼方》卷第九《伤寒上·太阳病用承气汤法第五》"腹"作"其腹"。

[6]《金匮玉函经》、《千金翼方》卷第九《伤寒上·太阳病用承气汤法第五》无"此"。桂林本《辨太阳病脉证并治中》"此"作"其"。

[7]《千金翼方》卷第九《伤寒上·太阳病用承气汤法第五》"与调胃承气汤"作"与承气汤"。

[8]《金匮玉函经》无"若"。

[9] 桂林本《辨太阳病脉证并治中》"与"作"与之"。

[10] 康平本"但"上有"○"。《金匮玉函经》"但"作"反"。桂林本《辨太阳病脉证并治中》"但"上有"若"。

[11]《金匮玉函经》无"柴胡"。

[12] 桂林本《辨太阳病脉证并治中》无"汤"。

[13] 桂林本《辨太阳病脉证并治中》"以呕"上有"所以然者"。

[14] 康平本无"下"。

[15] 康平本自"若不尔者"至"故知极吐也"为小字夹注，句首有加圆圈的"注"。

[16] 康平本、《金匮玉函经》、成本无"调胃承气汤"。

[17]《千金翼方》卷第九《伤寒上·太阳病用承气汤法第五》无"若不尔者，不可与。但欲呕，胸中痛，微溏者，此非柴胡汤证。以呕，故知极吐下也。调胃承气汤"三十五字。

太阳病，六七日[1]，表证仍[2]在，脉微而沈[3]，反不结胸，其人发狂者[4]，以[5]热在下焦，少腹当鞕满[6]，小便自利者，下血乃愈。所以然者，以[7]太阳随经[8]，瘀热在里故也[9]。抵当[10]汤主之[11]。方六十四。[124]

【校注】

[1]《金匮玉函经》"六七日"作"七八日"。《千金翼方》卷第九《伤寒上·太阳病杂疗法第七》"六七日"下有"出"字。六七日出，超过六七日。

[2]《千金翼方》卷第九《伤寒上·太阳病杂疗法第七》"仍"作"续"。

[3]《金匮玉函经》"脉微而沈"作"其脉微沉"。

[4]《金匮玉函经》无"者"。

[5]《金匮玉函经》"以"作"此"。

[6]《金匮玉函经》"少腹当鞕满"作"少腹当坚而满"，《千金翼方》卷第九《伤寒上·太阳病杂疗法第七》作"少腹坚满"。

[7]《金匮玉函经》无"以"。

[8] 康平本"经"作"痙"。

[9] 康平本"所以然者，以太阳随痙，瘀热在里故也"为小字夹注，句首有加圆圈的"注"。

[10] 抵当："至掌"的音转。至掌，水蛭的别名。

[11] 康平本"抵当汤主之"句上出一加方框的"经"字。《千金翼方》卷第九《伤寒上·太阳病杂疗法第七》"抵当汤主之"作"宜下之以抵当汤"。

水蛭熬　　　　　虻虫各三十个。去翅足，熬　　　桃仁二十个，去皮尖
大黄三两，酒洗 [1][2][3]

右四味 [4]，以水五升，煮取三升，去滓，温服一升。不下，更 [5] 服 [6][7][8]。

【校注】

[1] 成本"洗"作"浸"。

[2]《金匮玉函经》"抵当汤"方作"水蛭三十个，熬；虻虫三十个，熬，去翅足；桃仁二十个，去皮尖；大黄三两，酒浸"。

[3]《千金翼方》卷第九《伤寒上·太阳病杂疗法第七》"抵当汤"方作"大黄贰两，破陆片；桃仁贰拾枚，去皮尖，熬；虻虫去足翅，熬，水蛭熬，各叁拾枚"。

[4]《金匮玉函经》"右四味"下有"为末"。

[5]《金匮玉函经》"更"作"再"。

[6]《太平圣惠方》卷第八《伤寒三阴三阳应用汤散诸方》"抵当汤"作"抵党汤"，方药及煎服法作"水蛭半两，微炒；虻虫半两，微炒；桃人半两，汤浸，去皮尖、双人，麸炒微黄；川大黄一两，剉碎，微炒。右件药，捣筛为散，每服三钱，以水一中盏，煎至五分，去滓，不计时候，温服"。

[7]《千金翼方》卷第九《伤寒上·太阳病杂疗法第七》"抵当汤"煎服法作"右肆味，以水伍升，煮取叁升，去滓，温服壹升。不下，更服"。

[8]《千金要方》卷第九《宜下第八》"抵当汤"作"抵党汤"，方药及煎服法作"水蛭三十枚，桃仁三十枚，虻虫二十枚，大黄三两。右四味，哎咀，以水五升，煮取三升，去滓，服一升。不下，更服"。

太阳病，身黄，脉 [1] 沈 [2] 结，少腹鞕 [3]。小便不利者 [4]，为无血也 [5][6]。小便自利，其人如狂者，血证谛也 [7]，抵当汤主之 [8]。六十五。（用前方）[125]

【校注】

[1]《金匮玉函经》"脉"作"其脉"。

[2] 康平本"沈"作"沉"。

[3]《金匮玉函经》《千金翼方》卷第九《伤寒上·太阳病杂疗法第七》"鞕"作"坚"。

[4]《金匮玉函经》无"者"。

[5]《千金翼方》卷第九《伤寒上·太阳病杂疗法第七》无"也"。

[6] 康平本"小便不利者，为无血也"为下"小便自利"旁注。

[7] 康平本"血证谛也"为"其人如狂者"旁注。

[8]《金匮玉函经》无"抵当汤主之"。

伤寒有热，少腹[1]满[2]，应小便不利，今反利者，为有血也[3]，当[4]下之，不可馀药[5]，宜抵当丸[6]。方六十六。[126]

【校注】

[1] 康平本"少腹"作"小腹"。

[2]《金匮玉函经》"少腹满"上有"而"。

[3] 康平本"为有血也"为"今反利者"旁注。

[4] 康平本"当"作"当可"，《千金翼方》卷第九《伤寒上·太阳病杂疗法第七》作"当须"。

[5] 康平本"不可馀药"为"宜抵当丸"旁注。

[6]《金匮玉函经》"丸"作"圆"。

水蛭二十个，熬　　虻虫二十个[1]。去翅足，熬　　桃仁[2]二十五个[3]，去皮尖
大黄三两[4][5]

右四味，擣分四丸[6]，以水一升，煮一丸[7]，取七合服之，晬时当下血。若不下者[8]，更服[9][10][11]。

【校注】

[1] 成本"二十个"作"二十五个"。

[2] 成本"桃仁"作"桃人"。

[3] 成本"二十五个"作"二十个"。

[4]《金匮玉函经》"抵当丸"方作"水蛭二十个，熬；虻虫二十五个；桃仁

三十个，去皮尖；大黄三两"。

[5]《千金翼方》卷第九《伤寒上·太阳病杂疗法第七》"抵当丸"方作"大黄叁两；桃仁贰拾伍枚，去皮尖，熬；蛀虫去足翅，熬；水蛭熬，各贰拾伍枚"。

[6]《金匮玉函经》"捣分四丸"作"杵，分为四圆"。成本作"杵，分为四丸"。桂林本《辨太阳病脉证并治中》作"捣，分为四丸"。

[7]《金匮玉函经》"丸"作"圆"。

[8]《金匮玉函经》无"者"。

[9]康平本"若不下者，更服"为"当下血"旁注。

[10]《千金翼方》卷第九《伤寒上·太阳病杂疗法第七》"抵当丸"煎服法作"右肆味，捣分为四丸，以水壹升，煮壹丸，取柒合服，晬时当下血。不下，更服"。

[11]《千金要方》卷第九《宜下第八》"抵当丸"作"抵党丸"，方药及煎服法作"水蛭二十枚，桃仁二十三枚，蛀虫二十枚，大黄三两。右四味，末之，蜜和合，分为四丸。以水一升，煮一丸，取七合，顿服之，晬时当下血。不下，更服"。

太阳病，小便利者，以饮水多[1]，必心下悸[2]；小便少者，必苦里急也[3]。[127]

【校注】

[1]《金匮玉函经》"以饮水多"作"为多饮水"，《千金翼方》卷第十《伤寒下·伤寒宜忌第四·忌水第十四》作"为水多"。

[2]《金匮玉函经》、《千金翼方》卷第十《伤寒下·伤寒宜忌第四·忌水第十四》"必心下悸"作"心下必悸"。

[3]康平本自"太阳病，小便利者"至"必苦里急也"低两格书写。

伤寒论卷第三

伤寒论卷第四

《仲景全书》第四

汉　张仲景述　晋　王叔和　撰次

宋　林　亿　校正

明　赵开美　校刻

沈　琳　仝校

辨太阳病脉证并治[1]下第七（合三十九法，方三十首，并见太阳少阳合病法）

结胸项强，如柔（痓）［痉］状，下则和，宜大陷胸丸。第一。（六味。前后有结胸、藏结病六证）

太阳病，心中懊憹，阳气内陷，心下鞕，大陷胸汤主之。第二。（三味）

伤寒六七日，结胸热实，脉沈而紧，心下痛，大陷胸汤主之。第三。（用前第二方）

伤寒十馀日，热结在里，往来寒热者，与大柴胡汤。第四。（七味。水结附）

太阳病，重发汗，复下之，不大便五六日，舌燥而渴，潮热，从心下至少腹满痛不可近者，大陷胸汤主之。第五。（用前第二方）

小结胸病，正在心下，按之痛，脉浮滑者，小陷胸汤主之。第六。（三味。下有太阳病二证）

病在阳，应以汗解，反以水潠，热不得去，益烦不渴，服文蛤散；不差，与五苓散；寒实结胸，无热证者，与三物小陷胸汤，白散亦可服。第七。（文蛤

散，一味。五苓散，五味。小陷胸汤用前第六方。白散，三味）

太阳少阳并病，头痛眩冒，心下痞者，刺肺俞、肝俞，不可发汗，发汗则谵语，谵语不止，当刺期门。第八。

妇人中风，经水适来，热除脉迟，胁下满，谵语，当刺期门。第九。

妇人中风，七八日，寒热，经水适断，血结，如疟状，小柴胡汤主之。第十。（七味）

妇人伤寒，经水适来，谵语，无犯胃气及上二焦，自愈。第十一。

伤寒六七日，发热微恶寒，支节疼，微呕，心下支结，柴胡桂枝汤主之。第十二。（九味）

伤寒五六日，已发汗，复下之，胸胁满，小便不利，渴而不呕，头汗出，往来寒热，心烦，柴胡桂枝干姜汤主之。第十三。（七味）

伤寒五六日，头汗出，微恶寒，手足冷，心下满，不欲食，大便鞕，脉细者，为阳微结，非少阴也，可与小柴胡汤。第十四。（用前第十方）

伤寒五六日，呕而发热，以他药下之，柴胡证仍在，可与柴胡汤；蒸蒸而振，却发热汗出解，心满痛者，为结胸；但满而不痛，为痞，宜半夏泻心汤。第十五。（七味。下有太阳并病并气痞二证）

太阳中风，下利呕逆，表解乃可攻之，十枣汤主之。第十六。（三味。下有太阳一证）

心下痞，按之濡者，大黄黄连泻心汤主之。第十七。（二味）

心下痞而复恶寒汗出者，附子泻心汤主之。第十八。（四味）

心下痞，与泻心汤，不解者，五苓散主之。第十九。（用前第七证方）

伤寒汗解后，胃中不和，心下痞，生姜泻心汤主之。第二十。（八味）

伤寒中风，反下之，心下痞，医复下之，痞益甚，甘草泻心汤主之。第二十一。（六味）

伤寒，服药利不止，心下痞，与理中，利益甚，宜赤石脂禹馀粮汤。第二十二。（二味。下有痞一证）

伤寒，发汗若吐下，心下痞，噫不除者，旋复代赭汤主之。第二十三。（七味）

下后，不可更行桂枝汤，汗出而喘，无大热者，可与麻黄杏子甘草石膏汤。第二十四。（四味）

太阳病，外未除，数下之，遂协热而利，桂枝人参汤主之。第二十五。

（五味）

伤寒，大下后，复发汗，心下痞，恶寒者，不可攻痞，先解表，表解乃可攻痞。解表，宜桂枝汤；攻痞，宜大黄黄连泻心汤。第二十六。（泻心汤用前第十七方）

伤寒发热，汗出不解，心中痞，呕吐下利者，大柴胡汤主之。第二十七。（用前第四方）

病如桂枝证，头不痛，项不强，寸脉浮，胸中痞，气上冲不得息，当吐之，宜瓜蒂散。第二十八。（三味。下有不可与瓜蒂散证）

病胁下素有痞，连脐，痛引少腹者，此名藏结。第二十九。

伤寒，若吐下后，不解，热结在里，恶风，大渴，白虎加人参汤主之。第三十。（五味。下有不可与白虎证）

伤寒无大热，口燥渴，背微恶寒者，白虎加人参汤主之。第三十一。（用前方）

伤寒脉浮，发热无汗，表未解，不可与白虎汤；渴者，白虎加人参汤主之。第三十二。（用前第三十方）

太阳少阳并病，心下鞕，颈项强而眩者，刺大椎、肺俞、肝俞，慎勿下之。第三十三。

太阳少阳合病，自下利，黄芩汤；若呕，黄芩加半夏生姜汤主之。第三十四。（黄芩汤，四味。加半夏生姜汤，六味）

伤寒，胸中有热，胃中有邪气，腹中痛，欲呕者，黄连汤主之。第三十五。（七味）

伤寒八九日，风湿相搏，身疼烦，不能转侧，不呕不渴，脉浮虚而濇者，桂枝附子汤主之；大便鞕（一云脐下心下鞕），小便自利者，去桂加白术汤主之。第三十六。（桂附汤、加术汤并五味）

风湿相搏，骨节疼烦，掣痛不得屈伸，汗出短气，小便不利，恶风，或身微肿者，甘草附子汤主之。第三十七。（四味）

伤寒，脉浮滑，此表有热，里有寒，白虎汤主之。第三十八。（四味）

伤寒，脉结代，心动悸，炙甘草汤主之。第三十九。（九味）

【校注】

[1] 康平本作"辨大阳病"，下有"结胸"二字篇题。《金匮玉函经》作"辨

太阳病形证治"。

问曰：病有[1]结胸，有藏结，其状何如[2]？荅曰：按之痛，寸脉浮，关脉沈[3]，名曰[4]结胸也[5][6]。[128]

【校注】

[1] 康平本"有"作"在"，疑误。

[2] 康平本、《外台秘要方》2-5b 引《张仲景伤寒论》"何如"作"如何"。

[3] 康平本"沈"作"沉"。《金匮玉函经》、《千金翼方》卷第九《伤寒上·太阳病用陷胸汤法第六》"寸脉浮，关脉沈"作"其脉寸口浮，关上自沉"。

[4]《金匮玉函经》、《千金翼方》卷第九《伤寒上·太阳病用陷胸汤法第六》"名曰"作"为"。《外台秘要方》2-5b 引《张仲景伤寒论》无"曰"。

[5]《金匮玉函经》、《千金翼方》卷第九《伤寒上·太阳病用陷胸汤法第六》无"也"。桂林本《辨太阳病脉证并治下》此条作："问曰：病有藏结，有结胸，其状何如？师曰：寸脉浮，关脉小细沈紧者，名曰藏结也。按之痛，寸脉浮，关脉沈，名曰结胸也。"

[6] 康平本自"问曰"至"名曰结胸也"低一格书写。

何谓藏结[1]？荅[2]曰：如结胸状，饮食如故，时时[3]下利[4]，寸[5]脉浮，关脉[6]小细沈[7]紧[8]，名曰[9]藏结。舌上白胎滑者，难治[10][11][12]。[129]

【校注】

[1]《金匮玉函经》、《外台秘要方》2-5b 引《张仲景伤寒论》"何谓藏结"上有"问曰"。

[2]《千金翼方》卷第九《伤寒上·太阳病用陷胸汤法第六》无"荅"。

[3]《千金翼方》卷第九《伤寒上·太阳病用陷胸汤法第六》"时时"作"时"。

[4]《金匮玉函经》"时时下利"作"时小便不利"。

[5]《外台秘要方》2-5b 引《张仲景伤寒论》"寸"作"寸口"。

[6]《外台秘要方》2-5b 引《张仲景伤寒论》"关脉"作"关上"。

[7] 康平本"沈"作"沉"。

[8]《金匮玉函经》、《千金翼方》卷第九《伤寒上·太阳病用陷胸汤法第六》

"寸脉浮，关脉小细沈紧" 作 "阳脉浮，关上细沉而紧"。

[9]《金匮玉函经》"名曰" 作 "为"，《千金翼方》卷第九《伤寒上·太阳病用陷胸汤法第六》作 "名为"。《外台秘要方》2-5b 引《张仲景伤寒论》无 "曰"。

[10]《金匮玉函经》、《千金翼方》卷第九《伤寒上·太阳病用陷胸汤法第六》、《外台秘要方》2-5b 引《张仲景伤寒论》"难治" 作 "为难治"。

[11] 康平本自 "何谓藏结" 至 "难治" 低一格书写，与 128 条相属，合为一节。

[12]《千金翼方》卷第九《伤寒上·太阳病用陷胸汤法第六》129 条与 128 条相属，合为一条。

藏结 [1]，无阳证 [2]，不往来寒热（一云寒而不热），其人反静，舌上胎滑者，不可攻也 [3][4]。[130]

【校注】

[1]《金匮玉函经》、《千金翼方》卷第九《伤寒上·太阳病用陷胸汤法第六》"藏结" 下有 "者"。

[2] 康平本 "证" 作 "症"。

[3] 康平本自 "藏结，无阳症" 至 "不可攻也" 低一格书写。

[4]《千金翼方》卷第九《伤寒上·太阳病用陷胸汤法第六》128、129、130 三条相属，合为一条。

病 [1] 发于阳 [2]，而反下之，热入 [3]，因作结胸；病 [4] 发于阴，而反 [5] 下 [6] 之（一作汗出 [7]），因作痞也 [8][9]。所以成 [10] 结胸者，以下之太早故也 [11][12]。结胸者 [13]，项亦强 [14]，如柔（痓）[痉] 状 [15]，下之则 [16] 和，宜大陷胸丸 [17][18]。方一。[131]

【校注】

[1]《金匮玉函经》、《千金翼方》卷第九《伤寒上·太阳病用陷胸汤法第六》"病" 上有 "夫"。

[2] 桂林本《辨太阳病脉证并治下》"病发于阳" 上有 "何谓结胸？师曰"

六字。

[3] 桂林本《辨太阳病脉证并治下》"热入"作"热入于里"。

[4]《金匮玉函经》、《千金翼方》卷第九《伤寒上·太阳病用陷胸汤法第六》无"病"，承上省。

[5] 桂林本《辨太阳病脉证并治下》"反"作"早"。

[6]《千金翼方》卷第九《伤寒上·太阳病用陷胸汤法第六》"下"作"汗"。

[7]《外台秘要方》2-5b 校语作"一作汗之"。

[8]《金匮玉函经》、《千金翼方》卷第九《伤寒上·太阳病用陷胸汤法第六》、成本、桂林本《辨太阳病脉证并治下》无"也"。

[9] 康平本自"病发于阳"至"因作痞也"为一节，自为起迄。

[10]《金匮玉函经》、《千金翼方》卷第九《伤寒上·太阳病用陷胸汤法第六》无"所以成"。

[11]《金匮玉函经》、《千金翼方》卷第九《伤寒上·太阳病用陷胸汤法第六》"以下之太早故也"作"下之早，故令结胸"，桂林本《辨太阳病脉证并治下》作"误下故也"。

[12] 康平本"所以成结胸者，以下之太早故也"为一节，自为起迄。

[13] 桂林本《辨太阳病脉证并治下》"者"作"病"。《外台秘要方》2-6a 引《张仲景伤寒论》"结胸者"作"夫结胸病"。

[14]《金匮玉函经》、《千金翼方》卷第九《伤寒上·太阳病用陷胸汤法第六》"项"作"其项"。桂林本《辨太阳病脉证并治下》"项亦强"作"头项强"。

[15] 桂林本《辨太阳病脉证并治下》"状"下有"者"。

[16]《金匮玉函经》、《千金翼方》卷第九《伤寒上·太阳病用陷胸汤法第六》"则"作"即"。

[17]《金匮玉函经》"丸"作"圆"。成本"大陷胸丸"下有一"方"字。

[18] 康平本、《金匮玉函经》自"结胸者"至"宜大陷胸丸"为一节，自为起迄。

大黄半斤　　　　葶苈子半升[1]，熬　　　　　　芒消[2]半升[3]
杏仁[4]半升[5]，去皮尖，熬黑[6][7]

右四味，捣筛二味，内杏仁[8]、芒消[9]，合研如脂，和散[10]，取如弹丸[11]一枚，别捣[12]甘遂末一钱匕，白蜜二合[13]，水二升，煮取一升[14]，温顿服之^[15]，一宿乃下。如不下，更服，取下为效。禁^[16]如药法^{[17][18][19][20][21]}。

【校注】

[1] 桂林本《辨太阳病脉证并治下》"半升"作"半斤"。

[2] 康平本、《金匮玉函经》、成本"芒消"作"芒硝"。

[3] 桂林本《辨太阳病脉证并治下》"半升"作"半斤"。

[4] 成本"杏仁"作"杏人"。

[5] 桂林本《辨太阳病脉证并治下》"半升"作"半斤"。

[6]《金匮玉函经》"大陷胸丸"方作"大黄半觔，葶苈、芒硝、杏仁各半升"。

[7]《千金翼方》卷第九《伤寒上·太阳病用陷胸汤法第六》方首有"大陷胸丸方"五字阴文，方作"大黄捌两；葶苈子熬，杏仁去皮尖、两仁者，芒硝各半升"。

[8] 成本"杏仁"作"杏人"。

[9] 康平本、成本"芒消"作"芒硝"。

[10]《金匮玉函经》"捣筛二味，内杏仁、芒消，合研如脂，和散"作"捣和"。

[11]《金匮玉函经》"丸"作"圆"。

[12]《金匮玉函经》无"别捣"。

[13]《金匮玉函经》"二合"作"一两"。

[14] 桂林本《辨太阳病脉证并治下》"煮取一升"下有"去滓"。

[15]《金匮玉函经》"温顿服之"作"顿服"。

[16] 桂林本《辨太阳病脉证并治下》"禁"作"禁忌"。

[17]《金匮玉函经》无"如不下，更服，取下为效。禁如药法"十三字。

[18] 康平本"大陷胸丸"方及煎服法在下134条"大陷胸汤"方及煎服法后，前题"大陷胸丸方"。

[19]《千金要方》卷第九《发汗吐下后第九》"大陷胸丸"作"大陷胸圆"，云："结胸病，项亦强，如柔痉状。下之即和。"方药及煎服法作："大黄八两，芒消、杏人、葶苈各五合。右四味，捣筛二物，别研杏人、芒消如脂，和散，取如弹丸大一枚，甘遂末一钱匕，白蜜二合，水一升，煮取八合，温顿服之，病乃自下。如不下，更服，取下为效。"

[20]《千金翼方》卷第九《伤寒上·太阳病用陷胸汤法第六》"大陷胸丸"煎服法作"右肆味，和捣，取如弹丸壹枚，甘遂末壹钱匕，白蜜壹两，水贰升，合，煮取壹升，温顿服，一宿乃下"。

[21]《外台秘要方》2-6a引《仲景伤寒论》"大陷胸丸"方及煎服法作"蜀大黄半斤；葶苈子半升，熬；杏仁半升，去皮尖，熬令赤黑色；芒硝半升。右四味，捣筛二味，杏人合芒消研如泥，和散合和，丸如弹子大。每服一丸，用甘遂末一钱匕，白蜜一两，水二升同煮，取一升，温顿服之，一宿乃自下。如不下，更服，取下为效"。

结胸证，其脉浮大者[1]，不可[2]下[3]，下之则[4]死[5]。[132]

【校注】

[1]《金匮玉函经》、《千金翼方》卷第九《伤寒上·太阳病用陷胸汤法第六》、《千金翼方》卷第十《伤寒下·伤寒宜忌第四·忌下第五》无"者"。

[2]《千金翼方》卷第十《伤寒下·伤寒宜忌第四·忌下第五》"不可"作"忌"。

[3]《千金翼方》卷第九《伤寒上·太阳病用陷胸汤法第六》"下"作"下之"，《外台秘要方》2-5b引《张仲景伤寒论》作"下也"。

[4]《金匮玉函经》、《千金翼方》卷第九《伤寒上·太阳病用陷胸汤法第六》、《千金翼方》卷第十《伤寒下·伤寒宜忌第四·忌下第五》"则"作"即"。

[5] 康平本132条与下133条相属，合为一条。

结胸证悉具，烦躁[1]者[2]，亦[3]死[4]。[133]

【校注】

[1] 康平本、成本"躁"作"燥"。

[2]《金匮玉函经》、《脉经》7.18.35"烦躁者"作"而躁者"。

[3]《金匮玉函经》、《千金翼方》卷第九《伤寒上·太阳病用陷胸汤法第六》、《脉经》7.18.35无"亦"。

[4] 康平本自"结胸证悉具"至"亦死"与上132条相属，合为一条。

太阳病，脉浮而[1]动数。浮则为风，数则为热，动则为痛，数则为虚[2]。头痛发热[3]，微盗汗出，而反恶寒者[4]，表[5]未解也[6]。医反下之，动数变迟[7]，膈内拒痛[8]（一云头痛即眩[9]）。胃中空虚，客气[10]动膈[11]。短气躁烦[12]，心中[13]懊憹[14]，阳气内陷，心下因鞕[15]，则为结胸，大陷胸汤主之。若不结胸[16]，但头汗出，馀处[17]无汗，剂[18]颈而还，小便不利，身必发黄[19]。大陷胸汤[20]。方二。[134]

【校注】

[1]《外台秘要方》2-6a 引《仲景伤寒论》无"而"。

[2]康平本"浮则为风，数则为热，动则为痛，数则为虚"为小字夹注，句首有加圆圈的"注"。

[3]康平本自"头痛发热"至本节末为大字，"头痛发热"句首出一加方框的"经"字。桂林本《辨太阳病脉证并治下》无"数则为虚"。

[4]《千金翼方》卷第九《伤寒上·太阳病用陷胸汤法第六》、《外台秘要方》2-6a 引《仲景伤寒论》无"者"。

[5]《金匮玉函经》、《千金翼方》卷第九《伤寒上·太阳病用陷胸汤法第六》"表"作"其表"。

[6]《千金翼方》卷第九《伤寒上·太阳病用陷胸汤法第六》无"也"。

[7]《千金翼方》卷第九《伤寒上·太阳病用陷胸汤法第六》"变迟"作"则迟"。

[8]《金匮玉函经》"膈内拒痛"作"头痛则眩"，《千金翼方》卷第九《伤寒上·太阳病用陷胸汤法第六》作"头痛即眩"。

[9]《外台秘要方》2-6a 校语同。

[10]《外台秘要方》2-6a 引《仲景伤寒论》"客气"作"客热"。

[11]康平本"胃中空虚，客气动膈"为"膈内拒痛"旁注。

[12]《金匮玉函经》、《外台秘要方》2-6a 引《仲景伤寒论》"躁烦"作"烦躁"。

[13]《外台秘要方》2-6a 引《仲景伤寒论》"中"作"内"。

[14]《外台秘要方》2-6a 宋臣音注云："懊，於告反。憹，音农"。

[15]《金匮玉函经》、《千金翼方》卷第九《伤寒上·太阳病用陷胸汤法第六》、《外台秘要方》2-6a 引《仲景伤寒论》"鞕"作"坚"。

[16] 康平本"结胸"上有"大"字。

[17]《金匮玉函经》、《千金翼方》卷第九《伤寒上·太阳病用陷胸汤法第六》"馀处"作"其馀"。

[18]《千金翼方》卷第九《伤寒上·太阳病用陷胸汤法第六》"剂"作"齐"。

[19] 康平本、成本"身必发黄"作"身必发黄也",康平本下有"宜大陷胸丸";桂林本《辨太阳病脉证并治下》下有"五苓散主之"。

[20] 康平本"大陷胸汤"作"大陷胸汤方",换行低一格,独占一行。

大黄六两,去皮[1]　　　芒消[2]一升　　　甘遂一钱匕[3][4][5]

右三味,以水六升,先煮大黄,取二升,去滓,内芒消[6],煮一两沸[7],内甘遂末,温服一升。得快利,止后服[8][9][10][11][12]。

【校注】

[1] 康治本无"去皮",有"酒洗"。

[2] 康治本、康平本、《金匮玉函经》、成本"芒消"作"芒硝"。

[3] 康治本"一钱匕"作"一两末",成本作"一钱"。

[4]《金匮玉函经》"大陷胸汤"方作"大黄六两,去皮;芒硝一升;甘遂一钱"。

[5]《千金翼方》卷第九《伤寒上·太阳病用陷胸汤法第六》"大陷胸汤"方作"大黄陆两;甘遂末,壹钱匕;芒消壹升"。

[6] 康治本、康平本、《金匮玉函经》、成本"芒消"作"芒硝"。

[7] 桂林本《辨太阳病脉证并治下》"一两沸"作"二沸"。

[8] 康治本无"得快利,止后服"。又,康治本"大陷胸汤"方及煎服法在135条"大陷胸汤主之"后。

[9]《太平圣惠方》卷第八《伤寒三阴三阳应用汤散诸方》"大陷胸汤"方及煎服法作"川大黄一两,剉碎,微炒;川芒消一两;甘遂半两,煨令色黄。右件药,捣筛为散,每服二钱,以水一中盏,煎至五分,去滓,不计时候,温服"。

[10]《千金翼方》卷第九《伤寒上·太阳病用陷胸汤法第六》"大陷胸汤"煎服法作"右叁味,以水陆升,先煮大黄,取贰升,去滓,内芒消,煎壹两沸,内甘遂末,分再服。壹服得快利,止后服"。

[11]《千金要方》卷第九《发汗吐下后第九》"大陷胸汤"方主治、方药及煎服法作:"伤寒六七日,结胸热实,其脉沈紧,心下痛,按之正坚。宜大陷胷汤。太阳病,重发汗,而复下之,不大便五六日,舌上干而渴,日晡有小潮热,心胸大烦,从心下至小腹坚满痛不可近,宜大陷胷汤。方:甘遂末一钱匕;大黄切,六两;芒硝一升。右三味,以水六升,先煮大黄,取二升,去滓,内芒消,一沸,内甘遂,分再服。一服得快利,止后服。"

[12]《外台秘要方》2-6a引《仲景伤寒论》"大陷胸汤"方及煎服法作"蜀大黄六两,破;甘遂末一钱匕,芒消一升。右三味,以水六升,先煮大黄,取二升,去滓,内芒消,煮一两沸,内甘遂末,温服一升。得快利,止后服"。

伤寒六七日 [1],结胸热实,脉沈 [2] 而 [3] 紧 [4],心下痛,按之石鞕 [5] 者 [6],大陷胸汤 [7] 主之。三。(用前第二方)[135]

【校注】

[1] 康治本无"六七日"。

[2] 康治本、康平本"沈"作"沉"。

[3] 康治本、《千金翼方》卷第九《伤寒上·太阳病用陷胸汤法第六》、《外台秘要方》2-6b引《张仲景伤寒论》无"而"。

[4]《金匮玉函经》"脉沈而紧"作"其脉浮紧",桂林本《辨太阳病脉证并治下》作"脉沈紧而实"。

[5]《金匮玉函经》、《千金翼方》卷第九《伤寒上·太阳病用陷胸汤法第六》"石鞕"作"如石坚"。康治本"鞕"作"硬"。

[6]《外台秘要方》2-6b引《张仲景伤寒论》"按之石鞕者"作"按之石坚"。

[7] 康治本"大陷胸汤"作"陷胸汤"。

伤寒十馀日,热 [1] 结在里,复 [2] 往来寒热者 [3],与 [4] 大柴胡汤 [5];但结胸,无大热 [6] 者 [7],此为 [8] 水结在胸胁也 [9][10]。但 [11] 头微汗出者 [12],大陷胸汤主之 [13]。四。(用前第二方)[136]

【校注】

[1]《千金翼方》卷第九《伤寒上·太阳病用柴胡汤法第四》"热"作"邪气"。

[2]《千金翼方》卷第九《伤寒上·太阳病用柴胡汤法第四》"复"作"欲复"。

[3]《金匮玉函经》、《千金翼方》卷第九《伤寒上·太阳病用柴胡汤法第四》无"者"。

[4]《金匮玉函经》、《千金翼方》卷第九《伤寒上·太阳病用柴胡汤法第四》"与"作"当与"。

[5]《千金翼方》卷第九自"伤寒十馀日"至"与大柴胡汤"别为一条，在《伤寒上·太阳病用柴胡汤法第四》。

[6]康平本"无大热"上重"无大热"三字，属上读。

[7]《金匮玉函经》、《千金翼方》卷第九《伤寒上·太阳病用陷胸汤法第六》无"者"。

[8]《外台秘要方》2-6b引《张仲景伤寒论》无"为"。

[9]《金匮玉函经》、《千金翼方》卷第九《伤寒上·太阳病用陷胸汤法第六》无"也"。

[10]康平本"无大热者，此为水结在胸胁也"为正文"无大热"旁注。

[11]《金匮玉函经》无"但"。

[12]《金匮玉函经》、《千金翼方》卷第九《伤寒上·太阳病用陷胸汤法第六》无"者"。

[13]《千金翼方》卷第九自"但结胸"至"大陷胸汤主之"别为一条，在《伤寒上·太阳病用陷胸汤法第六》。

大柴胡汤方

柴胡半斤　　　　枳实四枚，炙　　　　生姜五两，切
黄芩三两　　　　芍药三两　　　　　　半夏半升，洗
大枣十二枚，擘

右七味，以水一斗二升，煮取六升，去滓，再煎，温服一升，日三服。一方加大黄二两。若不加，恐不名大柴胡汤[1][2]。

【校注】

[1] 康平本此条下未出"大柴胡汤方"及方药、煎服法。

[2]《外台秘要方》2-6b 引《张仲景伤寒论》"大柴胡汤"方及煎服法作"柴胡半斤；枳实四枚，炙；生姜五两；黄芩三两；芍药三两；半夏半升，洗；大枣十二枚，擘。右七味，切，以水一斗二升，煮取六升，去滓，更煎，取三升，温服一升。日三服。一方加大黄二两，若不加大黄，恐不名为大柴胡汤"。

太阳病，重[1]发汗[2]而复下之[3]，不大便五六日[4]，舌上燥而[5]渴，日晡所[6]小[7]有潮热[8]（一云日晡所发心胸大烦），从心下至少腹[9]鞕[10]满而[11]痛、不可近者[12]，大陷胸汤[13]主之[14]。五。（用前第二方）[137]

【校注】

[1] 康治本无"重"。

[2]《金匮玉函经》"发汗"作"发其汗"。

[3] 康治本"之"下有"后"字。

[4] 康治本无"不大便五六日"。

[5] 康治本无"而"。

[6]《金匮玉函经》无"所"。

[7] 康治本无"小"。

[8] 康平本"日晡所小有潮热"作"日晡所小有潮热发，心胸大烦"，《千金翼方》卷第九《伤寒上·太阳病用陷胸汤法第六》作"日晡如小有潮热"。

[9] 康治本"少腹"作"小腹"。

[10]《金匮玉函经》、《千金翼方》卷第九《伤寒上·太阳病用陷胸汤法第六》"鞕"作"坚"。

[11] 康治本无"而"。

[12]《金匮玉函经》、《千金翼方》卷第九《伤寒上·太阳病用陷胸汤法第六》无"者"。

[13] 康治本"大陷胸汤"作"陷胸汤"。

[14]《千金翼方》卷第九《伤寒上·太阳病用陷胸汤法第六》"大陷胸汤主之"下接 149 条之"若心下满而坚痛者，此为结胸，大陷胸汤主之"十八字。

小结胸病[1]，正在心下，按之则[2]痛，脉浮滑者[3]，小陷胸汤主之[4]。六。[138]

【校注】

[1]《金匮玉函经》、《千金翼方》卷第九《伤寒上·太阳病用陷胸汤法第六》"病"作"者"。康平本"小结胸病"作"少结胸者"。

[2]《金匮玉函经》、《千金翼方》卷第九《伤寒上·太阳病用陷胸汤法第六》"则"作"即"。

[3]《金匮玉函经》、《千金翼方》卷第九《伤寒上·太阳病用陷胸汤法第六》"脉浮滑者"作"其脉浮滑"。

[4] 康平本此条紧接137条"大陷胸汤主之"书写，合为一条。

黄连一两　　　　半夏半升，洗　　　　栝楼实[1]大者一枚[2][3][4]

右三味，以水六升，先煮栝楼[5]，取三升，去滓[6]，内诸药，煮取二升，去滓，分温三服[7][8][9]。

【校注】

[1] 康平本、成本、桂林本《辨太阳病脉证并治下》"栝楼实"作"栝蒌实"。按，康平本、成本"栝"本作"括"。俗书扌旁、木旁不分，"括"乃"栝"之俗，此径录正。下同。

[2] 成本"枚"作"个"。

[3]《金匮玉函经》"小陷胸汤"方作"栝楼实一枚，黄连二两，半夏半升"。

[4]《千金翼方》卷第九《伤寒上·太阳病用陷胸汤法第六》"小陷胸汤"方作"黄连壹两；半夏半升，洗；栝楼实大者一枚"。

[5] 康平本"栝楼"作"栝蒌实"。成本、桂林本《辨太阳病脉证并治下》"栝楼"作"栝蒌"。

[6]《金匮玉函经》"滓"作"渣"。

[7]《太平圣惠方》卷第八《伤寒三阴三阳应用汤散诸方》"小陷胸汤"方及煎服法作"黄连一两，去须；半夏二两，汤洗七遍，去滑；栝楼一枚。右件药，并细剉，每服半两，以水一大盏，入生姜半分，煎至五分，去滓，不计时候，温服"。

[8]《千金翼方》卷第九《伤寒上·太阳病用陷胸汤法第六》"小陷胸汤"煎服法作"右叁味，以水陆升，先煮栝楼，取叁升，去滓，内诸药，煮取贰升，去滓，分温叁服"。

[9]《外台秘要方》2-7a引《张仲景伤寒论》"小陷胸汤"方及煎服法作"黄连一两，上好者；栝蒌实一枚，大者，破；半夏半升，洗。右三味，切，以水六升，煮栝蒌实，取三升，去滓，内诸药，煮取二升，去滓，温分三服"。

太阳病，二三[1]日，不能卧，但欲起[2]，心下必结，脉[3]微弱者，此本有寒分也[4]。反[5]下之，若利止[6]，必作[7]结胸；未止者，四日[8]复[9]下之[10]，此作[11]协[12]热利也[13]。[139]

【校注】

[1]《千金翼方》卷第九《伤寒上·太阳病用陷胸汤法第六》"二三"作"贰叁"。

[2]《金匮玉函经》、《千金翼方》卷第九《伤寒上·太阳病用陷胸汤法第六》"但欲起"下有"者"。

[3]《金匮玉函经》、《千金翼方》卷第九《伤寒上·太阳病用陷胸汤法第六》"脉"作"其脉"。

[4]康平本"此本有寒分也"作"此本有寒饮也"，为"脉微弱者"旁注。《金匮玉函经》、《千金翼方》卷第九《伤寒上·太阳病用陷胸汤法第六》"此本有寒分也"作"此本寒也"，《外台秘要方》2-7a引《张仲景伤寒论》作"本有久寒也"。

[5]《金匮玉函经》、《千金翼方》卷第九《伤寒上·太阳病用陷胸汤法第六》、《外台秘要方》2-7a引《张仲景伤寒论》"反"上有"而"。

[6]《金匮玉函经》、《千金翼方》卷第九《伤寒上·太阳病用陷胸汤法第六》"若利止"作"利止者"。

[7]《金匮玉函经》、《千金翼方》卷第九《伤寒上·太阳病用陷胸汤法第六》无"作"。

[8]《金匮玉函经》、《千金翼方》卷第九《伤寒上·太阳病用陷胸汤法第六》"四日"作"四五日"。

[9]《金匮玉函经》、《千金翼方》卷第九《伤寒上·太阳病用陷胸汤法第六》

"复"下有"重"。

[10] 桂林本《辨太阳病脉证并治下》无"四日复下之"。

[11]《金匮玉函经》无"作"。《千金翼方》卷第九《伤寒上·太阳病用陷胸汤法第六》"作"作"为"。

[12]《金匮玉函经》、《千金翼方》卷第九《伤寒上·太阳病用陷胸汤法第六》"协"作"挟"。协、挟古字通。协，结合。挟，夹杂；夹带。

[13]《千金翼方》卷第九《伤寒上·太阳病用陷胸汤法第六》无"也"。

太阳病，下之：其脉促（一作纵），不结胸者[1]，此为欲解也[2]。脉[3]浮者，必结胸[4]。脉[5]紧者，必咽痛。脉[6]弦者，必两胁拘急。脉细数者[7]，头痛未止。脉沈紧者[8]，必欲呕。脉沈[9]滑者[10]，协[11]热利。脉浮滑者[12]，必下血[13]。[140]

【校注】

[1] 康平本"不结胸者"下空六字围。

[2]《金匮玉函经》无"也"。康平本"此为欲解也"为"不结胸者"旁注。

[3]《金匮玉函经》"脉"作"其脉"。

[4] 成本"必结胸"下有"也"。

[5]《金匮玉函经》"脉"作"其脉"。

[6]《金匮玉函经》"脉"作"其脉"。

[7]《金匮玉函经》"脉细数者"作"其脉细而数者"。

[8] 康平本"沈"作"沉"。《金匮玉函经》"脉沈紧者"作"其脉沉而紧者"。

[9] 康平本"沈"作"沉"。

[10]《金匮玉函经》"脉沈滑者"作"其脉沉而滑者"。

[11]《金匮玉函经》"协"作"挟"。

[12]《金匮玉函经》"脉浮滑者"作"其脉浮而滑者"。

[13] 康平本自"脉浮者，必结胸"至"脉浮滑者，必下血"低一格书写，自为起迄。

病在阳[1]，应[2]以汗解之[3]，反[4]以冷[5]水潠[6]之若[7]灌之，其热被劫[8]

不得去，弥更 [9] 益烦，肉 [10] 上 [11] 粟起，意欲饮水，反 [12] 不 [13] 渴者 [14]，服文蛤散 [15][16]；若不差者 [17]，与五苓散 [18]。寒实结胸 [19]，无热证者，与三物小陷胸汤 [20][21]。（用前第六方）。白散亦可服 [22]。七。（一云与三物小白散 [23]）[141]

【校注】

[1]《外台秘要方》2-7b 引《张仲景伤寒论》"阳"作"太阳"。

[2]《金匮玉函经》、《千金翼方》卷第九《伤寒上·太阳病用陷胸汤法第六》、《脉经》7.14.6 "应"作"当"。

[3]《金匮玉函经》、《千金翼方》卷第九《伤寒上·太阳病用陷胸汤法第六》、《脉经》7.14.6 无 "之"。

[4]《金匮玉函经》、《千金翼方》卷第九《伤寒上·太阳病用陷胸汤法第六》、《脉经》7.14.6 "反" 上有 "而"。

[5]《千金翼方》卷第九《伤寒上·太阳病用陷胸汤法第六》、《脉经》7.14.6 无 "冷"。

[6] 溪（sùn）：喷。《千金翼方》卷第九《伤寒上·太阳病用陷胸汤法第六》"溪" 作 "嚏"（xùn）。

[7] 若：或。

[8]《千金翼方》卷第九《伤寒上·太阳病用陷胸汤法第六》、《脉经》7.14.6、《外台秘要方》2-7b 引《张仲景伤寒论》"被劫" 作 "却"。劫：逼而止之。《说文》："人欲去以力胁止曰劫"。却：退却。

[9]《金匮玉函经》、《千金翼方》卷第九《伤寒上·太阳病用陷胸汤法第六》、《脉经》7.14.6 无 "弥更"。

[10]《金匮玉函经》、《千金翼方》卷第九《伤寒上·太阳病用陷胸汤法第六》、《脉经》7.14.6、《外台秘要方》2-7b 引《张仲景伤寒论》"肉" 作 "皮"。

[11]《千金翼方》卷第九《伤寒上·太阳病用陷胸汤法第六》无 "上"。

[12]《外台秘要方》2-7b 引《张仲景伤寒论》"反" 上有 "而"。

[13] 康平本 "不" 作 "少"。

[14]《金匮玉函经》、《千金翼方》卷第九《伤寒上·太阳病用陷胸汤法第六》、《脉经》7.14.6 无 "者"。

[15]《千金翼方》卷第九《伤寒上·太阳病用陷胸汤法第六》"服文蛤散" 作 "宜服文蛤散"，下有 "方" 字。

[16] 胡希恕谓 "文蛤散" 当作 "文蛤汤"，方见《金匮要略·金匮要略讲座呕吐哕下利第十七》："文蛤五两，麻黄、甘草、生薑各三两，石膏五两，杏仁五十枚，大枣十二枚。右七味，以水六升，煮取二升，温服一升，汗出愈。"

[17]《金匮玉函经》、《脉经》7.14.6 无 "者"。

[18]《千金翼方》卷第九《伤寒上·太阳病用陷胸汤法第六》"若不差者，与五苓散" 为 "文蛤散" 煎服法按语。

[19]《金匮玉函经》、《脉经》7.14.6 "寒实结胸" 上有 "若"。

[20]《太平圣惠方》卷第八《辨不可水形证》"寒实结胸，无热证者，与三物小陷胸" 作 "伤寒结胸，无热证者，宜与平和之药"。

[21]《外台秘要方》2-7b 引《张仲景伤寒论》"与三物小陷胸汤" 下有 "方如前法"。

[22]《脉经》7.14.6 无 "服"。《千金翼方》卷第九《伤寒上·太阳病用陷胸汤法第六》"与三物小陷胸汤。白散亦可服" 作 "与三物小白散"。康平本 "白散亦可服" 为小字夹注，句首有加圆圈的 "注"。

[23]《金匮玉函经》"与三物小陷胸汤" 作 "与三物小白散"，下有 "方" 字。

文蛤散方[1]
文蛤五两
右一味，为散，以沸汤和一方寸匕[2]服，汤用五合[3][4][5][6]。

【校注】

[1] 康平本无 "方"。

[2] 成本 "一方寸匕" 作 "一钱匕"。

[3]《金匮玉函经》"以沸汤和一方寸匕服，汤用五合" 作 "沸汤和服一方寸匕"。

[4]《千金翼方》卷第九《伤寒上·太阳病用陷胸汤法第六》"文蛤散" 方及煎服法作 "文蛤伍两。右壹味，捣为散，以沸汤伍合和服壹方寸匕。若不差，与五苓散"。

[5] 桂林本《辨太阳病脉证并治下》所出 "文蛤散" 方实为 "文蛤汤"，方见《金匮要略·金匮要略讲座呕吐哕下利第十七》。桂林本煎服法作 "右七味，

为散，以沸汤和一方寸匕，汤用五合，调服。假令汗出已，腹中痛者，与芍药三两"。

[6]《外台秘要方》2-7b引《张仲景伤寒论》"文蛤散"方及煎服法作"文蛤五两。右一味，捣筛为散，以沸汤和一方寸匕服之，汤用五合"。

五苓散方[1]
猪苓十八铢，去黑皮　　　　白术十八铢　　　泽泻一两六铢
茯苓十八铢　　　　桂枝半两，去皮[2]

右五味，为散，更于白中（治）[冶][3]之，白饮和方寸匕[4]服之，日三服。多饮暖水，汗出愈[5][6]。

【校注】

[1] 康平本无"方"。又"五苓散"方名在"白散"方煎服法"利过不止，进冷粥一杯"后，顶格独自一行，方下未出方药及煎服法。《千金翼方》卷第九《伤寒上·太阳病用陷胸汤法第六》"五苓散方"作阴文。

[2]《千金翼方》卷第九《伤寒上·太阳病用陷胸汤法第六》"五苓散"方作"猪苓拾捌铢，去黑皮；白术拾捌铢；泽泻壹两陆铢；茯苓拾捌铢；桂枝半两"。

[3] 冶：当作"冶"，打碎。俗书"氵"、"冫"混用不别，故有此误。《伤寒论》在一些散方、丸方下常论及药物的制备及煎服法。如"五苓散"下云："右五味为散，更于白中冶之，白饮和方寸匕服之。""瓜蒂散"下云："右二味，各别捣筛为散，已，合冶之。"又："右二味，各等分，异捣筛，合内白中，更冶之。""半夏散及汤"下云："右三味，等分，各别捣筛已，合冶之，白饮和服方寸匕。""乌梅丸"下云："右十味，异捣筛，合冶之。""牡蛎泽泻散"下云："右七味，异捣，下筛为散，更于白中冶之，白饮和服方寸匕。""十枣汤"下云："右三味，各异捣筛秤已，合冶之。"对于以上所引之文中的"治"字，各种《伤寒论》整理本及教材均未出校。谨按，核诸上下文义，"治"字当训打碎。考"治"无打碎义，打碎之字当作"冶"。《说文·仌部》："冶，销也。"本义为熔炼金属，引申为熔化、粉碎。因为俗书冫或书作氵，故有此误。如甘博003《佛说观佛三昧海经》卷第五："寒地狱者八方冰山。"S.6825V想尔注《老子道经》："散若冰将汋。""冰"字并从"氵"。晋《爨宝子碑》、魏《司马昇墓

志》、隋《张涛妻礼氏墓志》"冰"亦从"冫"。S.2832《原文等范本·妹亡日》："岂谓春芳花果，横被霜霰之凋。""凋"字亦从"冫"。甘博003《佛说观佛三昧海经》卷第五："冻杀众生。""冻"亦从"冫"作"涷"，魏《贵华恭夫人墓志》"冻"亦从"冫"作"涷"，《说文·仌部》："清，寒也。从仌，青声。"《素问·阴阳应象大论篇第五》："阴胜则身寒，汗出，身常清，数慄而寒。""清"字作"清"。并其比。与《伤寒论》同样用法的"冶"字，也见于《流沙坠简》和《武威汉代医简》。《流沙坠简》"方技类"收录有以下医简："冶药以和膏，炊令沸，涂牛领，良。""冶药"盖即将诸药打碎。《武威汉代医简》："治咳上气，喉中如百虫鸣状卅岁以上方：茈胡、桔梗、蜀椒各二分，桂、乌喙、姜各一分，六物冶合和，丸以白蜜，大如婴桃，昼夜含三丸，消（稍）咽其汁，甚良。"又："治伤寒（逐）[逐]风方：付子三分，蜀椒三分，泽舄五[分]，乌喙三分，细辛五分，术五分。凡（五）[六]物，皆冶合，方寸匕酒饮，日三饮。"又："治雁声□□□言方：术、方风、细辛、姜、桂、付子、蜀椒、桔梗，凡八物，各二两，并冶合，以方寸匕先餔饭米麻饮药耳。"又："治诸癃石癃出石、血癃出血、膏癃出膏、泔癃出泔，五癃皆同乐（药）治之：术、姜、瞿麦各六分，兔糸实、滑石各七分，桂半分，凡六物，皆冶合，以方寸匕酒饮，日六七，病立愈，石即出。"例多不备举。裘锡圭早在1980年就撰文［参裘锡圭.考古发现的秦汉文字资料对于校读古籍的重要性.中国社会科学.1980.（5）：22。］指出："在《五十二病方》中还经常提到'冶'这种处理药物的方法。帛书整理小组注："冶，《医心方》卷二十二引《集验方》'已冶艾叶一筥'，冶字日文训释为碎。帛书医方中冶字都是碎的意思。"下或同，不复出校。桂林本《辨太阳病脉证并治下》"冶"作"杵"。

[4] 桂林本《辨太阳病脉证并治下》"匕"作"匙"。

[5] 桂林本《辨太阳病脉证并治下》"汗出愈"下有"发黄者，加茵陈蒿十分"。

[6]《千金翼方》卷第九《伤寒上·太阳病用陷胸汤法第六》"五苓散"煎服法作"右伍味，各为散，更于臼中（治）[冶]之，白饮和服方寸匕。日参服。多饮煖水，汗出愈"。

白散方[1]

桔梗[2]三分　　　巴豆一分，去皮心，熬黑，研如脂[3]　　　贝母三分[4][5]

右三味，为散[6]，内巴豆[7]，更于白中杵之[8]，以[9]白饮和服，强人半钱匕[10]，羸者[11]减之。病在膈上必[12]吐，在膈下必[13]利。不利，进热粥一杯；利过[14]不止，进冷粥一杯[15][16]。身热，皮粟不解，欲引衣自覆[17]，若以水[18]潠之、洗之，益令热劫不得出，当汗而不汗，则烦。假令汗出已，腹中痛，与芍药三两，如上法[19][20][21][22][23]。

【校注】

[1] 康平本作"白散"，低两格书。

[2] 康平本"桔梗"作"桔更"

[3] 康平本"心"误作"去"。

[4]《金匮玉函经》"白散方"作"桔梗、贝母各十八铢；芭豆六铢，去皮心，熬黑"。

[5]《千金翼方》卷第九《伤寒上·太阳病用陷胸汤法第六》"白散"名"三物小白散"，方药作"桔梗拾捌铢；巴豆陆铢，去皮心，熬赤黑，研如脂；贝母拾捌铢"。

[6] 成本"右三味为散"作"右件三味为末"。

[7] 成本"巴豆"作"芭"。桂林本《辨太阳病脉证并治下》无"内巴豆"。

[8]《金匮玉函经》无"内巴豆，更于白中杵之"。

[9]《金匮玉函经》无"以"。

[10]《金匮玉函经》、成本"半钱匕"作"半钱"。

[11]《金匮玉函经》"羸者"作"羸人"。

[12]《千金翼方》卷第九《伤寒上·太阳病用陷胸汤法第六》"必"作"则"。

[13]《千金翼方》卷第九《伤寒上·太阳病用陷胸汤法第六》"必"作"则"。

[14] 桂林本《辨太阳病脉证并治下》无"过"。

[15]《金匮玉函经》"杯"作"盂"。

[16] 康平本自"桔更"至"进冷粥一杯"低两格书写。

[17] 成本"覆"下有"者"。

[18] 成本"以水"作"水以"。

[19] 康平本自"身热，皮粟不解"至"与芍药三两，如上法"为一节，低

一格书写，自为起迄。前有"五苓散"方名，低一格书，自为起迄。

[20] 桂林本《辨太阳病脉证并治下》无"身热，皮粟不解"至"与芍药三两，如上法"四十八字。

[21]《太平圣惠方》卷第八《辨不可水形证》自"若以水渍之"至"与芍药三两，如上法"作"若以水灌之，益令热不得出，当汗而不汗，即烦。假令汗出后，腹中痛，可服和气止痛之药"。

[22]《千金翼方》卷第九《伤寒上·太阳病用陷胸汤法第六》"三物小白散"煎服法作："右叁味，捣为散，内巴豆，更于臼中（治）[冶]之，白饮和服，强人半钱匕，羸者减之。病在上则吐，在下则利。不利，进热粥一杯；利不止，进冷粥一杯（一云：冷水一杯）。身热，皮粟不解，欲引衣自覆，若以水噀之、洗之，更益令热却不得出，当汗而不汗，即烦。假令汗出已，腹中痛，与芍药叁两，如上法。"

[23]《外台秘要方》2-7b 引《张仲景伤寒论》"白散"方及煎服法作"桔梗三分；贝母三分；巴豆一分，去心及皮，熬令黑赤，别研如脂。右三味，捣筛，更于臼内捣之，以白饮和服。强人半钱匕，羸人减之。病在膈上则吐，在膈下则利。利不止，饮冷粥一杯，止"。

太阳与少阳并病，头项强痛 [1]，或眩冒 [2]，时 [3] 如结胸，心下痞鞕者 [4]，当刺大椎 [5] 第一间、肺俞、肝俞 [6]，慎不可发汗，发汗则 [7] 谵语，脉弦 [8]，五日 [9] 谵语不止 [10]，当刺期门 [11]。八。[142]

【校注】

[1]《千金翼方》卷第九《伤寒上·太阳病用陷胸汤法第六》"头项强痛"作"头痛"。

[2]《金匮玉函经》无"冒"。《脉经》7.13.7"头项强痛，或眩冒"作"头痛，颈项强而眩"。

[3]《千金翼方》卷第九《伤寒上·太阳病用陷胸汤法第六》无"时"。

[4]《金匮玉函经》、《千金翼方》卷第九《伤寒上·太阳病用陷胸汤法第六》"心下痞鞕者"作"心下痞而坚"，《脉经》7.13.7作"心下痞坚"。

[5]《脉经》7.13.7"大椎"作"大杼"。

[6]《千金翼方》卷第九《伤寒上·太阳病用陷胸汤法第六》"当刺大椎第一

间、肺俞、肝俞"作"当刺肺俞、肝俞、大椎第一间"。

[7]《金匮玉函经》、《千金翼方》卷第九《伤寒上·太阳病用陷胸汤法第六"则"作"即"。

[8]《金匮玉函经》、《千金翼方》卷第九《伤寒上·太阳病用陷胸汤法第六》、《脉经》7.13.7"脉弦"上重"谵语",作"谵语则脉弦"。桂林本《辨太阳病脉证并治下》"脉弦"作"脉弦大"。

[9] 成本"五日"作"五六日"。

[10]《金匮玉函经》"五日谵语不止"作"谵语五六日不止",《脉经》7.13.7作"谵语五日不止"。

[11] 康平本自"太阳与少阳并病"至"当刺期门"低两格书写。

妇人中风,发热恶寒[1],经水适来,得之[2]七八日,热除而[3]脉迟,身凉,胸胁下满,如结胸状,谵语者[4],此为热入血室也[5]。当刺期门,随其实[6]而取[7]之[8][9]。九。[143]

【校注】

[1] 桂林本《辨太阳病脉证并治下》"恶寒"作"恶风"。

[2]《千金翼方》卷第九《伤寒上·太阳病杂疗法第七》无"之"。

[3]《脉经》7.13.6、《脉经》9.6.3无"而"。

[4]《金匮玉函经》、《脉经》7.13.6、《脉经》9.6.3"谵语者"作"其人谵语"。《千金翼方》卷第九《伤寒上·太阳病杂疗法第七》无"者"。

[5]《金匮玉函经》、《千金翼方》卷第九《伤寒上·太阳病杂疗法第七》、《脉经》7.13.6、《脉经》9.6.3无"也"。

[6]《金匮玉函经》、《千金翼方》卷第九《伤寒上·太阳病杂疗法第七》、《脉经》7.13.6、《脉经》9.6.3"实"作"虚实"。

[7] 成本"取"作"泻",桂林本《辨太阳病脉证并治下》作"泄"。

[8] 康平本自"妇人中风"至"随其实而取之"低两格书写。

[9]《脉经》7.13.6"随其虚实而取之"下有"《平病》云:'热入血室,无犯胃气及上三膲'。与此相反,岂谓药不谓针耶"二十六字。

妇人中风,七八日,续得[1]寒热,发作有时,经水适断者,此为热入血室[2]，其血必结，故使如疟[3]状，发作有时[4]。小柴胡汤主之[5]。方十。[144]

【校注】

[1]《脉经》9.6.4"得"作"有"。

[2] 康平本无"此为热入血室"六字。

[3] 康平本"疟"作"虐"。

[4] 桂林本《辨太阳病脉证并治下》无"发作有时"。

[5]《千金翼方》卷第九《伤寒上·太阳病杂疗法第七》"小柴胡汤主之"下有夹注："方见柴胡汤门"。《脉经》9.6.4"小柴胡汤主之"下有"方在《伤寒》中"。

柴胡半斤	黄芩三两	人参三两
半夏半升，洗	甘草三两	生姜三两，切
大枣十二枚，擘		

右七味，以水一斗二升，煮取六升，去滓，再煎，取三升，温服一升，日三服[1]。

【校注】

[1] 康平本此条下未出"小柴胡汤"方药及煎服法。

妇人伤寒，发热，经水适来，昼日明了[1]，暮则谵语，如见鬼状者[2]，此为热入血室。无犯胃气及[3]上二焦[4]，必[5]自愈[6]。十一。[145]

【校注】

[1]《千金翼方》卷第九《伤寒上·太阳病杂疗法第七》"明了"作"了了"。

[2]《脉经》9.6.5无"者"。

[3]《脉经》9.6.5"及"作"若"。

[4]《脉经》9.6.5"焦"作"膲"。

[5]《金匮玉函经》、《千金翼方》卷第九《伤寒上·太阳病杂疗法第七》、《脉经》9.6.5"必"作"必当"。

[6] 康平本自"妇人伤寒"至"必自愈"低一格书写。

伤寒六七日，发热，微恶寒，支[1]节烦疼，微呕，心下支结，外证未去者，柴胡桂枝汤主之[2][3][4][5]。方十二。[146]

【校注】

[1]《金匮玉函经》"支"作"肢"。

[2] 成本"柴胡桂枝汤"作"柴胡加桂枝汤"。康平本"桂枝"作"桂支"。

[3] 康平本自"妇人伤寒"至"柴胡桂枝汤主之"低一格书写。

[4]《千金翼方》卷第九《伤寒上·太阳病用柴胡汤法第四》"柴胡桂枝汤主之"作"宜柴胡桂枝汤"，下有"发汗多，亡阳，狂语者，不可下，以为可与柴胡桂枝汤和其荣卫以通津液，后自愈。方"三十二字。

[5]《太平圣惠方》卷第八《辨厥阴病形证》此条作"伤寒六日，发热，微恶寒，肢节烦疼，心下支满，外证未去，宜柴胡桂枝汤"。

桂枝去皮[1]	黄芩一两半	人参一两半
甘草[2]一两，炙	半夏二合半，洗	芍药一两半
大枣六枚，擘	生姜一两半，切	柴胡四两[3][4][5]

右九味，以水七升，煮取三升，去滓，温服一升[6]。本云人参汤作如桂枝[7]法，加半夏、柴胡、黄芩，复如柴胡法，今用人参作半剂[8][9][10][11][12][13]。

【校注】

[1] 桂林本《辨太阳病脉证并治下》"去皮"下有"一两半"。

[2] 康平本"甘草"作"甘艸"。

[3]《金匮玉函经》"柴胡桂枝汤"方作"柴胡四两；黄芩、人参各一两半；半夏二合半；甘草一两，炙；桂枝、芍药、生姜各一两半；大枣六枚"。

[4]《千金翼方》卷第九《伤寒上·太阳病用柴胡汤法第四》"柴胡桂枝汤"方作"柴胡肆两；黄芩，人参，生姜切，桂枝，芍药各壹两半；半夏贰合半，洗；甘草壹两，炙；大枣陆枚，擘"。

[5] 成本"柴胡桂枝汤"方作"桂枝去皮，黄芩，人参各一两半；甘草一两，炙；半夏二合半；芍药一两半；大枣六枚，擘；生姜一两半，切；柴胡四两"。

[6] 成本无"一升"。桂林本《辨太阳病脉证并治下》"温服一升"下有"日三服"。

[7] 康平本"桂枝"作"圭支"。

[8] 成本、桂林本《辨太阳病脉证并治下》无"本云人参汤作如桂枝法加半夏、柴胡、黄芩，复如柴胡法，今用人参作半剂"。

[9] 康平本"半剂"上有"各"字。

[10] 康平本"本云人参汤作如圭支法，加半夏、柴胡、黄芩，复如柴胡法，今用人参作各半剂"为小字夹注，句首有加圆圈的"注"。

[11]《金匮玉函经》无自"本云人参汤"至"今用人参作半剂"二十九字。

[12]《千金翼方》卷第九《伤寒上·太阳病用柴胡汤法第四》"柴胡桂枝汤"煎服法作"右玖味，以水陆升，煮取贰升，去滓，温服壹升。本云人参汤作如桂枝法加柴胡、黄芩，复如柴胡法，今用人参作半剂"。

[13]《太平圣惠方》卷第八《伤寒三阴三阳应用汤散诸方》"柴胡桂枝汤"作"小柴胡桂枝汤"，方药及煎服法作"柴胡一两；桂枝一两；黄芩一两；人参一两，去芦头；半夏一两，汤洗七遍，去滑；赤芍药一两；甘草半两，炙微赤，剉。右件药，捣筛为散，每服四钱，以水一中盏，入生姜半分，枣三枚，煎至五分，去滓，不计时候，热服"。

伤寒五六日 [1]，已发汗而复下之 [2]，胸胁满微 [3] 结，小便不利，渴而不呕，但头汗出，往来寒热，心烦者 [4]，此为 [5] 未解也 [6]。柴胡桂枝干姜汤主之 [7][8]。方十三。[147]

【校注】

[1] 康治本无"五六日"。《外台秘要方》2-22a 引《仲景伤寒论》"五六日"作"六七日"。

[2] 康治本无"已"。《千金翼方》卷第九《伤寒上·太阳病用柴胡汤法第四》"已发汗"上有"其人"字。康治本"之"下有"后"字。

[3]《外台秘要方》2-22a 引《仲景伤寒论》无"微"。

[4]《金匮玉函经》无"者"。《千金翼方》卷第九《伤寒上·太阳病用柴胡汤法第四》"心烦者"作"而烦"。

[5]《外台秘要方》2-22a 引《仲景伤寒论》无"为"。

[6] 康治本无"此为未解也"。康平本"此为未解也"为旁注。《千金翼方》卷第九《伤寒上·太阳病用柴胡汤法第四》无"也"。

[7] 康平本"桂枝"作"桂支"。《千金翼方》卷第九《伤寒上·太阳病用柴胡汤法第四》"柴胡桂枝干姜汤主之"下有"方"字。《外台秘要方》2-22a 引《仲景伤寒论》"柴胡桂枝干姜汤主之"作"属小柴胡桂姜汤主之"。

[8]《太平圣惠方》卷第八《辩厥阴病形证》此条作"伤寒六日，已发汗及下之，其人胸胁满，大肠微结，小肠不利而不呕，但头汗出，往来寒热而烦，此为未解。宜小柴胡桂枝汤"。按，"小肠不利"当是"小便不利"之误。

柴胡半斤　　　桂枝三两，去皮　　干姜二两[1]
栝楼根[2]四两[3]　　黄芩三两　　　　牡蛎二两，熬
甘草二两，炙[4][5][6]

右七味，以水一斗二升，煮取六升，去滓，再煎，取三升，温服一升，日三服[7]。初服微烦，复服，汗出便[8]愈[9][10][11]。

【校注】

[1] 康治本"二两"作"一两"。

[2] 康治本、康平本、成本、桂林本《辨太阳病脉证并治下》"栝楼根"作"栝蒌根"。

[3] 康治本"四两"作"三两"。

[4] 康治本柴胡桂枝干姜汤方作"柴胡半斤；黄芩三两；牡蛎二两，熬；栝蒌根三两；桂枝三两，去皮；甘草二两，炙；干姜一两"。

[5]《金匮玉函经》"柴胡桂枝干姜汤"方作"柴胡半觔；桂枝三两；干姜二两；甘草二两，炙；牡蛎二两，熬；栝蒌根四两；黄芩三两"。

[6]《千金翼方》卷第九《伤寒上·太阳病用柴胡汤法第四》"柴胡桂枝干姜汤"方作"柴胡捌两；桂枝叁两；干姜贰两；栝蒌根肆两；黄芩叁两；牡蛎贰两，熬；甘草贰两，炙"。

[7]《金匮玉函经》无"日三服"。

[8]《金匮玉函经》无"便"。

[9] 康治本无"初服微烦，复服，汗出便愈"十字。

[10]《千金翼方》卷第九《伤寒上·太阳病用柴胡汤法第四》"柴胡桂枝干姜汤"煎服法作"右柒味，以水壹斗贰升，煮取陆升，去滓，更煎，温服一升。日贰服。初服微烦，汗出愈"。

[11]《外台秘要方》2-22a 引《仲景伤寒论》"柴胡桂枝干姜汤"方及煎服法作"柴胡半斤，按去土；桂心三两；黄芩三两；牡蛎二两，熬；甘草二两，炙；栝楼根四两；干姜二两。右七味，切，以水一斗二升，煮取六升，去滓，更煎，取三升，温服一升。日三。初一服微烦，后汗出便愈"。

伤寒五六日，头汗出，微恶寒，手足冷，心下满，口不欲食，大便鞕[1]，脉细者[2]，此为阳微结，必有表，复有里也[3]。脉沈[4]，亦在[5]里也[6]。汗出为[7]阳微，假令纯阴结，不得复[8]有外证，悉入在[9]里，此为半在里半在外也[10]。脉虽沈[11]紧[12]，不得为少阴病[13]。所以然者，阴[14]不得有汗，今头汗出[15]，故知非少阴也[16]。可与小柴胡汤[17]。设不了了者，得屎而解[18]。十四。（用前第十方）[148]

【校注】

[1]《金匮玉函经》、《千金翼方》卷第九《伤寒上·太阳病用柴胡汤法第四》"鞕"作"坚"。

[2]《金匮玉函经》、《千金翼方》卷第九《伤寒上·太阳病用柴胡汤法第四》"脉细者"作"其脉细"。

[3]《金匮玉函经》、《千金翼方》卷第九《伤寒上·太阳病用柴胡汤法第四》无"也"。

[4] 康平本"沈"作"沉"。桂林本《辨太阳病脉证并治下》"脉沈"下有"者"。

[5] 康平本"在"作"有"，盖误。

[6] 康平本自"此为阳微结"至"亦在里也"为旁注。《金匮玉函经》"脉沈，亦在里也"作"沉亦为病在里"，《千金翼方》卷第九《伤寒上·太阳病用柴胡汤法第四》作"沈则为病在里"。

[7]《千金翼方》卷第九《伤寒上·太阳病用柴胡汤法第四》"为"作"亦为"。

[8]《金匮玉函经》、《千金翼方》卷第九《伤寒上·太阳病用柴胡汤法第四》无"复"。

[9]《金匮玉函经》、《千金翼方》卷第九《伤寒上·太阳病用柴胡汤法第四》"在"作"在于"。

[10]《金匮玉函经》、《千金翼方》卷第九《伤寒上·太阳病用柴胡汤法第四》"此为半在里半在外也"作"此为半在外半在里"。

[11] 康平本"沈"作"沉"。

[12] 桂林本《辨太阳病脉证并治下》"沈紧"作"沉细"。

[13]《金匮玉函经》、《千金翼方》卷第九《伤寒上·太阳病用柴胡汤法第四》无"病"。

[14] 康平本"阴"作"少阴"。

[15]《千金翼方》卷第九《伤寒上·太阳病用柴胡汤法第四》"汗出"作"大汗出"。

[16] 康平本自"汗出为阳微"至"故知非少阴也"为小字夹注，句首有加圆圈的"注"。

[17]《千金翼方》卷第九《伤寒上·太阳病用柴胡汤法第四》"小柴胡汤"作"柴胡汤"。

[18] 康平本"可与小柴胡汤。设不了了者，得屎而解"为大字，句首出一加方框的"经"字。《千金翼方》卷第九《伤寒上·太阳病用柴胡汤法第四》"得屎而解"下有夹注"用上方"。

伤寒五六日，呕而发热者[1]，柴胡汤证具，而以他药下之，柴胡证仍在者，复与柴胡汤。此虽已下之，不为逆[2]，必蒸蒸而振，却发热汗出而解[3]。若[4]心下满而[5]鞕[6]痛者，此为结胸也[7][8]，大陷胸汤主之[9]。但[10]满而不痛者，此[11]为痞[12]，柴胡不中与之[13]，宜半夏泻心汤[14][15]。方十五。[149]

【校注】

[1]《金匮玉函经》无"者"。

[2] 康平本"逆"下有"也"字，作"此虽已下之，不为逆也"，为"复与柴胡汤"旁注。

[3] 康治本自"伤寒五六日"至"却发热汗出而解"作"太阳病，发汗而复下之后"十字。

[4] 康治本无"若"。

[5] 康治本、《外台秘要方》2-7a引《张仲景伤寒论》无"而"。

[6]《金匮玉函经》"鞕"作"坚"。

[7] 康治本"此为结胸也"作"为结胸"三字。《金匮玉函经》无"也"。

[8] 康平本"此为结胸也"作"此为结",为"鞭痛"旁注。

[9] 康治本无"大陷胸汤主之"。

[10]《金匮玉函经》"但"上有"若"。

[11] 康治本无"此"。

[12] 康平本"此为痞"为"不痛者"旁注。

[13] 康治本无"柴胡不中与之"。《金匮玉函经》"柴胡不中与之"作"柴胡不复中与也",《外台秘要方》2-7a引《张仲景伤寒论》作"柴胡不中与之也"。

[14] 康治本、《金匮玉函经》"宜半夏泻心汤"作"半夏泻心汤主之",《外台秘要方》2-7a引《张仲景伤寒论》作"宜半夏泻心汤主之"。

[15]《千金翼方》卷第九本条分为两条,自"但满而不痛者"至"宜半夏泻心汤"见《伤寒上·太阳病用陷胸汤法第六》,作"心下但满而不痛者,此为痞,半夏泻心汤主之"。

半夏半升,洗　　　黄芩　　　　　　干姜
人参　　　　　　甘草[1]炙。各三两　　黄连一两[2]
大枣十二枚,擘[3][4][5]

右七味,以水一斗,煮取六升,去滓,再煎[6],取三升,温服一升,日三服。须大陷胸汤者,方用前第二法[7][8][9][10]。(一方用半夏一升)。

【校注】

[1] 康平本"甘草"作"甘中"。

[2] 康治本"一两"作"三两"。

[3] 康治本"半夏泻心汤"方作"半夏半升,洗;黄连三两;黄芩三两;人参三两;干姜三两;甘草三两,炙;大枣十二枚,擘"。

[4]《金匮玉函经》"半夏泻心汤"方作"半夏半升,黄芩、干姜、甘草、人参各三两,黄连一两,大枣十二枚"。

[5]《千金翼方》卷第九《伤寒上·太阳病用陷胸汤法第六》"半夏泻心汤"方作"半夏半升,洗;黄芩、干姜、人参、甘草各叁两,炙;黄连壹两;大枣拾贰枚,擘"。

[6] 成本"煎"作"煮"。

[7] 康治本、康平本、《金匮玉函经》、成本、桂林本《辨太阳病脉证并治下》无"须大陷胸汤者，方用前第二法"十二字。

[8]《千金要方》10-14a"半夏泻心汤"作"泻心汤"，云："兼治下痢不止，腹中幅坚而呕吐肠鸣者。方：半夏半升，黄芩、人参、干姜各三两，黄连一两，甘草三两，大枣十二枚。右七味，㕮咀，以水一斗，煮取六升，分服一升。日三。"

[9]《千金翼方》卷第九《伤寒上·太阳病用陷胸汤法第六》"半夏泻心汤"煎服法作"右柒味，以水壹斗，煮取陆升，去滓，温服壹升。日三服"。

[10]《外台秘要方》2-7a 引《张仲景伤寒论》"半夏泻心汤"方及煎服法作"半夏半升，洗；干姜三两；人参三两；甘草三两，炙；黄连一两；大枣十二枚，擘；黄芩三两。右七味，切，以水一斗，煮取六升，去滓，温服一升。日三。若须大陷胸汤，服者如前法"。宋臣校云："一方半夏五两"。

太阳少阳并病，而反下之，成[1]结胸，心下鞭[2]，下利不止[3]，水浆不下[4]，其人心烦[5]。[150]

【校注】

[1]《金匮玉函经》、《千金翼方》卷第九《伤寒上·太阳病用陷胸汤法第六》无"成"。

[2]《金匮玉函经》、《千金翼方》卷第九《伤寒上·太阳病用陷胸汤法第六》"鞭"作"坚"。桂林本《辨太阳病脉证并治下》"鞭"上有"必"。

[3]《金匮玉函经》"下利不止"作"利复不止"，《千金翼方》卷第九《伤寒上·太阳病用陷胸汤法第六》作"下利不复止"。桂林本《辨太阳病脉证并治下》"下利不止"上有"若"。

[4]《金匮玉函经》、《千金翼方》卷第九《伤寒上·太阳病用陷胸汤法第六》"不下"作"不肯下"。不肯，不能。

[5]《金匮玉函经》、《千金翼方》卷第九《伤寒上·太阳病用陷胸汤法第六》"其人心烦"作"其人必心烦"，桂林本《辨太阳病脉证并治下》作"其人必烦"。康平本"其人心烦"下有五字空围。

脉浮而[1]紧，而[2]复[3]下之，紧反入里，则作痞。按之自濡，但气痞耳[4]。[151]

【校注】

[1]《千金翼方》卷第九《伤寒上·太阳病用陷胸汤法第六》无"而"。

[2] 康平本无"而"。

[3]《金匮玉函经》"复"作"反"。《千金翼方》卷第九《伤寒上·太阳病用陷胸汤法第六》无"复"。

[4] 康平本自"脉浮而紧"至"但气痞耳"低一格书写。

太阳中风，下利[1]，呕逆。表解者[2]，乃可攻之[3]。其人漐漐汗出[4]，发作有时，头痛，心下痞鞕[5]满，引胁下痛[6]，干呕，短气[7]，汗出不恶寒者[8]，此[9]表解里未和也[10]，十枣汤主之[11]。方十六。[152]

【校注】

[1]《千金翼方》卷第九《伤寒上·太阳病用陷胸汤法第六》"下利"作"吐下"。

[2]《金匮玉函经》、《千金翼方》卷第九《伤寒上·太阳病用陷胸汤法第六》无"者"。

[3] 康平本"表解者，乃可攻之"为小字夹注，句首有加圆圈的"注"。

[4] 康治本无"表解者，乃可攻之。其人漐漐汗出"十三字。

[5]《金匮玉函经》、《千金翼方》卷第九《伤寒上·太阳病用陷胸汤法第六》"鞕"作"坚"。

[6]《千金翼方》卷第九《伤寒上·太阳病用陷胸汤法第六》无"痛"。

[7]《金匮玉函经》、《千金翼方》卷第九《伤寒上·太阳病用陷胸汤法第六》"干呕，短气"作"呕即短气"。

[8]《金匮玉函经》无"汗出不恶寒者"。

[9] 康治本无"此"。《千金翼方》卷第九《伤寒上·太阳病用陷胸汤法第六》"此"下有"为"。

[10] 康平本作"此表解里未知也"，为旁注。知，愈。《金匮玉函经》、《千金翼方》卷第九《伤寒上·太阳病用陷胸汤法第六》无"也"。

[11] 康平本自"其人漐漐汗出"至"十枣汤主之"为大字，句首出一加方框的"经"字。《千金翼方》卷第九《伤寒上·太阳病用陷胸汤法第六》"十枣汤主之"下有一阴文的"方"字。

芫花熬　　　　甘遂　　　　大戟 [1]

右 [2] 三味，等分，各 [3] 别捣 [4] 为散，以水一升半，先煮大枣肥者十枚 [5]，取八合，去滓，内药末。强人服一钱匕，羸人服半钱 [6]，温服之 [7]，平旦服 [8]。若下少，病不除者，明日更服，加半钱 [9]。得快下利后，糜粥自养 [10][11][12]。

【校注】

[1]《千金翼方》卷第九《伤寒上·太阳病用陷胸汤法第六》"十枣汤"方作"芫花熬，甘遂，大戟各等分"。

[2] 成本"右"作"右上"。

[3] 桂林本《辨太阳病脉证并治下》无"各"。

[4]《金匮玉函经》无"各别捣"。

[5]《金匮玉函经》"先煮大枣肥者十枚"作"先煮枣十枚"。

[6]《金匮玉函经》"强人服一钱匕，羸人服半钱"作"强人一钱，羸人半钱"；康平本作"强人服一钱匕，羸人者服半钱"，为小字夹注，句首有加圆圈的"注"。

[7] 康平本"温服之"以下至"糜粥自养"为大字，句首出一加方框的"经"字。

[8] 康平本"平旦服"为"温服之"旁注。《金匮玉函经》无"温服之。平旦服"六字。

[9] 康平本"加半钱"为"明日更服"旁注。《金匮玉函经》"若下少，病不除者，明日更服，加半钱"作"若下少，病不除，明日加半钱"。

[10]《金匮玉函经》无"得快下利后，糜粥自养"九字。

[11] 康治本"十枣汤"方及煎服法作"大枣十枚，擘；芫花熬，末；甘遂，末；大戟，末。右四味，以水一升半，先煮大枣，取一升，去滓，内诸药末等分一两，温服之"。

[12]《千金翼方》卷第九《伤寒上·太阳病用陷胸汤法第六》"十枣汤"煎服法作"右叁味，捣为散，以水壹升伍合，先煮大枣拾枚，取捌合，去枣，强人内药末壹钱匕，羸人半钱匕。温服。平旦服。若下少不利者，明旦更服，加半钱。得快下，糜粥自养"。

太阳病，医发汗 [1]，遂发热恶寒 [2]，因 [3] 复下之，心下痞 [4]。表里俱 [5]

虚 [6]，阴阳气并竭 [7]，无阳则阴独 [8]。复加烧针 [9]，因 [10] 胸烦 [11][12]。面色青黄，肤瞤者 [13]，难治 [14]。今色微黄，手足温者，易 [15] 愈 [16][17]。[153]

【校注】

[1]《金匮玉函经》、《脉经》7.16.2"医发汗"作"医发其汗"，《千金翼方》卷第九《伤寒上·太阳病用陷胸汤法第六》作"发其汗"。

[2]《脉经》7.16.2"恶寒"上有"而"。

[3]《金匮玉函经》、《千金翼方》卷第九《伤寒上·太阳病用陷胸汤法第六》、《脉经》7.16.2无"因"。

[4]《金匮玉函经》、《千金翼方》卷第九《伤寒上·太阳病用陷胸汤法第六》、《脉经》7.16.2"心下痞"上有"则"。

[5] 康平本"俱"误作"但"。

[6]《脉经》7.16.2"表里俱虚"上有"此"。

[7] 康平本"表里俱虚，阴阳气并竭"为小字夹注，句首有加圆圈的"注"。

[8] 康平本"无阳则阴独"为"表里俱虚"旁注。

[9]《脉经》7.16.2"烧针"作"火针"。

[10]《千金翼方》卷第九《伤寒上·太阳病用陷胸汤法第六》无"因"。

[11] 康平本"复加烧针，因胸烦"为大字，句首出一加方框的"经"字。

[12]《脉经》7.16.2"因胸烦"作"因而烦"。

[13]《金匮玉函经》、《千金翼方》卷第九《伤寒上·太阳病用陷胸汤法第六》、《脉经》7.16.2无"者"。

[14]《金匮玉函经》、《脉经》7.16.2"难治"作"如此者为难治"，《千金翼方》卷第九《伤寒上·太阳病用陷胸汤法第六》作"此为难治"。

[15]《千金翼方》卷第九《伤寒上·太阳病用陷胸汤法第六》无"易"。

[16] 康平本"面色青黄，肤瞤者，难治。今色微黄，手足温者，易愈"为小字夹注，句首有加圆圈的"注"。

[17] 按，康平本153条、154条、155条、156条连书，合为一节，不另起行。

心下痞，按之 [1] 濡，其脉关上 [2] 浮者 [3]，大黄黄连泻心汤 [4] 主之 [5][6]。方十七。[154]

【校注】

[1]《千金翼方》卷第九《伤寒上·太阳病用陷胸汤法第六》"按之濡"作"按之自濡"。自，若。

[2] 康平本"关上"为"脉"之旁注。

[3]《金匮玉函经》"其脉关上浮者"作"其脉关上自浮"，《千金翼方》卷第九《伤寒上·太阳病用陷胸汤法第六》作"关上脉浮者"。桂林本《辨太阳病脉证并治下》"浮"作"浮大"。

[4] 桂林本《辨太阳病脉证并治下》"大黄黄连泻心汤"作"大黄黄连黄芩泻心汤"。

[5] 康平本自"心下痞"至"大黄黄连泻心汤主之"为大字，句首出一加方框的"经"字，与上条接书，不另起行。

[6]《千金翼方》卷第九《伤寒上·太阳病用陷胸汤法第六》"大黄黄连泻心汤主之"下有一阴文"方"字。

大黄二两　　　　黄连一两 [1][2]

右二味 [3]，以麻沸汤二升渍之，须臾，绞去滓，分温再服 [4][5][6]。（臣亿等看详大黄黄连泻心汤，诸本皆二味，又后附子泻心汤，用大黄、黄连、黄芩、附子，恐是前方中亦有黄芩，后但加附子也，故后云附子泻心汤本云加附子也。）

【校注】

[1] 康平本作"大黄二两，黄连、黄芩各一两"。

[2]《千金翼方》卷第九《伤寒上·太阳病用陷胸汤法第六》"大黄黄连泻心汤"方作"大黄贰两，黄连壹两"。

[3] 康平本、桂林本《辨太阳病脉证并治下》"二味"作"三味"。《金匮玉函经》"右二味"下有"㕮咀"。

[4] 康平本"大黄黄连泻心汤"方药及煎服法在本书 156 条下。

[5]《太平圣惠方》卷第八《伤寒三阴三阳应用汤散诸方》"大黄泻心汤"作"泻心汤"，方药及煎服法作"川大黄一两，剉碎，微炒；黄连半两，去须。右件药，并细剉合匀，每服半两，以水一大盏，煎至五分，去滓，不计时候，温服"。

[6]《千金翼方》卷第九《伤寒上·太阳病用陷胸汤法第六》"大黄黄连泻心

汤"煎服法作"右贰味,以麻沸汤贰升渍之,须臾,去滓,分温再服",下有夹注校语:"此方必有黄芩"。

心下痞[1],而复恶寒汗出[2]者,附子泻心汤主之[3][4]。方十八。[155]

【校注】

[1]《金匮玉函经》"心下痞"上有"若"。

[2] 桂林本《辨太阳病脉证并治下》无"汗出"。

[3] 康平本自"心下痞"至"附子泻心汤主之"为大字经文,与上条接书,不另起行。

[4]《千金翼方》卷第九《伤寒上·太阳病用陷胸汤法第六》"附子泻心汤主之"下有一阴文"方"字。

大黄二两　　　　黄连一两　　　　　黄芩一两
附子一枚[1],炮,去皮,破,别煮取汁[2][3]
右四味[4],切[5]三味,以麻沸汤二升渍之,须臾,绞去滓,内附子汁,分温再服[6][7]。

【校注】

[1] 康平本"一枚"作"二枚"。

[2]《金匮玉函经》"附子泻心汤"方作"大黄二两;黄连、黄芩各一两;附子一枚,炮,去皮,破,别煮取汁"。

[3]《千金翼方》卷第九《伤寒上·太阳病用陷胸汤法第六》"附子泻心汤"方作"附子壹枚,炮,别煮取汁;大黄贰两;黄连、黄芩各一两"。

[4] 康平本"味"作上"口"下"未",乃"味"之俗字。

[5]《金匮玉函经》"切"作"㕮咀"。

[6] 康平本"附子泻心汤"方药及煎服法在本书156条后的"大黄黄连泻心汤"方之后,方药前有"附子泻心汤方"六字,单行大字低一格书写。

[7]《千金翼方》卷第九《伤寒上·太阳病用陷胸汤法第六》"附子泻心汤"煎服法作"右肆味,以麻沸汤贰升渍之,须臾,去滓,内附子汁。分温再服"。

本以下之，故心下痞[1]。与泻心汤[2]，痞[3]不解。其人渴而口燥烦，小便不利者，五苓散主之[4]。十九。一方云[5]忍之一日乃愈[6][7][8]。（用前第七证方）[156]

【校注】

[1] 康平本"本以下之故"五字为"心下痞"旁注。

[2]《千金翼方》卷第九《伤寒上·太阳病用陷胸汤法第六》"与泻心汤"作"与之泻心"。

[3]《千金翼方》卷第九《伤寒上·太阳病用陷胸汤法第六》"痞"上有"其"字。

[4]《太平圣惠方》卷第八《辩太阳病形证》此条作"太阳病，汗后，心下痞满，宜泻心汤"。

[5]《千金翼方》卷第九《伤寒上·太阳病用陷胸汤法第六》"云"作"言"。

[6] 康平本"一方云忍之一日乃愈"为小字夹注，在"五苓散主之"句下，句首有加圆圈的"注"。

[7]《千金翼方》卷第九《伤寒上·太阳病用陷胸汤法第六》"忍之一日乃愈"下有注："用上方"。

[8] 康平本此条下未出"大黄黄连泻心汤"与"附子泻心汤"方名、方药及煎服法。

伤寒，汗出，解之后，胃中不和，心下痞鞭[1]，干噫食臭[2]，胁下有水气，腹中雷鸣下利者[3]，生姜泻心汤主之[4][5]。方二十。[157]

【校注】

[1]《金匮玉函经》、《千金翼方》卷第九《伤寒上·太阳病用陷胸汤法第六》"鞭"作"坚"。

[2] 食臭（xiù）：未消化食物的味道。

[3]《金匮玉函经》、《千金翼方》卷第九《伤寒上·太阳病用陷胸汤法第六》"下利者"作"而利"。

[4]《太平圣惠方》卷第八《辩太阳病形证》此条作"太阳病，汗出后，胃中不和，心下痞坚，干噫食臭，胁下有水气，腹中雷鸣而利者，宜半夏泻

心汤"。

[5]《千金翼方》卷第九《伤寒上·太阳病用陷胸汤法第六》"生姜泻心汤主之"下有一阴文"方"字。

生姜四两，切　　　　甘草[1]三两，炙　　　人参三两
干姜一两[2]　　　　　黄芩三两　　　　　　半夏半升，洗
黄连一两[3]　　　　　大枣十二枚，擘[4][5][6][7]

右八味[8]，以水一斗，煮取六升，去滓，再煎，取三升，温服一升，日三服。附子泻心汤，本云加附子。半夏泻心汤、甘草泻心汤，同体别名耳。生姜泻心汤，本云理中人参黄芩汤去桂枝、术加黄连。并泻肝法[9][10][11][12]。

【校注】

[1] 康平本"甘草"作"甘中"。

[2] 康治本无"干姜一两"。康平本作"干姜两"，省"一"字。

[3] 康治本"一两"作"三两"。

[4] 成本无"擘"。

[5] 康治本"生姜泻心汤"方作"生姜四两，切；黄连三两；黄芩三两；人参三两；甘草三两，炙；大枣十二枚，擘；半夏半升，洗"。

[6]《金匮玉函经》"生姜泻心汤"方作"生姜四两，人参、甘草、黄芩各三两，半夏半升，干姜、黄连各一两，大枣十二枚"。

[7]《千金翼方》卷第九《伤寒上·太阳病用陷胸汤法第六》"生姜泻心汤"方作"生姜肆两，切；半夏半升，洗；干姜壹两；黄连壹两；人参、黄芩、甘草各叁两，炙；大枣拾贰枚，擘"。

[8] 康治本"八味"作"七味"。

[9] 康治本、《金匮玉函经》、成本、桂林本《辨太阳病脉证并治下》无"附子泻心汤，本云加附子。半夏泻心汤、甘草泻心汤，同体别名耳。生姜泻心汤，本云理中人参黄芩汤去桂枝、术加黄连。并泻肝法"五十字。康平本作"附子泻心汤，本云加附子。半夏泻心汤、甘中泻心汤，同体别名耳。生姜泻心汤，本云理中人参黄芩汤去桂枝、术加黄连。并泻肝法"，在下"甘中泻心汤"煎服法"温服一升，日三服"下，作小字夹注。

[10]《太平圣惠方》卷第八《伤寒三阴三阳应用汤散诸方》"生姜泻心汤"

作"半夏泻心汤"，方药及煎服法作"半夏二两，汤洗七遍，去滑；黄芩一两；干姜一两，炮裂，剉；人参一两，去芦头；甘草半两，炙微赤，剉；黄连半两，去须。右件药，捣筛为散，每服四钱，以水一中盏，入生姜半分，枣三枚，煎至五分，去滓，不计时候，温服"。

[11]《千金翼方》卷第九《伤寒上·太阳病用陷胸汤法第六》"生姜泻心汤"煎服法作"右捌味，以水壹斗，煮取陆升，去滓，温服壹升。日三服"。

[12]《千金要方》卷第九《发汗吐下后第九》"生姜泻心汤"方主治、方药及煎服法作："治伤寒发汗后，胃中不和，心下痞坚，干噫食臭，胁下有水气，腹中雷鸣下痢者。属生姜泻心汤。方：生姜四两，甘草三两，半夏半升，黄连一两，干姜一两，人参三两，黄芩三两，大枣十二枚。右八味，㕮咀，以水一斗，煮取六升，去滓，分服一升。日三。"

伤寒中风，医反下之[1]，其人下利日数十[2]行，谷不化，腹中雷鸣，心下痞鞕[3]而[4]满，干呕，心烦[5]不得安[6]。医见心下痞，谓[7]病不尽，复[8]下之，其痞益甚。此非结热[9]，但以[10]胃中虚，客气上逆，故使鞕也[11][12][13]。甘草泻心汤主之[14]。方二十一。[158]

【校注】

[1] 康治本"医反下之"作"反二三下之后"。

[2]《千金翼方》卷第九《伤寒上·太阳病用陷胸汤法第六》"十"作"拾"。

[3]《金匮玉函经》、《千金翼方》卷第九《伤寒上·太阳病用陷胸汤法第六》"鞕"作"坚"。

[4] 康治本无"而"。

[5]《金匮玉函经》、《千金翼方》卷第九《伤寒上·太阳病用陷胸汤法第六》"心烦"作"而烦"，连上读。

[6] 康治本"安"下有"者"字。《千金翼方》卷第九《伤寒上·太阳病用陷胸汤法第六》"不得安"作"不能得安"。

[7]《千金翼方》卷第九《伤寒上·太阳病用陷胸汤法第六》"谓"作"为"。

[8]《千金翼方》卷第九《伤寒上·太阳病用陷胸汤法第六》"复"作"复重"。

[9] 康平本"此非结热"为"其痞益甚"旁注。

[10]《金匮玉函经》、《千金翼方》卷第九《伤寒上·太阳病用陷胸汤法第六》无"以"。

[11]《金匮玉函经》、《千金翼方》卷第九《伤寒上·太阳病用陷胸汤法第六》"故使鞕也"作"故使之坚"。

[12] 康治本无"医见心下痞，谓病不尽，复下之，其痞益甚。此非结热，但以胃中虚，客气上逆，故使鞕也"三十三字。

[13] 康平本"但以胃中虚，客气上逆，故使鞕也"为小字夹注，句首有加圆圈的"注"。

[14] 康平本"甘草"作"甘中"。《千金翼方》卷第九《伤寒上·太阳病用陷胸汤法第六》"甘草泻心汤主之"下有一阴文"方"字。

甘草[1] 四两，炙[2]　　　黄芩三两　　　　　干姜三两

半夏半升，洗　　　　大枣十二枚，擘　　　黄连一两[3][4][5][6][7][8]

右六味[9]，以水一斗，煮取六升，去滓，再煎，取三升，温服一升，日三服[10][11][12]。（臣亿等谨按，上生姜泻心汤法，本云理中人参黄芩汤，今详泻心以疗痞，痞气因发阴而生，是半夏、生姜、甘草泻心三方，皆本于理中也。其方必各有人参，今甘草泻心中无者，脱落之也。又按《千金》并《外台秘要》治伤寒䘌食[13] 用此方皆有人参，知脱落无疑。）

【校注】

[1] 康平本"甘草"作"甘中"。

[2] 成本无"炙"。

[3] 康平本无"擘"。

[4] 康治本"一两"作"三两"。

[5] 康治本甘草泻心汤方作"甘草四两，炙；黄连三两；黄芩三两；干姜三两；大枣十二枚，擘；半夏半升，洗"。

[6]《金匮玉函经》"甘草泻心汤"方作"甘草四两，黄芩三两，干姜三两，半夏半升，黄连一两，大枣十二枚"。

[7]《千金翼方》卷第九《伤寒上·太阳病用陷胸汤法第六》"甘草泻心汤"方作"甘草肆两，炙；黄芩、干姜各叁两；黄连壹两；半夏半升，洗；大枣拾贰枚，擘。一方有人参叁两"。

[8] 桂林本《辨太阳病脉证并治下》有"人参三两"。

[9] 桂林本《辨太阳病脉证并治下》"六味"作"七味"。

[10] 康平本"日三服"下有小字夹注："附子泻心汤，本云加附子。半夏泻心汤、甘中泻心汤，同体别名耳。生姜泻心汤，本云理中人参黄芩汤去桂枝、术加黄连。并泻肝法"。句首有加圆圈的"注"。

[11]《千金翼方》卷第九《伤寒上·太阳病用陷胸汤法第六》"甘草泻心汤"煎服法作"右陆味，以水壹斗，煮取陆升，去滓，温服壹升。日三服"。

[12]《千金要方》卷第九《发汗吐下后第九》"甘草泻心汤"方主治、方药及煎服法作"伤寒中风，医反下之，其人下痢日数十行，谷不化，腹中雷鸣，心下痞坚结满，干呕，心烦不能得安。师见心下痞，谓病不尽，复下之，其痞益甚。此非结热，但以胃中虚，客气上逆使之然也。宜甘草泻心汤。方：甘草四两，黄芩、干姜各二两，黄连一两，半夏半升，大枣十二枚。右六味，㕮咀，以水一斗，煮取六升，去滓，分服一升，日三。"宋臣校云："加人参三两乃是也。"《千金要方》20-16a"甘草泻心汤"方主治及方药、煎服法作："治妇人霍乱呕逆吐涎沫，医反下之，心下即痞，当先治其涎沫，可服小青龙汤。涎沫止，次治其痞，可与甘草泻心汤。方：甘草四两，干姜、黄芩各二两，黄连一两，半夏半升，大枣十二枚。右六味，㕮咀，以水一斗，煮取六升，分六服。"

[13] 食：上声。蚀。

伤寒，服汤药，下利不止[1]，心下痞鞭[2]。服泻心汤，已[3]，复以他药下之，利不止[4]，医以理中与之，利益甚[5]。理中者[6]，理[7]中焦，此利在下焦[8]，赤石脂禹馀粮汤主之[9]。复[10]不止[11]者，当利其小便[12]。赤石脂禹馀粮汤[13]。方二十二。[159]

【校注】

[1] 桂林本《辨太阳病脉证并治下》"服汤药，下利不止"作"服汤药下之，利不止"。

[2]《金匮玉函经》、《千金翼方》卷第九《伤寒上·太阳病用陷胸汤法第六》"鞭"作"坚"。

[3]《千金翼方》卷第九《伤寒上·太阳病用陷胸汤法第六》无"已"。桂林本《辨太阳病脉证并治下》作"不已"。

[4] 桂林本《辨太阳病脉证并治下》"利不止"作"利益甚"。

[5]《千金翼方》卷第九《伤寒上·太阳病用陷胸汤法第六》"利益甚"上有"而"字。桂林本《辨太阳病脉证并治下》"利益甚"作"利仍不止"。

[6]《千金翼方》卷第九《伤寒上·太阳病用陷胸汤法第六》无"者"。

[7]《千金翼方》卷第九《伤寒上·太阳病用陷胸汤法第六》"理"作"治"。

[8]康平本"理中者，理中焦，此利在下焦"为小字夹注，句首有加圆圈的"注"。桂林本《辨太阳病脉证并治下》"此利在下焦"下有"故也"。

[9]康平本"赤石脂禹馀粮汤主之"句首出一加方框的"经"字。《千金翼方》卷第九《伤寒上·太阳病用陷胸汤法第六》"赤石脂禹馀粮汤主之"下有一阴文"方"字。

[10]《金匮玉函经》"复"作"若"。

[11]成本"不止"作"利不止"。

[12]康平本"复不止者，当利其小便"为小字夹注，句首有加圆圈的"注"。《千金翼方》卷第九《伤寒上·太阳病用陷胸汤法第六》"不止者，当利其小便"作"若不止，当利小便"，在煎服法下。

[13]康平本、《千金翼方》卷第九《伤寒上·太阳病用陷胸汤法第六》无"赤石脂禹馀粮汤"。

赤石脂一斤[1]，碎　　　　太一禹馀粮[2]一斤[3]，碎[4]

右[5]二味，以水六升，煮取[6]二升[7]，去滓，分温[8]三服[9]。

【校注】

[1]《金匮玉函经》"斤"作"觔"。

[2]《金匮玉函经》、成本"太一禹馀粮"作"禹馀粮"。

[3]《金匮玉函经》"斤"作"觔"。

[4]《千金翼方》卷第九《伤寒上·太阳病用陷胸汤法第六》"赤石脂禹馀粮汤"方作"赤石脂壹斤，碎；太一禹馀粮壹斤，碎"。

[5]成本"右"作"已上"。

[6]《金匮玉函经》无"取"。

[7]桂林本《辨太阳病脉证并治下》"二升"作"三升"。

[8]成本无"分温"。

[9]《千金翼方》卷第九《伤寒上·太阳病用陷胸汤法第六》"赤石脂禹馀粮

汤"煎服法作"右贰味，以水陆升，煮取贰升，去滓，分温叁服。若不止，当利小便"。

伤寒，吐下后^[1]，发汗，虚烦，脉甚微，八九日，心下痞鞕^[2]，胁下痛，气上冲咽喉^[3]，眩冒，经脉动惕者，久而成痿^[4]。[160]

【校注】

[1]《千金翼方》卷第九《伤寒上·太阳病用陷胸汤法第六》无"后"。

[2]《金匮玉函经》、《千金翼方》卷第九《伤寒上·太阳病用陷胸汤法第六》"鞕"作"坚"。

[3]《千金翼方》卷第九《伤寒上·太阳病用陷胸汤法第六》"咽喉"作"喉咽"。

[4]康平本自"伤寒，吐下后"至"久而成痿"低一格书写。

伤寒，发汗^[1]，若吐，若下^[2]，解后，心下痞鞕^[3]，噫气不除者，旋覆代赭汤^[4]主之^[5]。方二十三。[161]

【校注】

[1]《金匮玉函经》"发汗"作"汗出"。

[2]《千金翼方》卷第九《伤寒上·太阳病用陷胸汤法第六》"若吐，若下"作"吐下"。

[3]《金匮玉函经》、《千金翼方》卷第九《伤寒上·太阳病用陷胸汤法第六》"鞕"作"坚"。

[4]康平本、《千金翼方》卷第九《伤寒上·太阳病用陷胸汤法第六》、成本"旋覆"作"旋復"。《金匮玉函经》"旋覆代赭汤"作"旋覆代赭石汤"。

[5]《千金翼方》卷第九《伤寒上·太阳病用陷胸汤法第六》"旋覆代赭汤主之"下有一阴文"方"字。

旋覆花^[1]三两	人参二两	生姜五两^[2]
代赭^[3]一两	甘草^[4]三两，炙	半夏半升，洗
大枣十二枚，擘^{[5][6]}		

右[7]七味[8]，以水一斗，煮取六升，去滓，再煎，取三升，温服一升，日三服[9]。

【校注】

[1] 康平本、成本"旋覆花"作"旋復花"。

[2] 成本"五两"下有"切"。

[3] 成本"代赭"作"代赭石"。

[4] 康平本"甘草"作"甘中"。

[5]《金匮玉函经》"旋覆代赭汤"方作"旋覆花三两，代赭石一两，人参二两，大枣十二枚，生姜五两，半夏半升，甘草二两"。

[6]《千金翼方》卷第九《伤寒上·太阳病用陷胸汤法第六》"旋覆代赭汤"方作"旋復花叁两；人参贰两；生姜伍两，切；代赭壹两，碎；甘草叁两，炙；半夏半升，洗；大枣拾贰枚，擘"。

[7] 成本"右"作"右件"。

[8] 康平本"味"作上下结构。

[9]《千金翼方》卷第九《伤寒上·太阳病用陷胸汤法第六》"旋覆代赭汤"煎服法作"右柒味，以水壹斗，煮取陆升，去滓，温服壹升。日叁服"。

下后[1]，不可更行桂枝汤[2]，若[3]汗出而喘，无大热者[4]，可与[5]麻黄杏子甘草石膏汤[6][7]。方二十四。[162]

【校注】

[1] 康平本"下后"上有"喘家"二字。《金匮玉函经》、《脉经》7.8.31"下后"作"大下以后"。

[2] 康平本"桂枝"作"圭支"。

[3]《脉经》7.8.31无"若"。

[4]《脉经》7.8.31无"者"。

[5]《脉经》7.8.31"与"作"以"。

[6]《金匮玉函经》"杏子"作"杏仁"。康平本"甘草"作"甘中"。

[7] 康平本此条低一格书写。

麻黄四两　　　　　杏仁五十个，去皮尖　　　　　甘草二两，炙

石膏半斤，碎，绵裹

右四味，以水七升，先煮麻黄，减二升，去白沫，内诸药，煮取三升，去
滓，温服一升。本云黄耳杯[1]。

【校注】

[1] 康平本此条下未出"麻黄杏子甘草石膏汤"方药及煎服法。

太阳病，外证未除，而数下之，遂协热而利，利下不止[1]，心下痞鞭[2]，
表里不解者[3]，桂枝人参汤主之[4][5]。方二十五。[163]

【校注】

[1]《金匮玉函经》"遂协热而利，利下不止"作"遂协热而利不止"，《千金
翼方》卷第九《伤寒上·太阳病用陷胸汤法第六》作"遂挟热而利不止"。

[2]《金匮玉函经》、《千金翼方》卷第九《伤寒上·太阳病用陷胸汤法第六》
"鞭"作"坚"。

[3]《千金翼方》卷第九《伤寒上·太阳病用陷胸汤法第六》无"者"。

[4] 康平本"桂枝"作"圭支"。《千金翼方》卷第九《伤寒上·太阳病用陷
胸汤法第六》"桂枝人参汤主之"下有一阴文"方"字。

[5]《太平圣惠方》卷第八《辩太阳病形证》此条作"太阳病，外未解，数
下之，遂夹热而利。利不止，心下痞满，表里不解，宜桂枝人参汤"。按，同是
下后协热利，葛根芩连汤证为阳化，此证为阴化。

桂枝[1]四两，别切[2]　　　　甘草四两，炙　　　　　白术三两

人参三两　　　　　干姜三两[3][4]

右五味，以水九升，先[5]煮四味，取五升[6]，内桂[7]，更煮，取三升[8]，
去滓[9]，温服一升，日再[10]夜一服[11][12][13]。

【校注】

[1] 康平本"桂枝"作"桂支"。

[2] 成本无"别切"，有"去皮"。

[3]《金匮玉函经》"桂枝人参汤"方作"桂枝、甘草炙，各四两；人参、白术、干姜各三两"。

[4]《千金翼方》卷第九《伤寒上·太阳病用陷胸汤法第六》"桂枝人参汤"方作"桂枝肆两，别切；甘草肆两，炙；白术、人参、干姜各贰两"。

[5]《金匮玉函经》无"先"。

[6]《金匮玉函经》"取五升"下有"去滓"。

[7] 桂林本《辨太阳病脉证并治下》"桂"作"桂枝"。

[8] 康平本"三升"作"二升"，疑误。

[9] 成本无"去滓"。

[10] 桂林本《辨太阳病脉证并治下》"日再"作"日再服"。

[11] 康平本"日再夜一服"为小字夹注，句首有加圆圈的"注"。

[12]《太平圣惠方》卷第八《伤寒三阴三阳应用汤散诸方》"桂枝人参汤"方药及煎服法作"桂枝二两；人参一两，去芦头；白术一两；干姜一两；泡裂，剉；甘草一两，炙微赤，剉。右件药，捣筛为散，每服三钱，以水一中盏，煎至五分，去滓，不计时候，温服"。

[13]《千金翼方》卷第九《伤寒上·太阳病用陷胸汤法第六》"桂枝人参汤"煎服法作"右伍味，以水玖升，先煮肆味，取伍升，去滓，内桂，更煮，取叁升，去滓，温服壹升。日再夜壹服"。

伤寒，大下后，复发汗[1]，心下痞，恶寒者，表未解也[2]。不可攻痞，当先解表；表[3]解，乃可攻痞[4]。解表，宜桂枝汤[5]；攻痞，宜大黄黄连泻心汤[6][7][8]。二十六。（泻心汤用前第十七方）[164]

【校注】

[1]《金匮玉函经》"复发汗"作"复发其汗"。

[2] 康平本"表未解也"为"恶寒者"旁注。

[3]《金匮玉函经》无"表"，盖脱重文符。

[4]《金匮玉函经》"乃可攻痞"作"乃可攻其痞"。桂林本《辨太阳病脉证并治下》"表解，乃可攻痞"作"后攻其痞"。

[5] 康平本作"宜桂支人参汤"。

[6] 桂林本《辨太阳病脉证并治下》"大黄黄连泻心汤"作"大黄黄连黄芩

泻心汤"。

[7] 康平本作"解表，宜桂支人参汤；攻痞，宜大黄黄连泻心汤"，为小字夹注，句首有加圆圈的"注"。

[8]《千金翼方》卷第九此条分为两节：一作"伤寒，大下后，复发汗，心下痞，恶寒者，不可攻痞，当先解表，宜桂枝汤"，在《伤寒上·太阳病用桂枝汤法第一》；一作"伤寒，大下后，复发其汗，心下痞，恶寒者，表未解也。不可攻其痞，当先解表，表解，乃攻其痞。宜大黄黄连泻心汤（用上方）"，在《伤寒上·太阳病用陷胸汤法第六》。

伤寒，发热，汗出不解，心中痞鞭[1]，呕吐而[2]下利者，大柴胡汤主之[3]。二十七。用前第四方。[165]

【校注】

[1]《金匮玉函经》"鞭"作"坚"。

[2]《金匮玉函经》无"而"。

[3] 康平本无"主之"，"大柴胡汤"下作四字空围。

病如桂枝[1]证，头不痛，项不强[2]，寸[3]脉微浮[4]，胸中痞鞭[5]，气上冲喉咽[6]不得息者[7]，此为胸有寒也[8]，当[9]吐之[10]，宜瓜蒂散[11][12]。方二十八。[166]

【校注】

[1] 康平本"桂枝"作"桂支"。

[2]《千金翼方》卷第九《伤寒上·太阳病用陷胸汤法第六》"头不痛，项不强"作"头项不强痛"，《千金翼方》卷第十《伤寒下·伤寒宜忌第四·宜吐第四》作"其头项不强痛"。

[3]《千金翼方》卷第九《伤寒上·太阳病用陷胸汤法第六》无"寸"。

[4]《千金翼方》卷第十《伤寒下·伤寒宜忌第四·宜吐第四》"寸脉微浮"作"寸口脉浮"。

[5]《金匮玉函经》、《千金要方》卷第九《宜吐第七》、《千金翼方》卷第九《伤寒上·太阳病用陷胸汤法第六》、卷第十《伤寒下·伤寒宜忌第四·宜吐第

四》"鞕"作"坚"。

[6]《千金翼方》卷第十《伤寒下·伤寒宜忌第四·宜吐第四》"气上冲喉咽"作"上撞咽喉"，《千金要方》卷第九《宜吐第七》作"气上撞咽喉"，桂林本《辨太阳病脉证并治下》作"气上咽喉"。成本"喉咽"作"咽喉"。

[7]《千金翼方》卷第九《伤寒上·太阳病用陷胸汤法第六》、《千金翼方》卷第十《伤寒下·伤寒宜忌第四·宜吐第四》无"者"。

[8]康平本作"此为胸中有寒饮也"，为"当吐之"旁注；《千金翼方》卷第十《伤寒下·伤寒宜忌第四·宜吐第四》作"此为有寒"。《千金翼方》卷第九《伤寒上·太阳病用陷胸汤法第六》无"也"。

[9]《千金要方》卷第九《宜吐第七》、《千金翼方》卷第十《伤寒下·伤寒宜忌第四·宜吐第四》"当"作"宜"。

[10]《太平圣惠方》卷第八《辨可吐形证》自"病如桂枝证"至"当吐之"作"凡病，头不强痛，寸口脉浮，胸中痞满，上冲喉咽，不得息，此为有痰，当宜吐之"。

[11]康平本自"病如桂支证"至"宜瓜蒂散"低一格书写。

[12]《千金翼方》卷第九《伤寒上·太阳病用陷胸汤法第六》"宜瓜蒂散"下有"方"字。

瓜蒂一分,熬黄　　　　　赤小豆一分[1][2]

右二味，各别擣筛为散，已，合（治）[冶]之，取一钱匕；以香豉一合，用热汤七合煮作稀糜，去滓，取汁和散，温顿服之。不吐者，少少加，得快吐乃止。诸亡血、虚家，不可与瓜蒂散[3][4][5][6][7]。

【校注】

[1]《金匮玉函经》"瓜蒂散"方作"瓜蒂熬黄，赤小豆各六铢"。

[2]《千金翼方》卷第九《伤寒上·太阳病用陷胸汤法第六》"瓜蒂散"方作"瓜蒂熬，赤小豆各壹分"。

[3]桂林本《辨太阳病脉证并治下》无"瓜蒂散"。

[4]康平本"诸亡血、虚家，不可与瓜蒂散"为小字夹注，句首有加圆圈的"注"。

[5]《太平圣惠方》卷第八《伤寒三阴三阳应用汤散诸方》"瓜蒂散"方药及

煎服法作"瓜蒂一两，赤小豆四两。右件药，捣细，罗为散，每服二钱，以温水调服。药下便卧，即当有吐。候食顷若不吐，即再服之；如更不吐，即增药服之，以吐为度。吐出青黄如菜汁者佳。若吐少，病不除者，次日如前法更服。可至再三，不令虚也。药力过时不吐，即服热汤一盏，以助药力；若服药过多者，饮冷水解之"。

[6]《千金翼方》卷第九《伤寒上·太阳病用陷胸汤法第六》"瓜蒂散"煎服法作"右贰味，搗为散，取半钱匕，豉一合，汤柒合渍之，须臾，去滓，内散汤中，和，顿服之。若不吐，稍加之；得快吐，止。诸亡血、虚家，不可与瓜蒂散"。

[7]《千金要方》卷第九《宜吐第七》"瓜蒂散"方及煎服法作"瓜蒂、赤小豆各一两。右二味，（治）[冶]，下筛，取一钱匕，香豉一合，熟汤七合，煮作稀粥，去滓，取汁和散，温顿服之。不吐者，少少加，得快吐乃止"。

病[1]胁下素有痞[2]，连在脐傍[3]，痛引少腹，入阴筋[4]者[5]，此名藏结，死[6]。二十九。[167]

【校注】

[1]《金匮玉函经》、《脉经》7.18.33"病"作"病者"。

[2]《金匮玉函经》"胁下素有痞"上有"若"。

[3]《脉经》7.18.33"连在脐傍"作"而下在脐傍"。

[4]《金匮玉函经》、《脉经》7.18.3"入阴筋"作"入阴夹阴筋"。

[5]《脉经》7.18.33无"者"。

[6]康平本自"病胁下素有痞"至"此名藏结，死"低两格书写。

伤寒[1]，若吐、若下后[2]，七八日[3]不解，热结在里[4]，表里俱[5]热[6]，时时恶风，大渴，舌上干燥而烦，欲饮水数升者[7]，白虎加人参汤主之[8][9][10]。方三十。[168]

【校注】

[1] 成本"伤寒"作"伤寒病"。

[2] 康治本"若吐、若下后"作"下后"二字，《千金翼方》卷第十《伤寒

下·发汗吐下后病状第五》作"吐下后"。

[3] 康治本无"七八日"。

[4] 康平本"热结在里"为小字夹注，句首有加圆圈的"注"。

[5] 康治本"俱"误作"但"。

[6] 康平本自"表里俱热"至"白虎加人参汤主之"为大字正文，句首出一加方框的"经"字。

[7]《千金翼方》卷第十《伤寒下·发汗吐下后病状第五》无"者"。

[8] 康治本"白虎加人参汤主之"作"白虎加人参"五字。

[9]《千金翼方》卷第十《伤寒下·发汗吐下后病状第五》"白虎加人参汤主之"作"白虎汤主之"，下有"方见杂疗中"夹注。

[10]《太平圣惠方》卷第八《辩厥阴病形证》此条作"伤寒六日不解，热结在里，俱热，时时恶风，大渴，舌干，烦躁，宜白虎汤"。

知母六两　　　　石膏一斤，碎　　　　甘草[1]二两，炙
人参二两　　　　粳米六合[2][3]

右五味，以水一斗，煮米熟汤成，去滓，温服一升，日三服。此方立夏后、立秋前乃可服，立秋后不可服[4][5]。正月、二月、三月尚凛冷，亦不可与服之，与之则呕利而腹痛。诸亡血、虚家亦不可与[6]，得之则腹痛利者，但可温之，当愈[7][8][9]。

【校注】

[1] 康平本"甘草"作"甘中"。

[2] 康治本"白虎加人参汤"方作"石膏一斤，碎；知母六两；甘草二两，炙；粳米六合；人参二两"。

[3]《千金翼方》卷第九《伤寒上·太阳病杂疗法第七》"白虎加人参汤"方作"知母陆两；石膏壹斤，碎；甘草贰两，炙；人参叁两；粳米陆合"。

[4]《太平圣惠方》卷第八《辩可温形证》有与此相关文字："大法：冬宜热药"。

[5]《千金翼方》卷第十《伤寒下·伤寒宜忌第四·宜温第七》："大法：冬宜服温热药"。

[6] 康平本"诸亡血虚家亦不可与"句上有"○"，与上句隔开。

[7] 康治本无"日三服。此方立夏后、立秋前乃可服，立秋后不可服。正月、二月、三月尚凛冷，亦不可与服之，与之则呕利而腹痛。诸亡血虚家亦不可与，得之则腹痛利者，但可温之，当愈"六十五字。桂林本《辨太阳病脉证并治下》无自"此方立夏后"至"但可温之，当愈"六十二字。

[8] 康平本自"此方立夏后"至"当愈"为小字夹注，句首有加圆圈的"注"。

[9]《千金翼方》卷第九《伤寒上·太阳病杂疗法第七》"白虎加人参汤"煎服法作"右伍味，以水壹斗，煮米熟汤成，去滓，温服壹升。日叁服。立夏后至立秋前得用之，立秋后不可服。春三月病常苦里冷，白虎汤亦不可与之，与之即呕利而腹痛。诸亡血及虚家亦不可与白虎汤，得之则腹痛而利，但当温之"。

伤寒，无大热，口燥渴，心烦[1]，背微恶寒者[2]，白虎加人参汤主之[3]。三十一。（用前方）[169]

【校注】

[1]《千金翼方》卷第九《伤寒上·太阳病杂疗法第七》"口燥渴，心烦"作"口燥渴而烦"。

[2]《千金翼方》卷第九《伤寒上·太阳病杂疗法第七》"背微恶寒者"作"其背微恶寒"。

[3]《千金翼方》卷第九《伤寒上·太阳病杂疗法第七》"白虎加人参汤主之"作"白虎汤主之"。

伤寒，脉浮，发热无汗，其表不解[1]，不可与白虎汤[2]。渴欲[3]饮水，无表证者[4]，白虎加人参汤主之[5][6][7]。三十二。（用前方）[170]

【校注】

[1]《金匮玉函经》、成本"其表不解"下有"者"，桂林本《辨太阳病脉证并治下》下有"当发汗"三字。

[2] 康平本"其表不解，不可与白虎汤"为小字夹注，句首加方围的"经"。按，方围的"经"字盖误，当作圆圈的"注"。

[3] 桂林本《辨太阳病脉证并治下》无"欲"。

[4]《千金翼方》卷第九《伤寒上·太阳病杂疗法第七》无"者"。

[5] 康平本"渴欲饮水，无表证者，白虎加人参汤主之"为大字正文，句首出一加方围的"经"字。

[6]《金匮玉函经》、《千金翼方》卷第九《伤寒上·太阳病杂疗法第七》"白虎加人参汤主之"作"白虎汤主之"，下有"凡用白虎汤，立夏后至于立秋前得用之，立秋后不可服也。""春三月，病常苦里冷，白虎汤亦不可与，与之则呕利而腹痛。""诸亡血虚家，亦不可与白虎汤，得之腹痛而利者，急当温之。"三节文字。

[7]《太平圣惠方》卷第八《辩阳明病形证》此条作"阳明病，脉浮，发热无汗，表不解，渴欲饮水，宜白虎汤"。

太阳少阳[1]并病[2]，心下鞕[3]，颈项强而眩者[4]，当[5]刺大椎[6]、肺俞、肝俞[7]，慎[8]勿下之[9][10]。三十三。[171]

【校注】

[1]《金匮玉函经》"太阳少阳"作"太阳与少阳"。

[2]《千金翼方》卷第十《伤寒下·伤寒宜忌第四·忌下第五》、《宜刺第十三》"太阳少阳并病"作"太阳与少阳合病"。

[3]《金匮玉函经》、《千金翼方》卷第十《伤寒下·伤寒宜忌第四·忌下第五》、《宜刺第十三》"心下鞕"作"心下痞坚"。

[4]《金匮玉函经》、《千金翼方》卷第十《伤寒下·伤寒宜忌第四·忌下第五》、《宜刺第十三》无"者"。

[5]《千金翼方》卷第十《伤寒下·伤寒宜忌第四·宜刺第十三》"当"作"宜"。

[6]《金匮玉函经》"当刺大椎"作"当刺大椎第一间"。

[7] 康平本两"俞"并作"愈"。《千金翼方》卷第十《伤寒下·伤寒宜忌第四·忌下第五》无"当刺大椎、肺俞、肝俞"。

[8]《千金翼方》卷第十《伤寒下·伤寒宜忌第四·宜刺第十三》无"慎"。

[9]《千金翼方》卷第十《伤寒下·伤寒宜忌第四·忌下第五》"慎勿下之"作"忌下"，桂林本《辨太阳病脉证并治下》作"慎不可下也，下之则痉"。

[10] 康平本此条低两格书写。

太阳与少阳合病，自下利者，与黄芩汤^[1]；若呕者，黄芩加半夏生姜汤主之^{[2][3]}。三十四。[172]

【校注】

[1] 康治本"与黄芩汤"作"黄芩汤主之"。

[2]《太平圣惠方》卷第八《辩太阳病形证》此条作"太阳与少阳合病，而自利者，宜黄芩汤；呕者，加半夏生姜汤"。

[3]《千金翼方》卷第九《伤寒上·太阳病杂疗法第七》"黄芩加半夏生姜汤主之"作"与黄芩加半夏生姜汤"。

黄芩汤方^[1]
黄芩三两　　　　芍药二两^[2]　　　　甘草^[3]二两，炙
大枣十二枚，擘^{[4][5]}
右四味，以水一斗，煮取三升，去滓，温服一升，日再夜一服^{[6][7][8][9][10]}。

【校注】

[1] 康平本无"方"。

[2] 康治本"二两"作"三两"。

[3] 康平本"甘草"作"甘中"。

[4]《金匮玉函经》"黄芩汤"方作"芍药二两；黄芩、甘草炙，二两；大枣十二枚"。

[5]《千金翼方》卷第九《伤寒上·太阳病杂疗法第七》"黄芩汤"方作"黄芩叁两；芍药、甘草炙，各贰两；大枣壹拾贰枚，擘"。

[6] 康治本无"日再夜一服"五字。《金匮玉函经》"日再夜一服"作"日再服，夜一服"。

[7] 康平本"日再夜一服"为小字夹注，句首有加圆圈的"注"。

[8] 成本"日再夜一服"下有"若呕者，加半夏半升，生姜三两"。

[9]《太平圣惠方》卷第八《伤寒三阴三阳应用汤散诸方》"黄芩汤"方药及煎服法作"黄芩一两；赤芍药一两；甘草半两，炙微赤，剉。右件药，捣

筛为散，每服四钱，以水一中盏，煎至五分，去滓，不计时候，温服"。少"生姜"。

[10]《千金翼方》卷第九《伤寒上·太阳病杂疗法第七》"黄芩汤"煎服法作"右肆味，以水壹斗，煮取叁升，去滓，温服壹升。日再夜一服"。

黄芩加半夏生姜汤方[1]

黄芩三两	芍药二两[2]	甘草[3]二两，炙
大枣十二枚，擘	半夏半升，洗	生姜一两半。一方三两。切[4][5]

右六味，以水一斗，煮取三升，去滓，温服一升，日再夜一服[6][7][8][9]。

【校注】

[1] 康平本无"方"。

[2] 康治本"二两"作"三两"。

[3] 康平本"甘草"作"甘中"。

[4] 康治本作"生姜三两"，无"切"。康平本作"生姜一两半，切"。

[5]《金匮玉函经》"黄芩加半夏生姜汤"方作"黄芩三两；芍药，甘草炙，各二两；大枣十二枚；半夏半升；生姜一两半"。

[6] 康治本无"日再夜一服"五字。《金匮玉函经》"日再夜一服"作"日再服，夜一服"。

[7] 康平本"日再夜一服"为小字夹注，句首有加圆圈的"注"。

[8]《千金翼方》卷第九《伤寒上·太阳病杂疗法第七》"黄芩加半夏生姜汤"方药作"半夏半升，洗；生姜壹两半，切。右贰味，加入前方中即是"。

[9] 成本"黄芩加半夏生姜汤"方及煎服法作"于黄芩汤方加半夏半升，生姜一两半。馀依黄芩汤法服"。

伤寒，胸中有热，胃中有邪气，腹中痛，欲呕吐者[1]，黄连汤主之[2]。方三十五。[173]

【校注】

[1] 桂林本《辨太阳病脉证并治下》无"吐"。《金匮玉函经》、《千金翼方》卷第九《伤寒上·太阳病杂疗法第七》无"者"。

[2]《千金翼方》卷第九《伤寒上·太阳病杂疗法第七》"黄连汤主之"下有一"方"字。

黄连三两   甘草[1]三两，炙   干姜三两

桂枝三两，去皮 人参二两[2]   半夏半升，洗

大枣十二枚，擘[3][4][5]

右七味，以水一斗，煮取六升[6]，去滓，温服[7]。昼三夜二[8]。疑非仲景方[9][10]

【校注】

[1] 康平本"甘草"作"甘中"。

[2] 康治本"二两"作"三两"。

[3] 康治本"黄连汤"方作"黄连三两；人参三两；干姜三两；桂枝三两，去皮；甘草三两，炙；大枣十二枚，擘；半夏半升，洗"。

[4]《金匮玉函经》"黄连汤"方作"黄连二两；甘草一两，炙；干姜一两；桂枝二两；人参二两；半夏五合；大枣十二枚"。

[5]《千金翼方》卷第九《伤寒上·太阳病杂疗法第七》"黄连汤"方作"黄连，甘草炙，干姜，桂枝，人参各叁两；半夏洗，半升；大枣拾贰枚，擘"。

[6] 康治本"六升"作"三升"。

[7] 康治本、成本、桂林本《辨太阳病脉证并治下》"温服"下有"一升"二字。《金匮玉函经》"温服"作"分五服"。

[8]《金匮玉函经》、成本"昼三夜二"作"日三服，夜二服"；桂林本《辨太阳病脉证并治下》作"日三服，夜三服"。康平本"昼三夜二"为小字夹注，句首有加圆圈的"注"。

[9] 康治本无"昼三夜二疑非仲景方"九字。《金匮玉函经》、成本、桂林本《辨太阳病脉证并治下》无"疑非仲景方"五字。康平本作"昼三夜二疑非仲景法"九字，为"昼三夜二"旁注。

[10]《千金翼方》卷第九《伤寒上·太阳病杂疗法第七》"黄连汤"煎服法作"右柒味，以水壹斗，煮取陆升，去滓，温分伍服。昼叁夜贰服"。

伤寒八九日，风湿相搏，身体疼烦[1]，不能自转侧，不呕，不渴，脉浮虚

而濇者 [2]，桂枝附子汤主之 [3]。若其人 [4] 大便鞕 [5]（一云脐下心下鞕），小便自利者 [6]，去桂 [7] 加白术汤主之 [8][9][10][11]。三十六。[174]

【校注】

[1] 桂林本《湿病脉证并治第九》无"身体疼烦"。

[2]《千金翼方》卷第九《伤寒上·太阳病杂疗法第七》、《外台秘要方》1−13a 引《仲景伤寒论》"脉浮虚而濇者"上有"下已"二字。《千金翼方》卷第九《伤寒上·太阳病杂疗法第七》"脉浮虚而濇者"作"脉浮而紧"。

[3]《外台秘要方》1−13a 引《仲景伤寒论》"桂枝附子汤主之"作"属桂枝附子汤"。

[4]《外台秘要方》1−13a 引《仲景伤寒论》无"其人"。

[5] 康平本"大便鞕"旁注"脐下心下鞕"。《金匮玉函经》、《千金翼方》卷第九《伤寒上·太阳病杂疗法第七》"鞕"作"坚"。桂林本《湿病脉证并治第九》"若其人大便鞕"作"若大便坚"。

[6] 康平本"自利"作"不利"。《千金翼方》卷第九《伤寒上·太阳病杂疗法第七》无"者"。

[7] 成本"桂"作"桂枝"。

[8]《金匮玉函经》、《千金翼方》卷第九《伤寒上·太阳病杂疗法第七》、《脉经》8.2.24"去桂加白术汤主之"作"术附子汤主之"，桂林本《湿病脉证并治第九》作"白术附子汤主之"。

[9]《千金翼方》卷第九《伤寒上·太阳病杂疗法第七》作"术附子汤主之"，下有一阴文"方"字。

[10]《外台秘要方》1−13a 引《仲景伤寒论》作"附子白术汤"，下有一"方"字。

[11]《太平圣惠方》卷第八《辩厥阴病形证》此条作"伤寒八九日，风湿相搏，身体疼痛，不能转侧，脉浮虚而濇，宜术附汤"。

桂枝附子汤方 [1]

桂枝四两，去皮　　　　　　附子三枚 [2]，炮，去皮，破 [3]　　　　　　生姜三两，切

大枣十二枚，擘　　　　　　甘草 [4] 二两，炙 [5][6]

右五味 [7]，以水六升 [8]，煮取二升 [9]，去滓，分温三服 [10][11][12]。

【校注】

[1] 康平本无"方"。

[2] 桂林本《湿病脉证并治第九》"三枚"作"二枚"。

[3] 成本"破"作"破八片"。

[4] 康平本"甘草"作"甘中"。

[5]《金匮玉函经》"桂枝附子汤"方作"桂枝四两；附子三枚，炮；甘草二两，炙；大枣十五枚；生姜三两"。

[6]《千金翼方》卷第九《伤寒上·太阳病杂疗法第七》"桂枝附子汤"方作"桂枝肆两；附子叁枚，炮；生姜叁两，切；大枣拾贰枚，擘；甘草贰两，炙"。

[7]《金匮玉函经》"右五味"下有"㕮咀"。

[8]《金匮玉函经》"六升"作"七升"。

[9]《金匮玉函经》"二升"作"三升"。

[10]《金匮玉函经》"分温三服"作"温服一升"，下有"本方桂枝汤，今去芍药"。按，《金匮玉函经》"桂枝去芍药加附子汤"方作"桂枝三两；甘草二两，炙；生姜三两；大枣十二枚；附子三枚，炮"。

[11]《千金翼方》卷第九《伤寒上·太阳病杂疗法第七》"桂枝附子汤"煎服法作"右伍味，以水陆升，煮取贰升，去滓，分温叁服"。

[12]《外台秘要方》1-13a引《仲景伤寒论》"桂枝附子汤"方及煎服法作"桂心四两；附子三枚炮，去皮，破；生姜三两；甘草二两，炙；大枣十二枚，擘。右五味，切，以水六升，煮取二升，去滓，温分三服。"

去桂枝加白术汤方[1]

附子三枚[2]，炮，去皮，破　　　白术四两[3]　　　　生姜三两[4]，切

甘草[5]二两，炙　　　　　　　大枣十二枚[6]，擘[7]

右五味，以水六升[8]，煮取二升[9]，去滓，分温三服。初一服，其人身如痹[10]，半日许复服之[11]，三服都尽，其人如冒状，勿怪。此以附子、术并走皮内[12][13]，逐水气，未得除，故使之耳[14][15]。法当加桂四两[16]。此本一方二法[17]。以大便鞕[18]，小便自利[19]，去桂[20]也[21]；以大便不鞕，小便不利，当加桂[22]。附子三枚，恐多也[23]，虚弱家及产妇宜减服之[24][25][26][27][28]。

【校注】

[1] 康平本作"去桂加白术汤"。

[2] 桂林本《湿病脉证并治第九》"三枚"作"一枚"。

[3] 桂林本《湿病脉证并治第九》"四两"作"一两"。

[4] 桂林本《湿病脉证并治第九》"三两"作"一两半"。

[5] 康平本"甘草"作"甘中"。

[6] 桂林本《湿病脉证并治第九》"十二枚"作"六枚"。

[7] 《金匮玉函经》"去桂枝加白术汤"名"术附子汤",方作"白术四两;附子三枚,炮;甘草三两,炙;生姜二两;大枣十五枚"。

[8] 桂林本《湿病脉证并治第九》"六升"作"三升"。

[9] 桂林本《湿病脉证并治第九》"二升"作"一升"。

[10] 桂林本《湿病脉证并治第九》"初一服,其人身如痹"作"一服觉身痹"。

[11] 桂林本《湿病脉证并治第九》"复服之"作"再服"。

[12] 《金匮玉函经》自"初一服"至"此以附子、术并走皮内"作"一服,觉身痹;半日许再服,如冒状。勿怪也。即是附子与术并走皮中"。

[13] 桂林本《湿病脉证并治第九》"此以附子、术并走皮内"作"即术附并走皮中"。

[14] 《金匮玉函经》自"初一服"至"故使之耳"作"一服,觉身痹;半日许再服,如冒状。勿怪也。即是附子与术并走皮中,逐水气,未得除,故使之耳"。

[15] 桂林本《湿病脉证并治第九》无"故使之","耳"属上读。

[16] 康平本自"初一服"至"法当加桂四两"另起一行,"法当加桂四两"上有一字空围。

[17] 《金匮玉函经》无"此本一方二法"。

[18] 《金匮玉函经》"以大便鞕"作"其人大便坚"。

[19] 康平本"自利"作"不利"。

[20] 康平本"桂"作"圭"。

[21] 《金匮玉函经》"去桂也"作"故不加桂"。

[22] 康平本"桂"作"圭"。

[23] 康平本"恐多也"为"附子三枚"旁注。

[24] 康平本自"此本一方二法"至"虚弱家及产妇宜减服之"为小字夹注，句首有加圆圈的"注"。

[25]《金匮玉函经》无自"以大便不鞕"至"虚弱家及产妇宜减服之"句。

[26] 桂林本《湿病脉证并治第九》无自"法当加桂四两"至"虚弱家及产妇宜减服之"五十二字。

[27]《千金翼方》卷第九《伤寒上·太阳病杂疗法第七》"去桂枝加白术汤"名"术附子汤"，方药及煎服法作"术附子汤方：于前方中去桂加白术肆两即是。壹服，觉身痹；半日许复服之尽，其人如冒状，勿怪，即是附子、术并走皮中，逐水气，未得除，故使之耳。法当加桂肆两。以大便坚，小便自利，故不加桂也"。

[28]《外台秘要方》1-13a 引《仲景伤寒论》"去桂枝加白术汤"名"附子白术汤"，方药及煎服法作"白术四两；大枣十二枚，擘；甘草二两，炙；生姜三两；附子三枚，炮，去皮，四破。右五味，切，以水六升，煮取二升，去滓，分温三服。初一服，其人身如痹，半日许，复服之，都尽，其人如冒状者，勿怪。此以附子、术并走皮中，逐水气未除，故使人如冒状也。本云附子一枚，今加之二枚，名附子汤"。其下有宋臣校语："《张仲景论》：法当加桂枝四两。此本一方二法，以大便鞕，小便自利，故去桂也；以大便不鞕，小便不利，当加桂。附子三枚，恐多也，虚弱家及产妇宜减服之。此二方但治风湿，非治伤寒也。"

风湿相搏，骨节疼烦，掣痛不得屈伸，近之则痛剧，汗出短气，小便不利，恶风不欲去衣，或身微肿者[1]，甘草附子汤主之[2]。方三十七。[175]

【校注】

[1]《金匮玉函经》、《千金翼方》卷第九《伤寒上·太阳病杂疗法第七》无"者"。

[2]《千金翼方》卷第九《伤寒上·太阳病杂疗法第七》"甘草附子汤主之"下有一"方"字。

甘草二两，炙　　　　　　附子二枚，炮，去皮，破　　　　白术二两
桂枝[1]四两，去皮[2]

右四味，以水六升，煮取三升，去滓，温服一升，日三服。初服得微汗则解。能食，汗[3]止[4]复烦者，将[5]服五合。恐一升多者，宜服六七合为始[6][7][8][9]。

【校注】

[1] 康平本"桂枝"作"桂支"。

[2]《千金翼方》卷第九《伤寒上·太阳病杂疗法第七》"甘草附子汤"方作"甘草贰两，炙；附子贰枚，炮；白术叁两；桂枝肆两"。

[3] 康平本"汗"作"汗出"。

[4] 桂林本《湿病脉证并治第九》"止"作"出"。

[5] 成本、桂林本《湿病脉证并治第九》无"将"。

[6] 康平本、成本"始"作"妙"。桂林本《湿病脉证并治第九》作"服六七合为佳"。

[7] 康平本自"初服得微汗则解"以下为小字夹注，句首有加圆圈的"注"。

[8]《太平圣惠方》卷第八《伤寒三阴三阳应用汤散诸方》"甘草附子汤"作"术附汤"，方药及煎服法作"白术一两；附子一两，炮裂，去皮脐；桂枝一两；甘草半两，炙微赤，剉。右件药，捣筛为散，每服四钱，以水一中盏，入生姜半分，枣三枚，煎至五分，去滓，不计时候，温服"。

[9]《千金翼方》卷第九《伤寒上·太阳病杂疗法第七》"甘草附子汤"煎服法作"右肆味，以水陆升，煮取叁升，去滓，温服壹升。日叁服。初服得微汗，即止。能食，汗止复烦者，将服伍合。恐壹升多者，后服陆柒合，愈"。

伤寒，脉浮滑。此以表有热，里有寒[1]。白虎汤主之[2][3]。方三十八。[176]

【校注】

[1] 康治本"此以表有热，里有寒"作"表有热，里有寒者"，《金匮玉函经》作"而表热里寒者"。比照宋本168条："伤寒，若吐、若下后，七八日不解，热结在里，表里俱热，时时恶风，大渴，舌上干燥而烦，欲饮水数升者，白虎加人参汤主之"，"白虎加人参汤"的病机当是"表里俱热"。康平本无"此以表有热，里有寒"八字。桂林本《辨太阳病脉证并治下》作"此以里有热，表无寒也"。

[2]《金匮玉函经》"白虎汤主之"下有"旧云白通汤，一云白虎者，恐非"十二字校语，夹注云："旧云以下出叔和"。

[3]《千金翼方》卷第九《伤寒上·太阳病杂疗法第七》"白虎汤主之"下有一"方"字。

知母六两　　　　　石膏一斤，碎　　　　　甘草[1]二两，炙[2]

粳米六合[3][4][5]

右四味，以水一斗，煮米熟汤成，去滓，温服一升，日三服[6][7][8]。（臣亿等谨按，前篇云：热结在里，表里俱热者，白虎汤主之。又云：其表不解，不可与白虎汤。此云脉浮滑表有热里有寒者，必表里字差矣。又，阳明一证云：脉浮迟，表热里寒，四逆汤主之。又，少阴一证云：里寒外热，通脉四逆汤主之。以此表里自[9]差明矣。《千金翼》云白通汤，非也。）

【校注】

[1] 康平本"甘草"作"甘中"。

[2] 成本无"炙"。

[3] 康治本"白虎汤"方作"石膏一斤，碎；知母六两；甘草二两，炙；粳米六合"。

[4]《金匮玉函经》"白虎汤"方作"石膏一觔，碎；知母六两；甘草二两，炙；粳米六合"。

[5]《千金翼方》卷第九《伤寒上·太阳病杂疗法第七》"白虎汤"方作"知母陆两；石膏壹斤，碎；甘草贰两，炙；粳米陆合"。

[6] 康治本无"日三服"。

[7]《太平圣惠方》卷第八《伤寒三阴三阳应用汤散诸方》"白虎汤"方药及煎服法作"知母二两；石膏三两；甘草一两，炙微赤，剉。右件药，捣筛为散，每服五钱，以水一大盏，入粳米五十粒，煎至五分，去滓，温服"。

[8]《千金翼方》卷第九《伤寒上·太阳病杂疗法第七》"白虎汤"煎服法作"右肆味，以水壹斗，煮米熟汤成，去滓，温服壹升。日三服"。

[9] 自，疑"字"之音误。

伤寒，脉结代[1]，心动悸[2]，炙甘草汤主之[3]。方三十九。[177]

【校注】

[1] 康平本作"伤寒解而后脉结代"。桂林本《辨太阳病脉证并治下》"脉结代"作"脉结促"。

[2]《金匮玉函经》"心动悸"作"心中惊悸"。桂林本《辨太阳病脉证并治下》"心动悸"下有"者"。

[3] 康平本"炙甘草"作"炙甘中"。《千金翼方》卷第九《伤寒上·太阳病杂疗法第七》"炙甘草汤主之"下有一"方"字。

甘草四两，炙　　　　　生姜三两，切　　　　　人参二两
生地黄一斤[1]　　　　桂枝[2]三两，去皮　　　阿胶二两
麦门冬半升，去心　　　麻仁[3]半升　　　　　大枣三十枚[4]，擘[5][6]

右九味，以清酒七升[7]，水八升[8]，先煮八味[9]，取三升，去滓，内胶烊消[10]尽，温服一升，日三服。一名复脉汤[11][12]。

【校注】

[1] 桂林本《辨太阳病脉证并治下》"一斤"作"半斤"。

[2] 康平本"桂枝"作"圭支"。

[3] 成本"麻仁"作"麻子人"。

[4] 桂林本《辨太阳病脉证并治下》"三十枚"作"十二枚"。

[5]《金匮玉函经》"炙甘草汤"方作"甘草四两，炙；生姜三两；人参二两；生地黄一觔；桂枝三两；阿胶；麦门冬半升，去心；麻子仁半升；大枣三十枚"。

[6]《千金翼方》卷第九《伤寒上·太阳病杂疗法第七》"炙甘草汤"方作"甘草肆两，炙；桂枝，生姜切，各叁两；麦门冬去心，半升；麻子仁半升；人参、阿胶各二两；大枣叁拾枚，擘；生地黄壹斤，切"。

[7]《金匮玉函经》"以清酒七升"作"酒七升"。

[8] 桂林本《辨太阳病脉证并治下》无"水八升"。

[9]《金匮玉函经》"先煮八味"作"煮"。

[10]《金匮玉函经》无"消"。

[11] 康平本"一名复脉汤"为小字夹注。《金匮玉函经》、桂林本《辨太阳病脉证并治下》无"一名复脉汤"。

[12]《千金翼方》卷第九《伤寒上·太阳病杂疗法第七》"炙甘草汤"煎服

法作"右玖味，以清酒柒升，水捌升，煮取叁升，去滓，内胶消烊尽，温服壹升。日三服"。

脉按之[1]来缓，时一止复来者，名曰结[2]。又脉来动而中止，更来小数，中有还者反动，名曰结，阴也。脉来动而中止，不能自还，因而复动者[3]，名曰代[4]，阴也。得此脉者，必难治[5]。[178]

【校注】

[1] 桂林本《辨脉法第二》无"按之"。

[2]《脉经》1.1.22 作"结脉，往来缓，时一止复来"。

[3] 成本无"者"。

[4]《脉经》1.1.23 作"代脉，来数中止，不能自还，因而复动。脉结者生，代者死"。

[5] 康平本自"脉按之来缓"至"必难治"低两格书写。

伤寒论卷第四

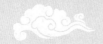

伤寒论卷第五

《仲景全书》第五

汉　张仲景述　晋　王叔和　撰次

宋　林　亿　校正

明　赵开美　校刻

沈　琳　仝校

辨阳明病脉证并治第八
辨少阳病脉证并治第九

辨阳明病脉证并治[1]第八（合四十四法，方一十首，
一方附，并见阳明少阳合病法）

阳明病，不吐不下，心烦者，可与调胃承气汤。第一。（三味。前有阳明病二十七证）

阳明病，脉迟，汗出，不恶寒，身重短气，腹满潮热，大便鞕，大承气汤主之；若腹大满不通者，与小承气汤。第二。（大承气，四味。小承气，三味）

阳明病，潮热，大便微鞕者，可与大承气汤；若不大便六七日，恐有燥屎，与小承气汤；若不转失气，不可攻之；后发热复鞕者，小承气汤和之。第三。（用前第二方。下有二病证）

伤寒，若吐下，不解，至十馀日，潮热，不恶寒，如见鬼状，微喘直视，大承气汤主之。第四。（用前第二方）

阳明病，多汗，胃中燥，大便鞕，谵语，小承气汤主之。第五。（用前第

二方）

阳明病，谵语，潮热，脉滑疾者，小承气汤主之。第六。（用前第二方）

阳明病，谵语，潮热，不能食，胃中有燥屎，宜大承气汤下之。第七。（用前第二方。下有阳明病一证）

汗出谵语，有燥屎在胃中，过经乃可下之，宜大承气汤。第八。（用前第二方。下有伤寒病一证）

三阳合病，腹满身重，谵语遗尿，白虎汤主之。第九。（四味）

二阳并病，太阳证罢，潮热汗出，大便难，谵语者，宜大承气汤。第十。（用前第二方）

阳明病，脉浮紧，咽燥口苦，腹满而喘，发热汗出，恶热，身重，若下之，则胃中空虚，客气动膈，心中懊憹，舌上胎者，栀子豉汤主之。第十一。（二味）

若渴欲饮水，舌燥者，白虎加人参汤主之。第十二。（五味）

若脉浮发热，渴欲饮水，小便不利者，猪苓汤主之。第十三。（五味。下有不可与猪苓汤一证）

脉浮迟，表热里寒，下利清谷者，四逆汤主之。第十四。（三味。下有二病证）

阳明病，下之，外有热，手足温，不结胸，心中懊憹，不能食，但头汗出，栀子豉汤主之。第十五。（用前第十一方）

阳明病，发潮热，大便溏，胸满不去者，与小柴胡汤。第十六。（七味）

阳明病，胁下满，不大便而呕，舌上胎者，与小柴胡汤。第十七。（用上方）

阳明中风，脉弦浮大，短气腹满，胁下及心痛，鼻干，不得汗，嗜卧，身黄，小便难，潮热而哕，与小柴胡汤。第十八。（用上方）

脉但浮，无馀证者，与麻黄汤。第十九。（四味）

阳明病，自汗出，若发汗，小便利，津液内竭，虽鞕，不可攻之。须自大便，蜜煎导而通之，若土瓜根、猪胆汁。第二十。（一味。猪胆方附，二味）

阳明病，脉迟，汗出多，微恶寒，表未解，宜桂枝汤。第二十一。（五味）

阳明病，脉浮，无汗而喘，发汗则愈，宜麻黄汤。第二十二。（用前第十九方）

阳明病，但头汗出，小便不利，身必发黄，茵陈蒿汤主之。第二十三。（三味）

阳明证，喜忘，必有畜血，大便黑，宜抵当汤下之。第二十四。（四味）

阳明病，下之，心中懊憹而烦，胃中有燥屎者，宜大承气汤。第二十五。（用前第二方。下有一病证）

病人烦热，汗出解，如疟状，日晡发热，脉实者，宜大承气汤；脉浮虚者，宜桂枝汤。第二十六。（大承气汤，用前第二方。桂枝汤，用前第二十一方）

大下后，六七日不大便，烦不解，腹满痛，本有宿食，宜大承气汤。第二十七。（用前第二方）

病人小便不利，大便乍难乍易，时有微热，宜大承气汤。第二十八。（用前第二方）

食谷欲呕，属阳明也，吴茱萸汤主之。第二十九。（四味）

太阳病，发热汗出恶寒，不呕，心下痞，此以医下之也，如不下，不恶寒而渴，属阳明，但以法救之，宜五苓散。第三十。（五味。下有二病证）

趺阳脉浮而濇，小便数，大便鞕，其脾为约，麻子仁丸主之。第三十一。（六味）

太阳病三日，发汗不解，蒸蒸热者，调胃承气汤主之。第三十二。（用前第一方）

伤寒吐后，腹胀满者，与调胃承气汤。第三十三。（用前第一方）

太阳病，若吐下发汗后，微烦，大便鞕，与小承气汤和之。第三十四。（用前第二方）

得病二三日，脉弱，无太阳、柴胡证，烦躁，心下鞕，小便利，屎定鞕，宜大承气汤。第三十五。（用前第二方）

伤寒六七日，目中不了了，睛不和，无表里证，大便难，宜大承气汤。第三十六。（用前第二方）

阳明病，发热汗多者，急下之，宜大承气汤。第三十七。（用前第二方）

发汗不解，腹满痛者，急下之，宜大承气汤。第三十八。（用前第二方）

腹满不减，减不足言，当下之，宜大承气汤。第三十九。（用前第二方）

阳明少阳合病，必下利，脉滑而数，有宿食也，当下之，宜大承气汤。第四十。（用前第二方）

病人无表里证，发热七八日，脉数，可下之；假令已下，不大便者，有瘀血，宜抵当汤。第四十一。（用前第二十四方。下有二病证）

伤寒七八日，身黄如橘色，小便不利，茵蔯蒿汤主之。第四十二。（用前第二十三方）

伤寒，身黄发热，栀子（蘗）［蘗］皮汤主之。第四十三。（三味）

伤寒，瘀热在里，身必黄，麻黄连轺赤小豆汤主之。第四十四。（八味）

【校注】

[1] 康平本作"辨阳明病"。《金匮玉函经》作"辨阳明病形证治"。《太平圣惠方》卷第八《辩太阳病形证》作"辩阳明病形证"。

问曰：病有太阳 [1] 阳明，有正阳阳明，有少阳阳明 [2]，何谓也？苔 [3] 曰：太阳阳明者，脾约 [4]（一云络）是也；正阳阳明者，胃家实是也；少阳阳明者 [5]，发汗 [6]、利小便已 [7]，胃中燥、烦、实 [8]，大便 [9] 难是也 [10]。[179]

【校注】

[1] 康平本"太阳"作"大阳"。下同，不复出校。

[2]《金匮玉函经》、《千金翼方》卷第九《伤寒上·阳明病状第八》"有少阳阳明"作"有微阳阳明"。

[3] 康平本"苔"作"答"。俗书部首"艹"、"竹"相乱。下或同，不复出校。

[4]《金匮玉函经》"脾约"下有"一作脾结"四字校语。

[5]《金匮玉函经》"少阳阳明者"作"微阳阳明者"。

[6]《金匮玉函经》、《千金翼方》卷第九《伤寒上·阳明病状第八》"发汗"作"发其汗"。

[7]《金匮玉函经》、《千金翼方》卷第九《伤寒上·阳明病状第八》"利小便已"作"若利其小便"。

[8]《金匮玉函经》、《千金翼方》卷第九《伤寒上·阳明病状第八》无"烦、实"。

[9]《千金翼方》卷第九《伤寒上·阳明病状第八》"大便"作"便"。

[10] 康平本自"问曰"至"大便难是也"低两格书写。

阳明之为病，胃家实（一作寒 [1]）是也 [2][3][4]。[180]

【校注】

[1]《千金翼方》卷第九《伤寒上·阳明病状第八》"实"作"寒"。

[2] 康治本"胃家实是也"作"胃实也"三字。

[3]《太平圣惠方》卷第八《辩阳明病形证》此条作"伤寒二日，阳明受病。

阳明者，胃家寒是也。宜桂枝汤"。

[4]《金匮玉函经》此条位于"辨阳明病形证治"篇首。

问曰：何缘得阳明病？荅曰：太阳病，若[1]发汗[2]，若下[3]，若利小便[4]，此亡津液[5]，胃中干燥，因转属[6]阳明。不更衣，内实[7]，大便难者[8]，此名阳明也[9][10]。[181]

【校注】

[1] 康平本、《金匮玉函经》、《千金翼方》卷第九《伤寒上·阳明病状第八》、成本无"若"。

[2]《金匮玉函经》、《千金翼方》卷第九《伤寒上·阳明病状第八》"发汗"作"发其汗"。

[3]《金匮玉函经》、《千金翼方》卷第九《伤寒上·阳明病状第八》"若下"作"若下之"。

[4]《金匮玉函经》、《千金翼方》卷第九《伤寒上·阳明病状第八》无"若利小便"。

[5]《金匮玉函经》、《千金翼方》卷第九《伤寒上·阳明病状第八》"此亡津液"作"亡其津液"。

[6]《千金翼方》卷第九《伤寒上·阳明病状第八》"转属"作"为"。

[7]《千金翼方》卷第九《伤寒上·阳明病状第八》无"内实"。

[8]《千金翼方》卷第九《伤寒上·阳明病状第八》"大便难者"作"而便难"。

[9]《金匮玉函经》"此名阳明也"作"为阳明病也"，《千金翼方》卷第九《伤寒上·阳明病状第八》作"复为阳明病也"。

[10] 康平本自"问曰"至"此名阳明也"低两格书写。

问曰：阳明病外证云何？荅曰：身热，汗自出[1]，不恶寒[2]，反[3]恶热也[4][5][6]。[182]

【校注】

[1]《金匮玉函经》、《千金翼方》卷第九《伤寒上·阳明病状第八》"汗自

出"作"汗出"。

[2]《金匮玉函经》《千金翼方》卷第九《伤寒上·阳明病状第八》"不恶寒"上有"而"。

[3]《金匮玉函经》《千金翼方》卷第九《伤寒上·阳明病状第八》"反"上有"但"。

[4]《千金翼方》卷第九《伤寒上·阳明病状第八》无"也"。

[5] 康平本自"问曰"至"反恶热也"低两格书写。

[6]《太平圣惠方》卷第八《辩阳明病形证》此条作"阳明病外证：身热，汗出而不恶寒，但恶热。宜柴胡汤"。

问曰：病有得之一日，不发热[1]而恶寒者[2]，何也[3]？荅曰：虽得之一日[4]，恶寒将[5]自罢，即自汗出而恶热也[6][7]。[183]

【校注】

[1]《金匮玉函经》"不发热"作"不恶热"。

[2]《千金翼方》卷第九《伤寒上·阳明病状第八》"不发热而恶寒者"作"发热恶寒者"。

[3]《金匮玉函经》"何也"作"云何"。《千金翼方》卷第九《伤寒上·阳明病状第八》无"也"。

[4]《金匮玉函经》"荅曰：虽得之一日"作"荅曰：然。虽一日"。《千金翼方》卷第九《伤寒上·阳明病状第八》作"荅曰：然。虽二日"。然，"诺"之转语。

[5]《金匮玉函经》《千金翼方》卷第九《伤寒上·阳明病状第八》无"将"。

[6]《金匮玉函经》《千金翼方》卷第九《伤寒上·阳明病状第八》"即自汗出而恶热也"作"即汗出恶热也"。

[7] 康平本自"问曰"至"即自汗出而恶热也"低两格书写。

问[1]曰：恶寒何故自罢？荅曰：阳明居[2]中，主[3]土也[4]，万物所归，无所复传。始虽恶寒，二日自止。此为阳明病也[5][6][7]。[184]

【校注】

[1]《千金翼方》卷第九《伤寒上·阳明病状第八》无"问"。

[2]《千金翼方》卷第九《伤寒上·阳明病状第八》"居"作"处"。

[3]《金匮玉函经》、成本无"主"。

[4]《千金翼方》卷第九《伤寒上·阳明病状第八》无"也"。

[5]《千金翼方》卷第九《伤寒上·阳明病状第八》"此为阳明病也"作"是为阳明病"。

[6] 康平本自"问曰"至"此为阳明病也"低两格书写。

[7]《千金翼方》卷第九《伤寒上·阳明病状第八》184条与183条相属，合为一条。

本[1] 太阳，初得病时，发其汗，汗先出不彻[2]，因转属阳明也[3][4]。伤寒[5] 发热，无汗，呕不能食，而反汗出濈濈然者[6]，是转属阳明也[7][8][9]。[185]

【校注】

[1]《千金翼方》卷第九《伤寒上·阳明病状第八》无"本"。

[2]《千金翼方》卷第九《伤寒上·阳明病状第八》"不彻"上有"复"字。

[3]《千金翼方》卷第九《伤寒上·阳明病状第八》无"也"。

[4] 康平本、《金匮玉函经》、《千金翼方》卷第九《伤寒上·阳明病状第八》自"本太阳"至"因转属阳明也"，自为起迄，为一节。康平本低一格书写。

[5]《金匮玉函经》、《千金翼方》卷第九《伤寒上·阳明病状第八》"伤寒"作"病"。

[6]《金匮玉函经》、《千金翼方》卷第九《伤寒上·阳明病状第八》无"者"。

[7]《金匮玉函经》"是转属阳明也"作"是为转属阳明"，《千金翼方》卷第九《伤寒上·阳明病状第八》作"是为在属阳明"。

[8] 康平本、《金匮玉函经》自"伤寒发热"至"是转属阳明也"自为起迄，别为一节，康平本低一格书写。

[9]《太平圣惠方》卷第八《辩阳明病形证》此条作"本太阳，而发汗，汗虽出，复不解，不解者，转属阳明也。宜麻黄汤"。

伤寒三日，阳明，脉大 [1][2][3]。[186]

【校注】

[1]《金匮玉函经》此条作"伤寒三日，阳明，脉大者，为欲传"。

[2] 桂林本《辨阳明病脉证并治》此条作"伤寒三日，阳明，脉大者，此为不传也"。

[3] 康平本此条低两格书写。

伤寒 [1]，脉浮而缓，手足自 [2] 温者 [3]，是为系在太阴。太阴者 [4]，身 [5] 当发黄，若 [6] 小便自利者，不能发黄。至七八日 [7]，大便鞕者 [8]，为阳明病也 [9][10]。[187]

【校注】

[1]《千金翼方》卷第九《伤寒上·阳明病状第八》"伤寒"作"病"。

[2]《千金翼方》卷第九《伤寒上·阳明病状第八》无"自"。

[3]《金匮玉函经》、《千金翼方》卷第九《伤寒上·阳明病状第八》无"者"。

[4]《金匮玉函经》、《千金翼方》卷第九《伤寒上·阳明病状第八》无"者"。

[5]《千金翼方》卷第九《伤寒上·阳明病状第八》无"身"。

[6]《千金翼方》卷第九《伤寒上·阳明病状第八》无"若"。

[7] 成本"日"误作"月"。

[8] 康平本"鞕"作"难"。《金匮玉函经》"大便鞕者"作"便坚"，《千金翼方》卷第九《伤寒上·阳明病状第八》作"而坚"。

[9]《金匮玉函经》、《千金翼方》卷第九《伤寒上·阳明病状第八》"为阳明病也"作"为属阳明"。

[10] 康平本自"伤寒脉浮而缓"至"为阳明病也"低两格书写。

伤寒转 [1] 系阳明者，其人濈 [2] 然微 [3] 汗出也 [4][5]。[188]

【校注】

[1]《千金翼方》卷第九《伤寒上·阳明病状第八》"转"作"传"。

[2]《金匮玉函经》"濈"作"濈濈"。

[3]《千金翼方》卷第九《伤寒上·阳明病状第八》"微"作"后"，盖误。

[4]《千金翼方》卷第九《伤寒上·阳明病状第八》无"也"。

[5] 康平本此条低两格书写。

阳明中风，口苦咽干，腹满微喘，发热恶寒[1]，脉浮而[2]紧[3]。若[4]下之，则腹满小便难也[5][6]。[189]

【校注】

[1] 桂林本《辨阳明病脉证并治》"恶寒"作"恶风"。

[2]《金匮玉函经》无"而"。《千金翼方》卷第九《伤寒上·阳明病状第八》"而"作"若"。

[3] 桂林本《辨阳明病脉证并治》"紧"作"缓"。

[4]《千金翼方》卷第九《伤寒上·阳明病状第八》无"若"。

[5] 康平本自"阳明中风"至"则腹满小便难也"低两格书写。

[6]《太平圣惠方》卷第八《辨阳明病形证》此条作"阳明中风，头痛，口苦，腹满，微喘，发热恶寒，脉浮而紧。下之，即小便难。宜桂枝麻黄汤"。

阳明病，若[1]能食，名[2]中风；不能食，名[3]中寒[4]。[190]

【校注】

[1]《金匮玉函经》、《千金翼方》卷第九《伤寒上·阳明病状第八》无"若"。

[2]《金匮玉函经》、《千金翼方》卷第九《伤寒上·阳明病状第八》"名"作"为"。

[3]《金匮玉函经》、《千金翼方》卷第九《伤寒上·阳明病状第八》"名"作"为"。

[4] 康平本自"阳明病"至"名中寒"低两格书写。

阳明病，若中寒者^[1]，不能食，小便不利^[2]，手足濈然汗出，此^[3]欲作固^[4]瘕^{[5][6]}，必大便初鞕^[7]后溏。所以然者，以^[8]胃中冷，水谷不别故也^{[9][10][11]}。[191]

【校注】

[1]《金匮玉函经》、《千金翼方》卷第九《伤寒上·阳明病状第八》"若中寒者"作"中寒"。成本无"者"。

[2]《金匮玉函经》、《千金翼方》卷第九《伤寒上·阳明病状第八》"小便不利"上有"而"。

[3]《千金翼方》卷第九《伤寒上·阳明病状第八》"此"下有"为"字。

[4]《金匮玉函经》、《千金翼方》卷第九《伤寒上·阳明病状第八》"固"作"坚"。

[5]《千金翼方》卷第九《伤寒上·阳明病状第八》"瘕"下有"也"。

[6] 康平本"此欲作固瘕"为旁注。

[7]《金匮玉函经》"鞕"作"坚"。《千金翼方》卷第九《伤寒上·阳明病状第八》"大便初鞕"作"头坚"。

[8]《金匮玉函经》、《千金翼方》卷第九《伤寒上·阳明病状第八》无"以"。

[9] 康平本"必大便初鞕后溏。所以然者，以胃中冷，水谷不别故也"为小字夹注，句首有加圆圈的"注"。

[10] 康平本此条低一格书写。

[11]《太平圣惠方》卷第八《辩阳明病形证》此条作"阳明，中寒，不能食，小便不利，手足濈然汗出，欲作坚瘕也。所以然者，胃中水谷不化故也。宜桃人承气汤"。

阳明病，初欲食，小便反不利^[1]，大便自调。其人骨节疼，翕翕^[2]如有热状，奄然发狂^[3]，濈然汗出而解者^[4]，此^[5]水不胜谷气，与汗共并。脉紧^[6]则^[7]愈^{[8][9]}。[192]

【校注】

[1]《金匮玉函经》"初欲食，小便反不利"作"初欲食，食之小便反不数"，

《千金翼方》卷第九《伤寒上·阳明病状第八》作"初为欲食之，小便反不数"。桂林本《辨阳明病脉证并治》无"反"。

[2] 桂林本《辨阳明病脉证并治》"翕翕"下有"然"。

[3] 奄然：忽然；突然。康平本"奄然发狂"下有四字空围。

[4]《金匮玉函经》、《千金翼方》卷第九《伤寒上·阳明病状第八》无"者"。康平本作"濈然汗出而解。汗出而解者"。其中，"濈然汗出而解"属上读，"汗出而解者"属下读。

[5]《金匮玉函经》、《千金翼方》卷第九《伤寒上·阳明病状第八》"此"下有"为"。

[6]《千金翼方》卷第九《伤寒上·阳明病状第八》"脉紧"作"坚者"，桂林本《辨阳明病脉证并治》作"脉小"。

[7]《金匮玉函经》"则"作"即"。

[8] 康平本"汗出而解者，此水不胜谷气，与汗共并。脉紧则愈"为小字夹注，句首有加圆圈的"注"。

[9] 康平本此条低一格书写。

阳明病欲解时，从申至戌上 [1][2]。[193]

【校注】

[1]《金匮玉函经》、《千金翼方》卷第九《伤寒上·阳明病状第八》"从申至戌上"作"从申尽戌"。尽，终止。尽戌，终止于戌。

[2] 康平本此条低两格书写。

阳明病，不能食 [1]，攻其热，必哕。所以然者，胃中虚冷故也 [2]。以 [3] 其人本虚，攻 [4] 其热，必哕 [5][6][7][8]。[194]

【校注】

[1]《千金翼方》卷第九《伤寒上·阳明病状第八》"不能食"下有"下之不解其人不能食"九字。

[2] 康平本"所以然者，胃中虚冷故也"为小字夹注，句首有加圆圈的"注"。

[3]《金匮玉函经》无"以"。

[4]《金匮玉函经》、成本"攻"上有"故"。

[5] 康平本自"以其人本虚，攻其热，必哕"为"攻其热，必哕"旁注。

[6]《太平圣惠方》卷第八《辩阳明病形证》此条作"阳明病，能食，下之，不解，其人不能食，攻其热，必哕者，胃中虚冷故也。宜半夏汤"。

[7] 桂林本《辨阳明病脉证并治》自"胃中虚冷故也"至"必哕"作"其人本虚，胃中虚冷故也"。

[8] 康平本此条低一格书写。

阳明病，脉迟，食难用饱，饱则[1]微烦、头眩[2]，必小便难，此欲作谷瘅[3]。虽下之，腹满如故[4]。所以然者，脉迟故也[5][6][7]。[195]

【校注】

[1]《金匮玉函经》、《千金翼方》卷第九《伤寒上·阳明病状第八》"则"作"即"。

[2]《千金翼方》卷第九《伤寒上·阳明病状第八》"头眩"下有"者"。

[3]《千金翼方》卷第九《伤寒上·阳明病状第八》、成本"瘅"作"疸"。康平本无"此欲作谷瘅"。

[4]《千金翼方》卷第九《伤寒上·阳明病状第八》"腹满如故"作"其腹必满如故耳"。

[5] 康平本"所以然者，脉迟故也"为小字夹注，句首有加圆圈的"注"。

[6]《太平圣惠方》卷第八《辩阳明病形证》此条作"阳明病，脉迟，发热、头眩，小便难，此欲作谷疸。下之，必腹满。宜柴胡汤"。

[7] 康平本此条低一格书写。

阳明病，法多汗[1]，反[2]无汗，其身如虫行皮中状者[3]，此以[4]久虚故也[5][6]。[196]

【校注】

[1]《金匮玉函经》"阳明病，法多汗"作"阳明病，久久而坚者，阳明当多汗"，《千金翼方》卷第九《伤寒上·阳明病状第八》作"阳明病，久久而坚者，

阳明病，当多汗"。

[2]《金匮玉函经》、《千金翼方》卷第九《伤寒上·阳明病状第八》"反"上有"而"。

[3]《金匮玉函经》、《千金翼方》卷第九《伤寒上·阳明病状第八》"状者"作"之状"。

[4]《千金翼方》卷第九《伤寒上·阳明病状第八》"以"作"为"。

[5]《太平圣惠方》卷第八《辩阳明病形证》此条作"阳明病，当多汗，而反无汗，身如虫行皮中之状，此为久虚故也。宜术附汤"。

[6] 康平本此条低两格书写。

阳明病[1]，反无汗而[2]小便利[3]，二三日呕而咳，手足厥[4]者，必苦头痛[5]。若不咳不呕[6]，手足不厥者，头[7]不痛[8][9]。（一云冬阳明）。[197]

【校注】

[1]《金匮玉函经》"阳明病"作"各阳明病"。"各"盖"冬"之误，《千金翼方》卷第九《伤寒上·阳明病状第八》"各"作"冬"。

[2]《千金翼方》卷第九《伤寒上·阳明病状第八》"而"作"但"。

[3]《金匮玉函经》"小便利"作"但小便"。

[4]《金匮玉函经》、《千金翼方》卷第九《伤寒上·阳明病状第八》"厥"上有"若"。

[5]《金匮玉函经》、《千金翼方》卷第九《伤寒上·阳明病状第八》"必苦头痛"作"其人头必痛"。

[6]《金匮玉函经》、《千金翼方》卷第九《伤寒上·阳明病状第八》"若不咳不呕"作"若不呕不咳"。

[7]《金匮玉函经》"头"作"其头"。

[8]《太平圣惠方》卷第八《辩阳明病形证》此条作"冬阳明病，反无汗，但小便利，呕而咳，手足厥，其头必痛。宜建中汤"。

[9] 康平本此条低两格书写。

阳明病[1]，但头眩，不恶寒，故能食而咳[2]，其人咽必痛[3]。若[4]不咳者，咽[5]不痛[6]。（一云冬阳明）。[198]

【校注】

[1]《金匮玉函经》"阳明病"作"各阳明病"。"各"盖"冬"之误。《千金翼方》卷第九《伤寒上·阳明病状第八》作"冬"。

[2]《千金翼方》卷第九《伤寒上·阳明病状第八》"咳"下有"者"。桂林本《辨阳明病脉证并治》"而咳"作"若咳者"。

[3]桂林本《辨阳明病脉证并治》"咽必痛"作"必咽痛"。

[4]桂林本《辨阳明病脉证并治》无"若"。

[5]《金匮玉函经》"咽"作"其咽"。

[6]康平本此条低两格书写。

阳明病，无汗，小便不利，心中懊憹者[1]，身[2]必发黄[3][4]。[199]

【校注】

[1]康平本"懊憹"作"懊脓"。《千金翼方》卷第九《伤寒上·阳明病状第八》无"者"。

[2]《金匮玉函经》、《千金翼方》卷第九《伤寒上·阳明病状第八》无"身"。

[3]《太平圣惠方》卷第八《辨阳明病形证》此条作"阳明病，无汗，小便不利，心中热壅，必发黄也。宜茵陈汤"。

[4]康平本此条低一格书写。

阳明病，被火，额上微汗出而[1]小便不利者[2]，必发黄[3][4]。[200]

【校注】

[1]《金匮玉函经》、成本无"而"。

[2]《千金翼方》卷第九《伤寒上·阳明病状第八》、《千金翼方》卷第十《伤寒下·伤寒宜忌第四·忌火第八》、《脉经》7.16.9无"者"。

[3]《太平圣惠方》卷第八《辨阳明病形证》此条作"阳明病，被火灸，其额上微有汗出，小便不利者，必发黄也。宜茵陈汤"。

[4]康平本此条低一格书写。

阳明病，脉浮而紧[1]者[2]，必潮热[3]，发作有时。但浮者，必盗汗[4]出[5][6]。[201]

【校注】

[1] 桂林本《辨阳明病脉证并治》"紧"作"大"。

[2]《金匮玉函经》、《千金翼方》卷第九《伤寒上·阳明病状第八》无"者"。

[3]《金匮玉函经》、《千金翼方》卷第九《伤寒上·阳明病状第八》"必潮热"作"其热必潮"。

[4] 桂林本《辨阳明病脉证并治》"盗汗"作"自汗"。

[5]《太平圣惠方》卷第八《辨阳明病形证》此条作"冬阳明病，脉浮而紧，必发潮热，其脉浮者，宜黄芩汤"。

[6] 康平本此条低两格书写。

阳明病，口燥，但欲漱水，不欲嚥[1]者，此[2]必衄[3][4]。[202]

【校注】

[1]《千金翼方》卷第九《伤寒上·阳明病状第八》、桂林本《辨阳明病脉证并治》"嚥"作"咽"。

[2]《金匮玉函经》、《千金翼方》卷第九《伤寒上·阳明病状第八》无"此"。

[3]《太平圣惠方》卷第八《辨阳明病形证》此条作"阳明病，口干，但漱水，不欲咽者，必鼻衄也。宜黄芩汤"。

[4] 康平本此条低两格书写。

阳明病，本自汗出，医更[1]重发汗[2]，病已差[3]，尚微烦[4]不了了者[5]，此必大便鞕故也[6][7]。以[8]亡津[9]液，胃中干燥[10]，故令大便鞕[11]。当问其[12]小便日几行，若本小便[13]日三四行，今日再行[14]，故知[15]大便不久出[16]。今为[17]小便数少，以[18]津液当还入胃中，故知不久必大便也[19][20][21][22]。[203]

【校注】

[1]《金匮玉函经》、《千金翼方》卷第九《伤寒上·阳明病状第八》"更"作"复"。

[2]《千金翼方》卷第九《伤寒上·阳明病状第八》"发汗"作"发其汗"。

[3]《金匮玉函经》"差"作"瘥"。

[4]《金匮玉函经》、《千金翼方》卷第九《伤寒上·阳明病状第八》"尚微烦"作"其人微烦"。

[5]《千金翼方》卷第九《伤寒上·阳明病状第八》无"者"。

[6]《金匮玉函经》、《千金翼方》卷第九《伤寒上·阳明病状第八》"此必大便鞭故也"作"此大便坚也",成本作"此大便必鞭故也"。

[7] 康平本"此必大便鞭故也"为"尚微烦不了了者"旁注。

[8]《千金翼方》卷第九《伤寒上·阳明病状第八》"以"作"必"。

[9]《金匮玉函经》"津"作"精",盖音误。

[10]《金匮玉函经》、《千金翼方》卷第九《伤寒上·阳明病状第八》"干燥"作"燥"。

[11]《金匮玉函经》、《千金翼方》卷第九《伤寒上·阳明病状第八》"故令大便鞭"作"故令其坚"。

[12]《千金翼方》卷第九《伤寒上·阳明病状第八》无"其"。

[13]《金匮玉函经》、《千金翼方》卷第九《伤寒上·阳明病状第八》无"小便"二字。

[14]《金匮玉函经》、《千金翼方》卷第九《伤寒上·阳明病状第八》"今日再行"下有"者"。

[15]《金匮玉函经》"故知"作"知必",《千金翼方》卷第九《伤寒上·阳明病状第八》作"必知",桂林本《辨阳明病脉证并治》作"则知"。

[16] 桂林本《辨阳明病脉证并治》"出"作"必出",下有"所以然者"。

[17] 桂林本《辨阳明病脉证并治》"今为"作"以"。

[18]《金匮玉函经》、《千金翼方》卷第九《伤寒上·阳明病状第八》、桂林本《辨阳明病脉证并治》无"以"。

[19]《金匮玉函经》、《千金翼方》卷第九《伤寒上·阳明病状第八》"故知不久必大便也"作"故知必当大便也"。

[20] 康平本自"当问其小便日几行"至"故知不久必大便也"为小字夹注,

句首有加圆圈的"注"。

[21]《太平圣惠方》卷第八《辩阳明病形证》此条作"阳明病，若小便少者，津液当还入胃中故也。凡发汗太过，故令大小便难。宜茯苓汤"。

[22] 康平本此条低一格书写。

伤寒，呕多，虽有阳明证，不可攻之 [1][2]。[204]

【校注】

[1]《千金翼方》卷第九《伤寒上·阳明病状第八》"之"作"也"。

[2] 康平本此条低一格书写。

阳明病 [1]，心下鞕满者 [2]，不可攻之。攻之利遂 [3] 不止者，死 [4]；利 [5] 止者，愈 [6][7]。[205]

【校注】

[1] 桂林本《辨阳明病脉证并治》"病"作"证"。

[2]《金匮玉函经》"心下鞕满者"作"心下坚满"，《千金翼方》卷第九《伤寒上·阳明病状第八》作"当心下坚满"。

[3]《千金翼方》卷第九《伤寒上·阳明病状第八》"利遂"作"遂利"。

[4]《千金翼方》卷第九《伤寒上·阳明病状第八》无"死"，盖脱。

[5]《金匮玉函经》无"利"。

[6]《太平圣惠方》卷第八《辩阳明病形证》此条作"阳明病，当心下坚满，不可下之。宜半夏汤"。

[7] 康平本此条低两格书写。

阳明病，面 [1] 合色赤 [2]，不可攻之。必发热 [3]，色黄者 [4]，小便不利也 [5]。[206]

【校注】

[1]《千金翼方》卷第九《伤寒上·阳明病状第八》无"面"。桂林本《辨阳明病脉证并治》"面"作"眼"。

[2] 合：应当。康平本、《金匮玉函经》、成本"色赤"作"赤色"。

[3] 《金匮玉函经》、桂林本《辨阳明病脉证并治》"必发热"上重"攻之"。

[4] 《金匮玉函经》、成本无"者"。

[5] 康平本此条低两格书写。

阳明病，不吐不下[1]，心烦者[2]，可与调胃承气汤[3][4][5]。方一。[207]

【校注】

[1] 《金匮玉函经》、《千金翼方》卷第九《伤寒上·阳明病状第八》"不吐不下"作"不吐下"。

[2] 《金匮玉函经》、《千金翼方》卷第九《伤寒上·阳明病状第八》"心烦者"作"而烦者"，属上读。

[3] 《千金翼方》卷第九《伤寒上·阳明病状第八》"调胃承气汤"作"承气汤"。

[4] 《太平圣惠方》卷第八《辨阳明病形证》此条作"阳明病，不吐下而烦者，可与承气汤"。

[5] 康平本此条低两格书写。

甘草二两，炙　　　　　　芒消半升[1]　　　　　　大黄四两，清酒洗

右三味，切，以水三升，煮二物至一升，去滓，内芒消，更上微火一二沸，温顿服之，以调胃气[2][3]。

【校注】

[1] 桂林本《辨阳明病脉证并治》"半升"作"半斤"。

[2] 桂林本《辨阳明病脉证并治》无"以调胃气"。

[3] 康平本此条下未出"调胃承气汤"方药及煎服法。

阳明病，脉迟[1]，虽汗出，不恶寒者[2]，其[3]身[4]必重，短气，腹满而喘，有潮热[5]者[6]，此外欲解[7]，可攻里也[8][9]。手足濈然汗出者[10]，此大便已鞕也[11][12]。大承气汤[13]主之[14][15]。若汗多[16]，微发[17]热恶寒者[18]，外未解也[19]。（一法与桂枝汤）。其热不潮，未可[20]与承气汤[21]。若腹大满不通[22]者，

可与小承气汤[23]微和胃气[24]，勿令至[25]大泄[26]下[27][28][29]。大承气汤。方二。[208]

【校注】

[1]《金匮玉函经》、《千金翼方》卷第九《伤寒上·阳明病状第八》"脉迟"作"其脉迟"，桂林本《辨阳明病脉证并治》作"脉实"。

[2]《千金要方》卷第九《宜下第八》、《千金翼方》卷第九《阳明病状第八》无"者"。桂林本《辨阳明病脉证并治》"不恶寒者"作"而不恶热者"。

[3]《千金要方》卷第九《宜下第八》无"其"。

[4]《千金要方》卷第九《宜下第八》、《千金翼方》卷第九《伤寒上·阳明病状第八》"身"作"体"。

[5]康治本"有潮热"上重"有潮热"三字，属上读。

[6]《金匮玉函经》、《千金翼方》卷第九《伤寒上·阳明病状第八》无"者"。

[7]《金匮玉函经》"此外欲解"作"如此者，其外为欲解"，《千金翼方》卷第九《伤寒上·阳明病状第八》作"如此者，其外为解"。

[8]《金匮玉函经》"可攻里也"作"可攻其里也"，《千金翼方》卷第九《伤寒上·阳明病状第八》作"可攻其里"。

[9]康平本"有潮热者，此外欲解，可攻里也"为"有潮热"旁注。

[10]成本"汗出"上有"而"。《金匮玉函经》、《千金翼方》卷第九《伤寒上·阳明病状第八》无"者"。

[11]《金匮玉函经》、《千金翼方》卷第九《伤寒上·阳明病状第八》"此大便已鞭也"作"此为已坚"，《千金要方》卷第九《宜下第八》作"大便已坚"。

[12]康平本"此大便已鞭也"作"汗出者，此大便已鞭也"，为"手足濈然汗出者"旁注。

[13]《千金翼方》卷第九《伤寒上·阳明病状第八》"大承气汤"作"承气汤"。

[14]《千金要方》卷第九《宜下第八》"大承气汤主之"作"宜承气汤"。

[15]《千金翼方》卷第九《伤寒上·阳明病状第八》自"阳明病，脉迟"至"大承气汤主之"自为起讫，独立为一条。

[16]《金匮玉函经》、《千金翼方》卷第九《伤寒上·阳明病状第八》"若汗多"作"若汗出多"。《千金要方》卷第九《宜下第八》"若汗多"下有"而"。

[17]《千金要方》卷第九《宜下第八》无"发"。

[18]《千金翼方》卷第九《伤寒上·阳明病状第八》"微发热恶寒者"作"而微恶寒"。

[19]《金匮玉函经》、《千金翼方》卷第九《伤寒上·阳明病状第八》"外未解也"作"外为未解";《千金要方》卷第九《宜下第八》作"为外未解也",下有"桂枝汤主之"。

[20]《千金翼方》卷第九《伤寒上·阳明病状第八》"未可"作"勿"。

[21]《千金要方》卷第九《宜下第八》无"汤"。

[22]《千金翼方》卷第九《伤寒上·阳明病状第八》"不通"作"不大便",《千金要方》卷第九《宜下第八》作"而不大便"。

[23]《千金要方》卷第九《宜下第八》"可与小承气汤"作"可少与承气汤"。"承气汤"方药及煎服法作:"枳实五枚,大黄四两,芒消半升,甘草二两。右四味,哎咀,以水五升,煮取二升,去滓,适寒温,分二服。如人行五里,进一服,取下利为度。若不得利,尽服之。"

[24]《金匮玉函经》、《千金要方》卷第九《宜下第八》、《千金翼方》卷第九《伤寒上·阳明病状第八》"胃气"作"其胃气"。

[25]桂林本《辨阳明病脉证并治》无"至"。

[26]《金匮玉函经》、《千金要方》卷第九《宜下第八》、《千金翼方》卷第九《伤寒上·阳明病状第八》无"泄"。

[27]《千金翼方》卷第九《伤寒上·阳明病状第八》自"若汗多"至"勿令至大泄下"自为起迄,独立为一条。

[28]《太平圣惠方》卷第八《辨阳明病形证》此条分为两条,作:"阳明病,其脉迟,虽汗出,不恶寒,其体必重,腹满而喘,有潮热,可攻其里。手足濈然汗出,为大便已坚。宜承气汤"。"阳明病,若汗出多而微恶寒,外未解,无潮热,不可与承气汤也。若腹大,便难,可与小承气汤和其胃气,勿令下多"。

[29]康平本自"若汗多,微发热恶寒者"以下另起一行,低一格书写。

大黄四两,酒洗　　　　厚朴半斤[1],炙,去皮　　　　枳实五枚,炙
芒消[2]三合

右四味，以水一斗，先煮二物^[3]，取五升，去滓^[4]，内大黄，更^[5]煮，取二升，去滓，内芒消^[6]，更上微火一两沸^[7]，分温再服。得下，馀勿服^{[8][9][10][11]}。

【校注】

[1]《金匮玉函经》"斤"作"觔"。

[2] 康治本、康平本、《金匮玉函经》、成本"芒消"作"芒硝"。

[3] 康治本"先煮二物"作"先煮枳实、厚朴"。《金匮玉函经》"二物"作"二味"。

[4] 康治本无"去滓"。

[5]《金匮玉函经》、成本无"更"。

[6] 康治本、康平本、《金匮玉函经》、成本"芒消"作"芒硝"。

[7] 成本"更上微火一两沸"作"更上火微一两沸"。

[8] 康治本无"得下，馀勿服"五字。

[9] 康平本"得下，馀勿服"为小字夹注，句首有加圆圈的"注"。

[10]《太平圣惠方》卷第八《伤寒三阴三阳应用汤散诸方》"大承气汤"方药及煎服法作"川大黄一两，剉碎，微炒；厚朴半两，去粗皮，吐生姜汁，炙令香熟；枳实半爱，麸炒微黄；川芒消一两。右件药，捣筛为散，每服四钱，以水一中盏，煎至五分，去滓，不计时候，温服，以利为度"。

[11]《千金要方》卷第九《宜下第八》"大承气汤"方及煎服法作："大黄四两，厚朴八两，枳实五枚，芒消五合。右四味，㕮咀，以水一斗，先煮二物，取五升，去滓，内大黄，煮取二升，去滓，下芒消，更煎一两沸，分再服。得快利，止。"

小承气汤方^[1]

大黄四两　　　　厚朴二两，炙，去皮　　　　枳实三枚，大者，炙

右^[2]三味^[3]，以水四升，煮取一升二合，去滓，分温二服^[4]。初服汤^[5]，当更衣，不尔者^[6]，尽饮之；若更衣者^[7]，勿服之^{[8][9][10][11]}。

【校注】

[1] 康平本无"方"。

[2] 成本"右"作"已上"。

[3] 康平本"味"作上下结构。

[4]《金匮玉函经》"二服"作"三服"。桂林本《辨阳明病脉证并治》"二服"作"再服"。

[5]《金匮玉函经》、桂林本《辨阳明病脉证并治》无"汤"。

[6]《金匮玉函经》无"者"。

[7]《金匮玉函经》无"者"。

[8]《金匮玉函经》"勿服之"作"勿复服"。

[9] 康平本"初服汤，当更衣，不尔者，尽饮之；若更衣者，勿服之"为小字夹注，句首有加圆圈的"注"。

[10] 桂林本《辨阳明病脉证并治》"初服汤，当更衣，不尔者，尽饮之；若更衣者，勿服之"作"初服更衣者，停后服；不尔者，尽饮之"。

[11]《千金翼方》卷第九《伤寒上·太阳病用承气汤法第五》"大承气汤"、"小承气汤"、"调胃承气汤"总名"承气汤"。"大承气汤"方药、煎服法作"大黄肆两；厚朴捌两，炙；枳实伍枚，炙；芒消叁合。右肆味，以水壹斗，先煮贰物，取伍升，内大黄，更煮取二升，去滓，内芒消，更煎壹沸，分再服。得下者，止"；"小承气汤"方药、煎服法作"大黄肆两；厚朴贰两，炙；枳实大者叁枚，炙。右叁味，以水肆升，煮取壹升贰合，去滓，温分再服。初服，谵语即止。服汤当更衣，不尔，尽服之"；"调胃承气汤"方药、煎服法作"大黄肆两；甘草贰两，炙；芒消半两。右叁味，以水叁升，煮取壹升，去滓，内芒消，更壹沸，顿服"。

阳明病，潮热，大便[1]微鞭[2]者[3]，可与[4]大承气汤[5]。不鞭[6]者，不可[7]与之[8][9][10]。若不大便六七日，恐有燥屎。欲知之法，少[11]与小承气汤[12]，汤入腹中，转失[13]气者[14]，此有燥屎也[15]，乃可攻之。若[16]不转失[17]气者，此但初头鞭，后必溏[18]，不可攻之，攻之必胀满不能食也[19]，欲饮水者，与水则哕[20]。其后发热者[21]，必大便复鞭而少也[22]，以小承气汤[23]和之。不转失气者[24]，慎不可攻也[25][26][27][28]。小承气汤。三。（用前第二方）[209]

【校注】

[1]《千金翼方》卷第九《伤寒上·阳明病状第八》、《脉经》7.14.3 无"大便"。

[2]《金匮玉函经》、《千金要方》卷第九《宜下第八》、《千金翼方》卷第九《伤寒上·阳明病状第八》、《脉经》7.14.3"鞕"作"坚"。

[3]《千金要方》卷第九《宜下第八》、《千金翼方》卷第九《伤寒上·阳明病状第八》、《脉经》7.14.3无"者"。

[4]桂林本《辨阳明病脉证并治》"与"作"以"。

[5]康治本"大承气汤"作"小承气汤"。《千金要方》卷第九《宜下第八》、《千金翼方》卷第九《伤寒上·阳明病状第八》、《脉经》7.14.3"大承气汤"作"承气汤"。

[6]《金匮玉函经》、《千金要方》卷第九《宜下第八》、《千金翼方》卷第九《伤寒上·阳明病状第八》、《脉经》7.14.3"鞕"作"坚"。

[7]《金匮玉函经》、《千金翼方》卷第九《伤寒上·阳明病状第八》、《脉经》7.14.3"不可"作"勿"。

[8]康平本"不鞕者，不可与之"为"可与小承气汤"旁注。

[9]康平本自"阳明病，潮热"至"不鞕者，不可与之"顶格书写，自为起迄，独立为一条。

[10]《千金翼方》卷第九《伤寒上·阳明病状第八》自"阳明病，潮热"至"不鞕者，不可与之"自为起迄，独立为一条。

[11]《金匮玉函经》、《千金翼方》卷第九《伤寒上·阳明病状第八》、《脉经》7.14.3"少"作"可"。

[12]《千金要方》卷第九《宜下第八》"小承气汤"作"承气汤"。

[13]康平本、《金匮玉函经》"失"作"矢"。

[14]《千金翼方》卷第九《伤寒上·阳明病状第八》"汤入腹中，转失气者"作"若腹中转失气者"，《千金要方》卷第九《宜下第八》作"腹中转失气者"。

[15]《金匮玉函经》、《千金要方》卷第九《宜下第八》"此有燥屎也"作"为有燥屎"，《千金翼方》卷第九《伤寒上·阳明病状第八》作"此为有燥屎"。成本无"也"。

[16]《脉经》7.14.3"若"下有"腹中"。

[17]康平本、《金匮玉函经》"失"作"矢"。《千金要方》卷第九《宜下第八》无"失"。

[18]《金匮玉函经》、《千金翼方》卷第九《伤寒上·阳明病状第八》"此但初头鞕，后必溏"作"此但头坚后溏"，《千金要方》卷第九《宜下第八》作

"此为头坚后溏"，《脉经》7.14.3作"此为但头坚后溏"。

[19]《千金要方》卷第九《宜下第八》、《千金翼方》卷第九《伤寒上·阳明病状第八》、《脉经》7.14.3无"也"。

[20]《千金要方》卷第九《宜下第八》、《千金翼方》卷第九《伤寒上·阳明病状第八》、《脉经》7.14.3"与水则哕"作"即哕"。

[21]《金匮玉函经》"其后发热者"作"其后发潮热"。

[22]《金匮玉函经》"必大便复鞭而少也"作"必复坚而少也"，《千金翼方》卷第九《伤寒上·阳明病状第八》作"必复坚"，《千金要方》卷第九《宜下第八》作"大便必复坚"。

[23]《千金要方》卷第九《宜下第八》"以小承气汤"作"宜与少承气"。

[24]《金匮玉函经》"不转失气者"作"若不转矢气者"，《千金翼方》卷第九《伤寒上·阳明病状第八》作"若不转失气者"，《千金要方》卷第九《宜下第八》作"不转气者"。

[25]《千金要方》卷第九《宜下第八》"慎不可攻也"作"慎勿攻之"。《千金翼方》卷第九《伤寒上·阳明病状第八》"也"作"之"。

[26]《太平圣惠方》卷第八《辩阳明病形证》此条作"阳明病，有潮热，大便坚，可与承气汤。若有结燥，乃可徐徐攻之。若无壅滞，不可攻之，攻之者，必腹满，不能食，欲饮水者，即哕。其候发热，必腹坚胀。宜与小承气汤"。

[27]《千金翼方》卷第九《伤寒上·阳明病状第八》自"若不大便六七日"至"慎不可攻之"自为起迄，独立为一条。

[28]康平本自"若不大便六七日"至"慎不可攻也"低一格书写，自为起迄，独立为一条。

　　夫实则谵语 [1]，虚则郑声。郑声者 [2]，重语也 [3][4][5]。直视、谵语、喘满者，死 [6]；下利者 [7]，亦死 [8][9]。[210]

【校注】

[1] 桂林本《辨阳明病脉证并治》无"夫"，"实则谵语"上有"阳明病"。

[2] 成本无"者"。

[3]《金匮玉函经》、《千金翼方》卷第九《伤寒上·阳明病状第八》、《脉经》7.18.34"也"作"是也"。

[4] 康平本作"郑声，重语也"，无"者"字，为小字夹注，句首有加圆圈的"注"。

[5] 康平本自"夫实则谵语"至"重语也"低一格书写，自为起迄。

[6]《太平圣惠方》卷第八《伤寒热病不可治形候》"直视、谵语、喘满者，死"作"伤寒谵语、直视而喘者，死"。

[7]《金匮玉函经》、《脉经》7.18.34"下利者"作"若下利者"。《千金要方》卷第九《宜下第八》"利"作"痢"。

[8] 康平本、《金匮玉函经》自"直视"另起行，别为一节。

[9] 康平本此条低两格书写。

发汗多[1]，若重发汗者[2]，亡[3]其[4]阳。谵语，脉短者，死；脉自和者，不死[5][6]。[211]

【校注】

[1]《千金翼方》卷第十《伤寒下·发汗吐下后病状第五》"发汗多"作"发汗后"。桂林本《辨阳明病脉证并治》"发汗多"上有"阳明病"。

[2]《金匮玉函经》、《千金翼方》卷第十《伤寒下·发汗吐下后病状第五》"若重发汗者"作"重发其汗"，《金匮玉函经》下有"若已下，复发其汗"七字。桂林本《辨阳明病脉证并治》无"者"。

[3] 桂林本《辨阳明病脉证并治》"亡"上有"以"。

[4]《千金翼方》卷第十《伤寒下·发汗吐下后病状第五》无"其"。

[5]《千金翼方》卷第十《伤寒下·发汗吐下后病状第五》"谵语，脉短者，死；脉自和者，不死"作"谵语，其脉反和者，不死"。

[6] 康平本此条低两格书写。

伤寒，若吐、若下后[1]，不解[2][3]，不大便五六日，上[4]至十馀日，日晡所[5]发潮热，不恶寒，独语如见鬼状[6]。若[7]剧者，发则不识人，循衣摸床[8]，惕而不安[9]（一云顺衣妄撮，怵惕不安），微喘直视，脉弦者生，涩者死。微者[10]，但发热[11]谵[12]语者[13]，大承气汤主之[14][15]。若一服利，则[16]止后服[17][18]。四。（用前第（一）[二][19]方）[212]

【校注】

[1]《金匮玉函经》、《千金翼方》卷第十《伤寒下·发汗吐下后病状第五》"若吐、若下后"作"吐下后"。

[2]《千金翼方》卷第十《伤寒下·发汗吐下后病状第五》"不解"作"未解"。

[3]《外台秘要方》1-13b引《仲景伤寒论》"伤寒，若吐、若下后，不解"作"吐下之后"。

[4]康平本"上"作"以上"，属上读。《千金翼方》卷第十《伤寒下·发汗吐下后病状第五》、《外台秘要方》1-13b引《仲景伤寒论》无"上"。

[5]《金匮玉函经》"所"作"时"。《千金翼方》卷第十《伤寒下·发汗吐下后病状第五》"日晡所"上有"其人"字。

[6]《千金翼方》卷第十《伤寒下·发汗吐下后病状第五》"独语如见鬼状"作"犹如见鬼神之状"。

[7]《千金翼方》卷第十《伤寒下·发汗吐下后病状第五》、《外台秘要方》1-13b引《仲景伤寒论》无"若"。

[8]《金匮玉函经》"摸床"作"撮空"，《千金翼方》卷第十《伤寒下·发汗吐下后病状第五》作"妄掇"。

[9]《金匮玉函经》、《千金翼方》卷第十《伤寒下·发汗吐下后病状第五》"惕而不安"作"怵惕不安"。

[10]《外台秘要方》1-13b引《仲景伤寒论》无"直视，脉弦者生，涩者死，微者"十一字。

[11]康平本"但发热"作"但发潮热"。自"脉弦者生"至"微者，但发潮热"为旁注。

[12]《外台秘要方》1-13b引《仲景伤寒论》"讝"作"譣"xián，盖"讝"之借字。宋臣校云："譣训戏（调戏），今荒语也。"

[13]《千金翼方》卷第十《伤寒下·发汗吐下后病状第五》无"者"。

[14]《千金翼方》卷第十《伤寒下·发汗吐下后病状第五》"大承气汤主之"作"与承气汤"。

[15]《外台秘要方》1-13b引《仲景伤寒论》"大承气汤主之"作"属大承气汤"，下有方药及煎服法："大黄四两，去皮；陈枳实五枚，炙；芒消三合；厚朴半斤。右四味，切，以水一斗，先煮二物，取五升，去滓，内大黄，煮取二

升，去滓，内芒消，煮一二沸，分为两服。初一服便得利者，止后服，不必尽剂"。

[16]《金匮玉函经》、成本无"则"。

[17]《千金翼方》卷第十《伤寒下·发汗吐下后病状第五》"若一服利，则止后服"作"若下者，勿复服"。桂林本《辨阳明病脉证并治》无"若一服利，则止后服"。

[18]康平本"若一服利，则止后服"为小字夹注，句首有加圆圈的"注"。

[19]"第一"当作"第二"，据文意改。第二方，谓大、小承气汤。

阳明病，其人多汗，以[1]津液外出，胃中燥，大便必鞕[2]，鞕[3]则谵语，小承气汤[4]主之[5]。若一服谵语止者[6]，更[7]莫复服[8][9][10]。五。（用前第二方）[213]

【校注】

[1]《千金翼方》卷第九《伤寒上·阳明病状第八》无"以"。

[2]《金匮玉函经》、《千金翼方》卷第九《伤寒上·阳明病状第八》"鞕"作"坚"。

[3]《金匮玉函经》、《千金翼方》卷第九《伤寒上·阳明病状第八》"鞕"作"坚"。《千金翼方》"坚"下有"者"。

[4]《千金翼方》卷第九《伤寒上·阳明病状第八》"小承气汤"作"承气汤"。

[5]《千金翼方》卷第九《伤寒上·阳明病状第八》自"阳明病，其人多汗"至"承气汤主之"自为起迄，独立为一条。

[6]《金匮玉函经》"若一服谵语止者"作"一服谵语止"。成本无"者"。

[7]《金匮玉函经》无"更"。

[8]康平本自"阳明病"至"更莫复服"低一格书写。

[9]《太平圣惠方》卷第八《辨阳明病形证》此条作"阳明病，其人多汗，津液外出，胃中干燥，大便必坚，坚者则谵语，宜与大承气汤"。

[10]《千金翼方》卷第九《伤寒上·阳明病状第八》无"若一服谵语止者，更莫复服"。

阳明病，谵语[1]，发潮热，脉[2]滑而疾者[3]，小承气汤[4]主之[5]。因与承气汤一[6]升[7]，腹中转气[8]者，更服[9]一[10]升[11]，若[12]不转气者[13]，勿更[14]与之[15]。明日又[16]不大便，脉反微濇者[17]，里虚也[18]，为难治，不可更与承气汤也[19][20]。六。（用前第二方）[214]

【校注】

[1]《千金翼方》卷第九《伤寒上·阳明病状第八》"谵语"下有"妄言"。

[2]《金匮玉函经》、《千金翼方》卷第九《伤寒上·阳明病状第八》"脉"作"其脉"。

[3]《千金翼方》卷第九《伤寒上·阳明病状第八》"滑而疾者"作"滑疾"，下有"如此者"三字。

[4] 胡希恕《伤寒论讲座》："小承气汤"的"小"字错，这是大承气汤证。《千金翼方》卷第九《伤寒上·阳明病状第八》"小承气汤"作"承气汤"。

[5] 康平本自"阳明病，谵语"至"小承气汤主之"低一格书写，自为起迄。

[6]《千金翼方》卷第九《伤寒上·阳明病状第八》"一"作"壹"。

[7] 康平本自"因与承气汤一升"另起一行，低两格书写。

[8]《金匮玉函经》"转气"作"转矢气"，成本作"转失气"。

[9]《金匮玉函经》"更服"作"复与"。

[10]《千金翼方》卷第九《伤寒上·阳明病状第八》"一"作"壹"。

[11] 桂林本《辨阳明病脉证并治》"因与承气汤一升，腹中转气者，更服一升"作"阳明病，服承气汤后"，另起一条。

[12]《千金翼方》卷第九《伤寒上·阳明病状第八》"若"作"如"。

[13]《金匮玉函经》"若不转气者"作"若不转矢气"，成本作"若不转失气"，桂林本《辨阳明病脉证并治》作"不转失气"。

[14]《千金翼方》卷第九《伤寒上·阳明病状第八》无"更"。

[15] 桂林本《辨阳明病脉证并治》无"勿更与之"。

[16]《金匮玉函经》、成本无"又"。

[17]《千金翼方》卷第九《伤寒上·阳明病状第八》无"者"。

[18]《千金翼方》卷第九《伤寒上·阳明病状第八》"里虚也"作"此为里虚"。

[19]《千金翼方》卷第九《伤寒上·阳明病状第八》"不可更与承气汤也"作"不得复与承气汤"。

[20]《太平圣惠方》卷第八《辨阳明病形证》此条作"阳明病，谵语妄言，发潮热，其脉滑疾者，宜承气汤"。

阳明病，谵语，有潮热，反[1]不能食者，胃中[2]必有燥屎五六枚也[3]；若能食者，但鞕[4]耳[5]。宜大承气汤下之[6][7]。七。（用前第二方）[215]

【校注】

[1]《金匮玉函经》"反"上有"而"。

[2]《金匮玉函经》、《千金翼方》卷第九《伤寒上·阳明病状第八》无"胃中"。

[3]康平本、《千金翼方》卷第九《伤寒上·阳明病状第八》无"也"。

[4]《金匮玉函经》、《千金翼方》卷第九《伤寒上·阳明病状第八》"鞕"作"坚"。

[5]成本、桂林本《辨阳明病脉证并治》"耳"作"尔"。

[6]《金匮玉函经》"宜大承气汤下之"作"大承气汤主之"，《千金翼方》卷第九《伤寒上·阳明病状第八》作"承气汤主之"。

[7]康平本自"阳明病，谵语"至"宜大承气汤下之"低两格书写。

阳明病，下血、谵语[1]者[2]，此为热入血室。但头汗出者，刺[3]期门，随其实而泻[4]之，濈然汗出[5]则愈[6]。[216]

【校注】

[1]《千金翼方》卷第九《伤寒上·阳明病状第八》、《千金翼方》卷第十《伤寒下·伤寒宜忌第四·宜刺第十三》、《脉经》7.13.5、《脉经》9.6.6"谵语"上有"而"。

[2]《千金翼方》卷第十《伤寒下·伤寒宜忌第四·宜刺第十三》、《脉经》7.13.5、《脉经》9.6.6无"者"。

[3]《金匮玉函经》、《千金翼方》卷第九《伤寒上·阳明病状第八》、《脉经》7.13.5、《脉经》9.6.6"刺"作"当刺"。

[4]《千金翼方》卷第十《伤寒下·伤寒宜忌第四·宜刺第十三》、《脉经》9.6.6"泻"作"写"。

[5]《千金翼方》卷第九《伤寒上·阳明病状第八》、《脉经》7.13.5、《脉经》9.6.6"汗出"下有"者"字。

[6] 康平本自"阳明病，下血"至"濈然汗出则愈"低两格书写。

汗（汗一作卧）出谵语[1]者[2]，以[3]有燥屎在胃中。此为[4]风也[5]。须下者[6]，过经乃可下之。下之若早，语言必乱，以表虚里实故也[7]。下之愈[8][9]。宜大承气汤[10][11]。八。（用前第二方。一云大柴胡汤）[217]

【校注】

[1]《千金翼方》卷第九《伤寒上·阳明病状第八》"谵语"上有"而"。

[2] 桂林本《辨阳明病脉证并治》"汗出谵语者"上有"阳明病"。

[3]《千金翼方》卷第九《伤寒上·阳明病状第八》无"以"。

[4]《千金翼方》卷第九《伤寒上·阳明病状第八》无"为"。

[5] 康平本"此为风也"为旁注。桂林本《辨阳明病脉证并治》"风"作"实"。

[6]《金匮玉函经》"者"作"之"。《千金翼方》卷第九《伤寒上·阳明病状第八》无"须下者"。桂林本《辨阳明病脉证并治》无"下者"。

[7]《千金翼方》卷第九《伤寒上·阳明病状第八》无"故也"。

[8]《金匮玉函经》、《千金翼方》卷第九《伤寒上·阳明病状第八》、成本"下之愈"作"下之则愈"。桂林本《辨阳明病脉证并治》无"愈"。

[9] 康平本"下之愈"为旁注。

[10]《千金翼方》卷第九《伤寒上·阳明病状第八》"大承气汤"作"承气汤"。

[11] 康平本自"汗出谵语者"至"宜大承气汤"低一格书写。

伤寒四五日，脉沈而喘满[1]。沈为在里[2][3]。而反发其汗[4]，津液越出，大便为难，表虚里实，久则谵语[5]。[218]

【校注】

[1]《千金要方》卷第九《宜下第八》无"而"。《脉经》7.1.25"脉沈而喘满"作"其脉沈，烦而喘满"。

[2] 康平本"沈为在里"为"脉沈而喘满"旁注。

[3]《脉经》7.1.25"沈为在里"作"脉沈者，病为在里"。

[4]《脉经》7.1.25无"而"。《千金要方》卷第九《宜下第八》无"其"。

[5] 康平本自"伤寒四五日"至"久则谵语"低一格书写。

三阳合病，腹满，身重难以转侧，口不仁，面垢 [1][2]（又作枯。一云向经），谵语 [3]，遗尿 [4]。发汗则 [5] 谵语 [6]，下之则 [7] 额上生汗，手足逆冷 [8]。若自汗出者 [9]，白虎汤主之 [10]。方九。[219]

【校注】

[1] 成本"面垢"上有"而"。

[2]《千金翼方》卷第九《伤寒上·阳明病状第八》"面垢"作"言语向经"，下"白虎汤主之"之下有夹注云："按，诸本皆云'向经'，不敢刊改"。

[3] 康治本无"谵语"。

[4]《金匮玉函经》"尿"作"溺"。

[5] 康治本、康平本无"则"。

[6] 康治本"谵语"下有三字空围。《金匮玉函经》"谵语"下有"甚"。桂林本《辨阳明病脉证并治》"谵语，遗尿。发汗则谵语"作"若发汗则谵语，遗尿"。

[7] 康治本无"则"。

[8]《金匮玉函经》、《千金翼方》卷第九《伤寒上·阳明病状第八》"逆冷"作"厥冷"。桂林本《辨阳明病脉证并治》"下之则额上生汗，手足逆冷"作"下之则手足逆冷，额上出汗"。

[9]《千金翼方》卷第九《伤寒上·阳明病状第八》无"若自汗出者"。桂林本《辨阳明病脉证并治》无"出"。

[10] 桂林本《辨阳明病脉证并治》"白虎汤主之"作"宜白虎汤"，下有"自利者，宜葛根黄连黄芩甘草汤"。

知母六两　　　　石膏一斤，碎　　　　甘草二两，炙

粳米六合

右四味，以水一斗，煮米熟汤成，去滓，温服一升，日三服[1]。

【校注】

[1] 康治本、康平本此条下未出"白虎汤"方药及煎服法。

二阳并病，太阳证罢，但发潮热，手足漐漐汗出，大便难而[1]谵语者，下之则[2]愈，宜大承气汤[3]。十。（用前第二方）[220]

【校注】

[1]《千金翼方》卷第九《伤寒上·太阳病用承气汤法第五》无"而"。

[2]《金匮玉函经》"则"作"即"。《千金翼方》卷第九《伤寒上·承气汤法第五》无"则"。

[3]《千金翼方》卷第九《伤寒上·太阳病用承气汤法第五》"宜大承气汤"作"宜承气汤"。

阳明病，脉浮而紧[1]，咽燥[2]口苦，腹满而喘，发热汗出，不恶寒[3]，反恶热[4]，身重[5]。若发汗[6]则[7]躁[8]，心[9]愦愦（公对切），反[10]谵语。若[11]加温针[12]，必怵惕，烦躁[13]不得眠。若[14]下之，则[15]胃中空虚，客气动膈，心中懊憹，舌上胎者，栀子豉汤[16]主之[17]。方十一。[221]

【校注】

[1]《金匮玉函经》、《脉经》7.16.10"脉浮而紧"作"其脉浮紧"，《千金翼方》卷第九《伤寒上·阳明病状第八》作"脉浮紧"。桂林本《辨阳明病脉证并治》"紧"作"大"。

[2]《金匮玉函经》、《千金翼方》卷第九《伤寒上·阳明病状第八》、《脉经》7.16.10"燥"作"干"。

[3]《脉经》7.16.10"不恶寒"上有"而"。

[4]《千金翼方》卷第九《伤寒上·阳明病状第八》、《脉经》7.16.10"反恶热"作"反偏恶热"。

[5]《千金翼方》卷第九《伤寒上·阳明病状第八》、《脉经》7.16.10 "身重"作"其身体重"。

[6]《千金翼方》卷第九《伤寒上·阳明病状第八》、《金匮玉函经》、《脉经》7.16.10 无"若"。《金匮玉函经》、《脉经》7.16.10 "发汗"作"发其汗"。

[7]《千金翼方》卷第九《伤寒上·阳明病状第八》、《金匮玉函经》"则"作"即"。

[8] 成本"躁"作"燥"。

[9]《千金翼方》卷第九《伤寒上·阳明病状第八》"心"作"心中"。

[10]《千金翼方》卷第九《伤寒上·阳明病状第八》、《脉经》7.16.10 "反"上有"而"。

[11]《金匮玉函经》、《千金翼方》卷第九《伤寒上·阳明病状第八》、《脉经》7.16.10 无"若"。

[12] 成本"温针"作"烧针"。

[13]《千金翼方》卷第九《伤寒上·阳明病状第八》、《脉经》7.16.10 "烦躁"上有"又"。成本"躁"作"燥"。

[14]《金匮玉函经》、《千金翼方》卷第九《伤寒上·阳明病状第八》无"若"。

[15]《金匮玉函经》"则"作"即"。《千金翼方》卷第九《伤寒上·阳明病状第八》无"则"。

[16]《千金翼方》卷第九《伤寒上·阳明病状第八》"栀子豉汤"作"栀子汤"。

[17]《太平圣惠方》卷第八《辩阳明病形证》此条作"阳明病，脉浮，咽干口苦，腹满，汗出而喘，不恶寒，反恶热，心躁，谵语，不得眠，胃虚客热，舌燥。宜栀子汤"。

肥栀子十四枚，擘　　　　香豉四合，绵裹[1]

右二味，以水四升煮[2]栀子，取二升半，去滓，内豉[3]，更煮，取一升半，去滓，分二服，温进一服。得快吐者，止后服[4][5]。

【校注】

[1]《千金翼方》卷第九《伤寒上·阳明病状第八》"栀子豉汤"方作"肥栀

子拾肆枚，擘；香豉肆合，绵裹”。

[2] 桂林本《辨阳明病脉证并治》“煮”作“先煮”。

[3] 桂林本《辨阳明病脉证并治》“豉”作“香豉”。

[4] 康平本此条下未出“栀子豉汤”方药及煎服法。

[5]《千金翼方》卷第九《伤寒上·阳明病状第八》“栀子豉汤”煎服法作“右贰味，以水肆升，先煮栀子，取贰升半，内豉，煮取壹升半，去滓，分再服。温进壹服，得快吐，止后服”。

若渴欲饮水[1]，口干舌燥者，白虎加人参汤[2]主之[3][4]。方十二。[222]

【校注】

[1] 桂林本《辨阳明病脉证并治》“若渴欲饮水”作“阳明病渴欲饮水”。

[2]《金匮玉函经》、《千金翼方》卷第九《伤寒上·阳明病状第八》“白虎加人参汤”作“白虎汤”。

[3]《金匮玉函经》此条上与221条相接，下与223条相接，合为一条。

[4]《千金翼方》卷第九《伤寒上·阳明病状第八》“白虎汤主之”下有夹注：“方见杂疗中”。

知母六两　　　　石膏一斤，碎　　　　甘草二两，炙
粳米六合　　　　人参三两
右五味，以水一斗，煮米熟汤成，去滓，温服一升，日三服[1]。

【校注】

[1] 康平本此条下未出“白虎加人参汤”方药及煎服法。

若脉浮[1]，发热[2]，渴欲饮水，小便不利者[3]，猪苓汤主之[4][5][6][7]。方十三。[223]

【校注】

[1] 桂林本《辨阳明病脉证并治》“若脉浮”作“阳明病脉浮”。

[2] 康平本“脉浮，发热”为旁注。

[3]《千金翼方》卷第九《伤寒上·阳明病状第八》无"者"。

[4] 康平本 223 条与 222 条相属，合为一条。

[5]《金匮玉函经》此条与 221、222 条相属，合为一条。

[6]《太平圣惠方》卷第八《辩阳明病形证》此条作"阳明病，若脉浮，发热，渴而欲饮水，小便不利，宜猪苓汤"。

[7]《千金翼方》卷第九《伤寒上·阳明病状第八》"猪苓汤主之"下有一"方"字。

猪苓去皮　　　茯苓　　　　泽泻

阿胶　　　滑石碎。各一两[1]

右五味，以水四升，先煮四味，取二升，去滓，内阿胶烊消[2]，温服七合，日三服[3][4][5][6]。

【校注】

[1]《千金翼方》卷第九《伤寒上·阳明病状第八》"猪苓汤"方作"猪苓去黑皮，茯苓，泽泻，阿胶，滑石碎，各壹两"。

[2]《金匮玉函经》"内阿胶烊消"作"内胶消尽"。

[3] 康平本此条下未出"猪苓汤"方药及煎服法。

[4]《太平圣惠方》卷第八《伤寒三阴三阳应用汤散诸方》"猪苓汤"方及煎服法作"猪苓一两，去黑皮；赤茯苓一两；泽泻一两；阿胶一两，捣碎，炒令黄燥；滑石一两。右件药，捣筛为散，每服四钱，以水一中盏，煎至五分，去滓，不计时候，温服"。

[5]《千金翼方》卷第九《伤寒上·阳明病状第八》"猪苓汤"煎服法作"右伍味，以水肆升，先煮肆味，取贰升，去滓，内胶烊消，温服柒合。日叁服"。

[6]《外台秘要方》2-14a 引《仲景伤寒论》"猪苓汤"方及煎服法作"猪苓一两，去皮；茯苓一两；阿胶一两；滑石一两，碎，绵裹；泽泻一两。右五味，以水四升，先煮四物，取二升，去滓，内阿胶令烊销，温服七合。日三服"。

阳明病，汗出多而渴者，不可与猪苓汤；以汗多，胃中燥，猪苓汤复利其小便故也[1][2]。[224]

【校注】

[1] 康平本自"阳明病"至"猪苓汤复利其小便故也"低两格书写。

[2]《太平圣惠方》卷第八《辩阳明病形证》此条作"阳明病，汗出而多，渴者，不可与猪苓汤。汗多者，胃中燥也；汗少者，宜与猪苓汤利其小便"。

脉浮而迟[1]，表热里寒，下利清谷者[2]，四逆汤[3]主之[4][5][6]。方十四。[225]

【校注】

[1]《千金翼方》卷第九《伤寒上·阳明病状第八》"脉浮而迟"作"若脉浮迟"。桂林本《辨阳明病脉证并治》"脉浮而迟"上有"阳明病"。

[2]《千金翼方》卷第九《伤寒上·阳明病状第八》无"者"。

[3] 康平本"四逆汤"作"回逆汤"。

[4] 康平本自"脉浮而迟"至"回逆汤主之"低一格书写。

[5]《太平圣惠方》卷第八《辩阳明病形证》此条作"阳明病，若脉浮迟，表热里寒，下利水谷，宜四逆汤"。

[6]《千金翼方》卷第九《伤寒上·阳明病状第八》"四逆汤主之"下有一"方"字。

甘草二两，炙 　　　　干姜一两半 　　　　附子一枚，生用，去皮，破八片[1]

右三味，以水三升，煮取一升二合，去滓，分温二服。强人可大附子一枚、干姜三两[2][3]。

【校注】

[1]《千金翼方》卷第九《伤寒上·阳明病状第八》"四逆汤"方作"甘草贰两，炙；干姜壹两半；附子壹枚，生，去皮，破捌片"。

[2] 康平本此条下未出方药及煎服法。

[3]《千金翼方》卷第九《伤寒上·阳明病状第八》"四逆汤"煎服法作"右叁味，以水叁升，煮取壹升贰合，去滓，分温再服。强人可大附子壹枚、干姜叁两"。

若[1] 胃[2] 中虚冷[3]，不能食者[4]，饮水则[5] 哕 [6][7][8]。[226]

【校注】

[1]《千金翼方》卷第九《伤寒上·阳明病状第八》、桂林本《辨阳明病脉证并治》无"若"。

[2]康平本"胃"作"胷"，盖误。

[3]《脉经》7.14.4、桂林本《辨阳明病脉证并治》"若胃中虚冷"句上有"阳明病"。

[4]《金匮玉函经》、《千金翼方》卷第九《伤寒上·阳明病状第八》、《脉经》7.14.4"不能食者"作"其人不能食"。

[5]《金匮玉函经》、《千金翼方》卷第九《伤寒上·阳明病状第八》、《脉经》7.14.4"则"作"即"。

[6]康平本自"若胃中虚冷"至"饮水则哕"低两格书写。

[7]桂林本《辨阳明病脉证并治》"饮水则哕"作"不可与水饮之，饮则必哕"。

[8]《太平圣惠方》卷第八《辨阳明病形证》此条作"阳明病，若胃中虚冷，其人能食，饮水即哕"，下与227条相属，合为一条。

脉浮[1]，发热，口干鼻燥，能食者，则[2] 衄 [3][4]。[227]

【校注】

[1]桂林本《辨阳明病脉证并治》"脉浮"上有"阳明病"。

[2]《金匮玉函经》、《千金翼方》卷第九《伤寒上·阳明病状第八》"则"作"即"。桂林本《辨阳明病脉证并治》无"则"。

[3]《太平圣惠方》卷第八《辨阳明病形证》此条与226条相属，合为一条，作"脉浮，发热，口鼻中燥，能食者，必衄，宜黄芩汤"。

[4]康平本自"脉浮发热"至"则衄"低两格书写。

阳明病，下之，其外有热，手足温，不结胸[1]，心中懊憹，饥不能食[2]，但头汗出者[3]，栀子豉汤[4] 主之[5]。十五。（用前第十一方）[228]

【校注】

[1] 康平本"不结胸"作"小结胸"，为旁注。

[2]《千金翼方》卷第九《伤寒上·阳明病状第八》"饥不能食"上有"若"字。

[3]《金匮玉函经》、《千金翼方》卷第九《伤寒上·阳明病状第八》无"者"。

[4]《千金翼方》卷第九《伤寒上·阳明病状第八》"栀子豉汤"作"栀子汤"。

[5]《太平圣惠方》卷第八《辩阳明病形证》此条作"阳明病，因下之，其外有热，手足温者，心中烦壅，饥而不能食，头有汗出，宜栀子汤"。

阳明病，发潮热，大便溏，小便自可，胸胁满不去[1]者[2]，与小柴胡汤[3][4]。方十六。[229]

【校注】

[1]《金匮玉函经》、《千金翼方》卷第九《伤寒上·阳明病状第八》"胸胁满不去"上有"而"。

[2]《千金翼方》卷第九《伤寒上·阳明病状第八》无"者"。

[3] 康治本、《金匮玉函经》、《千金翼方》卷第九《伤寒上·阳明病状第八》"与小柴胡汤"作"柴胡汤主之"。成本"与小柴胡汤"作"小柴胡汤主之"。

[4]《太平圣惠方》卷第八《辩阳明病形证》此条作"阳明病，发潮热，大便溏，小便自可，胸胁烦满不止，宜小柴胡汤"。

柴胡半斤　　　　黄芩三两　　　　　人参三两
半夏半升，洗　　甘草三两，炙　　　生姜三两，切
大枣十二枚，擘
右七味，以水一斗二升，煮取六升，去滓，再煎，取三升，温服一升，日三服[1]。

【校注】

[1] 康平本此条下未出"小柴胡汤"方药及煎服法。

阳明病，胁下鞭[1]满，不大便而呕，舌上白[2]胎者，可与小柴胡汤。上焦得通，津液得下，胃气因和，身濈然汗出而解[3][4][5]。十七。（用上方）[230]

【校注】

[1]《金匮玉函经》、《千金翼方》卷第九《伤寒上·阳明病状第八》"鞭"作"坚"。

[2]《千金翼方》卷第九《伤寒上·阳明病状第八》无"白"。

[3] 成本"身濈然汗出而解"作"身濈然而汗出解也"。

[4]《太平圣惠方》卷第八《辩阳明病形证》此条作"阳明病，胁下坚满，大便秘而呕，口燥，宜柴胡汤"。

[5] 康平本此条低一格书写。

阳明中风[1]，脉[2]弦浮大而短气，腹都[3]满，胁下及心痛，久按之，气不通，鼻干，不得汗[4]，嗜卧[5]，一身及目[6]悉黄，小便难，有潮热，时时哕，耳前后肿，刺之小差。外[7]不解，病过十日，脉续浮者[8]，与小柴胡汤[9]。十八。（用上方）[231]

【校注】

[1] 康平本"阳明中风"作"阳明病，中风"。

[2]《金匮玉函经》"脉"作"其脉"。

[3] 都：大。

[4] 桂林本《辨阳明病脉证并治》"汗"作"涕"。

[5]《金匮玉函经》、《千金翼方》卷第九《伤寒上·阳明病状第八》"嗜卧"上有"其人"。

[6] 康平本、《金匮玉函经》"目"作"面目"。

[7]《金匮玉函经》"外"作"其外"。

[8]《千金翼方》卷第九《伤寒上·阳明病状第八》无"者"。

[9]《太平圣惠方》卷第八《辩阳明病形证》此条作"阳明病，中风，其脉浮大，短气，心痛，鼻干，嗜卧，不得汗，一身悉黄，小便难，有潮热而哕，耳前后肿。刺之虽小差，外若不解，宜柴胡汤"。

脉[1]但浮，无馀证[2]者，与麻黄汤。若不尿[3]，腹满加哕[4]者，不治[5][6][7]。麻黄汤。方十九。[232]

【校注】

[1]《金匮玉函经》、《千金翼方》卷第九《伤寒上·阳明病状第八》无"脉"。

[2] 康平本"证"作"症"。

[3]《金匮玉函经》、《千金翼方》卷第九《伤寒上·阳明病状第八》"若不尿"作"不溺"。

[4]《金匮玉函经》"哕"作"喘"。

[5] 康平本"若不尿，腹满加哕者，不治"为小字夹注，句首有加圆圈的"注"。

[6]《千金翼方》卷第九《伤寒上·阳明病状第八》"不治"下有夹注："方见柴胡汤门"。

[7] 康平本、《金匮玉函经》、《千金翼方》卷第九《伤寒上·阳明病状第八》232 与 231 条相属，合为一条。

麻黄三两，去节　　　　　桂枝二两，去皮　　　　　甘草一两，炙
杏仁七十个，去皮尖
右四味，以水九升，煮麻黄，减二升，去白[1]沫，内诸药，煮取二升半，去滓，温服八合，覆，取微似汗[2][3]。

【校注】

[1] 桂林本《辨阳明病脉证并治》"白"作"上"。

[2] 桂林本《辨阳明病脉证并治》"覆取微似汗"下有"不须啜粥。馀如桂枝汤法将息"十二字。

[3] 康平本此条下未出"麻黄汤"方药、煎服法。

阳明病，自[1]汗出，若发汗[2]，小便自利者[3]，此为津液[4]内竭[5]，虽[6]鞕[7]，不可攻之[8]，当须[9]自欲大便，宜蜜煎导而通之。若土瓜根及大猪胆汁[10]，皆可为[11]导[12][13]。二十。[233]

【校注】

[1]《千金翼方》卷第九《伤寒上·阳明病状第八》无"自"。

[2]《金匮玉函经》、《千金翼方》卷第九《伤寒上·阳明病状第八》"若发汗"作"若发其汗"。

[3]《金匮玉函经》、《千金翼方》卷第九《伤寒上·阳明病状第八》无"者"。

[4]《千金翼方》卷第九《伤寒上·阳明病状第八》无"津液"。

[5] 康平本"此为津液内竭"为"小便自利者"旁注。

[6] 桂林本《辨阳明病脉证并治》"虽"上有"便"。

[7]《金匮玉函经》、《千金翼方》卷第九《伤寒上·阳明病状第八》"鞕"作"坚",成本作"硬"。

[8]《千金翼方》卷第九《伤寒上·阳明病状第八》无"之"。

[9] 须：等待。

[10] 成本"及"下有"与"。《金匮玉函经》、《千金翼方》卷第九《伤寒上·阳明病状第八》无"及大"。

[11]《千金翼方》卷第九《伤寒上·阳明病状第八》"为"作"以"。

[12] 康平本自"阳明病，自汗出"至"皆可为导"低一格书写。

[13]《千金翼方》卷第九《伤寒上·阳明病状第八》"皆可以导"下有一阴文"方"字。

蜜煎方

食蜜[1]七合[2]

右[3]一味，于铜器内微火煎[4]，当须凝如饴状[5]，搅之勿令焦著，欲可丸[6]，并手捻作挺[7]，令头锐，大如指，长二寸许。当热时急作，冷则鞕[8]。以[9]内谷道中，以手急[10]抱，欲大便时，乃去之[11]。疑非仲景意[12]。已试，甚良[13][14]。

【校注】

[1]《金匮玉函经》、《千金翼方》卷第九《伤寒上·阳明病状第八》、成本"食蜜"作"蜜"。

[2]《千金翼方》卷第九《伤寒上·阳明病状第八》"七合"作"柒合"。

[3] 成本无"右"。

[4] 成本、桂林本《辨阳明病脉证并治》"于铜器内微火煎"作"内铜器中微火煎之"。

[5] 成本、桂林本《辨阳明病脉证并治》"当须凝如饴状"作"稍凝似饴状"。

[6] 桂林本《辨阳明病脉证并治》"欲可丸"作"可丸时"。

[7] 挺：读若"筳"，籤子。其状头小尾大。

[8] 成本、桂林本《辨阳明病脉证并治》"鞭"作"硬"。

[9] 桂林本《辨阳明病脉证并治》无"以"。

[10] 桂林本《辨阳明病脉证并治》"急"作"紧"。

[11]《金匮玉函经》自"于铜器内微火煎"至"乃去之"作"内铜器中，微火煎如饴，勿令焦，俟可丸，捻作挺，如指许，长二寸。当热作，令头锐，内谷道中，以手急抱，欲大便时，乃去之"。

[12] 康平本"疑非仲景意"为旁批。

[13]《金匮玉函经》、桂林本《辨阳明病脉证并治》无"疑非仲景意。已试，甚良"句。

[14]《千金翼方》卷第九《伤寒上·阳明病状第八》"蜜煎"方配制及用法作"右壹味，内铜器中微火煎之，稍凝如饴状，搅之，勿令焦著，欲可丸，捻如指许，长贰寸。当热时急作，令头锐，以内谷道中，以手急抱，欲大便时乃去之"。

又[1]，大猪胆一枚，泻[2]汁，和少许法醋[3]，以[4]灌谷道内[5]，如一食顷，当大便出宿食恶物[6]。甚效[7][8]。

【校注】

[1]《千金翼方》卷第九《伤寒上·阳明病状第八》"又"作"又方"，成本作"猪胆汁方"。

[2] 桂林本《辨阳明病脉证并治》"泻"作"泄"。

[3] 法醋：最好的醋。古代天子御用之物称"法"。康平本"醋"作"酢"。"酢"、"醋"古今字。《金匮玉函经》、成本、桂林本《辨阳明病脉证并治》"和少许法醋"作"和醋少许"。

[4] 桂林本《辨阳明病脉证并治》无"以"。

[5]《金匮玉函经》、成本、桂林本《辨阳明病脉证并治》"内"作"中"。

[6] 恶：读若"污"。成本无"宿食恶物"。桂林本《辨阳明病脉证并治》无"恶物"。

[7]《金匮玉函经》、成本无"甚效"。桂林本《辨阳明病脉证并治》"甚效"作"甚多"，属上读。

[8]《千金翼方》卷第九《伤寒上·阳明病状第八》"又方"作"大猪胆壹枚，泻汁，和少法醋，以灌谷道中，如一食顷，当大便出宿食恶物。已试，甚良"。

阳明病，脉迟 [1]，汗出多，微恶寒 [2] 者 [3]，表未解也 [4]，可发汗 [5]，宜桂枝汤 [6][7]。二十一。[234]

【校注】

[1]《金匮玉函经》、《千金翼方》卷第九《伤寒上·阳明病状第八》、《千金翼方》卷第十《伤寒下·伤寒宜忌第四·宜发汗第二》"脉迟"作"其脉迟"。

[2]《金匮玉函经》、《千金翼方》卷第九《伤寒上·阳明病状第八》、《千金翼方》卷第十《伤寒下·伤寒宜忌第四·宜发汗第二》"微恶寒"上有"而"。

[3]《千金翼方》卷第九《伤寒上·阳明病状第八》无"者"。

[4]《金匮玉函经》、《千金翼方》卷第九《伤寒上·阳明病状第八》、《千金翼方》卷第十《伤寒下·伤寒宜忌第四·宜发汗第二》"表未解也"作"表为未解"。

[5]《金匮玉函经》"可发汗"作"可发其汗"，《千金翼方》卷第十《伤寒下·伤寒宜忌第四·宜发汗第二》作"宜发其汗"。

[6]《太平圣惠方》卷第八《辨阳明病形证》此条作"阳明病，其脉迟，汗出多而微恶寒，为表未解，宜桂枝汤"。

[7] 康平本自"阳明病，脉迟"至"宜桂枝汤"低两格书写。

桂枝三两，去皮   芍药三两   生姜三两

甘草二两，炙   大枣十二枚，擘

右五味，以水七升，煮取三升，去滓，温服一升，须臾，啜热稀粥一升，以助药力，取汗 [1]。

【校注】

[1] 康平本此条下未出"桂枝汤"方药及煎服法。

阳明病，脉浮，无汗而喘者[1]，发汗[2]则[3]愈，宜麻黄汤[4][5][6]。二十二。（用前第十九方）[235]

【校注】

[1]《金匮玉函经》、《千金翼方》卷第九《伤寒上·阳明病状第八》"无汗而喘者"作"无汗，其人必喘"。

[2]《金匮玉函经》"发汗"作"发其汗"。

[3]《千金翼方》卷第九《伤寒上·阳明病状第八》"则"作"即"。

[4]《金匮玉函经》"宜麻黄汤"作"宜麻黄汤主之"。《千金翼方》卷第九《伤寒上·阳明病状第八》"宜麻黄汤"下有夹注："方并见上"。

[5]《太平圣惠方》卷第八《辩阳明病形证》此条作"阳明病，脉浮无汗，其人必喘，当须发汗，宜麻黄汤"。

[6] 康平本此条低两格书写。

阳明病，发热汗出者[1]，此为热越[2]，不能发黄也[3]。但头汗出，身无汗[4]，剂[5]颈而还[6]，小便不利，渴引水浆者[7]，此为瘀[8]热在[9]里[10][11]，身必发黄。茵蔯蒿汤[12]主之[13]。方二十三。[236]

【校注】

[1]《金匮玉函经》、《千金翼方》卷第九《伤寒上·阳明病状第八》"发热汗出者"作"发热而汗出"。成本无"者"。

[2] 康平本"此为热越"为"发热汗出者"旁注。

[3] 康治本无"汗出者，此为热越，不能发黄也"十二字。

[4]《千金翼方》卷第九《伤寒上·阳明病状第八》"身无汗"作"其身无有"。

[5]《金匮玉函经》、《千金翼方》卷第九《伤寒上·阳明病状第八》"剂"作"齐"。"剂"、"齐"均读若"济"，止也。

[6] 康治本无"身无汗，剂颈而还"。

[7]《金匮玉函经》、《千金翼方》卷第九《伤寒上·阳明病状第八》无"者"。

[8] 瘀:"瘀"与"淤"声同义通。湿浊。

[9] 康平本"在"误作"有"。

[10] 康治本"小便不利，渴引水浆者，此为瘀热在里"作"渴，小便不利者"六字。

[11] 康平本"此为瘀热在里"为"小便不利，渴引水浆"旁注。

[12]《千金翼方》卷第九《伤寒上·阳明病状第八》"茵蔯蒿汤"作"茵蔯汤"。

[13]《太平圣惠方》卷第八《辩阳明病形证》此条作"阳明病，发热而汗出，此为热退，不能发黄也。但头汗出，身体无汗，小便不利，渴引水浆，此为瘀热在里，必发黄也。宜茵蔯汤"。

茵蔯蒿六两　　　　　　栀子十四枚[1]，擘　　　　　　大黄二两，去皮[2][3]

右三味，以水一斗二升[4]，先煮茵蔯[5]，减六升[6]，内二味[7]，煮取三升，去滓，分[8]三服。小便当利，尿如皂荚[9]汁状，色正赤。一宿腹[10]减，黄从小便去也[11][12][13][14]。

【校注】

[1] 康治本"枚"作"个"。

[2] 康治本无"去皮"，有"酒洗"。

[3]《千金翼方》卷第九《伤寒上·阳明病状第八》"茵蔯蒿汤"方作"茵蔯陆两；栀子拾肆枚，擘；大黄贰两"。

[4]《金匮玉函经》、成本"一斗二升"作"一斗"。

[5] 康治本"茵蔯"作"茵蔯蒿"。

[6] 康治本"六升"作"二升"。

[7] 康治本"内二味"作"内栀子、大黄"。

[8] 康治本、《金匮玉函经》、成本、桂林本《辨阳明病脉证并治》"分"下有"温"字。

[9]《金匮玉函经》、成本"皂荚"作"皂角"。

[10] 桂林本《辨阳明病脉证并治》"腹"作"病"。

[11] 康治本无"小便当利，尿如皂荚汁状，色正赤，一宿腹减，黄从小便去也"二十三字。

[12] 康平本"尿如皂荚汁状，色正赤，一宿腹减，黄从小便去也"为小字夹注，句首有加圆圈的"注"。

[13]《千金翼方》卷第九《伤寒上·阳明病状第八》"茵蔯蒿汤"煎服法作"右叁味，以水壹斗贰升，先煮茵蔯，减陆升，内贰味，煮取三升，去滓，分温叁服。小便当利，溺如皂荚汁状，色正赤。一宿，黄从小便去"。

[14]《外台秘要方》2-22b引《仲景伤寒论》"茵蔯蒿汤"作"茵蔯汤"，方药及煎服法作"茵蔯六两；肥栀子十四枚，擘；大黄二两，去皮，酒洗，破三片。右三味，以水一斗二升，先煮茵蔯，减二升，去滓，内二物，煮取三升，去滓，分温三服。日三。小便当利。尿如皂荚沫状，色正赤。一宿腹减，黄从小便去出"。

阳明证，其人喜忘者[1]，必有畜血。所以然者，本有久瘀血，故令喜[2]忘[3]。屎[4]虽鞕[5]，大便反易，其色必黑者[6]，宜抵当汤下之[7][8]。方二十四。[237]

【校注】

[1]《千金翼方》卷第九《伤寒上·阳明病状第八》无"者"。

[2] 桂林本《辨阳明病脉证并治》"喜"作"善"。

[3] 康平本自"所以然者，本有久瘀血，故令喜忘"为"其人喜忘者"旁注。

[4]《千金翼方》卷第九《伤寒上·阳明病状第八》无"屎"。

[5] 康平本"屎虽鞕"作"尿虽难"。《金匮玉函经》、《千金要方》卷第九《宜下第八》、《千金翼方》卷第九《伤寒上·阳明病状第八》"鞕"作"坚"。

[6]《金匮玉函经》、桂林本《辨阳明病脉证并治》无"者"。《千金要方》卷第九《宜下第八》、《千金翼方》卷第九《伤寒上·阳明病状第八》"大便反易，其色必黑者"作"大便必黑"四字。康平本"其色必黑者"上有"而"字。

[7]《千金要方》卷第九《宜下第八》"抵当"作"抵党"。《金匮玉函经》、《千金翼方》卷第九《伤寒上·阳明病状第八》"宜抵当汤下之"作"抵当汤主之"。

[8]《太平圣惠方》卷第八《辨阳明病形证》此条作"阳明病，其人喜妄（读若"忘"），必有稸血。为本有瘀热血，大便必秘。宜抵党汤"。

水蛭熬　　　　　虻虫去翅足，熬。各三十个　　　　大黄三两，酒洗
桃仁二十个，去皮尖及二仁者
右四味，以水五升，煮取三升，去滓，温服一升。不下，更服[1]。

【校注】
[1] 康平本此条下未出"抵当汤"方药及煎服法。

阳明病，下之，心中懊憹而烦。胃中有燥屎者，可攻；腹微满[1]，初头鞕，后必溏[2]，不可攻[3]之。若[4]有燥屎者，宜大承气汤[5][6]。二十五。（用前第二方）[238]

【校注】
[1]《金匮玉函经》、《千金翼方》卷第九《伤寒上·阳明病状第八》"腹微满"上有"其人"。
[2]《金匮玉函经》、《千金翼方》卷第九《伤寒上·阳明病状第八》"初头鞕，后必溏"作"头坚后溏者"，桂林本《辨阳明病脉证并治》作"大便初鞕后溏者"。
[3]《千金翼方》卷第九《伤寒上·阳明病状第八》"攻"作"下"。
[4]《千金翼方》卷第九《伤寒上·阳明病状第八》无"若"。
[5]《千金翼方》卷第九《伤寒上·阳明病状第八》"大承气汤"作"承气汤"。
[6] 康平本自"胃中有燥屎者，可攻"至"宜大承气汤"作"胃中有燥屎者，宜大承气汤。若有燥屎者，可攻；腹微满，初头鞕，后必溏者，不可攻之。"其中，"胃中有燥屎者，宜大承气汤"为正文大字，"若有燥屎者，可攻；腹微满，初头鞕，后必溏者，不可攻之"为小字夹注，句首有加圆圈的"注"。

病人不大便五六日[1]，绕脐痛，烦躁[2]，发作有时者[3]，此[4]有燥屎，故使不大便也[5]。[239]

【校注】

[1]《金匮玉函经》、《千金翼方》卷第九《伤寒上·阳明病状第八》"病人不大便五六日"作"病者五六日不大便"。

[2] 康平本、成本"躁"作"燥"。《金匮玉函经》、《千金翼方》卷第九《伤寒上·阳明病状第八》"烦躁"作"躁烦"。

[3]《金匮玉函经》、《千金翼方》卷第九《伤寒上·阳明病状第八》无"者"。

[4]《金匮玉函经》、《千金翼方》卷第九《伤寒上·阳明病状第八》"此"作"此为"。

[5] 康平本自"病人不大便五六日"至"故使不大便也"低一格书写。

病人[1]烦热，汗出则[2]解，又[3]如疟状。日晡所发热[4]者，属阳明也[5]，脉实者，宜[6]下之；脉浮虚[7]者，宜[8]发汗[9]。下之，与[10]大承气汤[11]；发汗，宜桂枝汤[12][13][14][15]。二十六。（大承气汤用前第二方，桂枝汤用前第二十一方）[240]

【校注】

[1]《千金翼方》卷第九《伤寒上·阳明病状第八》"病人"作"病者"。

[2]《金匮玉函经》、《千金翼方》卷第九《伤寒上·阳明病状第八》"则"作"即"。

[3]《金匮玉函经》、《千金翼方》卷第九《伤寒上·阳明病状第八》"又"作"复"。

[4]《千金翼方》卷第九《伤寒上·阳明病状第八》无"热"。

[5]《千金翼方》卷第九《伤寒上·阳明病状第八》无"也"。

[6]《金匮玉函经》、《千金翼方》卷第九《伤寒上·阳明病状第八》"宜"作"当"。

[7] 桂林本《辨阳明病脉证并治》"虚"作"大"。

[8]《金匮玉函经》、《千金翼方》卷第九《伤寒上·阳明病状第八》"宜"作"当"。

[9]《千金翼方》卷第九《伤寒上·阳明病状第八》"发汗"作"发其汗"。

[10]《金匮玉函经》、《千金翼方》卷第九《伤寒上·阳明病状第八》"与"

作"宜"。

[11]《千金翼方》卷第九《伤寒上·阳明病状第八》"大承气汤"作"承气汤"。

[12]《千金翼方》卷第九《伤寒上·阳明病状第八》"宜桂枝汤"下有"方见桂枝汤门"夹注。

[13] 康平本自"病人烦热"至"宜桂枝汤"低一格书写。

[14]《太平圣惠方》卷第八《辩阳明病形证》此条作"阳明病，脉实者，当下；脉浮虚者，当汗。下者，宜承气汤；汗者，宜桂枝汤"。

[15]《太平圣惠方》卷第八《辩可下形证》综合239、240两条为一条，作"伤寒病，五六日不大便，绕脐痛，烦躁，汗出者，此为有结。汗出后，则暂解，日晡则复发，脉实者，当宜下之"。

大下后，六七日不大便，烦不解，腹满痛者，此有燥屎也 [1]。所以然者，本有宿食故也 [2]。宜大承气汤 [3]。二十七。（用前第二方）[241]

【校注】

[1]《金匮玉函经》、《千金翼方》卷第九《伤寒上·阳明病状第八》无"也"。

[2] 康平本"所以然者，本有宿食故也"为"此有燥屎也"旁注。

[3]《金匮玉函经》"宜大承气汤"作"大承气汤主之"，《千金翼方》卷第九《伤寒上·阳明病状第八》作"宜承气汤"。

病人 [1] 小便不利，大便乍难 [2] 乍易，时有微热，喘冒 [3]（一作怫郁）不能卧者 [4]，有燥屎也 [5]，宜大承气汤 [6][7]。二十八。（用前第二方）[242]

【校注】

[1]《千金翼方》卷第九《伤寒上·阳明病状第八》"病人"作"病者"。

[2] 康平本"难"作"鞕"。

[3]《千金翼方》卷第九《伤寒上·阳明病状第八》"喘冒"作"怫郁"。桂林本《辨阳明病脉证并治》"冒"作"息"。

[4]《千金翼方》卷第九《伤寒上·阳明病状第八》无"者"。

[5]《金匮玉函经》、《千金翼方》卷第九《伤寒上·阳明病状第八》"有燥屎也"作"有燥屎故也"。

[6]《金匮玉函经》"宜大承气汤"作"大承气汤主之",《千金翼方》卷第九《伤寒上·阳明病状第八》作"宜承气汤"。

[7] 康平本自"病人小便不利"至"宜大承气汤"低一格书写。

食谷欲[1]呕[2],属阳明也[3],吴茱萸汤主之[4]。得汤反剧者,属上焦也[5][6]。吴茱萸汤[7]。方二十九。[243]

【校注】

[1]《千金翼方》卷第九《伤寒上·阳明病状第八》"欲"作"而"。

[2] 康平本、《金匮玉函经》、《千金翼方》卷第九《伤寒上·阳明病状第八》、成本、桂林本《辨阳明病脉证并治》"呕"下有"者"字。

[3]《金匮玉函经》、《千金翼方》卷第九《伤寒上·阳明病状第八》无"也"。

[4]《千金翼方》卷第九《伤寒上·阳明病状第八》"吴茱萸汤主之"作"茱萸汤主之",下有一阴文"方"字。

[5]《金匮玉函经》无"也"。桂林本《辨阳明病脉证并治》"属上焦也"下有"小半夏汤主之"。

[6] 康平本"得汤反剧者,属上焦也"为小字夹注,句首有加圆圈的"注"。

[7] 康平本此条下未出"吴茱萸汤"及方药、煎服法。

吴茱萸一升,洗　　　人参三两　　　生姜六两,切
大枣十二枚,擘[1][2]
右四味,以水七升,煮取二升,去滓,温服七合,日三服[3]。

【校注】

[1]《金匮玉函经》"吴茱萸汤"方作"吴茱萸一升,洗;人参三两;生姜六两;大枣十二枚"。

[2]《千金翼方》卷第九《伤寒上·阳明病状第八》"吴茱萸汤"方作"吴茱萸壹升;人参叁两;生姜陆两,切;大枣拾贰枚,擘"。

[3]《千金翼方》卷第九《伤寒上·阳明病状第八》"吴茱萸汤"煎服法作

"右肆味，以水柒升，煮取贰升，去滓，温服柒合。日三服。得汤反剧者，属上焦也"。

太阳病 [1]，寸缓 [2]、关浮 [3]、尺弱 [4][5]，其人发热汗出 [6]，复恶寒，不呕，但心下痞者 [7]，此以医下之也 [8]。如其不下者 [9]，病人不恶寒 [10] 而渴者 [11]，此转属阳明也 [12][13]，小便数者，大便必鞕 [14]，不更衣十日，无所苦也；渴欲饮水 [15]，少少 [16] 与之，但 [17] 以法救之。渴者 [18]，宜五苓 [19] 散 [20][21]。方三十。[244]

【校注】

[1]《千金翼方》卷第九《伤寒上·阳明病状第八》"太阳病"作"阳明病"。

[2]《千金翼方》卷第九《伤寒上·阳明病状第八》"寸缓"作"寸口缓"。

[3]《金匮玉函经》"关浮"作"关小浮"，《千金翼方》卷第九《伤寒上·阳明病状第八》作"关上小浮"。

[4]《千金翼方》卷第九《伤寒上·阳明病状第八》"尺弱"作"尺中弱"。

[5]康平本"寸缓、关浮、尺弱"作"脉缓、浮、弱"，"缓"、"浮"、"弱"分别旁注"寸"、"关"、"尺"。

[6]《千金翼方》卷第九《伤寒上·阳明病状第八》"汗出"上有"而"。

[7]《千金翼方》卷第九《伤寒上·阳明病状第八》无"者"。

[8]《千金翼方》卷第九《伤寒上·阳明病状第八》"以"作"为"。桂林本《辨阳明病脉证并治》无"也"。

[9]《金匮玉函经》、《千金翼方》卷第九《伤寒上·阳明病状第八》"如其不下者"作"若不下"，桂林本《辨阳明病脉证并治》作"如其未下"。

[10]《金匮玉函经》、《千金翼方》卷第九《伤寒上·阳明病状第八》"病人不恶寒"作"其人复不恶寒"。

[11] 康平本无者"者"。

[12] 康平本"此转属阳明也"作"渴者，此转属阳明也"，为"不恶寒而渴"旁注。

[13]《金匮玉函经》、《千金翼方》卷第九《伤寒上·阳明病状第八》"此转属阳明也"作"为转属阳明"。

[14]《金匮玉函经》、《千金翼方》卷第九《伤寒上·阳明病状第八》"必鞕"

作"即坚"。

[15]《金匮玉函经》、《千金翼方》卷第九《伤寒上·阳明病状第八》、桂林本《辨阳明病脉证并治》"渴欲饮水"下有"者"。

[16]《千金翼方》卷第九《伤寒上·阳明病状第八》"少少"作"但"。

[17] 桂林本《辨阳明病脉证并治》无"但"。

[18]《千金翼方》卷第九《伤寒上·阳明病状第八》"但以法救之。渴者"作"当以法救渴"。桂林本《辨阳明病脉证并治》"渴者"作"渴而饮水多，小便不利者"。

[19] 康平本"苓"作"令"。

[20] 康平本自"太阳病"至"宜五苓散"低一格书写。

[21]《千金翼方》卷第九《伤寒上·阳明病状第八》"宜五苓散"下有夹注："方见疗痞门"。

猪苓去皮　　　　白术　　　　茯苓各十八铢[1]
泽泻一两六铢　　　桂枝半两，去皮
右五味，为散，白饮和服方寸匕，日三服[2][3]。

【校注】

[1] 桂林本《辨阳明病脉证并治》"十八铢"作"八十铢"，误。

[2] 康平本此条下未出"五苓散"方药及煎服法。

[3] 桂林本《辨阳明病脉证并治》"日三服"下有"发黄者，加茵陈蒿十分"。

脉阳微，而汗出少者，为自和[1]（一作如）也[2]；汗出多者，为太过[3]。阳脉实，因发其汗[4]，出多者，亦为太过[5]。太过者[6]，为阳绝于里[7]，亡津液，大便因鞕也[8][9]。[245]

【校注】

[1]《千金翼方》卷第九《伤寒上·阳明病状第八》"和"方作"如"。

[2]《金匮玉函经》、《千金翼方》卷第九《伤寒上·阳明病状第八》无"也"。

[3] 康平本"太过"作"大过"。下"太过"同，不复出校。

[4] 康平本"汗"误作"汁"。

[5]《千金翼方》卷第九《伤寒上·阳明病状第八》无"阳脉实，因发其汗，出多者，亦为太过"十四字。

[6] 成本无"者"。

[7]《金匮玉函经》、《千金翼方》卷第九《伤寒上·阳明病状第八》"为阳绝于里"作"阳绝于内"。

[8]《金匮玉函经》、《千金翼方》卷第九《伤寒上·阳明病状第八》"大便因鞕也"作"大便因坚"。

[9] 康平本自"脉阳微"至"大便因鞕也"低两格书写。

脉浮而芤，浮为阳 [1]，芤为阴 [2]，浮芤相搏，胃气生热 [3]，其阳则绝 [4]。[246]

【校注】

[1]《金匮玉函经》、《脉经》6.6.8"浮为阳"作"浮则为阳"。

[2]《金匮玉函经》、《脉经》6.6.8"芤为阴"作"芤则为阴"。

[3]《千金翼方》卷第九《伤寒上·阳明病状第八》"生热"上有"则"。

[4] 康平本自"脉浮而芤"至"其阳则绝"低两格书写。

跌阳脉浮而濇 [1]，浮则胃气强，濇则小便数，浮濇 [2] 相搏，大便则鞕 [3]，其脾为约 [4]。麻子仁丸 [5] 主之 [6][7]。方三十一。[247]

【校注】

[1]《千金翼方》卷第九《伤寒上·阳明病状第八》"濇"作"涩"。下同，不复出校。

[2] 桂林本《辨阳明病脉证并治》"濇"作"数"。

[3] 康平本"鞕"作"难"，《金匮玉函经》、《脉经》6.5.19作"坚"。《千金翼方》卷第九《伤寒上·阳明病状第八》"则鞕"作"即坚"。

[4]《脉经》6.5.19"其脾为约"下有"脾约者，其人大便坚，小便利而反不渴"。

[5] 成本"麻子仁丸"作"麻仁丸"。《金匮玉函经》"丸"作"圆"。

[6]《千金翼方》卷第九《伤寒上·阳明病状第八》"麻子仁丸主之"下有一"方"字。

[7] 康平本自"趺阳脉浮而濇"至"麻子仁丸主之"低两格书写。

麻子仁二升　　　　芍药半斤[1]　　　　　枳实半斤，炙

大黄一斤，去皮　　厚朴一尺[2]，炙，去皮　杏仁一升[3]，去皮尖，熬，别作脂[4][5][6]

右六味[7]，蜜和[8]丸如梧桐子大[9]，饮服十丸[10]，日三服。渐加，以知[11]为度[12][13]。

【校注】

[1]《金匮玉函经》"斤"作"觔"。

[2] 桂林本《辨阳明病脉证并治》"尺"作"只"，疑误。

[3] 成本"一升"作"一斤"，盖误。

[4] 康平本无"别作脂"。

[5]《金匮玉函经》"麻子仁圆"方作"麻子仁二升；芍药半觔；大黄一觔；厚朴一觔，炙；枳实半觔，炙；杏仁一觔"。

[6]《千金翼方》卷第九《伤寒上·阳明病状第八》"麻子仁丸"方作"麻子仁贰升；芍药、枳实炙，各捌两；大黄壹斤；厚朴壹尺，炙；杏仁壹升，去皮尖、两仁者，熬，别作脂"。

[7]《金匮玉函经》、成本"右六味"下有"为末"。

[8] 桂林本《辨阳明病脉证并治》"和"作"为"。

[9]《金匮玉函经》"蜜和丸如梧桐子大"作"炼蜜为圆，桐子大"，成本作"炼蜜为丸，桐子大"。

[10]《金匮玉函经》"丸"作"圆"。

[11]《金匮玉函经》、成本"知"作"和"。

[12] 康平本"渐加，以知为度"为小字夹注，句首有加圆圈的"注"。

[13]《千金翼方》卷第九《伤寒上·阳明病状第八》"麻子仁丸"制备及服法作"右陆味，蜜和丸如梧桐子大，饮服拾圆。日叁服。渐加，以知为度"。

太阳病，三日[1]，发汗[2]不解，蒸蒸[3]发热者，属胃也[4]。调胃承气汤主

之。三十二。（用前第一方）[248]

【校注】

[1] 桂林本《辨阳明病脉证并治》"三日"作"二日"。

[2]《金匮玉函经》、《千金翼方》卷第九《伤寒上·太阳病用承气汤法第五》"发汗"作"发其汗"。

[3]《金匮玉函经》"蒸蒸"作"蒸蒸然"。

[4]《千金翼方》卷第九《伤寒上·太阳病用承气汤法第五》无"属胃也"。桂林本《辨阳明病脉证并治》"属胃也"作"属阳明也"。

伤寒吐后，腹胀[1]满者，与调胃承气汤[2][3]。三十三。（用前第一方）[249]

【校注】

[1]《千金翼方》卷第九《伤寒上·太阳病用承气汤法第五》无"胀"。

[2]《千金翼方》卷第九《伤寒上·太阳病用承气汤法第五》"与调胃承气汤"作"承气汤主之"。

[3] 康平本自"伤寒吐后"至"与调胃承气汤"低一格书写。

太阳病，若吐，若下，若发汗后[1]，微烦，小便数，大便因鞕者[2]，与[3]小承气汤，和之愈[4][5][6]。三十四。（用前第二方）[250]

【校注】

[1]《金匮玉函经》、《千金翼方》卷第九《伤寒上·太阳病用承气汤法第五》"若吐，若下，若发汗后"作"吐、下、发汗后"。成本无"后"。

[2]《金匮玉函经》"大便因鞕者"作"大便坚"，《千金翼方》卷第九《伤寒上·太阳病用承气汤法第五》作"大便因坚"。

[3]《金匮玉函经》"与"作"可与"。

[4]《千金翼方》卷第九《伤寒上·太阳病用承气汤法第五》"与小承气汤和之愈"作"可与小承气汤，和之则愈"，下有阴文"承气汤方"。

[5]《太平圣惠方》卷第八《辨太阳病形证》此条作"太阳病，吐下、发汗后，而微烦，小便数，大便坚，可小承气汤"。

[6] 康平本自"太阳病，若吐"至"与小承气汤和之愈"低一格书写。

得病二三日，脉弱，无太阳、柴胡证，烦躁[1]，心下鞕[2]，至四五日[3]，虽能食，以小承气汤，少少与[4]，微和之，令小安；至六日，与承气汤[5]一[6]升。若[7]不大便六七日，小便少者，虽不受食[8]（一云不大便），但初头鞕，后必溏[9]，未定成鞕[10]，攻之必溏；须[11]小便利，屎定鞕[12]，乃可攻之，宜大承气汤[13][14]。三十五。（用前第二方）[251]

【校注】

[1] 康平本、成本"躁"作"燥"。《千金翼方》卷第九《伤寒上·阳明病状第八》"烦躁"作"而烦"。

[2] 《金匮玉函经》、《千金翼方》卷第九《伤寒上·阳明病状第八》"鞕"作"坚"。

[3] 《千金翼方》卷第九《伤寒上·阳明病状第八》"至四五日"作"至四日"。

[4] 《千金翼方》卷第九《伤寒上·阳明病状第八》"少少与"作"少与"。

[5] 桂林本《辨阳明病脉证并治》"承气汤"作"小承气汤"。

[6] 《千金翼方》卷第九《伤寒上·阳明病状第八》"一"作"壹"。

[7] 《千金翼方》卷第九《伤寒上·阳明病状第八》无"若"。

[8] 成本"不受"作"不能"。《千金翼方》卷第九《伤寒上·阳明病状第八》、桂林本《辨阳明病脉证并治》"虽不受食"作"虽不大便"。

[9] 《金匮玉函经》、《千金翼方》卷第九《伤寒上·阳明病状第八》"但初头鞕，后必溏"作"但头坚后溏"。

[10] 《金匮玉函经》"鞕"作"坚"。《千金翼方》卷第九《伤寒上·阳明病状第八》"未定成鞕"作"未定成其坚"。

[11] 《千金翼方》卷第九《伤寒上·阳明病状第八》"须"作"当须"。

[12] 《金匮玉函经》"鞕"作"坚"。《千金翼方》卷第九《伤寒上·阳明病状第八》"屎定鞕"作"定坚"。

[13] 《千金翼方》卷第九《伤寒上·阳明病状第八》"大承气汤"作"承气汤"。

[14] 康平本自"得病二三日"至"宜大承气汤"低两格书写。

伤寒六七日 [1]，目中不了了，睛不和，无表里证，大便难，身 [2] 微热者，此为实也 [3][4]，急下之，宜大承气汤 [5][6]。三十六。（用前第二方）[252]

【校注】

[1]《千金翼方》卷第九《伤寒上·阳明病状第八》"六七日"作"七八日"。

[2]《千金翼方》卷第九《伤寒上·阳明病状第八》无"身"。

[3]《金匮玉函经》、《千金翼方》卷第九《伤寒上·阳明病状第八》无"也"。

[4] 康平本自"此为实也"为"大便难，身微热者"旁注。

[5]《千金翼方》卷第九《伤寒上·阳明病状第八》"大承气汤"作"承气汤"。

[6] 康平本自"伤寒六七日"至"宜大承气汤"低一格书写。

阳明病，发热汗多者，急下之，宜大承气汤 [1][2]。三十七。（用前第二方。一云大柴胡汤）[253]

【校注】

[1]《千金翼方》卷第九《伤寒上·阳明病状第八》"大承气汤"作"承气汤"。

[2] 康平本自"阳明病"至"宜大承气汤"低两格书写。

发汗，不解 [1]，腹满痛者 [2]，急下之，宜大承气汤 [3][4][5]。三十八。（用前第二方）[254]

【校注】

[1]《脉经》8.11.5 无"发汗，不解"。

[2]《脉经》8.11.5"腹满痛者"作"病腹中满痛"。

[3]《千金翼方》卷第九《伤寒上·阳明病状第八》"大承气汤"作"承气汤"。

[4] 康平本自"发汗"至"宜大承气汤"低两格书写。

[5]《太平圣惠方》卷第八《辩阳明病形证》此条作"阳明病，发作有时，

汗不解，腹满痛，宜承气汤"。

腹满不减[1]，减不足言，当下之，宜大承气汤[2][3]。三十九。（用前第二方）[255]

【校注】

[1] 康平本 255 条、256 条相属，合为一条，低两格书写。

[2]《千金翼方》卷第九《伤寒上·阳明病状第八》"大承气汤"作"承气汤"。

[3]《金匮玉函经》此条下有"伤寒腹满，按之不痛者，为虚；痛者，为实，当下之。舌黄未下者，下之黄自去，宜大承气汤"三十三字。

阳明少阳[1]合病，必下利[2]，其[3]脉不负者，为顺也[4][5]。负者，失也[6]，互相剋贼[7]，名为负也[8][9][10]。脉滑而数者[11][12]，有宿食也[13]，当下之[14]，宜大承气汤[15][16][17]。四十。（用前第二方）[256]

【校注】

[1]《金匮玉函经》、《千金翼方》卷第九《伤寒上·阳明病状第八》"阳明少阳"作"阳明与少阳"。

[2]《千金翼方》卷第九《伤寒上·阳明病状第八》"必下利"作"而利"。

[3]《千金翼方》卷第九《伤寒上·阳明病状第八》无"其"。

[4]《金匮玉函经》、《千金翼方》卷第九《伤寒上·阳明病状第八》无"也"。

[5] 康平本"其脉不负者，为顺也"为"必下利"旁注。

[6]《金匮玉函经》"失也"作"为失"。

[7] 桂林本《辨阳明病脉证并治》"贼"作"责"。

[8]《金匮玉函经》无"也"。

[9]《千金翼方》卷第九《伤寒上·阳明病状第八》无"负者，失也。互相剋贼，名为负也"十二字。

[10] 康平本"负者，失也。互相剋贼，名为负也"为小字夹注，句首有加圆圈的"注"。

[11]《金匮玉函经》"脉滑而数者"作"若滑而数者",《千金翼方》卷第九《伤寒上·阳明病状第八》作"滑而数者"。

[12] 康平本自"脉滑而数者"至"宜大承气汤"为大字,句首出一加方围的"论"字。

[13]《千金翼方》卷第九《伤寒上·阳明病状第八》无"也"。

[14]《千金翼方》卷第九《伤寒上·阳明病状第八》无"当下之"。

[15]《千金翼方》卷第九《伤寒上·阳明病状第八》"大承气汤"作"承气汤",下有"方并见承气汤门"夹注。

[16] 康平本自"阳明少阳合病"至"宜大承气汤"低一格书写。

[17]《太平圣惠方》卷第八《辨阳明病形证》此条作"阳明与少阴（按,当作"少阳"）合病,而下利,脉浮者,为顺也;滑而数者,有宿食,宜承气汤"。

病人无表里证[1],发热七八日,虽脉[2]浮数者[3],可下之[4]。假令已下[5],脉数不解,合热[6]。则[7]消谷喜饥,至六七日不大便者,有瘀血[8],宜抵当汤[9][10][11]。四十一。(用前第二十四方)[257]

【校注】

[1]《千金翼方》卷第九《伤寒上·太阳病用柴胡汤法第四》"病人无表里证"作"病人表里无证",《千金翼方》卷第九《伤寒上·阳明病状第八》作"病者无表里证"。

[2]《金匮玉函经》"虽脉"作"脉虽"。

[3]《千金翼方》卷第九《伤寒上·太阳病用柴胡汤法第四》、《伤寒上·阳明病状第八》无"者"。

[4]《千金翼方》卷第九《伤寒上·太阳病用柴胡汤法第四》"可下之"下有"宜大柴胡汤"及阴文"方"字。

[5]《金匮玉函经》、《千金翼方》卷第九《伤寒上·阳明病状第八》"已下"作"下已"。

[6] 合:应该。《千金翼方》卷第九《伤寒上·阳明病状第八》"合热"上有"而"。

[7] 则:如果。《千金翼方》卷第九《伤寒上·阳明病状第八》无"则"。

[8] 桂林本《辨阳明病脉证并治》"瘀血"下有"也"。

[9]《千金翼方》卷第九《伤寒上·阳明病状第八》"宜抵当汤"作"抵当汤主之"。

[10] 康平本自"病人无表里证"至"宜抵当汤"低两格书写。

[11]《千金翼方》卷第九此条分见两处：自"病人无表里证"至"可下之"作"病人表里无证，发热七八日，虽脉浮数，可下之"，见《伤寒上·太阳病用柴胡汤法第四》；自"病人无表里证"至"宜抵当汤"作"病者无表里证，发热七八日，虽脉浮数，可下之。假令下已，脉数不解而合热。消谷喜饥，至六七日不大便者，有瘀血，抵当汤主之"，见《伤寒上·阳明病状第八》。

若脉 [1] 数不解，而下 [2] 不止，必协 [3] 热 [4] 便脓血也 [5][6]。[258]

【校注】

[1]《千金翼方》卷第九《伤寒上·阳明病状第八》无"脉"字。

[2] 桂林本《辨阳明病脉证并治》"下"作"下利"。

[3]《千金翼方》卷第九《伤寒上·阳明病状第八》"协"作"挟"。

[4] 成本"协热"下有"而"。

[5]《金匮玉函经》、《千金翼方》卷第九《伤寒上·阳明病状第八》无"也"。

[6] 康平本、《金匮玉函经》、《千金翼方》卷第九《伤寒上·阳明病状第八》自"若脉数不解"至"必协热便脓血也"与上条相属，合为一条。康平本低两格书写。

伤寒，发汗 [1] 已 [2]，身目为黄 [3]。所以然者，以 [4] 寒湿 [5]（一作温）在里不解故也。以为不可下也 [6]。于 [7] 寒湿中求之 [8][9][10]。[259]

【校注】

[1]《金匮玉函经》、《千金翼方》卷第九《伤寒上·阳明病状第八》"发汗"作"发其汗"。

[2]《千金翼方》卷第九《伤寒上·阳明病状第八》无"已"。

[3]《千金翼方》卷第九《伤寒上·阳明病状第八》"身目为黄"上有"则"。

[4]《千金翼方》卷第九《伤寒上·阳明病状第八》无"以"。

[5]《金匮玉函经》、《千金翼方》卷第九《伤寒上·阳明病状第八》"寒湿"下有"相搏"。

[6]康平本"以为不可下也"句下有六字空围。《金匮玉函经》"以为不可下也"作"以为非瘀热而不可下"，桂林本《辨阳明病脉证并治》作"不可汗也"。

[7]《金匮玉函经》、桂林本《辨阳明病脉证并治》"于"上有"当"。

[8]康平本"于寒湿中求之"为小字夹注，句首有加圆圈的"注"。

[9]《千金翼方》卷第九《伤寒上·阳明病状第八》无"以为不可下也。于寒湿中求之"二句，"在里不解故也"句下接262条，与262条合为一条。

[10]康平本自"伤寒，发汗已"至"于寒湿中求之"低一格书写。

伤寒七八日，身黄如橘子色[1]，小便不利，腹微满者[2]，茵蔯蒿汤主之[3]。四十二。（用前第十三方）[260]

【校注】

[1]《千金翼方》卷第九《伤寒上·阳明病状第八》"橘子色"作一"橘"字。

[2]《金匮玉函经》"腹微满者"作"少腹微满"，《千金翼方》卷第九《伤寒上·阳明病状第八》作"其腹微满"。

[3]《千金翼方》卷第九《伤寒上·阳明病状第八》、《外台秘要方》2-22b引《仲景伤寒论》"茵蔯蒿汤主之"作"茵蔯汤主之"。

伤寒，身黄发热[1]，栀子蘗皮[2]汤主之[3][4]。方四十三。[261]

【校注】

[1]康平本、成本、桂林本《辨阳明病脉证并治》"身黄发热"下有"者"字。《千金翼方》卷第九《伤寒上·阳明病状第八》"身黄发热"作"其人发黄"。

[2]《金匮玉函经》"蘗皮"作"檗皮"。

[3]《千金翼方》卷第九《伤寒上·阳明病状第八》"栀子蘗皮汤主之"下有一"方"字。

[4]《千金翼方》卷第九《伤寒上·阳明病状第八》本条紧接宋本259条

"以寒湿在里不解故也"句下，与其合为一条。

肥栀子[1]十五个，擘[2]　　　　甘草[3]一两，炙[4]　　　　黄蘗二两

右三味，以水四升，煮取一升半，去滓，分温再服[5]。

【校注】

[1] 成本"肥栀子"作"栀子"。

[2] 成本无"擘"。

[3] 康平本"甘草"作"甘中"。

[4] 成本无"炙"。

[5]《千金翼方》卷第九《伤寒上·阳明病状第八》"栀子蘗皮汤"方及煎服法作"栀子拾伍枚，擘；甘草、黄蘗拾伍分。右叁味，以水肆升，煮取贰升，去滓，分温再服"。

伤寒，瘀热在里，身必黄[1]。麻黄连轺[2]赤小豆汤主之[3][4]。方四十四。[262]

【校注】

[1] 康平本、《金匮玉函经》、成本"身必黄"作"身必发黄"，《千金翼方》卷第九《伤寒上·阳明病状第八》作"身体必黄"，桂林本《辨阳明病脉证并治》作"其身必黄"。

[2] 轺：音yáo。《千金翼方》卷第九《伤寒上·阳明病状第八》"连轺"作"连翘"。

[3]《金匮玉函经》"麻黄连轺赤小豆汤主之"作"宜麻黄连轺赤小豆汤主之"。《千金翼方》卷第九《伤寒上·阳明病状第八》"麻黄连轺赤小豆汤主之"下有一"方"字。

[4] 康平本自"伤寒，瘀热在里"至"麻黄连轺赤小豆汤主之"低一格书写。

麻黄二两，去节　　　　连轺二两。连翘根是[1]　　　　杏仁四十个，去皮尖

赤小豆一升　　　　大枣十二枚，擘[2]　　　　生梓白皮切，一升[3]

生姜二两，切　　　　　　甘草[4]二两，炙[5][6]

右[7]八味，以潦水[8]一斗，先煮麻黄再沸[9]，去上沫，内诸药，煮取三升，去滓[10]，分温三服，半日服尽[11][12]。

【校注】

[1] 康平本作"连翘根是也"，为"连轺"旁注。成本作"连翘根也"。

[2] 成本无"擘"。

[3] 桂林本《辨阳明病脉证并治》"一升"作"一斤"。

[4] 康平本"甘草"作"甘中"。

[5]《金匮玉函经》"麻黄连轺赤小豆汤"方作"麻黄、连轺、生姜各二两；赤小豆一升；杏仁三十枚，去皮尖；甘草一两，炙；大枣十二枚；生梓白皮一升"。

[6]《千金翼方》卷第九《伤寒上·阳明病状第八》"麻黄连轺赤小豆汤"名"麻黄连翘赤小豆汤"，方作"麻黄去节，连翘各壹两；杏仁叁拾枚，去皮尖；赤小豆壹升；大枣拾贰枚，擘；生梓白皮切，壹斤；甘草二两，炙。一方生姜贰两，切"。

[7] 成本"右"作"已上"。

[8] 潦（lǎo）水：雨后积水。

[9]《金匮玉函经》"再沸"作"一二沸"。

[10] 成本无"去滓"。

[11]《金匮玉函经》无"半日服尽"。康平本"半日服尽"为小字夹注，句首有加圆圈的"注"。

[12]《千金翼方》卷第九《伤寒上·阳明病状第八》"麻黄连翘赤小豆汤"煎服法作"右柒味，以水壹斗，煮麻黄壹贰沸，去上沫，内诸药，煮取叁升，去滓，温服壹升"。

辨少阳病脉证并治[1]第九（方一首，并见三阳合病法）

太阳病不解，转入少阳，胁下鞕满，干呕不能食，往来寒热，尚未吐下，

脉沈紧者，与小柴胡汤。第一。（七味）

【校注】

[1] 康平本作"辩少阳病"。《金匮玉函经》作"辩少阳病形证治"。《太平圣惠方》卷第八《辩少阳病形证》作"辩少阳病形证"。

少阳之为病，口苦，咽干，目眩也[1]。[263]

【校注】

[1]《太平圣惠方》卷第八《辩少阳病形证》此条作"伤寒三日，少阳受病，口苦，干燥，目眩，宜柴胡汤"。

少阳中风[1]，两耳无所闻[2]，目赤，胸中满而烦者[3]，不可吐下，吐下则[4]悸而惊[5][6]。[264]

【校注】

[1] 康平本"少阳中风"作"少阳病"。

[2]《金匮玉函经》"无所闻"作"无闻"。

[3]《金匮玉函经》《千金翼方》卷第九《伤寒上·少阳病状第九》无"者"。

[4]《金匮玉函经》"则"作"即"。

[5] 康平本此条低一格书写。

[6]《太平圣惠方》卷第八《辩少阳病形证》此条作"少阳中风，两耳无所闻，目赤，胸中满而烦，不可吐下，吐下则悸而惊，宜柴胡汤"。

伤寒[1]，脉弦细，头痛发热者[2]，属少阳[3][4]。少阳[5]不可发汗[6]，发[7]汗则谵语[8]。此属胃[9][10]，胃和[11]则[12]愈[13]。胃[14]不和，烦而悸[15][16][17]（一云躁）。[265]

【校注】

[1]《千金翼方》卷第九《伤寒上·少阳病状第九》"伤寒"作"伤寒病"。

[2]《千金翼方》卷第九《伤寒上·少阳病状第九》"头痛发热者"作"头痛而发热"，《脉经》7.1.28作"头痛而反发热"。

[3]《千金翼方》卷第九《伤寒上·少阳病状第九》"属少阳"作"此为属少阳"，《脉经》7.1.28作"此属少阳"。

[4] 康平本自"伤寒，脉弦细"至"属少阳"低一格书写，自为起迄。

[5] 桂林本《辨少阳病脉证并治》不重"少阳"。

[6]《脉经》7.1.28"不可发汗"作"不可发其汗"。

[7] 桂林本《辨少阳病脉证并治》无"发"。

[8] 桂林本《辨少阳病脉证并治》"谵语"下有"烦躁"。

[9]《千金翼方》卷第九《伤寒上·少阳病状第九》"此"作"为"。桂林本《辨少阳病脉证并治》"此属胃"作"此属胃不和也"。

[10] 康平本"此属胃"为旁注，与下文"胃不和，烦而悸"相属。

[11] 桂林本《辨少阳病脉证并治》"胃和"作"和之"。

[12]《金匮玉函经》、《千金翼方》卷第九《伤寒上·少阳病状第九》"则"作"即"。

[13] 康平本自"少阳不可发汗"换行，低一格书写，至"胃和则愈"，自为起迄，独立为一条。

[14]《千金翼方》卷第九《伤寒上·少阳病状第九》无"胃"。

[15]《金匮玉函经》、成本"烦而悸"上有"则"。桂林本《辨少阳病脉证并治》无"胃不和，烦而悸"。

[16] 康平本"胃不和，烦而悸"与上"此属胃"三字相属，作"此属胃。胃不和，烦而悸"，为"发汗则谵语"旁注。

[17]《太平圣惠方》卷第八《辨少阳病形证》此条作"伤寒病，脉弦细，头痛而发热，此为属少阳。少阳不可发汗，则谵语。为属胃，胃和即愈"。"则谵语"上盖脱"发汗"重文符。

本[1]太阳病，不解，转入少阳者[2]，胁下鞕[3]满，干呕不能食[4]，往来寒热。尚[5]未吐下[6]，脉沈紧者[7]，与小柴胡汤[8]。方一。[266]

【校注】

[1]《金匮玉函经》、《千金翼方》卷第九《伤寒上·少阳病状第九》无

"本"。

[2]《千金翼方》卷第九《伤寒上·少阳病状第九》无"者"。

[3]《金匮玉函经》、《千金翼方》卷第九《伤寒上·少阳病状第九》"鞕"作"坚"。

[4]《金匮玉函经》、《千金翼方》卷第九《伤寒上·少阳病状第九》"食"作"食饮"。

[5]《千金翼方》卷第九《伤寒上·少阳病状第九》"尚"作"而"。

[6] 桂林本《辨少阳病脉证并治》无"尚未吐下"。

[7] 康平本"沈"作"沉"。《金匮玉函经》、《千金翼方》卷第九《伤寒上·少阳病状第九》"脉沈紧者"作"其脉沈紧";桂林本《辨少阳病脉证并治》作"脉沈弦者",下有"不可吐下"。

[8]《太平圣惠方》卷第八《辨少阳病形证》此条作"少阳病,胁下坚满,干呕,不能饮食,往来寒热。若未吐下,其脉沉紧,可与柴胡汤"。

柴胡八两	人参三两	黄芩三两
甘草三两,炙	半夏半升,洗	生姜三两,切
大枣十二枚,擘		

右七味,以水一斗二升,煮取六升,去滓,再煎,取三升,温服一升,日三服[1]。

【校注】

[1] 康平本此条下未出"小柴胡汤"方药及煎服法。

若已吐下、发汗、温针,谵语,柴胡汤[1]证罢,此为坏病。知犯何逆,以法治之[2][3][4][5]。[267]

【校注】

[1]《金匮玉函经》、《千金翼方》卷第九《伤寒上·少阳病状第九》无"汤"。

[2] 桂林本《辨少阳病脉证并治》"以法治之"下有"柴胡汤不中与也"七字。

[3]《金匮玉函经》、《千金翼方》卷第九《伤寒上·少阳病状第九》267条与上266条合为一条。

[4] 康平本"知犯何逆，以法治之"为小字夹注，句首有加圆圈的"注"。

[5]《太平圣惠方》卷第八《辨少阳病形证》此条作"少阳病，若已吐下、发汗，谵语，服柴胡汤。若不解，此欲为狂病，随其证而治之"。

三阳合病[1]，脉浮大，上关上[2]，但欲眠睡[3]，目合则汗[4][5]。[268]

【校注】

[1]《千金翼方》卷第九《伤寒上·少阳病状第九》无"合病"。

[2] 康平本"上关上"为"脉浮大"旁注。

[3]《金匮玉函经》、《千金翼方》卷第九《伤寒上·少阳病状第九》"但欲眠睡"作"但欲寐"。

[4] 桂林本《辨少阳病脉证并治》"合则汗"下有"此上焦不通故也，宜小柴胡汤"。

[5] 康平本自"三阳合病"至"目合则汗"低一格书写。

伤寒六七日[1]，无大热，其人躁[2]烦者[3]，此为阳去入阴故[4]也[5][6]。[269]

【校注】

[1] 桂林本《辨少阳病脉证并治》"六七日"作"四五日"。

[2] 成本"躁"作"燥"。

[3]《金匮玉函经》、《千金翼方》卷第九《伤寒上·少阳病状第九》无"者"。

[4]《金匮玉函经》无"故"。

[5] 康平本自"伤寒六七日"至"此为阳去入阴故也"低两格书写。

[6]《太平圣惠方》卷第八《辨少阳病形证》此条作"伤寒三日，无大热，其人烦躁，此为阳去入阴故也，宜茯苓汤"。

伤寒三日，三阳为[1]尽，三阴当受邪[2]。其人反能食而不呕，此为三阴不受邪也[3][4]。[270]

【校注】

[1] 为：若；如果。

[2]《千金翼方》卷第九《伤寒上·少阳病状第九》"邪"作"其邪"。

[3]《千金翼方》卷第九《伤寒上·少阳病状第九》"不受邪也"作"不受其邪"。

[4] 康平本自"伤寒三日"至"此为三阴不受邪也"低两格书写。

伤寒三日，少阳，脉小者[1]，欲已也[2][3]。[271]

【校注】

[1]《千金翼方》卷第九《伤寒上·少阳病状第九》无"者"。

[2]《金匮玉函经》"欲已也"作"为欲已"，桂林本《辨少阳病脉证并治》作"为欲已也"。《千金翼方》卷第九《伤寒上·少阳病状第九》无"也"。

[3] 康平本自"伤寒三日"至"欲已也"低两格书写。

少阳病欲解时，从寅至辰上[1][2]。[272]

【校注】

[1]《金匮玉函经》、《千金翼方》卷第九《伤寒上·少阳病状第九》"从寅至辰上"作"从寅尽辰"。

[2] 康平本此条低两格书写。

伤寒论卷第五

伤寒论卷第六

《仲景全书》第六

汉　张仲景述　晋　王叔和　撰次

宋　林　亿　校正

明　赵开美　校刻

沈　琳　仝校

辨太阴病脉证并治第十
辨少阴病脉证并治第十一
辨厥阴病脉证并治第十二（厥利呕哕附）

辨太阴病脉证并治[1]第十（合三法，方三首）

太阴病，脉浮，可发汗，宜桂枝汤。第一。（五味。前有太阴病三证）

自利不渴者，属太阴，以其藏寒故也，宜服四逆辈。第二。（下有利自止一证）

本太阳病，反下之，因腹满痛，属太阴，桂枝加芍药汤主之；大实痛者，桂枝加大黄汤主之。第三。（桂枝加芍药汤，五味；加大黄汤，六味。减大黄芍药法附）

【校注】

[1] 康平本作"辨大阴病"。《金匮玉函经》作"辨太阴病形证治"。《太平圣惠方》卷第八《辨太阴病形证》作"辨太阴病形证"。

太阴 [1] 之为病，腹满而 [2] 吐，食不下，自利 [3] 益甚，时腹自痛 [4]。若下之 [5]，必胸下结鞕 [6][7][8][9]。[273]

【校注】

[1] 康平本"太阴"作"大阴"。下同，不复出校。

[2]《千金翼方》卷第十《伤寒下·太阴病状第一》无"而"。

[3]《千金翼方》卷第十《伤寒下·太阴病状第一》"自利"作"下之"。

[4] 康治本"时腹自痛"作"时腹自痛者"，下接 279 条"桂枝加芍药汤主之；大实痛者，桂枝加芍药大黄汤主之"。

[5]《千金翼方》卷第十《伤寒下·太阴病状第一》无"若下之"。

[6]《金匮玉函经》"鞕"作"坚"。康治本无"若下之，必胸下结鞕"八字。

[7]《千金翼方》卷第十《伤寒下·太阴病状第一》"必胸下结鞕"作"胸下坚结"。

[8]《太平圣惠方》卷第八《辩太阴病形证》此条作"伤寒四日，太阴受病，腹满吐食，下之益甚，时时腹痛，心胸坚满"。

[9] 康治本此条前有"太阴之为病，腹满而吐，自利也"十二字，独立为一条。

太阴中风，四肢烦疼，阳微阴濇而长者 [1]，为欲愈 [2][3]。[274]

【校注】

[1]《千金翼方》卷第十《伤寒下·太阴病状第一》无"者"。

[2]《太平圣惠方》卷第八《辩太阴病形证》此条作"太阴中风，四肢烦疼，其脉阳微阴濇而长，为欲愈也，宜青龙汤"。

[3] 康平本自"太阴中风"至"为欲愈"低两格书写。

太阴病欲解时，从亥至丑上 [1][2]。[275]

【校注】

[1]《金匮玉函经》、《千金翼方》卷第十《伤寒下·太阴病状第一》"从亥至丑上"作"从亥尽丑"。

[2] 康平本此条低两格书写。

太阴病，脉浮者[1]，可发汗[2]，宜桂枝汤[3][4][5]。方一。[276]

【校注】

[1]《千金翼方》卷第十《伤寒下·太阴病状第一》、《千金翼方》卷第十《伤寒下·伤寒宜忌第四·宜发汗第二》无"者"。

[2] 康平本"可发汗"作"少可发汗"，《金匮玉函经》、《千金翼方》卷第十《伤寒下·太阴病状第一》作"可发其汗"，《千金翼方》卷第十《伤寒下·伤寒宜忌第四·宜发汗第二》作"宜发其汗"。

[3]《千金翼方》卷第十《伤寒下·太阴病状第一》无"宜桂枝汤"。

[4]《太平圣惠方》卷第八《辩太阴病形证》此条与宋本273条连书，作"若脉浮者，可发其汗；沉者，宜攻其里也。发汗者，宜桂枝汤；攻里者，宜承气汤"。

[5] 康平本自"太阴病，脉浮者"至"宜桂枝汤"低一格书写。

桂枝三两，去皮　　　　芍药三两　　　　　甘草二两，炙
生姜三两，切　　　　大枣十二枚，擘
右五味，以水七升，煮取三升，去滓，温服一升，须臾，啜热稀粥一升，以助药力，温覆取汗[1]。

【校注】

[1] 康平本此条下未出"桂枝汤"方药及煎服法。

自利不渴者，属太阴，以[1]其藏有寒故也，当[2]温之[3]。宜服[4]四逆辈[5][6][7]。二。[277]

【校注】

[1] 康平本、《千金翼方》卷第十《伤寒下·太阴病状第一》、《千金翼方》卷第十《伤寒下·伤寒宜忌第四·宜温第七》、《脉经》7.9.4无"以"。

[2]《千金翼方》卷第十《伤寒下·伤寒宜忌第四·宜温第七》"当"

作"宜"。

[3]《太平圣惠方》卷第八《辩可温形证》自"自利不渴者"至"当温之"作"太阳病，下利不渴，其臟有寒，宜当温之"。

[4]《金匮玉函经》、《千金翼方》卷第十《伤寒下·太阴病状第一》、《脉经》7.9.4 无"服"。

[5] 康平本作"宜服回逆辈"，为小字夹注，句首有加圆圈的"注"。桂林本《辨太阴病脉证并治》作"宜服理中、四逆辈"。

[6]《太平圣惠方》卷第八《辩太阴病形证》此条作"太阴病，下利不渴，其臟有寒，当宜温之"。

[7] 康平本此条低一格书写。

伤寒，脉浮而缓，手足自温者 [1]，系在太阴 [2]。太阴 [3] 当发身 [4] 黄。若小便自利者，不能发黄 [5][6]。至七八日，虽暴烦 [7] 下利日十馀行 [8]，必自止。以脾家实 [9]，腐秽当去故 [10] 也 [11][12][13]。[278]

【校注】

[1]《千金翼方》卷第十《伤寒下·太阴病状第一》"手足自温者"作"手足温"。

[2] 成本"太阴"作"大阴"。《千金翼方》卷第十《伤寒下·太阴病状第一》"系在太阴"作"是为系在太阴"。

[3] 康平本不重"太阴"。

[4]《千金翼方》卷第十《伤寒下·太阴病状第一》无"身"。

[5]《千金翼方》卷第十《伤寒下·太阴病状第一》"若小便自利者，不能发黄"作"若小便自利，利者不能发黄"。

[6] 康平本"不能发黄"下有四字空围。

[7]《千金翼方》卷第十《伤寒下·太阴病状第一》"暴烦"作"烦暴"。"暴烦"、"烦暴"均为同义连用，程度严重。

[8]《千金翼方》卷第十《伤寒下·太阴病状第一》"下利日十馀行"作"利十馀行"。

[9]《金匮玉函经》"以脾家实"作"此脾家实"，上有"所以然者"四字；《千金翼方》卷第十《伤寒下·太阴病状第一》作"脾家实"，上有"所以自止

者"五字。

[10]《金匮玉函经》无"故"。

[11]康平本"以脾家实，腐秽当去故也"为小字夹注，句首有加圆圈的"注"。

[12]《太平圣惠方》卷第八《辩太阴病形证》此条分为两条："伤寒，脉浮而缓，手足自温，是为系在太阴。小便不利，其人当发黄，宜茵陈汤"。"太阴病不解，虽暴烦下利十馀行而自止。所以自止者，脾家实，腐秽已去故也，宜橘皮汤"。

[13]康平本自"伤寒，脉浮而缓"至"腐秽当去故也"低一格书写。

本[1]太阳[2]病，医反下之，因尔[3]腹满时痛者[4]，属太阴也[5]，桂枝加芍药汤主之；大实痛者[6]，桂枝加大黄汤[7]主之[8][9][10]。三。[279]

【校注】

[1]《金匮玉函经》无"本"。

[2]康平本"太阳"作"大阳"。下同，不复出校。

[3]《千金翼方》卷第十《伤寒下·太阴病状第一》无"尔"。成本"尔"作"而"。

[4]《千金翼方》卷第十《伤寒下·太阴病状第一》无"者"。

[5]康平本"属太阴也"为"因尔腹满时痛者"旁注。《千金翼方》卷第十《伤寒下·太阴病状第一》"属太阴也"作"为属太阴"。

[6]《千金翼方》卷第十《伤寒下·太阴病状第一》"大实痛者"作"其实痛"。

[7]康平本"桂枝"作"圭支"。康治本"桂枝加大黄汤"作"桂枝加芍药大黄汤"。

[8]《千金翼方》卷第十《伤寒下·太阴病状第一》"桂枝加大黄汤主之"作"加大黄汤主之"，下有一"方"字。

[9]康治本此条紧接273条"时腹自痛"后，作"太阴之为病，腹满而吐，食不下，自利益甚，时腹自痛者，桂枝加芍药汤主之；大实痛者，桂枝加芍药大黄汤主之"。

[10]《太平圣惠方》卷第八《辩太阴病形证》此条作"太阴病，下之后，腹

满时痛，宜桂心芍药汤；若大实腹痛者，宜承气汤下之"。

桂枝加芍药汤方[1]

桂枝[2]三两，去皮　　　　芍药六两　　　　甘草[3]二两

大枣十二枚，擘　　　　生姜三两，切[4][5][6]

右五味[7]，以水七升，煮取三升，去滓，温分三服[8]。本云[9]桂枝汤，今加[10]芍药[11][12][13][14]。

【校注】

[1] 康平本无"方"。

[2] 康平本"桂枝"作"桂支"。

[3] 康平本"甘草"作"甘中"。

[4] 康治本"桂枝加芍药汤"方作"桂枝三两，去皮；芍药六两；甘草二两，炙；生姜三两，切；大枣十二枚，擘"。

[5] 《金匮玉函经》"桂枝加芍药汤"方作"桂枝三两；芍药六两；生姜三两；甘草二两，炙；大枣十二枚"。

[6] 《千金翼方》卷第十《伤寒下·太阴病状第一》"桂枝加芍药汤"方作"桂枝叁两；芍药陆两；生姜叁两，切；甘草贰两，炙；大枣拾贰枚，擘"。

[7] 《金匮玉函经》"右五味"下有"㕮咀"。

[8] 康治本、《金匮玉函经》"温分三服"作"温服一升"。

[9] 《金匮玉函经》"本云"作"本方"。

[10] 《金匮玉函经》"加"作"加用"。

[11] 康治本、桂林本《辨太阴病脉证并治》无"本云桂枝汤今加芍药"。

[12] 康平本作"本云主支汤今加芍药"为小字夹注，句首有加圆圈的"注"。

[13] 《千金翼方》卷第十《伤寒下·太阴病状第一》"桂枝加芍药汤"煎服法作"右伍味，以水柒升，煮取叁升，去滓，分温叁服"。

[14] 成本"桂枝加芍药汤"方及煎服法作"于第二卷桂枝汤方内更加芍药三两，随前共六两。馀依桂枝汤法"。

桂枝加大黄汤方[1]

桂枝[2]三两，去皮[3]　　大黄二两[4]　　　　　芍药六两

生姜三两，切　　　　　甘草[5]二两，炙　　　　大枣十二枚，擘[6][7]

右六味[8]，以水七升，煮取三升，去滓，温服一升，日三服[9][10]。

【校注】

[1] 康平本无"方"。

[2] 康平本"桂枝"作"桂支"。

[3] 康平本无"去皮"。

[4] 成本"二两"作"一两"。康治本"二两"下有"酒洗"二字。

[5] 康平本"甘草"作"甘中"。

[6] 康治本"桂枝加芍药大黄汤"方作"桂枝三两，去皮；芍药六两；甘草二两，炙；生姜三两，切；大枣十二枚，擘；大黄二两，酒洗"。

[7]《金匮玉函经》"桂枝加芍药大黄汤"方作"桂枝三两；芍药六两；生姜三两；甘草二两，炙；大枣十二枚；大黄三两"。

[8]《金匮玉函经》"右六味"下有"㕮咀"。

[9] 康治本、《金匮玉函经》无"日三服"。

[10]《千金翼方》卷第十《伤寒下·太阴病状第一》"桂枝加大黄汤方"作"加大黄汤方"，方药及煎服法作"大黄贰两。右于前方中加此大黄贰两即是"。

太阴为[1]病[2]，脉弱，其人续自便利，设当行大黄、芍药者，宜[3]减之，以[4]其人胃气弱，易动故也[5]。（下利者[6]，先煎芍药三沸）[280]

【校注】

[1] 桂林本《辨太阴病脉证并治》无"为"。

[2]《千金翼方》卷第十《伤寒下·太阴病状第一》"太阴为病"作"人无阳证"。

[3]《千金翼方》卷第十《伤寒下·太阴病状第一》无"宜"。

[4]《金匮玉函经》、《千金翼方》卷第十《伤寒下·太阴病状第一》无"以"。

[5] 康平本自"太阴为病"至"易动故也"低一格书写。

[6]《金匮玉函经》无"者"。

辨少阴病脉证并治[1]第十一（合二十三法，方一十九首）

少阴病，始得之，发热脉沈者，麻黄细辛附子汤主之。第一。（三味。前有少阴病二十证）

少阴病，二三日，麻黄附子甘草汤微发汗。第二。（三味）

少阴病，二三日以上，心烦不得卧，黄连阿胶汤主之。第三。（五味）

少阴病，一二日，口中和，其背恶寒，附子汤主之。第四。（五味）

少阴病，身体痛，手足寒，骨节痛，脉沈者，附子汤主之。第五。（用前第四方）

少阴病，下利便脓血者，桃花汤主之。第六。（三味）

少阴病，二三日至四五日，腹痛，小便不利，便脓血者，桃花汤主之。第七。（用前第六方。下有少阴病一证）

少阴病，吐利，手足逆冷，烦躁欲死者，吴茱萸汤主之。第八。（四味）

少阴病，下利咽痛，胸满心烦者，猪肤汤主之。第九。（三味）

少阴病，二三日，咽痛，与甘草汤；不差，与桔梗汤。第十。（甘草汤，一味。桔梗汤，二味）

少阴病，咽中生疮，不能语言，声不出者，苦酒汤主之。第十一。（三味）

少阴病，咽痛，半夏散及汤主之。第十二。（三味）

少阴病，下利，白通汤主之。第十三。（三味）

少阴病，下利，脉微，与白通汤，利不止，厥逆无脉干呕者，白通加猪胆汁汤主之。第十四。（白通汤用前第十三方。加猪胆汁汤，五味）

少阴病，至四五日，腹痛，小便不利，四肢沈重疼痛，自下利，真武汤主之。第十五。（五味。加减法附）

少阴病，下利清谷，里寒外热，手足厥逆，脉微欲绝，恶寒，或利止脉不出，通脉四逆汤主之。第十六。（三味。加减法附）

少阴病，四逆，或咳，或悸，四逆散主之。第十七。（四味。加减法附）

少阴病，下利六七日，咳而呕渴，烦不得眠，猪苓汤主之。第十八。（五味）

少阴病，二三日，口燥咽干者，宜大承气汤。第十九。（四味）

少阴病，自利清水，心下痛，口干者，宜大承气汤。第二十。（用前第十九方）

少阴病，六七日，腹满不大便，宜大承气汤，第二十一。（用前第十九方）

少阴病，脉沈者，急温之，宜四逆汤。第二十二。（三味）

少阴病，食入则吐，心中温温欲吐，手足寒，脉弦迟，当温之，宜四逆汤。第二十三。（用前第二十二方。下有少阴病一证）

【校注】

[1] 康平本作"辩少阴病"。《金匮玉函经》作"辩少阴病形证治"。《太平圣惠方》卷第八《辩少阴病形证》作"辩少阴病形证"。

少阴之为病，脉微细，但欲寐[1]也[2][3]。[281]

【校注】

[1] 康治本"寐"误作"寤"。

[2]《金匮玉函经》无"也"。

[3]《太平圣惠方》卷第八《辩少阴病形证》此条作"伤寒五日，少阴受病，其脉微细，但欲寐"。

少阴病，欲吐不吐，心烦[1]，但欲寐，五六日，自利而渴者，属少阴也[2]。虚，故引水自救。若小便色白者[3]，少阴病形悉具[4]。小便白者[5]，以[6]下焦虚，有[7]寒，不能制水[8]，故令色[9]白也[10][11][12]。[282]

【校注】

[1]《千金翼方》卷第十《伤寒下·少阴病状第二》"欲吐不吐，心烦"作"欲吐而不烦"。

[2] 康平本"属少阴也"为"自利而渴者"旁注。《千金翼方》卷第十《伤寒下·少阴病状第二》无"也"。

[3]《金匮玉函经》"小便色白者"上有"其人"。《千金翼方》卷第十《伤寒下·少阴病状第二》"若小便色白者"作"小便白者"。

[4]《金匮玉函经》"少阴病形悉具"上有"为"。

[5]《金匮玉函经》"小便白者"作"所以然者"，《千金翼方》卷第十《伤寒

下·少阴病状第二》作"其人小便白者"。

[6]《千金翼方》卷第十《伤寒下·少阴病状第二》无"以"。

[7]《千金翼方》卷第十《伤寒下·少阴病状第二》、桂林本《辨少阴病脉证并治》无"有"。

[8]《金匮玉函经》、《千金翼方》卷第十《伤寒下·少阴病状第二》"水"作"溲"。

[9]《金匮玉函经》、《千金翼方》卷第十《伤寒下·少阴病状第二》无"令色"。

[10]康平本自"小便白者"至"故令色白也"为小字夹注，句首有加圆圈的"注"。

[11]《太平圣惠方》卷第八《辨少阴病形证》此条与宋本281条连书，作"其人欲吐而不烦，五日，自利而渴者，属阴。虚，故引水以自救。小便白而利者，下焦有虚寒，故不能制水而小便白也。宜龙骨牡蛎汤"。

[12]康平本自"少阴病"至"故令色白也"低一格书写。

病人脉阴阳俱紧[1]，反汗出者[2]，亡阳也[3]，此[4]属少阴，法当咽痛而复吐利[5][6]。[283]

【校注】

[1]《千金翼方》卷第十《伤寒下·少阴病状第二》"病人脉阴阳俱紧"作"夫病其脉阴阳俱紧"。

[2]《金匮玉函经》、《千金翼方》卷第十《伤寒下·少阴病状第二》"反汗出者"作"而反汗出"。

[3]《金匮玉函经》"亡阳也"作"为亡阳"；《千金翼方》卷第十《伤寒下·少阴病状第二》作"为阳"，盖脱"亡"字。

[4]《千金翼方》卷第十《伤寒下·少阴病状第二》无"此"。

[5]康平本自"病人脉阴阳俱紧"至"复吐利"低两格书写。

[6]《千金翼方》卷第十《伤寒下·少阴病状第二》此条与282条连书，合为一条。

少阴病，咳而下利，谵语者[1]，被火气[2]劫故也[3]，小便必难，以[4]强责

少阴汗也 [5][6][7]。[284]

【校注】

[1]《千金翼方》卷第十《伤寒下·少阴病状第二》、《千金翼方》卷第十《伤寒下·伤寒宜忌第四·忌火第八》、《脉经》7.16.11 无"者"。

[2] 桂林本《辨少阴病脉证并治》无"气"。

[3]《千金翼方》卷第十《伤寒下·少阴病状第二》、《千金翼方》卷第十《伤寒下·伤寒宜忌第四·忌火第八》、《脉经》7.16.11"被火气劫故也"作"是为被火气劫故也"。

[4]《金匮玉函经》、《千金翼方》卷第十《伤寒下·少阴病状第二》、《千金翼方》卷第十《伤寒下·伤寒宜忌第四·忌火第八》、《脉经》7.16.11"以"作"为"。

[5]《脉经》7.16.11"汗也"作"汗出"。

[6]《太平圣惠方》卷第八《辩少阴病形证》此条作"少阴病，咳而下利，谵语，是为本心脏有积热故也，小便必难，宜猪苓汤"。

[7] 康平本自"少阴病，咳而下利"至"以强责少阴汗也"低两格书写。

少阴病，脉细沈 [1] 数，病为 [2] 在里，不可发汗 [3][4][5]。[285]

【校注】

[1] 康平本"沈"作"沉"。

[2]《千金翼方》卷第十《伤寒下·少阴病状第二》、《千金翼方》卷第十《伤寒下·伤寒宜忌第四·忌发汗第一》无"为"。

[3]《金匮玉函经》、《千金翼方》卷第十《伤寒下·少阴病状第二》"不可发汗"作"不可发其汗"，《千金翼方》卷第十《伤寒下·伤寒宜忌第四·忌发汗第一》作"忌发其汗"。

[4] 康平本自"少阴病，脉细沉数"至"不可发汗"低两格书写。

[5]《太平圣惠方》卷第八《辩少阴病形证》此条作"少阴病，脉细沉数，病在里，不可发其汗，宜承气汤"；《辩不可发汗形证》作"凡脉沉数，病在里，不可发汗，无阳故也"。

少阴病，脉微，不可发汗 [1][2]，亡 [3] 阳故也。阳已虚，尺脉 [4] 弱濇者，复

不可下之 [5]。[286]

【校注】

[1]《千金翼方》卷第十《伤寒下·少阴病状第二》"不可发汗"作"不可发其汗",《千金翼方》卷第十《伤寒下·伤寒宜忌第四·忌发汗第一》作"忌发其汗"。

[2]《太平圣惠方》卷第八《辨不可发汗形证》"少阴病,脉微,不可发汗"作"凡脉微、软弱者,不可发汗"。

[3]《千金翼方》卷第十《伤寒下·少阴病状第二》、《伤寒宜忌第四·忌发汗第一》"亡"作"无"。

[4]《金匮玉函经》、《千金翼方》卷第十《伤寒下·少阴病状第二》"尺脉"作"尺中"。

[5] 康平本此条低两格书写。

少阴病,脉紧 [1],至七八日,自 [2] 下利,脉 [3] 暴微,手足反温,脉紧反去者 [4],为欲解也 [5]。虽烦下利,必自愈 [6]。[287]

【校注】

[1]《千金翼方》卷第十《伤寒下·少阴病状第二》"脉紧"下有"者"字。

[2]《千金翼方》卷第十《伤寒下·少阴病状第二》无"自"。

[3]《金匮玉函经》、《千金翼方》卷第十《伤寒下·少阴病状第二》"脉"作"其脉"。

[4]《金匮玉函经》"脉紧反去者"作"脉紧去",《千金翼方》卷第十《伤寒下·少阴病状第二》作"其脉紧反去"。

[5]《金匮玉函经》、《千金翼方》卷第十《伤寒下·少阴病状第二》"为欲解也"作"此为欲解"。

[6] 康平本此条低两格书写。

少阴病,下利,若利自 [1] 止,恶寒而踡卧 [2],手足温者,可治 [3][4]。[288]

【校注】

[1]《千金翼方》卷第十《伤寒下·少阴病状第二》、《脉经》7.18.19 无"自"。

[2]《金匮玉函经》、《千金翼方》卷第十《伤寒下·少阴病状第二》、《脉经》7.18.19 无"卧"。

[3]《太平圣惠方》卷第八《辩少阴病形证》此条作"少阴病，下利止，恶寒而踡，手足温者，可治也，宜建中汤"。

[4] 康平本此条低两格书写。

少阴病，恶寒而踡，时 [1] 自烦，欲去衣被者 [2]，可治 [3][4][5]。[289]

【校注】

[1]《脉经》7.18.20 "时"作"时时"。

[2]《千金翼方》卷第十《伤寒下·少阴病状第二》"欲去衣被者"作"欲去其衣被"，《脉经》7.18.20 作"欲去其衣被者"。

[3]《千金翼方》卷第十《伤寒下·少阴病状第二》"可治"作"不可治"。

[4]《太平圣惠方》卷第八《辩少阴病形证》此条作"少阴病，恶寒而踡，时时自烦，不欲厚衣，宜大柴胡汤"。

[5] 康平本自"少阴病，恶寒而踡"至"可治"低两格书写。

少阴中风，脉 [1] 阳微阴浮者 [2]，为欲愈 [3]。[290]

【校注】

[1]《千金翼方》卷第十《伤寒下·少阴病状第二》"脉"作"其脉"。

[2]《金匮玉函经》、《千金翼方》卷第十《伤寒下·少阴病状第二》无"者"。

[3] 康平本此条低两格书写。

少阴病欲解时，从子至寅上 [1][2]。[291]

【校注】

[1]《金匮玉函经》、《千金翼方》卷第十《伤寒下·少阴病状第二》"从子至寅上"作"从子尽寅"。

[2]康平本此条低两格书写。

少阴病，吐利[1]，手足不逆冷[2]，反发热者[3]，不死。脉不至[4]者（至一作足），灸[5]少阴七壮[6][7][8]。[292]

【校注】

[1]《千金翼方》卷第十《伤寒下·少阴病状第二》、《脉经》7.11.3"吐利"作"其人吐利"。

[2]《千金翼方》卷第十《伤寒下·少阴病状第二》、《脉经》7.11.3无"冷"。

[3]《千金翼方》卷第十《伤寒下·少阴病状第二》、《脉经》7.11.3无"者"。

[4]《千金翼方》卷第十《伤寒下·少阴病状第二》"至"作"足"。

[5]《千金翼方》卷第十《伤寒下·少阴病状第二》、《脉经》7.11.3"灸"作"灸其"。

[6]《太平圣惠方》卷第八《辩少阴病形证》此条作"少阴病，其人吐利，手足不逆，及发热者，宜葛根半夏汤"。"及"盖"反"之误。《辩可灸形证》自"少阴病"至"灸少阴七壮"作"少阴病，吐利，手足逆而发热，脉不足者，灸其少阴"。

[7]《千金翼方》卷第十《伤寒下·伤寒宜忌第四·宜灸第十一》自"少阴病"至"灸少阴七壮"作"少阴病，吐利，手足逆，而脉不足，灸其少阴七壮"。

[8]康平本此条低两格书写。

少阴病，八九日，一身手足尽热者[1]，以[2]热在膀胱，必便血也[3][4][5]。[293]

【校注】

[1]《千金翼方》卷第十《伤寒下·少阴病状第二》"一身手足尽热者"作"而一身手足尽热"。

[2]《千金翼方》卷第十《伤寒下·少阴病状第二》无"以"。

[3]《千金翼方》卷第十《伤寒下·少阴病状第二》无"也"。

[4]《太平圣惠方》卷第八《辨少阴病形证》此条作"少阴病，而一身手足尽热，热在膀胱，必便血也，宜黄芩汤"。

[5] 康平本此条低两格书写。

少阴病，但厥无汗，而[1]强发之，必动其[2]血，未知从何道出[3]，或从口鼻，或从目[4]出者[5][6]，是名[7]下厥上竭，为难治[8]。[294]

【校注】

[1]《千金翼方》卷第十《伤寒下·少阴病状第二》无"而"。

[2]《千金翼方》卷第十《伤寒下·少阴病状第二》无"其"。

[3] 桂林本《辨少阴病脉证并治》"出"上有"而"。

[4] 桂林本《辨少阴病脉证并治》"目"作"耳"。

[5]《金匮玉函经》、成本无"者"。

[6]《千金翼方》卷第十《伤寒下·少阴病状第二》"或从口鼻，或从目出者"作"或从口鼻目出"。

[7]《千金翼方》卷第十《伤寒下·少阴病状第二》"名"作"为"。

[8] 康平本此条低两格书写。

少阴病，恶寒、身[1]蜷而利，手足逆冷[2]者，不治[3][4]。[295]

【校注】

[1]《千金翼方》卷第十《伤寒下·少阴病状第二》、《脉经》7.18.13无"身"。

[2]《千金翼方》卷第十《伤寒下·少阴病状第二》、《脉经》7.18.13无"冷"。

[3]《太平圣惠方》卷第八《伤寒热病不可治形候》作"伤寒病，恶寒、蜷

而利、手足逆者，不可治"。

[4] 康平本此条低两格书写。

少阴病，吐利[1]、躁烦[2]、四[3]逆者[4]，死[5]。[296]

【校注】

[1]《千金翼方》卷第十《伤寒下·少阴病状第二》、《脉经》7.18.15 "吐利"作"其人吐利"。

[2] 成本 "躁"作"燥"。《千金翼方》卷第十《伤寒下·少阴病状第二》无"烦"。《金匮玉函经》"躁烦"作"烦躁"。

[3]《千金翼方》卷第十《伤寒下·少阴病状第二》无"四"。

[4]《脉经》7.18.15 "躁烦、四逆者"作"躁逆者"。

[5] 康平本此条低两格书写。

少阴病，下利止而头[1]眩，时时自冒者，死[2]。[297]

【校注】

[1]《千金翼方》卷第十《伤寒下·少阴病状第二》、《脉经》7.18.14 无"头"。

[2] 康平本此条低两格书写。

少阴病，四逆，恶寒而身[1]踡，脉[2]不至，不烦而躁者[3]，死[4]。（一作吐利而躁逆者死）。[298]

【校注】

[1]《千金翼方》卷第十《伤寒下·少阴病状第二》、《脉经》7.18.16 无"身"。

[2]《千金翼方》卷第十《伤寒下·少阴病状第二》、《脉经》7.18.16 "脉"作"其脉"。

[3]《千金翼方》卷第十《伤寒下·少阴病状第二》、《脉经》7.18.16 "不烦而躁者"作"其人不烦而躁者"。

[4] 康平本此条低两格书写。

少阴病，六七日，息高者[1]，死[2][3]。[299]

【校注】

[1]《千金翼方》卷第十《伤寒下·少阴病状第二》"息高者"作"其息高者"，《脉经》7.18.17作"其人息高者"。

[2]《太平圣惠方》卷第八《伤寒热病不可治形候》此条作"伤寒，六七日，喘息高者，不可治"。

[3] 康平本此条低两格书写。

少阴病，脉微细沈，但欲卧，汗出不烦，自欲吐，至[1]五六日，自利，复烦躁[2]不得卧寐者，死[3][4]。[300]

【校注】

[1]《金匮玉函经》、《脉经》7.18.18无"至"。

[2]《千金翼方》卷第十《伤寒下·少阴病状第二》"躁"作"燥"。

[3]《太平圣惠方》卷第八《伤寒热病不可治形候》作"伤寒五六日，脉微细沉，但欲卧，汗出不烦，时自吐、利，复烦躁不得卧寐者，不可治"。

[4] 康平本此条低两格书写。

少阴病，始得之，反发热脉沈[1]者，麻黄细辛附子汤[2]主之[3][4]。方一。[301]

【校注】

[1] 康平本"沈"作"沉"。《千金翼方》卷第十《伤寒下·少阴病状第二》"脉沈"作"脉反沈"。

[2]《金匮玉函经》、桂林本《辨少阴病脉证并治》"麻黄细辛附子汤"作"麻黄附子细辛汤"。

[3]《太平圣惠方》卷第八《辨少阴病形证》此条作"少阴病，始得之，其人发热，脉反沉者，宜麻黄附子汤"。

[4]《千金翼方》卷第十《伤寒下·少阴病状第二》"麻黄细辛附子汤主之"下有一阴文"方"字。

麻黄二两，去节　　　　细辛二两　　　　附子一枚，炮，去皮，破八片 [1][2]

右三味，以水一斗，先煮麻黄，减二升，去上沫，内诸 [3] 药，煮取三升，去滓，温服一升，日三服 [4][5]。

【校注】

[1]《金匮玉函经》"麻黄细辛附子汤"方作"麻黄二两；附子一枚，去皮，破作八片，炮；细辛二两"。

[2]《千金翼方》卷第十《伤寒下·少阴病状第二》"麻黄细辛附子汤"方作"麻黄贰两，去节；细辛贰两；附子壹枚，炮，去皮，破八片"。

[3] 成本无"诸"。

[4]《金匮玉函经》无"日三服"。

[5]《千金翼方》卷第十《伤寒下·少阴病状第二》"麻黄细辛附子汤"煎服法作"右叁味，以水贰斗，先煮麻黄，减壹升，去上沫，内诸药，煮取三升，去滓，温服一升"。

少阴病，得之二三日，麻黄附子甘草 [1] 汤微发汗。以二三日无 [里] [2] 证，故微发汗也 [3][4]。方二。[302]

【校注】

[1] 康平本"甘草"作"甘中"。

[2] 康平本、《金匮玉函经》、成本、桂林本《辨少阴病脉证并治》均有"里"字，据补。

[3]《金匮玉函经》、《千金翼方》卷第十《伤寒下·少阴病状第二》无"也"。《千金翼方》卷第十《伤寒下·少阴病状第二》"故微发汗也"句下有一"方"字。

[4] 康平本作"以二三日无里证，故微发汗也"，为小字夹注，句首有加圆圈的"注"。

麻黄二两，去节　　　　甘草 [1] 二两，炙　　　　附子一枚，炮，去皮，破八片 [2][3][4]

右三味，以水七升，先煮麻黄一两沸 [5]，去上沫，内诸药，煮取三升 [6]，去滓，温服一升 [7]，日三服 [8][9]。

【校注】

[1] 康平本"甘草"作"甘中"。

[2] 成本无"破八片"。

[3]《金匮玉函经》"麻黄附子甘草汤"方作"麻黄二两；附子一枚，炮，去皮，破八片；甘草二两，炙"。

[4]《千金翼方》卷第十《伤寒下·少阴病状第二》"麻黄附子甘草汤"方作"麻黄二两，去节；附子一枚，泡，去皮，破八片；甘草二两，炙"。

[5]《金匮玉函经》、《千金翼方》卷第十《伤寒下·少阴病状第二》"一两沸"作"一二沸"。

[6]《金匮玉函经》、《千金翼方》卷第十《伤寒下·少阴病状第二》"三升"作"二升半"。

[7]《金匮玉函经》、《千金翼方》卷第十《伤寒下·少阴病状第二》"一升"作"八合"。

[8]《金匮玉函经》、《千金翼方》卷第十《伤寒下·少阴病状第二》无"日三服"。

[9]《太平圣惠方》卷第八《伤寒三阴三阳应用汤散诸方》"麻黄附子甘草汤"作"麻黄附子汤"，方药及煎服法作"麻黄二两，去根节；附子一两，炮裂，去皮脐；甘草半两，炙微赤，剉。右件药，捣筛为散，每服四钱，以水一中盏，入生姜半分，枣三枚，煎至五分，去滓，不计时候，热服"。

少阴病，得之二三日以 [1] 上 [2]，心中烦，不得卧 [3]，黄连阿胶汤主之 [4]。方三。[303]

【校注】

[1]《金匮玉函经》、《外台秘要方》1-21b 引《千金翼》"以"作"已"。

[2] 康治本无"得之二三日以上"七字。

[3] 康治本、康平本"不得卧"作"不得眠者"。《千金翼方》卷第十《伤寒下·少阴病状第二》、桂林本《辨少阴病脉证并治》"不得卧"作"不得卧者"。

[4]《千金翼方》卷第十《伤寒下·少阴病状第二》"黄连阿胶汤主之"下有

一阴文"方"字。

黄连四两　　　黄芩二两^[1]　　　　芍药二两

鸡子黄二枚　　阿胶三两^[2]。一云三梃^[3]

右五味，以水六升^[4]，先煮三物^[5]，取二升，去滓，内胶烊尽，小冷^[6]，内鸡子黄，搅令相得，温服七合。日三服^[7]。

【校注】

[1]《金匮玉函经》、《千金翼方》卷第十《伤寒下·少阴病状第二》、成本"二两"作"一两"。

[2]《千金翼方》卷第十《伤寒下·少阴病状第二》"三两"作"三梃"。

[3] 按，"梃"，原本作"挺"。俗书"扌"旁、"木"旁相混，此据文意录正。梃，竿状物的计量单位，相当于"支"。《说文·木部》："梃，一枚也。"康治本、《千金翼方》卷第十《伤寒下·少阴病状第二》、《金匮玉函经》、成本无"一云三梃"。康平本"一云三梃"为旁注。

[4] 成本"六升"作"五升"。

[5]《千金翼方》卷第十《伤寒下·少阴病状第二》"三物"作"三味"。

[6]《千金翼方》卷第十《伤寒下·少阴病状第二》无"小冷"。

[7]《外台秘要方》1-21b引《千金翼》"黄连阿胶汤"方及煎服法作"黄连四两；黄芩一两；鸡子中黄二枚；芍药二两；阿胶三两，炙（一云三片）。右五味，切，以水六升，先煮三味，取二升，去滓，内胶煮烊尽，小冷，内鸡子黄，搅令相得，温服七合。日三服"。

少阴病，得之^[1]一二日^[2]，口中和，其背恶寒者^[3]，当^[4]灸之^{[5][6]}，附子汤主之^[7]。方四。[304]

【校注】

[1]《千金翼方》卷第十《伤寒下·伤寒宜忌第四·宜灸第十一》无"得之"。

[2] 康治本无"得之一二日"。

[3]《千金翼方》卷第十《伤寒下·伤寒宜忌第四·宜灸第十一》无"者"。

[4]《千金翼方》卷第十《伤寒下·伤寒宜忌第四·宜灸第十一》"当"作"宜"。

[5]《太平圣惠方》卷第八《辨可灸形证》自"少阴病"至"当灸之"作"少阴病,其人虽里和,其病恶寒者,宜灸之"。

[6] 康治本、康平本无"当灸之"。

[7]《外台秘要方》1-21a 引《千金翼》"附子汤主之"作"服附子汤"。

附子二枚,炮,去皮,破八片[1]　　茯苓三两　　　人参二两
白术四两[2]　　　　　　　芍药三两[3]
右五味,以水八升,煮取三升,去滓,温服[4]一升[5],日三服[6][7]。

【校注】

[1] 成本作"破八片,去皮",无"炮"。

[2] 康治本"四两"作"三两"。

[3] 康治本"附子汤"方作"附子二枚,炮,去皮,破八片;白术三两;茯苓三两;芍药三两;人参二两"。

[4] 康平本无"温服"。盖脱。

[5] 康治本"一升"作"八合"。

[6]《千金翼方》卷第十《伤寒下·少阴病状第二》"温服一升。日三服"作"分温三服"。

[7]《外台秘要方》1-21a 引《千金翼》"附子汤"方及煎服法作"大附子二枚,炮;茯苓,芍药各三两;人参二两;白术四两。右五味,切,以水八升,煮取三升,温服一升。日三服"。

少阴病,身体痛,手足寒,骨节痛,脉沈[1]者,附子汤主之[2][3]。五。(用前第四方)[305]

【校注】

[1] 康治本、康平本、《金匮玉函经》"沈"作"沉"。《金匮玉函经》下有"一作微"三字夹注。

[2]《千金翼方》卷第十《伤寒下·少阴病状第二》"附子汤主之"下有一

"方"字。

[3]《太平圣惠方》卷第八《辩少阴病形证》此条作"少阴病，身体痛，手足寒，脉沉者，宜四逆汤"。

少阴病，下利便脓血者[1]，桃花汤主之[2]。方六。[306]

【校注】

[1]《金匮玉函经》、《千金翼方》卷第十《伤寒下·少阴病状第二》无"者"。

[2]《太平圣惠方》卷第八《辩少阴病形证》此条作"少阴病，下利便脓血者，宜桃花汤"。

赤石脂一斤[1]，一半全用[2]，一半筛[3]末[4]　　　　干姜一两　　　粳米一升[5]

右三味，以水七升，煮米令熟[6]，去滓，温服[7]七合，内赤石脂末方寸匕[8][9][10]，日三服[11]。若一服愈[12]，余勿服[13][14]。

【校注】

[1]《金匮玉函经》"斤"作"觔"。

[2]《千金翼方》卷第十《伤寒下·少阴病状第二》"全用"作"完"。

[3]《千金翼方》卷第十《伤寒下·少阴病状第二》无"筛"。

[4]康平本"一半全用，一半筛末"为旁注。

[5]成本"一升"作"一斤"。

[6]康治本、《千金翼方》卷第十《伤寒下·少阴病状第二》"煮米令熟"作"煮米熟汤成"。

[7]《千金翼方》卷第十《伤寒下·少阴病状第二》"服"作"取"。

[8]《千金翼方》卷第十《伤寒下·少阴病状第二》"方寸匕"作"一方寸匕"。桂林本《辩少阴病脉证并治》"匕"作"匙"。

[9]康治本"温服七合，内赤石脂末方寸匕"作"内赤石脂末，温服七合"。

[10]康平本"温服七合"为"内赤石脂末方寸匕"旁注。

[11]《千金翼方》卷第十《伤寒下·少阴病状第二》无"日三服"。

[12]《千金翼方》卷第十《伤寒下·少阴病状第二》"若一服愈"作"一

服止"。

[13] 康治本无"若一服愈，馀勿服"。康平本"若一服愈，馀勿服"为小字夹注，句首有加圆圈的"注"。

[14]《太平圣惠方》卷第八《伤寒三阴三阳应用汤散诸方》"桃花汤"方药及煎服法作"桃花石一两，捣碎，微炒；干姜半两，炮裂，判；粳米半合。右件药，以水二大盏，煎至一大盏，去滓，分为二服，合前服之"。

少阴病，二三日至四五日，腹痛，小便不利，下利不止，便脓血者[1]，桃花汤主之[2]。七。（用前第六方）[307]

【校注】

[1]《金匮玉函经》"便脓血者"作"而便脓血"。

[2]《千金翼方》卷第十《伤寒下·少阴病状第二》"桃花汤主之"作"以桃花汤主之"，下有一"方"字。

少阴病，下利便脓血者，可[1]刺[2][3]。[308]

【校注】

[1]《千金翼方》卷第十《伤寒下·伤寒宜忌第四·宜刺第十三》"可"作"宜"。

[2] 桂林本《辨少阴病脉证并治》"可刺"作"可刺足阳明"。

[3] 康平本此条低一格书写。

少阴病，吐利，手足逆冷[1]，烦躁欲死者，吴茱萸汤主之[2][3]。方八。[309]

【校注】

[1]《金匮玉函经》"手足逆冷"上有"而"。《千金翼方》卷第十《伤寒下·少阴病状第二》无"冷"。

[2]《太平圣惠方》卷第八《辨少阴病形证》此条作"少阴病，其人吐利，手足逆，烦躁者，宜吴茱萸汤"。

[3]《千金翼方》卷第十《伤寒下·少阴病状第二》"吴茱萸汤主之"下有

"方见阳明门"夹注。

吴茱萸一升　　　　　　人参二两　　　　　　生姜六两，切[1]

大枣十二枚，擘[2]

右四味，以水七升，煮取二升，去滓，温服七合，日三服[3]。

【校注】

[1] 康治本无"切"。

[2] 康治本"吴茱萸汤"方作"吴茱萸一升；人参二两；大枣十二枚，擘；生姜六两"。

[3]《太平圣惠方》卷第八《伤寒三阴三阳应用汤散诸方》"吴茱萸汤"方及煎服法作"吴茱萸一两，汤浸七遍，焙干，微炒；人参二两，去芦头。右件药，捣筛为散，每服三钱，以水一中盏，入生姜半分，枣三枚，煎至五分，去滓，不计时候，热服"。

少阴病，下利[1]，咽痛，胸满，心烦[2]，猪肤汤主之[3][4]。方九。[310]

【校注】

[1] 成本"利"作"痢"。

[2] 康平本、成本、桂林本《辨少阴病脉证并治》"心烦"作"心烦者"。

[3]《太平圣惠方》卷第八《辨少阴病形证》此条作"少阴病，下利，咽痛，胸满，心烦，宜猪苓汤"。"猪苓汤"疑"猪肤汤"之误。

[4]《千金翼方》卷第十《伤寒下·少阴病状第二》"猪肤汤主之"下有一"方"字。

猪肤一斤[1]

右一味[2]，以水一斗，煮取五升，去滓，加白蜜一升，白粉[3]五合（熬香[4]），和令[5]相得，温分[6]六服[7]。

【校注】

[1]《金匮玉函经》"斤"作"觔"。

[2]《金匮玉函经》无"一味"。

[3] 桂林本《辨少阴病脉证并治》下有括注："白粉即米粉"。

[4] 康平本、《金匮玉函经》、成本、桂林本《辨少阴病脉证并治》"熬香"为正文。

[5]《金匮玉函经》、成本无"令"。

[6] 桂林本《辨少阴病脉证并治》"温分"作"分温"。

[7]《千金翼方》卷第十《伤寒下·少阴病状第二》"猪肤汤"煎服法作"右壹味，以水壹斗，煮取五升，去滓，内白蜜壹升，白粉五合，熬香，和令相得，温分六服"。

少阴病，二三日[1]，咽[2]痛者，可与甘草[3]汤[4]；不差[5]，与桔梗汤[6][7][8]。十。[311]

【校注】

[1] 康治本无"二三日"。

[2] 桂林本《辨少阴病脉证并治》"咽"作"咽中"。

[3] 康平本"甘草"作"甘艸"。

[4] 康治本"可与甘草汤"作"甘草汤主之"。

[5]《金匮玉函经》、成本"不差"作"不差者"。

[6] 康治本无"不差，与桔梗汤"及"桔梗汤"方药、煎服法。

[7]《太平圣惠方》卷第八《辨少阴病形证》此条作"少阴病，咽痛者，宜甘草桔梗汤"。

[8]《千金翼方》卷第十《伤寒下·少阴病状第二》"与桔梗汤"作"可与桔梗汤"，下有一阴文"方"字。

甘草汤方
甘草[1]二两[2]
右一味，以水三升，煮取一升半[3]，去滓，温服七合，日二服[4][5]。

【校注】

[1] 康平本"甘草"作"甘艸"。

[2]《千金翼方》卷第十《伤寒下·少阴病状第二》无"二两"。

[3] 康治本"一升半"作"一升二合"。

[4] 康治本、康平本"日二服"作"日三服"。

[5]《千金翼方》卷第十《伤寒下·少阴病状第二》"甘草汤"煎服法作"右壹味，以水叁升，煮取壹升半，去滓，温服七合。日再服"。

桔梗汤方

桔梗一两[1]　　　　　　　　甘草[2] 二两

右二味，以水三升，煮取一升，去滓，温分[3] 再服[4][5]。

【校注】

[1]《千金翼方》卷第十《伤寒下·少阴病状第二》"一两"作"一大枚"。

[2] 康平本"甘草"作"甘中"。

[3]《金匮玉函经》、成本"温分"作"分温"。

[4]《太平圣惠方》卷第八《伤寒三阴三阳应用汤散诸方》"桔梗汤"作"甘草桔梗汤"，方药及煎服法作"甘草半两，炙微赤，剉；桔梗一两，去芦头。右件药，捣筛为散，每服五钱，以水一中盏，煎至五分，去滓，不计时候温服"。

[5]《千金翼方》卷第十《伤寒下·少阴病状第二》"桔梗汤"煎服法作"右贰味，以水叁升，煮取壹升，去滓，分温再服"。

少阴病，咽中伤，生疮[1]，不能语言，声不出者[2]，苦酒汤主之[3][4]。方十一。[312]

【校注】

[1] 桂林本《辨少阴病脉证并治》"生疮"下有"痛引喉旁"。

[2]《千金翼方》卷第十《伤寒下·少阴病状第二》无"者"。

[3]《千金翼方》卷第十《伤寒下·少阴病状第二》"苦酒汤主之"下有一"方"字。

[4] 康平本此条低一格书写。

半夏洗，破如枣核[1]，十四枚　　　　鸡子一枚，去黄，内上苦酒，著鸡子壳中[2][3]

右二味[4]，内半夏著苦酒中[5]，以鸡子壳置刀环中，安火上，令[6] 三沸，去滓，少少含嚥之[7]。不差，更作三剂[8][9]。

【校注】

[1] 成本"破如枣核"作"破如枣核大"。

[2]《金匮玉函经》"苦酒汤"方作"鸡子一枚，去黄，内苦酒于壳中；半夏洗，破如枣核大，十四枚，内苦酒中"。

[3]《千金翼方》卷第十《伤寒下·少阴病状第二》"苦酒汤"方作"鸡子壹枚，去黄，内好上苦酒于壳中；半夏洗，破如枣核，十四枚"。

[4]《金匮玉函经》无"二味"。

[5]《金匮玉函经》"内半夏著苦酒中"作"内苦酒中"，在方中药物的夹注下。

[6]《金匮玉函经》无"令"。

[7]《金匮玉函经》"少少"作"细"。《千金翼方》卷第十《伤寒下·少阴病状第二》"嚥"作"含"。

[8]《金匮玉函经》无"三剂"。

[9]《千金翼方》卷第十《伤寒下·少阴病状第二》"苦酒汤"煎服法作"右贰味，内半夏著苦酒中，以鸡子壳置刀环中，安火上，令三沸，去滓，少少含嚥之。不差，更作三剂，愈"。

少阴病，咽中痛[1]，半夏散及汤主之[2][3]。方十二。[313]

【校注】

[1]《外台秘要方》2-10b 引《仲景伤寒论》"咽中痛"作"咽喉痛者"，桂林本《辨少阴病脉证并治》下有"脉反浮者"。

[2]《千金翼方》卷第十《伤寒下·少阴病状第二》"半夏散及汤主之"作"半夏散及汤"，下有一"方"字。

[3] 康平本此条低一格书写。

半夏洗　　　　桂枝去皮[1]　　　　甘草[2]炙[3][4]

右[5]三味，等分[6]，各别捣筛，已[7]，合（治）[冶]之，白饮和服方寸匕[8]，日三服。若不能散服者[9]，以水一升，煎七沸，内散两方寸匕[10]，更煮[11]

三沸，下火，令小冷，少少嚥之。半夏有毒，不当散服 [12][13][14][15]。

【校注】

[1]《千金翼方》卷第十《伤寒下·少阴病状第二》无"去皮"。

[2] 康平本"甘草"作"甘中"。

[3] 成本"甘草炙"下有"以上各等分"。

[4]《金匮玉函经》"半夏散"方作"半夏、桂枝、甘草炙，各等分"。

[5] 成本"右"作"已上"。

[6]《金匮玉函经》、成本"等分"二字在方中。

[7]《金匮玉函经》无"已"。

[8] 桂林本《辨少阴病脉证并治》"匕"作"匙"。

[9]《金匮玉函经》无"者"。

[10]《金匮玉函经》"两方寸匕"作"一二方寸匕"。

[11]《金匮玉函经》"煮"作"煎"。

[12] 康平本"半夏有毒，不当散服"为小字夹注，句首有加圆圈的"注"。《金匮玉函经》、成本、桂林本《辨少阴病脉证并治》无"半夏有毒，不当散服"八字。

[13]《太平圣惠方》卷第八《伤寒三阴三阳应用汤散诸方》"半夏汤"方药及煎服法作"半夏一两，汤浸，洗七遍，去滑；桂心一两；甘草半两，炙微赤，剉。右件药，捣筛为散，每服五钱，以水一中盏，入生姜半分，枣三枚，煎至五分，去滓，不计时候，温服"。

[14]《千金翼方》卷第十《伤寒下·少阴病状第二》"半夏散及汤"煎服法作"右叁味，等分，各异捣，合（治）[治] 之，白饮和服方寸匕。日三服。若不能散服者，以水一升，煎七沸，内散两方寸匕，更煮三沸，下火，令小冷，少少嚥之。半夏有毒，不当散服"。

[15]《外台秘要方》2-10b 引《仲景伤寒论》"半夏散及汤"方及煎服法作"半夏，洗；甘草炙；桂心。右三味，等分，各捣筛毕，更合捣之，以白饮服方寸匕。日三服。若不能服散者，水一升，煮七沸，内散两匕，更煮三沸，下火，令小冷，少少含，细咽之。半夏有毒，不当散服之"。

少阴病，下利 [1]，白通汤主之 [2]。方十三。[314]

【校注】

[1] 康治本"下利"作"下利者"。

[2]《太平圣惠方》卷第八《辩少阴病形证》此条作"少阴病，下利，宜白通汤"。《千金翼方》卷第十《伤寒下·少阴病状第二》"白通汤主之"下有一"方"字。

葱白四茎　　　　干姜一两[1]　　　　附子一枚，生[2]，去皮，破八片[3][4]

右三味，以水三升，煮取一升[5]，去滓，分温再服[6][7]。

【校注】

[1] 康治本"一两"作"一两半"。

[2] 康治本、《金匮玉函经》、成本"生"作"生用"。

[3]《金匮玉函经》但作"破"，无"八片"。

[4]《千金翼方》卷第十《伤寒下·少阴病状第二》"白通汤"方作"附子壹枚，生，去皮，破捌片；干姜壹两；葱白四茎"。

[5] 康治本"一升"作"一升二合"。

[6]《太平圣惠方》卷第八《伤寒三阴三阳应用汤散诸方》"白通汤"方药及煎服法作"附子一两，炮裂，去皮脐；干姜一两，炮裂，剉。右件药，捣筛为散，每服四钱，以水一中盏，入葱白二茎，煎至五分，去滓，热服"。

[7]《千金翼方》卷第十《伤寒下·少阴病状第二》"白通汤"煎服法作"右叁味，以水叁升，煮取壹升，去滓，分温再服"。

少阴病，下利，脉微者[1]，与[2]白通汤，利不止，厥逆无脉，干呕[3]烦者，白通加猪胆汁汤主之[4]。服汤[5]，脉暴出者，死；微续者，生[6][7][8][9]。白通加猪胆汤[10]。方十四。（白通汤用上方）[315]

【校注】

[1]《金匮玉函经》、《千金翼方》卷第十《伤寒下·少阴病状第二》无"者"。

[2]《金匮玉函经》、《千金翼方》卷第十《伤寒下·少阴病状第二》"与"作"服"。

[3]《千金翼方》卷第十《伤寒下·少阴病状第二》无"呕"。

[4]《千金翼方》卷第十《伤寒下·少阴病状第二》下有一"方"字。

[5] 桂林本《辨少阴病脉证并治》"服汤"作"服汤后"。

[6]《千金翼方》卷第十《伤寒下·少阴病状第二》"服汤，脉暴出者，死；微续者，生"十一字在煎服法下。

[7] 康平本"服汤，脉暴出者，死；微续者，生"为小字夹注，句首有加圆圈的"注"。

[8]《太平圣惠方》卷第八《辨少阴病形证》此条作"少阴病，下利，服白通汤，止后，厥逆无脉，烦躁者，宜白通猪苓汤。其脉暴出者，死；微微续出者，生"。"猪苓"盖"猪胆"之误。

[9]《脉经》7.18.21 此条作"少阴病，下利，止，厥逆无脉，干烦，服汤药，其脉暴出者，死；微细者，生"。

[10] 康平本无"白通加猪胆汤"六字。

| 葱白四茎 | 干姜—两 | 附子一枚，生，去皮，破八片[1] |
| 人尿五合 | 猪胆汁—合 | |

右[2] 五味[3]，以水三升，煮[4]取[5]一升，去滓，内胆汁、人尿[6]，和令[7]相得，分温再服。若无胆[8]，亦可用[9][10]。

【校注】

[1]《金匮玉函经》无"去皮，破八片"。

[2] 成本"右"作"已上"。

[3]《金匮玉函经》无"五味"。成本"五味"作"三味"。

[4] 桂林本《辨少阴病脉证并治》"煮"作"先煮三物"。

[5]《金匮玉函经》无"取"，盖省。

[6]《金匮玉函经》、桂林本《辨少阴病脉证并治》"内胆汁、人尿"作"内人尿、胆汁"。

[7]《金匮玉函经》无"令"。

[8] 桂林本《辨少阴病脉证并治》"胆"作"胆汁"。

[9] 康平本"若无胆，亦可用"为小字夹注，句首有加圆圈的"注"。《金匮玉函经》"若无胆，亦可用"作"无胆亦可"。

[10]《千金翼方》卷第十《伤寒下·少阴病状第二》"白通加猪胆汁汤"方及煎服法作"猪胆汁一合，人尿五合。右贰味，内前汤中，和令相得，温分再服。若无胆，亦可用。服汤，脉暴出者，死；脉微续者，生"。

少阴病，二三日不已，至四五日 [1]，腹痛，小便不利，四肢沈 [2] 重疼痛 [3]，自下利者 [4]，此为有水气 [5][6]。其人 [7] 或咳，或小便利 [8]，或下利 [9]，或 [10] 呕者 [11]，真武汤 [12] 主之 [13][14]。方十五。[316]

【校注】

[1] 康治本无"二三日不已，至四五日"。

[2] 康平本"沈"作"沉"。

[3] 康平本"四肢沈重疼痛"下有"自下利"三字。

[4] 康治本无"者"。《金匮玉函经》、《千金翼方》卷第十《伤寒下·少阴病状第二》"自下利者"作"而利"，连上读。

[5] 康治本无"此为有水气"。

[6] 康平本作"自下利者，此为有水气也"，"此为有水气也"为"自下利"旁注。

[7] 康治本无"其人"。

[8]《金匮玉函经》、《外台秘要方》2-21b 引《仲景伤寒论》"或小便利"作"或小便自利"，《千金翼方》卷第十《伤寒下·少阴病状第二》作"或小便不利"。

[9] 康治本"或下利"作"或不下利"。

[10] 康治本无"或"。

[11]《千金翼方》卷第十《伤寒下·少阴病状第二》无"者"。

[12] "真武汤"，康治本同，康平本、《太平圣惠方》卷第八《辨少阴病形证》、《千金翼方》卷第十《伤寒下·少阴病状第二》作"玄武汤"。北方之神名"玄武"。

[13]《千金翼方》卷第十《伤寒下·少阴病状第二》"主之"下有一阴文"方"字。

[14]《太平圣惠方》卷第八《辩少阴病形证》此条作"少阴病，四肢心腹痛，小便不利，或咳或呕，此为有水气，宜玄武汤"。

茯苓三两　　　　　芍药三两　　　　　　白术二两[1]

生姜三两，切　　　附子一枚，炮，去皮，破八片[2][3]

右五味[4]，以水八升，煮取三升，去滓，温服七合，日三服[5]。若咳者，加五味子[6]半升、细辛一两、干姜一两[7]；若小便利者，去茯苓[8]；若下利者，去芍药，加干姜二两；若呕者，去附子，加生姜足前为[9]半斤[10][11][12][13]。

【校注】

[1] 康治本"二两"作"三两"。

[2] 康治本"真武汤"方作"白术三两；茯苓三两；芍药三两；生姜三两，切；附子一枚，炮，去皮，破八片"。

[3]《千金翼方》卷第十《伤寒下·少阴病状第二》"真武汤"名"玄武汤"，方作"茯苓、芍药、生姜切，各叁两；白术贰两；附子一枚，炮，去皮，破捌片"。

[4] 康平本"味"作上下结构。

[5] 成本"日三服"下有"后加减法"四字。

[6] 成本"五味子"作"五味"。

[7] 成本、桂林本《辨少阴病脉证并治》"细辛一两、干姜一两"作"细辛、干姜各一两"。

[8] 桂林本《辨少阴病脉证并治》"若小便利者，去茯苓"作"若小便不利者，加茯苓一两"。

[9] 成本、桂林本《辨少阴病脉证并治》"为"作"成"。

[10] 康治本无"若咳者，加五味子半升、细辛一两、干姜一两；若小便利者，去茯苓；若下利者，去芍药，加干姜二两；若呕者，去附子、加生姜足前为半斤"五十一字。

[11] 康平本自"若咳者"换行，至"加生姜足前为半斤"止，独立为一节。

[12]《千金翼方》卷第十《伤寒下·少阴病状第二》"玄武汤"煎服法作"右伍味，以水捌升，煮取叁升，去滓，温服柒合。咳者，加伍味子半升、细辛壹两、干姜壹两；小便自利者，去茯苓；下利者，去芍药，加干姜贰两；呕者，去附子、加生姜足前为半斤。利不止，便脓血者，宜桃花汤"。

[13]《外台秘要方》2-21b 引《仲景伤寒论》"真武汤"方及煎服法作"茯苓三两；白芍药三两；附子一枚，炮，去皮，破八片；白术三两；生姜三两，去

皮。右五味，以水八升，煮取三升，去滓，温服七合。日三。若咳者，加五味子半升、细辛一两、干姜一两；若小便利者，去茯苓；若下利者，去芍药，加干姜二两；呕者，去附子、加生姜足前成半斤"。

少阴病，下利清谷，里寒外热，手足厥逆，脉微欲绝，身反不恶寒[1]，其人面色[2]赤[3]，或腹痛，或干呕，或咽痛，或利止脉不出者[4]，通脉四逆[5]汤主之[6][7]。方十六。[317]

【校注】

[1]《千金翼方》卷第十《伤寒下·少阴病状第二》"不恶寒"作"恶寒"，疑脱"不"。

[2]《千金翼方》卷第十《伤寒下·少阴病状第二》无"色"。

[3] 康治本、《金匮玉函经》、成本"色赤"作"赤色"。

[4]《金匮玉函经》、《千金翼方》卷第十《伤寒下·少阴病状第二》"脉不出者"作"而脉不出"。

[5] 康平本"四逆"作"回逆"。

[6]《千金翼方》卷第十《伤寒下·少阴病状第二》"主之"下有一阴文"方"字。

[7]《太平圣惠方》卷第八《辩少阴病形证》此条作"少阴病，下利水谷，里寒外热，手足厥逆，脉微欲绝，身反恶寒，其人面赤，或腹痛，或干呕，或咽痛，或时利止，而脉不出者，宜四逆汤"。

甘草[1]二两，炙　　　　　　附子大者一枚，生用，去皮，破八片
干姜三两。强人可四两[2][3][4][5]。

右三味[6]，以水三升，煮取一升二合，去滓，分温再服。其脉即出者，愈。面色赤者，加葱九茎；腹中痛者，去葱，加芍药二两；呕者，加生姜二两；咽痛者，去芍药，加桔梗[7]一两；利止脉不出者，去桔梗，加人参二两。病皆与方相应者，乃服之[8][9][10][11][12][13]。

【校注】

[1] 康平本"甘草"作"甘艸"。

[2] 康治本无"强人可四两"。

[3]《金匮玉函经》"通脉四逆汤"方作"干姜三两，强人四两；甘草二两，炙；附子大者一枚，生用，破"。

[4]《千金翼方》卷第十《伤寒下·少阴病状第二》"通脉四逆汤"方作"甘草贰两，炙；附子大者壹枚，生，去皮，破捌片；干姜叁两，强人可肆两"。

[5] 桂林本《辨少阴病脉证并治》有"人参二两"。

[6] 桂林本《辨少阴病脉证并治》"三味"作"四味"。

[7] 康平本"桔梗"作"桔更"。

[8] 康平本"病皆与方相应者，乃服之"作"脉病皆与方相应者，乃服之"，为小字夹注，句首有加圆圈的"注"；成本作"脉病皆与方相应者，乃可服之"，为注文。桂林本《辨少阴病脉证并治》无"病皆与方相应者，乃服之"。

[9] 康治本无"其脉即出者，愈。面色赤者，加葱九茎；腹中痛者，去葱，加芍药二两；呕者，加生姜二两；咽痛者，去芍药、加桔梗一两；利止脉不出者，去桔梗、加人参二两。病皆与方相应者，乃服之"六十七字。

[10] 康平本自"其脉即出者"换行，至"乃服之"为一节，自为起迄。

[11]《金匮玉函经》无"面色赤者"至"乃服之"六十一字。

[12]《千金翼方》卷第十《伤寒下·少阴病状第二》"通脉四逆汤"煎服法作"右叁味，以水叁升，煮取壹升贰合，去滓，分温再服。其脉即出者，愈。面赤者，加葱白九茎；腹痛者，去葱，加芍药贰两；呕者，加生姜贰两；咽痛者，去芍药、加桔梗壹两；利止脉不出者，去桔梗、加人参贰两。病皆与方相应者，乃加减服之"。

[13]《千金要方》20-15b"通脉四逆汤"方主治及方药、煎服法作"通脉四逆汤：治吐利已断，汗出而厥，四肢拘急不解，脉微欲绝。方：大附子一枚，甘草一两半，干姜三两，强者四两。右三味，㕮咀，以水三升，煮取一升二合，分二服。脉出即愈。若面色赤者，加葱白九茎；腹中痛者，去葱，加芍药二两；呕逆，加生姜三两；咽痛，去芍药，加桔梗一两；利止，脉不出者，去桔梗，加人参二两。皆与方相应乃服之"。宋臣校云："仲景用通脉四逆加猪胆汁汤"。

少阴病，四逆[1]，其人或咳，或悸，或小便不利，或腹中痛，或泄[2]利下重者[3]，四逆[4]散主之[5]。方十七。[318]

【校注】

[1] 康平本"四逆"为"少阴病"旁注。

[2]《千金翼方》卷第十《伤寒下·少阴病状第二》、《外台秘要方》2-23a 引《千金翼》"泄"作"洩"。

[3]《千金翼方》卷第十《伤寒下·少阴病状第二》、《外台秘要方》2-23a 引《千金翼》无"者"。

[4] 康平本"四逆"作"回逆"。

[5]《千金翼方》卷第十《伤寒下·少阴病状第二》"主之"下有一"方"字。《外台秘要方》2-23a 引《千金翼》无"主之"。

甘草[1]炙　　　　枳实破，水渍，炙干　　　　柴胡
芍药[2]

右四味，各十分[3]，捣筛[4]，白饮和[5]服方寸匕，日三服。咳者，加五味[6]子、干姜各五分，并主下利[7]；悸者，加桂枝五分；小便不利者，加茯苓五分；腹中痛[8]者，加附子一枚，炮令坼[9]；泄利下重者，先以水五升煮薤白三升[10]，煮[11]取三升，去滓，以散三方寸匕内汤中，煮取一升半，分温再服[12][13][14][15]。

【校注】

[1] 康平本"甘草"作"甘中"。

[2]《金匮玉函经》"四逆散"方作"甘草，炙；柴胡；芍药；枳实，炙。各十分"。

[3] 康平本"各十分"作"各等分"。《金匮玉函经》"各十分"三字在方中。

[4]《金匮玉函经》"捣筛"作"为散"。

[5]《金匮玉函经》无"和"。

[6] 康平本"味"作上下结构。

[7] 成本"下利"作"下痢"。

[8]《金匮玉函经》"腹中痛"作"腹痛"。

[9] 康平本"坼"作折。俗书末笔加"、"与否甚随意，"折"盖"折"之俗省。"折"、"坼"古今字。《金匮玉函经》无"令坼"。成本"坼"作"拆"。

[10] 康平本"三升"作"三茎"。

[11]《金匮玉函经》无"煮"。

[12] 康平本自"咳者，加五味子、干姜各五分"至"分温再服"为一节，自为起迄。

[13]《千金翼方》卷第十《伤寒下·少阴病状第二》"四逆散"方及煎服法作"甘草炙，枳实炙，柴胡，芍药各拾分。右肆味，捣为散筛，白饮和服方寸匕。日叁服。咳者，加五味子、干姜各伍分，兼主利；悸者，加桂枝伍分；小便不利者，加茯苓伍分；腹中痛者，加附子壹枚，炮；洩利下重者，先以水伍升煮薤白三升，取三升，去滓，以散三方寸匕内汤中，煮取一升半，分温再服"。

[14] 桂林本《辨少阴病脉证并治》"四逆散"方及煎服法作"甘草二两，炙；附子大者一枚；干姜一两；人参二两。右四味，捣筛，白饮和服方寸匙。咳者，去人参，加五味子、干姜各五分，并主下利；悸者，加桂枝五分；小便不利者，加茯苓五分；泄利下重者，先以水五升，煮薤白三两，取三升，去滓，以散三方寸匕内汤中，煮取一升半，分温再服"。

[15]《外台秘要方》2-23a 引《千金翼》"四逆散"方及煎服法作"甘草十分，炙；枳实十分，炙；柴胡十分；芍药十分。右四味，捣细，筛，白饮和服方寸匕，日三服。嗽者，加五味子、干姜各五分，并主下利；胸中悸者，加桂心五分；小便不利者，加茯苓五分；腹中痛者，加附子一枚；洩利下重者，先以水五升煮薤二升，取三升，以散三方寸匕内汤中煮之，取一升半，分再服"。

少阴病，下[1]利六七日[2]，咳而呕，渴，心烦，不得眠者[3]，猪苓汤主之[4][5]。方十八。[319]

【校注】

[1]《千金翼方》卷第十《伤寒下·少阴病状第二》"下"作"不"，盖误。

[2] 康治本无"六七日"。

[3]《千金翼方》卷第十《伤寒下·少阴病状第二》无"者"。

[4]《太平圣惠方》卷第八《辨少阴病形证》此条作"少阴病，下利，咳而呕，烦，渴，不得眠卧，宜猪苓汤"。

[5]《千金翼方》卷第十《伤寒下·少阴病状第二》"猪苓汤主之"下有"方见阳明门"夹注。

猪苓_{去皮}[1]　　　　　茯苓　　　　　　阿胶

泽泻　　　　　　滑石各一两[2]

右五味，以水四升[3]，先煮四物，取二升[4]，去滓，内阿胶[5]烊尽，温服七合，日三服。

【校注】

[1] 康治本无"去皮"。

[2] 康治本"猪苓汤"方作"猪苓一两；泽泻一两；茯苓一两；阿胶一两；滑石一两"。

[3] 康治本"四升"作"六升"。

[4] 康治本"先煮四物，取二升"作"煮取二升"。

[5] 桂林本《辨少阴病脉证并治》"阿胶"作"胶"。

少阴病，得之二三日，口燥咽干者[1]，急下之，宜大承气汤[2][3][4]。方十九。[320]

【校注】

[1]《千金要方》卷第九《宜下第八》、《千金翼方》卷第十《伤寒下·少阴病状第二》无"者"。

[2]《千金要方》卷第九《宜下第八》、《千金翼方》卷第十《伤寒下·少阴病状第二》"大承气汤"作"承气汤"。

[3]《太平圣惠方》卷第八《辨少阴病形证》此条作"少阴病，口燥咽干，急下之，宜承气汤"。

[4] 康平本此条低一格书写。

枳实五枚，炙　　　　　厚朴半斤，去皮，炙　　　　　大黄四两，酒洗

芒消三合

右四味，以水一斗，先煮二味，取五升，去滓，内大黄，更煮，取二升，去滓，内芒消，更上火令一两沸，分温再服。一服得利，止后服[1]。

【校注】

[1] 康平本此条下未出"大承气汤"方药及煎服法。

少阴病，自[1]利[2]清水，色纯青[3]，心下必痛，口干燥者，可下之[4]，宜大承气汤[5][6]。二十。（用前第十九方。一法用大柴胡汤）[321]

【校注】

[1]《千金翼方》卷第十《伤寒下·少阴病状第二》无"自"。

[2]《金匮玉函经》"自利"作"下利"。

[3]《千金翼方》卷第十《伤寒下·少阴病状第二》"色纯青"作"色青者"。

[4]《金匮玉函经》、成本"可下之"作"急下之"。

[5]《千金翼方》卷第十《伤寒下·少阴病状第二》"大承气汤"作"承气汤"，下有夹注："一云大柴胡"。

[6]《太平圣惠方》卷第八《辩少阴病形证》此条作"少阴病，利清水，色青者，心下必痛，口干燥者，宜大柴胡汤"。

少阴病，六七日[1]，腹胀[2]，不大便者，急下之，宜大承气汤[3][4]。二十一。（用前第十九方）[322]

【校注】

[1]《千金要方》卷第九《宜下第八》"六七日"作"得之六七日"。

[2]《千金要方》卷第九《宜下第八》、《千金翼方》卷第十《伤寒下·少阴病状第二》"胀"作"满"。

[3] 康平本此条低两格书写。《千金要方》卷第九《宜下第八》、《千金翼方》卷第十《伤寒下·少阴病状第二》"大承气汤"作"承气汤"，《千金翼方》下有夹注："方见承气中"。

[4]《太平圣惠方》卷第八《辩少阴病形证》此条作"少阴病，其人腹满，不大便者，急下之，宜承气汤"。

少阴病，脉[1]沈[2]者，急[3]温之[4]，宜四逆[5]汤[6][7]。方二十二。[323]

【校注】

[1]《千金翼方》卷第十《伤寒下·少阴病状第二》"脉"作"其脉"。

[2] 康治本、康平本"沈"作"沉"。

[3]《千金翼方》卷第十《伤寒下·少阴病状第二》"急"作"当",《脉经》7.9.6作"急当"。

[4] 康治本无"急温之"。《千金翼方》卷第十《伤寒下·伤寒宜忌第四·宜温第七》"急温之"作"宜急温之",下有"下利欲食者,宜就温之"一条。就,立即。

[5] 康平本"四逆"作"回逆"。

[6]《太平圣惠方》卷第八《辩少阴病形证》此条作"少阴病,其脉沉者,急当温之,宜四逆汤"。

[7]《太平圣惠方》卷第八《辩可温形证》此条作"少阴病,其脉沈者,急当温之"。

甘草 [1] 二两,炙   干姜一两半 [2]   附子一枚,生用,去皮,破八片 [3]
右三味 [4],以水三升,煮取一升二合,去滓,分温再服。强人可大附子一枚、干姜三两 [5][6]。

【校注】

[1] 康平本"甘草"作"甘中"。

[2] 桂林本《辨少阴病脉证并治》"一两半"作"二两半"。

[3] 桂林本《辨少阴病脉证并治》下有"人参二两"。

[4] 桂林本《辨少阴病脉证并治》"三味"作"四味"。

[5] 康治本无"强人可大附子一枚、干姜三两"十二字。

[6] 康平本"强人可大附子一枚、干姜三两"换行,自为起迄。

少阴病,饮食入口则 [1] 吐 [2],心中温温 [3],欲吐复不能吐。始得之,手足寒 [4],脉弦迟者 [5],此胸中实,不可下也,当吐之 [6][7]。若膈上有寒饮,干呕者,不可吐也 [8],当 [9] 温之 [10],宜四逆 [11] 汤 [12][13][14][15]。二十三。(方依上法)[324]

【校注】

[1] 桂林本《辨少阴病脉证并治》"则"作"即"。

[2]《千金翼方》卷第十《伤寒下·少阴病状第二》、《脉经》7.9.5"饮食入口则吐"作"其人饮食入则吐"。

[3] 温温：同"蕴蕴"。蓄积不散的样子；堵塞的样子。《金匮玉函经》"温温"作"嗢（wà）嗢"，声同义通。桂林本《辨少阴病脉证并治》"心中温温"作"或心中温温"。

[4] 康平本"手足寒"下有"脉弦迟"三字。

[5]《千金翼方》卷第十《伤寒下·少阴病状第二》、《脉经》7.9.5无"者"。

[6]《千金翼方》卷第十《伤寒下·少阴病状第二》"当吐之"作"当遂吐之"。

[7] 康平本"脉弦迟者，此胸中实，不可下也，当吐之"作"脉弦迟，不可下也"，"脉弦迟者，此胸中实，当吐之"。其中"脉弦迟，不可下也"为正文，"脉弦迟者，此胸中实，当吐之"为"脉弦迟，不可下也"旁注。

[8]《金匮玉函经》、《千金翼方》卷第十《伤寒下·少阴病状第二》、《脉经》7.9.5无"也"。

[9]《金匮玉函经》"当"作"急"。

[10]《太平圣惠方》卷第八《辨可温形证》自"饮食入口则吐"至"当温之"作"其人饮食入则吐，手足寒，脉弦迟，此为中寒，不可吐下也，当宜温之"。

[11] 康平本"四逆"作"回逆"。

[12]《脉经》7.9.5自"少阴病"至"宜四逆汤"作"少阴病，饮食入口则吐，心中温温，欲吐复不能吐。始得之，手足寒，脉弦迟。若膈上有寒饮，干呕者，不可吐，当温之，宜四逆汤"。

[13]《千金翼方》卷第十《伤寒下·少阴病状第二》"宜四逆汤"下有"方见阳明门"夹注。

[14]《太平圣惠方》卷第八《辨少阴病形证》此条分为两条："少阴病，其人饮食则吐，心中温温，欲吐复不能吐，手足寒，脉弦迟，此胸中实，不可下也，当宜吐之，宜瓜蒂散"。"少阴病，若膈上有寒，欲干呕者，不可吐，当温之，宜四逆汤"。按，"欲干呕者"之"欲"疑"饮"之误，属上读。

[15]《千金翼方》卷第十《伤寒下·伤寒宜忌第四》有四条与此条内容相

关的条文：《忌吐第三》作"少阴病，其人饮食入则吐，心中温温，欲吐复不能吐。始得之，手足寒，脉弦迟。若膈上有寒饮，干呕，当温之"。《宜吐第四》作"少阴病，其人饮食入则吐，心中温温，欲吐复不能吐，宜吐之"。《忌下第五》作"少阴病，食入即吐，心中温温，欲吐复不能吐。始得之，手足寒，脉弦迟，此胸中实，忌下"。《宜温第七》作"少阴病，其人饮食入则吐，心中温温，欲吐复不能吐。始得之，手足寒，脉弦迟。若膈上有寒饮，干呕，宜温之"。

少阴病，下利，脉微涩 [1]，呕而汗出 [2]，必数更衣，反少者 [3]，当 [4] 温其上 [5]，灸之 [6][7]。（《脉经》云：灸厥阴可 [8] 五十壮。）[325]

【校注】

[1]《千金翼方》卷第十《伤寒下·少阴病状第二》、《千金翼方》卷第十《伤寒下·伤寒宜忌第四·宜灸第十一》、《脉经》7.9.10、7.11.4"脉微涩"下有"者"字。

[2]《千金翼方》卷第十《伤寒下·少阴病状第二》、《千金翼方》卷第十《伤寒下·伤寒宜忌第四·宜灸第十一》"呕而汗出"作"即呕，汗者"；《千金翼方》卷第十《伤寒下·伤寒宜忌第四·宜温第七》作"呕者"，以下径接"宜温之"三字；《脉经》7.9.10、7.11.4作"即呕，汗出"。

[3]《千金翼方》卷第十《伤寒下·少阴病状第二》、《脉经》7.9.10、《脉经》7.11.4无"者"。

[4]《千金翼方》卷第十《伤寒下·伤寒宜忌第四·宜灸第十一》"当"作"宜"。

[5] 康平本"当温其上"作"当温其背上"。

[6]《脉经》7.9.10"当温其上，灸之"作"当温之"。《千金翼方》卷第十《伤寒下·少阴病状第二》、《千金翼方》卷第十《伤寒下·伤寒宜忌第四·宜灸第十一》"灸之"下有"一云灸厥阴伍拾壮"夹注。

[7] 康平本此条顶格书写。

[8]《金匮玉函经》夹注所引《脉经》无"可"字。

辨厥阴病脉证并治^[1]第十二（厥利呕哕附^[2]。

（合一十九法，方一十六首）

伤寒病蚘厥，静而时烦，为藏寒，蚘上入膈，故烦，得食而呕，吐蚘者，乌梅丸主之。第一。（十味。前后有厥阴病四证，厥逆一十九证）

伤寒脉滑而厥，里有热，白虎汤主之。第二。（四味）

手足厥寒，脉细欲绝者，当归四逆汤主之。第三。（七味）

若内有寒者，宜当归四逆加吴茱萸生姜汤。第四。（九味）

大汗出，热不去，内拘急，四肢疼，下利厥逆，恶寒者，四逆汤主之。第五。（三味）

大汗若大下利而厥冷者，四逆汤主之。第六。（用前第五方）

病人手足厥冷，脉乍紧，心下满而烦，宜瓜蒂散。第七。（三味）

伤寒，厥而心下悸，宜先治水，当服茯苓甘草汤。第八。（四味）

伤寒六七日，大下后，寸脉沈迟，手足厥逆，麻黄升麻汤主之。第九。（十四味。下有欲自利一证）

伤寒本自寒，下医复吐下之，若食入口即吐，干姜黄芩黄连人参汤主之。第十。（四味。下有下利一十病证）

下利清谷，里寒外热，汗出而厥者，通脉四逆汤主之。第十一。（三味）

热利下重者，白头翁汤主之。第十二。（四味）

下利腹胀满、身疼痛者，先温里，乃攻表。温里，宜四逆汤；攻表，宜桂枝汤。第十三。（四逆汤用前第五方。桂枝汤，五味）

下利，欲饮水者，以有热也，白头翁汤主之。第十四。（用前第十二方）

下利，谵语者，有燥屎也，宜小承气汤。第十五。（三味）

下利后，更烦，按之心下濡者，虚烦也，宜栀子豉汤。第十六。（二味）

呕而脉弱，小便利，身有微热，见厥者，难治，四逆汤主之。第十七。（用前第五方。前有呕脓一证）

干呕，吐涎沫，头痛者，吴茱萸汤主之。第十八。（四味）

呕而发热者，小柴胡汤主之。第十九。（七味。下有哕二证）

【校注】

[1]《金匮玉函经》作"辨厥阴病形证治"。康平本作"辨厥阴病"。《太平圣惠方》卷第八《辨厥阴病形证》作"辨厥阴病形证"。

[2]《金匮玉函经·辨厥阴病形证治第九》此篇全部条文共4条，即326至329条。其后之条文为《辨厥利呕哕病形脉证并治第十》，乃讨论厥、利、呕、哕四种杂病之形脉证治，不是厥阴病的内容。

厥阴之为病，消渴[1]，气上撞[2]心[3]，心中疼热，饥而[4]不欲食，食则吐蚘[5][6]。下之，利不止[7]。[326]

【校注】

[1] 康平本"消渴"为"厥阴之为病"旁注。

[2]《脉经》8.7.1"撞"作"冲"。

[3]《千金翼方》卷第十《伤寒下·厥阴病状第三》无"心"。

[4]《金匮玉函经》无"而"。

[5]《金匮玉函经》、《千金翼方》卷第十《伤寒下·厥阴病状第三》"食则吐蚘"作"甚者食则吐蚘"。康治本、《脉经》8.7.1无"蚘"。

[6] 康平本重"吐"字，作"食则吐。吐蚘"五字。其中，"食则吐"为大字正文，"吐蚘"为"吐"之旁注。

[7]《金匮玉函经》、《千金翼方》卷第十《伤寒下·厥阴病状第三》、《脉经》8.7.1"利不止"作"不肯止"。

厥阴中风，脉[1]微浮，为欲愈；不浮，为未愈[2][3]。[327]

【校注】

[1]《金匮玉函经》、《千金翼方》卷第十《伤寒下·厥阴病状第三》"脉"作"其脉"。

[2]《太平圣惠方》卷第八《辨厥阴病形证》此条作"伤寒六日，厥阴受病，其脉微浮，为欲愈；不浮，为未愈也。宜建中汤"。

[3] 康平本此条低两格书写。

厥阴病欲解时，从丑至卯上 [1][2]。[328]

【校注】

[1]《金匮玉函经》《千金翼方》卷第十《伤寒下·厥阴病状第三》"从丑至卯上"作"从丑尽卯"。

[2] 康平本此条低两格书写。

厥阴病 [1]，渴欲饮水者 [2]，少少与之，愈 [3][4][5][6]。[329]

【校注】

[1]《千金翼方》卷第十《伤寒下·伤寒宜忌第四·宜水第十五》无"病"。

[2]《千金翼方》卷第十《伤寒下·伤寒宜忌第四·宜水第十五》无"者"。

[3]《金匮玉函经》"愈"作"即愈"。

[4]《千金翼方》卷第十《伤寒下·厥阴病状第三》《千金翼方》卷第十《伤寒下·伤寒宜忌第四·宜水第十五》"少少与之，愈"作"与水饮之即愈"。

[5]《太平圣惠方》卷第八《辨厥阴病形证》此条作"伤寒六日，厥阴病，渴欲饮水者，宜猪苓汤"，下有"伤寒六日，烦满而囊缩，此则毒气在脏，可下而愈，宜小承气汤"一节。

[6] 康平本此条低两格书写。

诸四 [1] 逆厥者 [2]，不可下之 [3]。虚家亦然 [4][5]。[330]

【校注】

[1] 四：谓四肢。

[2]《千金翼方》卷第十《伤寒下·伤寒宜忌第四·忌下第五》"诸四逆厥者"作"凡四逆病厥者"。

[3]《千金翼方》卷第十《伤寒下·伤寒宜忌第四·忌下第五》"不可下之"作"忌下"。

[4]《金匮玉函经》自 330 条以下，至 381 条，为《辨厥利呕哕病形证治第十》的内容。

[5] 康平本此条低两格书写。

伤寒，先厥后发热，而利者，必自[1]止；见厥，复利[2]。[331]

【校注】

[1]《千金翼方》卷第十《伤寒下·厥阴病状第三》无"自"。

[2] 康平本此条低两格书写。

伤寒，始发热六日，厥反九日而利[1]。凡厥、利者[2]，当不能食，今反能食者[3]，恐为除中（一云消中）。食以[4]索[5]饼，不[6]发热者，知胃气尚在，必愈。恐暴热来出[7]而复去也，后日[8]脉之，其热续在者[9]，期之旦日[10]夜半愈。所以然者，本发热六日，厥反九日，复发热三日，并前六日，亦为九日，与厥相应，故期之旦日夜半愈[11]。后三日脉之，而脉[12]数，其热不罢者[13]，此为热气有馀，必发痈脓也[14][15]。[332]

【校注】

[1]《千金翼方》卷第十《伤寒下·厥阴病状第三》"利"作"下利"。

[2]《千金翼方》卷第十《伤寒下·厥阴病状第三》"凡厥、利者"作"厥、利"。

[3]《金匮玉函经》、《千金翼方》卷第十《伤寒下·厥阴病状第三》无"者"。

[4]《千金翼方》卷第十《伤寒下·厥阴病状第三》"以"作"之"。

[5]《千金翼方》卷第十《伤寒下·厥阴病状第三》"索"作"黍"。桂林本《辨厥阴病脉证并治》"索"作"素"。

[6] 不：刘渡舟《伤寒论校注》："不"字恐衍。按，"不"疑"而"字之误。

[7] 来出：同义复用。来。

[8] 康平本、《金匮玉函经》、成本"日"作"三日"。

[9] 康平本"者"下空一字围。《金匮玉函经》、《千金翼方》卷第十《伤寒下·厥阴病状第三》无"者"。

[10] 旦日：明日。

[11]《金匮玉函经》无"所以然者，本发热六日，厥反九日，复发热三日，并前六日，亦为九日，与厥相应，故期之旦日夜半愈"三十八字。

[12]《金匮玉函经》无"脉"。《千金翼方》卷第十《伤寒下·厥阴病状第

三》无"而脉"。

[13]《金匮玉函经》、《千金翼方》卷第十《伤寒下·厥阴病状第三》无"者"。

[14]《金匮玉函经》、《千金翼方》卷第十《伤寒下·厥阴病状第三》无"也"。

[15] 康平本自"伤寒，始发热六日"至"必发痈脓也"低两格书写。

伤寒，脉迟，六七日[1]，而反与黄芩汤彻[2]其热。脉迟为寒，今[3]与黄芩汤复除其热，腹中应[4]冷，当不能食[5]。今反能食，此名[6]除中，必死[7]。[333]

【校注】

[1] 桂林本《辨厥阴病脉证并治》"脉迟六七日"作"六七日脉迟"。

[2] 彻：除。

[3]《金匮玉函经》"今"作"而"。《千金翼方》卷第十《伤寒下·厥阴病状第三》无"今"。

[4]《千金翼方》卷第十《伤寒下·厥阴病状第三》无"应"。

[5] 桂林本《辨厥阴病脉证并治》无"当不能食"。

[6]《金匮玉函经》、《千金翼方》卷第十《伤寒下·厥阴病状第三》"名"作"为"。

[7] 康平本此条低两格书写。

伤寒，先厥后[1]发热，下利必自止。而反汗出、咽中痛者[2]，其喉为痹。发热无汗，而利必自止；若不止[3]，必[4]便脓血。便脓血者，其喉不痹[5]。[334]

【校注】

[1]《千金翼方》卷第十《伤寒下·厥阴病状第三》无"后"。

[2]《千金翼方》卷第十《伤寒下·厥阴病状第三》"痛者"作"强痛"。

[3]《金匮玉函经》"若不止"作"不止者"。《千金翼方》卷第十《伤寒下·厥阴病状第三》无"若不止"。

[4]《千金翼方》卷第十《伤寒下·厥阴病状第三》无"必"。

[5] 康平本此条低两格书写。

伤寒，一二 [1] 日至四五日厥者 [2]，必发热，前热者，后必厥 [3]，厥深者，热亦深，厥微者，热亦微 [4]。厥应下之，而反发汗者 [5]，必口伤烂赤 [6]。[335]

【校注】

[1] 康平本"一二"作"二三"。

[2]《金匮玉函经》、成本"厥者"上有"而"。

[3] 本书卷七《辨不可发汗病脉证并治第十五》"前热者，后必厥"作"前厥者，后必热"。《千金翼方》卷第十《伤寒下·厥阴病状第三》、《脉经》卷七第一同。义长，当据改。

[4]《千金翼方》卷第十《伤寒下·厥阴病状第三》"厥深者热亦深，厥微者热亦微"作"厥深热亦深，厥微热亦微"。

[5]《金匮玉函经》"而反发汗者"作"而反发其汗"，《千金翼方》卷第十《伤寒下·厥阴病状第三》作"而发其汗者"。

[6] 康平本此条低两格书写。

伤寒病，厥五日，热亦五日，设六日当复厥，不厥者，自愈。厥终 [1] 不过五日，以热五日，故知自愈 [2]。[336]

【校注】

[1]《千金翼方》卷第十《伤寒下·厥阴病状第三》无"终"。

[2] 康平本此条低两格书写。

凡厥者，阴阳气不相顺接，便为厥。厥者，手足逆冷者 [1] 是也 [2][3][4][5]。[337]

【校注】

[1]《金匮玉函经》、成本、桂林本《辨厥阴病脉证并治》无"者"。

[2]《千金翼方》卷第十《伤寒下·厥阴病状第三》"手足逆冷者是也"作"手足逆者是"。

[3] 康平本"厥者，手足逆冷者是也"作"厥者，手足厥冷者是"，为小字夹注，句首有加圆圈的"注"。

[4] 康平本此条低一格书写。

[5]《金匮玉函经》此条在宋本336条前。

伤寒，脉微而厥，至七八日，肤冷，其人躁，无暂安时者 [1]，此为藏厥 [2]，非蚘厥也 [3]。蚘厥者，其人当吐蚘 [4]。令 [5] 病者静，而复时烦者 [6]，此为藏寒 [7]。蚘上入其 [8] 膈，故烦 [9][10]。须臾 [11] 复止，得食而呕，又 [12] 烦者，蚘闻食臭出 [13]。其人常 [14] 自吐蚘 [15]。蚘厥者，乌梅丸 [16] 主之 [17]。又主久利 [18][19][20]。方一。[338]

【校注】

[1]《千金翼方》卷第十《伤寒下·厥阴病状第三》"无暂安时者"作"无安时"。

[2] 康平本"此为藏厥"为下"非为蚘厥也"旁注。

[3] 康平本、成本"非蚘厥也"作"非为蚘厥也"。

[4] 康平本"蚘厥者，其人当吐蚘"为小字夹注，句首有加圆圈的"注"。

[5]《金匮玉函经》、桂林本《辨厥阴病脉证并治》"令"作"今"。

[6] 康平本、《金匮玉函经》、成本、桂林本《辨厥阴病脉证并治》无"者"。康平本"令病者静，而复时烦"为大字正文，句首出一加方围的"论"字。

[7] 康平本"此为藏寒"为"令病者静，而复时烦"旁注。

[8] 成本无"其"。

[9] 康平本"蚘上入其膈，故烦"为小字夹注，句首有加圆圈的"注"。

[10]《千金翼方》卷第十《伤寒下·厥阴病状第三》自"此为藏厥"至"故烦"作"此为藏寒，蚘上入其膈。蚘厥者，其人当吐蚘。令病者静，而复时烦，此为藏寒。蚘上入其膈，故烦"。

[11] 康平本"臾"误作"更"。

[12] 康平本"又"下有"烦"字。

[13] 康平本"烦者，蚘闻食臭出"为"烦"之旁注。

[14] 康平本、《金匮玉函经》、成本、桂林本《辨厥阴病脉证并治》"常"作"当"。

[15]《千金翼方》卷第十《伤寒下·厥阴病状第三》无"蚘"。

[16]《金匮玉函经》、成本"丸"作"圆"。

[17] 康平本自"须臾复止"始，至"乌梅丸主之"止，句首出一加方围的"论"字。

[18] 康平本"又主久利"为小字夹注，句首有加圆圈的"注"。成本"又主久利"下有一"方"字。

[19]《千金翼方》卷第十《伤寒下·厥阴病状第三》"乌梅丸主之"下有一"方"字，"方"下有"又主久痢"四字夹注。

[20] 康平本自"伤寒脉微而厥"至"又主久利"低一格书写。

乌梅三百枚[1]	细辛六两	干姜十两
黄连十六两[2]	当归[3]四两	附子六两，炮，去皮[4]
蜀椒四两，出汗[5]	桂枝去皮[6]，六两	人参六两
黄蘖六两[7][8]		

右十味，异捣筛，合（治）[冶]之，以苦酒渍乌梅一宿，去核，蒸之五斗[9]米下，饭熟，捣成泥[10]，和药令相得，内臼中，与蜜杵二千下[11]，丸[12]如梧桐子[13]大，先食饮服十丸[14]，日三服。稍加至二十丸[15]。禁生冷、滑物、臭食等[16]。

【校注】

[1] 成本"枚"作"个"。

[2] 成本"十六两"作"一斤"。

[3] 康平本"当归"作"当皈"。

[4] 成本无"去皮"。

[5] 成本"出汗"作"去子"。

[6] 成本无"去皮"。

[7]《金匮玉函经》"乌梅圆"方作"乌梅三百个；细辛六两；干姜十两；黄连一觔；当归四两；附子六两，炮；蜀椒四两，去子；桂枝六两；人参六两；黄檗六两"。

[8]《千金翼方》卷第十《伤寒下·厥阴病状第三》"乌梅丸"方作"乌梅叁百枚；细辛陆两；干姜拾两；黄连拾陆两；当归肆两；蜀椒肆两，汗；附子陆两，

炮；桂枝陆两；人参陆两；黄蘗陆两"。

[9]《金匮玉函经》、成本"五斗"作"五升"。俗书二字相乱，作"升"义长。

[10]《金匮玉函经》"搏成泥"上有"取"。成本"泥"作"埿"。

[11]《金匮玉函经》无"下"。

[12]《金匮玉函经》"丸"作"圆"，成本作"员"。

[13] 成本"梧桐子"误作"梧梧子"。

[14]《金匮玉函经》、成本"丸"作"圆"。

[15]《金匮玉函经》、成本"丸"作"圆"。

[16]《千金翼方》卷第十《伤寒下·厥阴病状第三》"乌梅丸"煎服法作"右壹拾味，异搏，合（治）[冶] 之，以苦酒渍乌梅一宿，去核，蒸之伍斗米下，搏成泥，和诸药，令相得，臼中与蜜杵千下，丸如梧桐子大，先食饮服拾丸。日叁服。少少加至贰拾丸。禁生冷、滑物、臭食等"。

伤寒，热少微厥，指[1]（一作稍）头寒，嘿嘿，不欲食，烦躁。数日，小便利，色白者，此[2] 热除也。欲[3] 得食，其病为愈。若厥而呕，胸胁烦满者[4]，其后必便血[5]。[339]

【校注】

[1]《千金翼方》卷第十《伤寒下·厥阴病状第三》"指"作"稍"。本条末"其后必便血"下夹注："稍头，一作指头"。

[2]《千金翼方》卷第十《伤寒下·厥阴病状第三》无"此"。

[3]《千金翼方》卷第十《伤寒下·厥阴病状第三》无"欲"。

[4]《千金翼方》卷第十《伤寒下·厥阴病状第三》无"者"。

[5] 康平本此条低两格书写。

病者手足厥冷，言我[1] 不结胸，小腹[2] 满，按之痛者[3]，此冷结在膀胱关元也[4]。[340]

【校注】

[1] 桂林本《辨厥阴病脉证并治》无"言我"。

[2]《千金翼方》卷第十《伤寒下·厥阴病状第三》"小腹"作"少腹"。

[3]《千金翼方》卷第十《伤寒下·厥阴病状第三》无"者"。

[4] 康平本此条低两格书写。

伤寒，发热四日，厥反三日，复热[1]四日，厥少热多者[2]，其病当愈。四日至七日热不除者[3]，必便[4]脓血[5][6]。[341]

【校注】

[1]《千金翼方》卷第十《伤寒下·厥阴病状第三》"热"作"发热"。

[2]《金匮玉函经》、《千金翼方》卷第十《伤寒下·厥阴病状第三》无"者"。

[3]《金匮玉函经》无"者"。《千金翼方》卷第十《伤寒下·厥阴病状第三》"四日至七日热不除者"作"四日至六七日不除"。

[4]《金匮玉函经》"便"作"清"。

[5] 成本"必便脓血"作"其后必便脓血"。

[6] 康平本此条低两格书写。

伤寒，厥四日，热反三日，复厥五日，其病为进。寒多热少，阳气退，故为进也[1][2]。[342]

【校注】

[1]《金匮玉函经》、《千金翼方》卷第十《伤寒下·厥阴病状第三》无"也"。

[2] 康平本此条低两格书写。

伤寒六七日，脉微[1]，手足厥冷[2]，烦躁[3]，灸厥阴[4]。厥不还者，死[5][6]。[343]

【校注】

[1]《金匮玉函经》、《千金翼方》卷第十《伤寒下·伤寒宜忌第四·宜灸第十一》，《脉经》7.11.7、7.18.22"脉微"作"其脉微"，《千金翼方》卷第十《伤寒下·厥阴病状第三》作"其脉数"。

[2]《千金翼方》卷第十《伤寒下·厥阴病状第三》,《千金翼方》卷第十《伤寒下·伤寒宜忌第四·宜灸第十一》,《脉经》7.11.7、7.18.22 无"冷"。

[3] 成本"躁"作"燥"。

[4]《千金翼方》卷第十《伤寒下·厥阴病状第三》无"灸厥",盖脱。《千金翼方》卷第十《伤寒下·伤寒宜忌第四·宜灸第十一》,《脉经》7.11.7、7.18.22"灸厥阴"作"灸其厥阴"。

[5]《太平圣惠方》卷第八《辩可灸形证》自"伤寒六七日"至"厥不还者,死"作"伤寒六七日,脉数,手足厥,烦躁不已,灸厥阴。不顺者,死"。按,"不顺者"疑有误。

[6] 康平本此条低两格书写。

伤寒,发热 [1],下利,厥逆,躁不得 [2] 卧者,死 [3][4]。[344]

【校注】

[1]《千金翼方》卷第十《伤寒下·厥阴病状第三》、《太平圣惠方》卷第八《伤寒热病不可治形候》、《脉经》7.18.23 无"发热"。

[2]《太平圣惠方》卷第八《伤寒热病不可治形候》、《脉经》7.18.23"不得"作"不能"。

[3]《太平圣惠方》卷第八《伤寒热病不可治形候》作"不可治"。

[4] 康平本此条低两格书写。

伤寒,发热,下利至甚 [1],厥不止者,死 [2][3]。[345]

【校注】

[1]《千金翼方》卷第十《伤寒下·厥阴病状第三》、《脉经》7.18.24 无"甚",连下读。

[2] 康平本此条低两格书写。

[3]《太平圣惠方》卷第八《伤寒热病不可治形候》此条作"伤寒,发热,不利,至厥不反者,不可治"。按,"不利"当是"下利"之误。

伤寒 [1] 六七日,不利便 [2]。发热而利 [3],其人汗出不止 [4]者,死。有 [5] 阴

无阳故也 [6]。[346]

【校注】

[1]《脉经》7.18.25"伤寒"下有"厥逆"。

[2]《金匮玉函经》"不利便"作"不便利"。

[3]《金匮玉函经》"发热而利"作"忽发热而利",《脉经》7.18.25作"发热而利者,生"。

[4]《脉经》7.18.25"不止"作"利不止"。

[5]《脉经》7.18.25"有"上有"但"。

[6] 康平本此条低两格书写。

伤寒五六日,不结胸,腹濡,脉虚,复厥者,不可 [1] 下 [2],此 [3] 亡血,下之死 [4][5][6]。[347]

【校注】

[1]《千金翼方》卷第十《伤寒下·伤寒宜忌第四·忌下第五》"不可"作"忌"。

[2] 桂林本《辨厥阴病脉证并治》"不可下"作"不可下也"。

[3]《金匮玉函经》、成本、桂林本《辨厥阴病脉证并治》"此"作"此为"。

[4]《千金翼方》卷第十《伤寒下·伤寒宜忌第四·忌下第五》"此亡血,下之死"作"下之亡血,则死",《脉经》7.18.26作"下之亡血,死"。桂林本《辨厥阴病脉证并治》"下之死"作"下之则死"。

[5]《千金翼方》卷第十《伤寒下·厥阴病状第三》"不可下,此亡血,下之死"作"不可下之,下之亡血,死"。

[6] 康平本此条与348条相属,合为一条,低两格书写。

发热而厥 [1],七日下利者,为难治 [2]。[348]

【校注】

[1]《金匮玉函经》、《千金翼方》卷第十《伤寒下·厥阴病状第三》、《脉经》7.18.27、桂林本《辨厥阴病脉证并治》"发热而厥"作"伤寒发热而厥"。

[2] 康平本此条与 347 条相属，合为一条。

伤寒 [1]，脉促，手足厥逆 [2]，可 [3] 灸之 [4][5]。（促，一作纵）[349]

【校注】

[1]《千金翼方》卷第十《伤寒下·伤寒宜忌第四·宜灸第十一》无"伤寒"。

[2]《金匮玉函经》、《千金翼方》卷第十《伤寒下·厥阴病状第三》、成本"手足厥逆"作"手足厥逆者"，《千金翼方》卷第十《伤寒下·伤寒宜忌第四·宜灸第十一》作"手足厥者"。

[3]《千金翼方》卷第十《伤寒下·伤寒宜忌第四·宜灸第十一》"可"作"宜"；桂林本《辨厥阴病脉证并治》作"不可"。

[4]《脉经》7.11.8"可灸之"下有"为可灸少阴厥阴，主逆"九字。

[5] 康平本此条低两格书写。

伤寒，脉滑而 [1] 厥者，里有热 [2]，白虎汤主之 [3]。方二。[350]

【校注】

[1] 康治本无"而"。

[2] 康平本、《金匮玉函经》、成本、桂林本《辨厥阴病脉证并治》"里有热"作"里有热也"，《千金翼方》卷第十《伤寒下·厥阴病状第三》作"其表有热"。

[3]《千金翼方》卷第十《伤寒下·厥阴病状第三》"白虎汤主之"下有夹注："表热见里。方见杂疗中"字。按，"表热见里"疑有误。

| 知母六两 | 石膏一斤，碎，绵裹 | 甘草二两，炙 |

粳米六合

右四味，以水一斗，煮米熟汤成，去滓，温服一升，日三服 [1]。

【校注】

[1] 康治本、康平本此条下未出"白虎汤"方药及煎服法。

手足厥寒[1]，脉细欲绝者[2]，当归四逆汤[3]主之[4]。方三。[351]

【校注】

[1] 桂林本《辨厥阴病脉证并治》"手足厥寒"作"伤寒手足厥逆"。

[2]《金匮玉函经》、《千金翼方》卷第十《伤寒下·厥阴病状第三》"脉细欲绝者"作"脉为之细绝"。

[3] 桂林本《辨厥阴病脉证并治》"当归四逆汤"作"当归四逆加人参附子汤"。

[4]《千金翼方》卷第十《伤寒下·厥阴病状第三》"当归四逆汤主之"下有一阴文"方"字。

当归[1]三两	桂枝三两，去皮	芍药三两
细辛三两	甘草二两，炙	通草[2]二两

大枣二十五枚，擘[3]。一法十二枚[4][5][6]

右七味[7]，以水八升，煮取三升，去滓，温服一升，日三服[8][9][10]。

【校注】

[1] 康平本"当归"作"当皈"。

[2] 康平本"通草"作"通艸"。桂林本《辨厥阴病脉证并治》"通草"作"木通"。

[3] 成本"枚"作"个"，无"擘"。

[4]《金匮玉函经》"当归四逆汤"方作"当归、桂枝、芍药各二两；细辛一两；大枣二十五枚；甘草炙，通草各二两"。

[5]《千金翼方》卷第十《伤寒下·厥阴病状第三》"当归四逆汤"方作"当归叁两、桂心叁两；细辛叁两；芍药叁两；甘草贰两，炙，通草贰两；大枣贰拾伍枚，擘"。

[6] 桂林本《辨厥阴病脉证并治》"当归四逆汤"作"当归四逆加人参附子汤"，即于原方加"人参三两，附子一枚，炮，去皮，破八片"。

[7]《金匮玉函经》"右七味"下有"㕮咀"。

[8] 康平本"当归四逆汤"方药及煎服法在352条之后，方前有"又方"二字。

[9]《太平圣惠方》卷第八《伤寒三阴三阳应用汤散诸方》"当归四逆汤"方药及煎服法作"当归一两；桂心一两；细辛一两；白芍药一两；木通半两，剉；甘草半两，炙微赤，剉。右件药，捣筛为散，每服五钱，以水一中盏，入生姜半分，枣三枚，煎至六分，去滓，不计时候，温服"。"通草"作"木通"，少"大枣"，多"生姜"。

[10]《千金翼方》卷第十《伤寒下·厥阴病状第三》"当归四逆汤"煎服法作"右柒味，以水捌升，煮取叁升，去滓，温服壹升。日叁服"。

若其人内有久寒者[1]，宜[2]当归四逆加吴茱萸生姜汤[3]主之[4][5]。方四。[352]

【校注】

[1]《金匮玉函经》无"者"。《千金翼方》卷第十《伤寒下·厥阴病状第三》"内有久寒者"作"有寒"。

[2]《千金翼方》卷第十《伤寒下·厥阴病状第三》无"宜"。

[3]桂林本《辨厥阴病脉证并治》"当归四逆加吴茱萸生姜汤"作"当归四逆加吴茱萸生姜附子汤"。

[4]《千金翼方》卷第十《伤寒下·厥阴病状第三》"当归四逆加吴茱萸生姜汤"下有一阴文"方"字。

[5]《金匮玉函经》此条与上351条"当归四逆汤主之"句相属，合为一条。

当归三两	芍药三两	甘草二两，炙
通草[1]二两	桂枝三两，去皮	细辛三两
生姜半斤，切	吴茱萸[2]二升	大枣二十五枚，擘[3][4][5]

右九味[6]，以水六升[7]、清酒六升和[8]，煮取五升[9]，去滓，温分五服[10][11][12][13][14]（一方水酒各四升）。

【校注】

[1]康平本"通草"作"通艸"。桂林本《辨厥阴病脉证并治》"通草"作"木通"。

[2]康平本"吴茱萸"作"茱萸"。

[3]《金匮玉函经》"当归四逆加吴茱萸生姜汤"方作"当归、桂枝、芍药、细辛、甘草炙，通草各二两；大枣二十五枚；吴茱萸二两；生姜半觔"。

[4] 成本"当归四逆加吴茱萸生姜汤"方作"当归二两；芍药三两；甘草二两，炙；通草二两；桂枝三两，去皮；细辛三两；生姜半斤，切；大枣二十五枚，擘；吴茱萸二升"。

[5] 桂林本《辨厥阴病脉证并治》"当归四逆加吴茱萸生姜汤"作"当归四逆加吴茱萸生姜附子汤"，即于"当归四逆加吴茱萸生姜汤"原方加"人参三两，附子一枚，炮，去皮，破八片"。

[6]《金匮玉函经》"右九味"下有"哎咀"。

[7]《金匮玉函经》"六升"作"四升"。

[8]《金匮玉函经》"六升"作"四升"，无"和"。

[9]《金匮玉函经》"五升"作"三升"。

[10] 康平本"温分五服"作"分温五服"。《金匮玉函经》"温分五服"作"温服一升。日三"。

[11] 康平本方药及煎服法前有"当归四逆加吴茱萸生姜汤"一行十一字。

[12]《千金翼方》卷第十《伤寒下·厥阴病状第三》"当归四逆加吴茱萸生姜汤"方及煎服法作"吴茱萸贰两；生姜捌两，切。右前方中加此贰味，以水肆升、清酒肆升和，煮取叁升，去滓，分温肆服"。

[13]《千金要方》20-15a "当归四逆加吴茱萸生姜汤"方名"四逆汤"，其主治及方药、煎服法作："治多寒手足厥冷，脉绝。方：生姜八两，当归、芍药、细辛、桂心各三两，大枣二十五枚，通草、甘草各二两，吴茱萸二升。右九味，哎咀，以水六升、酒六升合煮，取五升，分五服。旧方用枣三十枚，今以霍乱病法多瘄，故除之。如退枣，入葛根二两，佳。霍乱四逆，加半夏一合，附子小者一枚。恶寒，乃与大附子。"

[14]《外台秘要方》6-10b 引《千金》作"吴茱萸二升，当归三两，桂心三两，芍药三两，细辛二两，通草二两，生姜八两，甘草二两，大枣十二枚。右九味，切，以水六升、清酒六升合煮，取三升，分温四服。旧方枣二十五枚，今以霍乱法多瘄，故除之。若除枣，入葛根二两，佳"。宋臣校云："仲景《伤寒论》此方名当归四逆加吴茱萸生姜汤"。

大汗出，热不去，内[1]拘急，四肢疼，又[2]下利、厥逆而恶寒者[3]，四逆[4]汤主之[5]。方五。[353]

【校注】

[1]《千金翼方》卷第十《伤寒下·厥阴病状第三》无"内"。

[2]《千金翼方》卷第十《伤寒下·厥阴病状第三》"又"作"若"。桂林本《辨厥阴病脉证并治》"又"作"复"。

[3]《千金翼方》卷第十《伤寒下·厥阴病状第三》"厥逆而恶寒者"作"厥而恶寒"。

[4]康平本"四逆"作"回逆"。

[5]康平本此条低两格书写。

甘草二两，炙　　　　　干姜一两半　　　　　附子一枚，生用，去皮，破八片[1]

右三味，以水三升，煮取一升二合，去滓，分温再服。若强人，可用大附子一枚、干姜三两[2][3][4]。

【校注】

[1]桂林本《辨厥阴病脉证并治》有"人参二两"。

[2]桂林本《辨厥阴病脉证并治》"三两"作"二两"。

[3]《外台秘要方》6-9a引《仲景伤寒论》："既吐且痢，而大汗出，小便复利，或下利清谷，里寒外热，脉微欲绝，或发热恶寒，四肢拘急，手足厥逆者，四逆汤主之。方：甘草二两，炙；大附子一枚，削去皮，破八片；干姜三两，炮，强人可至四两。右三味，以水三升，煮取一升二合，去滓，温分三服，其脉即出，愈。若面色赤者，加葱九茎；若腹中痛者，去葱，加芍药二两；若呕者，加生姜三两；若咽痛者，去芍药、加桔梗一两；若利止脉不出者，去桔梗、加人参二两。病皆与方相应者，乃合服之。若吐利止，身疼痛不休者，消息和其外。《伤寒论》中又有疗诸发热、霍乱者，审取之"。宋臣校云："仲景《伤寒论》上证合用通脉四逆加猪胆汤。又：吐利止，身痛不休者，消息和解其外，宜桂枝汤小和之"。

[4]康平本此条下未出方药及煎服法。

大汗[1]若大[2]下利而厥[3]冷者[4]，四逆[5]汤主之[6][7][8]。六。（用前第五

方）[354]

【校注】

[1]《金匮玉函经》、《千金翼方》卷第十《伤寒下·厥阴病状第三》"大汗"作"大汗出"。

[2]《千金翼方》卷第十《伤寒下·厥阴病状第三》"大"作"火"，疑误。

[3]桂林本《辨厥阴病脉证并治》"厥"下有"逆"。

[4]《千金翼方》卷第十《伤寒下·厥阴病状第三》无"冷者"。

[5]康平本"四逆"作"回逆"。

[6]《金匮玉函经》此条下有以下两节共七十二字："表热里寒者，脉虽沉而迟，手足微厥，下利清谷，此里寒也。所以阴证亦有发热者，此表热也。""表寒里热者，脉必滑，身厥舌干也。所以少阴恶寒而倦，此表寒也。时时自烦，不欲厚衣，此里热也。"

[7]《千金翼方》卷第十《伤寒下·厥阴病状第三》"四逆汤主之"下有"方并见阳明门"夹注。

[8]康平本此条低一格书写。

病人[1]手足厥[2]冷，脉乍紧者[3]，邪结在胸中，心下[4]满而烦[5]，饥不能食者[6]，病在胸中，当须[7]吐之[8]，宜瓜蒂散[9][10]。方七。[355]

【校注】

[1]《金匮玉函经》、《千金翼方》卷第十《伤寒下·厥阴病状第三》、《伤寒宜忌第四·宜吐第四》"病人"作"病者"。

[2]《千金翼方》卷第十《伤寒下·厥阴病状第三》、《伤寒宜忌第四·宜吐第四》"厥"作"逆"。

[3]《千金翼方》卷第十《伤寒下·伤寒宜忌第四·宜吐第四》无"者"。

[4]成本"心下"作"心中"。

[5]烦：频繁搅动。谓欲吐而不能吐，难受。

[6]《千金翼方》卷第十《伤寒下·厥阴病状第三》《伤寒宜忌第四·宜吐第四》无"者"。

[7]《金匮玉函经》、《千金翼方》卷第十《伤寒下·厥阴病状第三》无

"须"。《千金翼方》卷第十《伤寒下·伤寒宜忌第四·宜吐第四》"当须"作"宜"。

[8]《太平圣惠方》卷第八《辨可吐形证》自"病人手足厥冷"至"当须吐之"作"病者手足冷，脉乍结，在胸心下而烦，饥不能食，病在胸中，当宜吐之"。按，"脉乍结，在胸心下而烦"句疑有误。本书卷八《辨可吐第十九》作"病手足逆冷，脉乍结，以客气在胸中，心下满而烦，欲食不能食者，病在胸中，当吐之"。

[9]《千金翼方》卷第十《伤寒下·厥阴病状第三》"瓜蒂散"下有注："方见疗疟中"。

[10] 康平本此条低一格书写。

瓜蒂　　赤小豆

右二味，各等分，异捣筛，合内白中，更（治）[冶]之。别以香豉一合，用热汤七合煮作稀糜，去滓，取汁和散一钱匕，温顿服之。不吐者，少少加，得快吐乃止。诸亡血、虚家，不可与瓜蒂散[1][2]。

【校注】

[1] 桂林本《辨厥阴病脉证并治》"不可与瓜蒂散"作"不可与也"。

[2] 康平本此条下未出"瓜蒂散"方药及煎服法。

伤寒，厥而心下悸[1]，宜先治水[2]，当服[3]茯苓甘草[4]汤，却治其厥。不尔，水渍入胃[5]，必作利也[6]。茯苓甘草汤[7][8][9]。方八。[356]

【校注】

[1]《金匮玉函经》、成本"厥而心下悸"下有"者"字。

[2]《千金翼方》卷第十《伤寒下·厥阴病状第三》"宜先治水"作"先治其水"。

[3]《千金翼方》卷第十《伤寒下·厥阴病状第三》"服"作"与"。

[4] 康平本"甘草"作"甘艸"。

[5]《千金翼方》卷第十《伤寒下·厥阴病状第三》"水渍入胃"作"其水入胃"。

[6]《千金翼方》卷第十《伤寒下·厥阴病状第三》"必作利也"作"必利"。

[7] 康平本此条未出"茯苓甘草汤"方药及煎服法。

[8]《千金翼方》卷第十《伤寒下·厥阴病状第三》"茯苓甘草汤"下有"主之"及阴文"方"字。

[9]] 康平本此条低一格书写。

茯苓二两　　　　甘草一两，炙　　　　生姜三两，切
桂枝二两，去皮
右四味，以水四升，煮取二升，去滓，分温三服[1]。

【校注】
[1]《千金翼方》卷第十《伤寒下·厥阴病状第三》"茯苓甘草汤"方及煎服法作"茯苓贰两；甘草炙，壹两；桂枝贰二两；生姜叁两，切。右肆味，以水肆升，煮取贰升，去滓，分温叁服"。

伤寒六七日，大下后[1]，寸脉沈而迟[2]，手足厥逆[3]，下部脉不至，喉咽[4]不利，唾脓血。泄[5]利不止者[6]，为难治[7]。麻黄升麻汤主之[8][9][10]。方九。[357]

【校注】
[1]《千金翼方》卷第十《伤寒下·厥阴病状第三》"大下后"上有"其人"。
[2] 康平本"寸"为"沈"之旁注。《金匮玉函经》无"而"。《千金翼方》卷第十《伤寒下·厥阴病状第三》"寸脉沈而迟"作"脉沈迟"。
[3] 康平本"手足厥逆"下有"与回逆汤"四字。
[4]《金匮玉函经》、《千金翼方》卷第十《伤寒下·厥阴病状第三》、成本、桂林本《辨厥阴病脉证并治》"喉咽"作"咽喉"。
[5]《金匮玉函经》、《千金翼方》卷第十《伤寒下·厥阴病状第三》"泄"作"洩"。唐代避李世民讳，改"泄"为"洩"。
[6]《千金翼方》卷第十《伤寒下·厥阴病状第三》无"者"。
[7] 康平本"为难治"为"泄利不止者"旁注。
[8] 康平本"麻黄升麻汤主之"作"属麻黄升麻汤"，桂林本《辨厥阴病脉

证并治》作"人参附子汤主之",下有"不差,复以人参干姜汤与之"。

[9]《千金翼方》卷第十《伤寒下·厥阴病状第三》"麻黄升麻汤主之"下有一阴文"方"字。

[10] 康平本自"伤寒六七日"至"属麻黄升麻汤"低一格书写。

麻黄二两半,去节	升麻一两一分	当归[1]一两一分
知母十八铢	黄芩十八铢	葳蕤十八铢。(一作菖蒲)
芍药六铢	天门冬六铢,去心	桂枝[2]六铢,去皮[3]
茯苓六铢	甘草[4]六铢,炙	石膏六铢,碎,绵裹
白术六铢	干姜六铢[5][6]	

右十四味[7],以水一斗,先煮麻黄一两沸[8],去上沫,内诸药,煮取三升,去滓[9],分温三服,相去如炊三斗米顷,令尽。汗出愈[10][11][12]。

【校注】

[1] 康平本"当归"作"当皈"。

[2] 康平本"桂枝"作"桂支"。

[3] 成本无"去皮"。

[4] 康平本"甘草"作"甘艸"。

[5]《金匮玉函经》"麻黄升麻汤"方作"麻黄二两半;升麻、当归各一两六铢;黄芩、葳蕤、知母各十八铢;石膏碎,绵裹;甘草炙,桂枝,芍药,干姜,白术,茯苓,麦门冬去心,各六铢"。

[6]《千金翼方》卷第十《伤寒下·厥阴病状第三》"麻黄升麻汤"方作"麻黄去节,贰两半;知母十八铢;葳蕤十八铢;黄芩十八铢;升麻壹两陆铢;当归壹两陆铢;芍药,桂枝,石膏碎,绵裹,干姜,白术,茯苓,麦门冬去心,甘草炙,各陆铢"。

[7]《金匮玉函经》"右十四味"下有"哎咀"。

[8]《金匮玉函经》"一两沸"作"一二沸"。

[9]《金匮玉函经》"滓"作"渣"。

[10]《金匮玉函经》"相去如炊三斗米顷,令尽,汗出愈"作"一饭间,当出汗愈"。

[11]《千金翼方》卷第十《伤寒下·厥阴病状第三》"麻黄升麻汤"煎服法

作"右壹拾肆味，以水壹斗，先煮麻黄贰沸，去上沫，内诸药，煮取叁升，去滓，分温叁服。壹炊间，当汗出愈"。

[12] 桂林本《辨厥阴病脉证并治》"麻黄升麻汤"方及煎服法作"麻黄二两半；升麻一两；知母一两；黄芩一两半；桂枝二两；白术一两；甘草一两炙。右七味，以水一斗，先煮麻黄，去上沫，内诸药，煮取三升，去滓，温服一升。日三服"。

伤寒四五日，腹中痛，若转气下趋[1]少腹者[2]，此[3]欲自利也[4][5]。[358]

【校注】

[1]《千金翼方》卷第十《伤寒下·厥阴病状第三》"趋"作"趣"。

[2]《千金翼方》卷第十《伤寒下·厥阴病状第三》无"者"。

[3]《金匮玉函经》、《千金翼方》卷第十《伤寒下·厥阴病状第三》"此"作"为"。

[4]《千金翼方》卷第十《伤寒下·厥阴病状第三》无"也"。

[5] 康平本此条低两格书写。

伤寒本自寒，下医复吐下[1]之[2]，寒格[3]，更逆[4]吐下[5]，若食入口即吐[6]，干姜黄芩黄连人参汤[7]主之[8][9]。方十。[359]

【校注】

[1]《金匮玉函经》、《千金翼方》卷第十《伤寒下·厥阴病状第三》无"下"。

[2]《外台秘要方》2-24a 引《仲景伤寒论》"医复吐下之"作"医复吐之下之，不解者"。

[3]《千金翼方》卷第十《伤寒下·厥阴病状第三》"寒格"上有"而"。

[4]《外台秘要方》2-24a 引《仲景伤寒论》"逆"作"遂"。

[5]《千金翼方》卷第十《伤寒下·厥阴病状第三》无"下"。桂林本《辨厥阴病脉证并治》"更逆吐下"下有"麻黄升麻汤主之"。

[6]《金匮玉函经》"若食入口即吐"作"食入即出者"，《千金翼方》卷第十《伤寒下·厥阴病状第三》作"食入即出"，《外台秘要方》2-24a 引《仲景伤寒

论》作"食入还吐出者"。

[7]《金匮玉函经》"干姜黄芩黄连人参汤"作"干姜黄芩黄连汤"。

[8]《千金翼方》卷第十《伤寒下·厥阴病状第三》"干姜黄芩黄连人参汤主之"下有一阴文"方"字。

[9]《外台秘要方》2-24a 引《仲景伤寒论》"干姜黄芩黄连人参汤主之"作"属干姜黄连人参汤"。

干姜　　黄芩　　黄连　　人参各三两 [1][2]
右四味，以水六升，煮取二升，去滓，分温再服 [3][4]。

【校注】

[1]《千金翼方》卷第十《伤寒下·厥阴病状第三》"三两"作"叁两"。

[2] 成本"干姜黄芩黄连人参汤"方作"干姜、黄连、黄芩、人参各三两"。

[3]《千金翼方》卷第十《伤寒下·厥阴病状第三》"干姜黄芩黄连人参汤"煎服法作"右肆味，以水陆升，煮取贰升，去滓，分温再服"。

[4]《外台秘要方》2-24a 引《仲景伤寒论》"干姜黄连人参汤"方及煎服法作"干姜、黄连、黄芩、人参各三两。右四味，切，以水六升，煮取二升，去滓，分再服之"。

下利，有微热而渴 [1]，脉弱者，今 [2] 自愈 [3]。[360]

【校注】

[1]《千金翼方》卷第十《伤寒下·厥阴病状第三》、《脉经》8.14.19 无"而"，"渴"上有"其人"。

[2] 康平本"今"作"令"。《金匮玉函经》、《千金翼方》卷第十《伤寒下·厥阴病状第三》无"今"。

[3] 康平本此条低两格书写。

下利，脉数，有微热 [1]，汗出 [2]，今 [3] 自愈 [4]。设复紧 [5]，为未解 [6]。（一云设脉浮复紧）[361]

【校注】

[1]《千金翼方》卷第十《伤寒下·厥阴病状第三》、《脉经》8.14.20"有微热"作"若有微热"。

[2]《千金翼方》卷第十《伤寒下·厥阴病状第三》、《金匮玉函经》、桂林本《辨厥阴病脉证并治》"汗出"作"汗出者",《脉经》8.14.20作"汗自出"。

[3] 康平本"今"作"令"。《金匮玉函经》、《千金翼方》卷第十《伤寒下·厥阴病状第三》、《脉经》8.14.20无"今"。

[4] 桂林本《辨厥阴病脉证并治》"今自愈"作"为欲愈"。

[5]《千金翼方》卷第十《伤寒下·厥阴病状第三》、《脉经》8.14.20"复紧"作"脉复紧"。桂林本《辨厥阴病脉证并治》"设复紧"作"脉紧者"。

[6] 康平本此条低两格书写。

下利,手足厥冷[1]、无脉者[2],灸之不温,若[3]脉不还[4],反微喘者,死[5][6]。少阴负趺阳者,为顺也[7][8][9]。[362]

【校注】

[1]《千金翼方》卷第十《伤寒下·厥阴病状第三》,《千金翼方》卷第十《伤寒下·伤寒宜忌第四·宜灸第十一》,《脉经》7.11.6、《脉经》8.14.22无"冷"。桂林本《辨厥阴病脉证并治》"厥冷"作"厥逆"。

[2]《千金翼方》卷第十《伤寒下·厥阴病状第三》,《千金翼方》卷第十《伤寒下·伤寒宜忌第四·宜灸第十一》,《脉经》7.11.6、8.14.22无"者"。

[3]《金匮玉函经》"若"作"而"。

[4]《千金翼方》卷第十《伤寒下·厥阴病状第三》、《脉经》7.11.6无"若脉不还"。

[5]《太平圣惠方》卷第八《辨可灸形证》自"下利"至"反微喘者,死"作"夫吐下,手足厥、无脉者,但其厥阴灸之。不温,反微喘者,死"。

[6]《千金翼方》卷第十《伤寒下·伤寒宜忌第四·宜灸第十一》自"下利"至"反微喘者,死"作"下利,手足厥、无脉,灸之。主厥,厥阴是也。灸不温,反微喘者,死"。按,"主厥,厥阴是也"疑是旁注衍入正文。宋本344条:"伤寒六七日,脉微,手足厥冷,烦躁,灸厥阴。厥不还者,死"。

[7]《千金翼方》卷第十《伤寒下·厥阴病状第三》无"也"。

[8]《金匮玉函经》自"少阴负趺阳者，为顺也"以下转行，另为一节。

[9] 康平本此条低两格书写。

下利，寸[1]脉反浮数，尺中自濇者[2]，必清[3]脓血[4][5]。[363]

【校注】

[1]《千金翼方》卷第十《伤寒下·厥阴病状第三》无"寸"。

[2]《千金翼方》卷第十《伤寒下·厥阴病状第三》、《脉经》8.14.21
无"者"。

[3] 桂林本《辨厥阴病脉证并治》"清"作"圊"。

[4]《千金翼方》卷第十《伤寒下·厥阴病状第三》、《脉经》8.14.21"必清
脓血"作"其人必清脓血"。

[5] 康平本此条低两格书写。

下利清谷，不可攻表[1]，汗出必胀满[2][3]。[364]

【校注】

[1]《金匮玉函经》、《千金翼方》卷第十《伤寒下·厥阴病状第三》、《脉经》
8.14.28"不可攻表"作"不可攻其表"。

[2]《太平圣惠方》卷第八《辨不可发汗形证》此条作"凡下利水谷，忌攻
其表，汗出必胀满"。

[3] 康平本此条低两格书写，位于下365条之后。

下利，脉沈弦者，下重也[1]；脉[2]大者，为未止；脉微弱数者，为欲自止，
虽发热，不死[3]。[365]

【校注】

[1]《金匮玉函经》、《千金翼方》卷第十《伤寒下·厥阴病状第三》
无"也"。

[2]《千金翼方》卷第十《伤寒下·厥阴病状第三》"脉"作"其脉"。

[3] 康平本此条低两格书写。

　　下利，脉沈而迟，其人面少赤，身有微热，下利清谷者[1]，必郁冒汗出而解[2]，病人必微厥[3]。所以然者，其面戴阳，下虚故也[4]。[366]

　　【校注】

　　[1]《金匮玉函经》、《千金翼方》卷第十《伤寒下·厥阴病状第三》、《脉经》8.14.30无"者"。

　　[2]康平本自"下利，脉沈而迟"至"必郁冒汗出而解"低两格书写，自为起迄。

　　[3]《千金翼方》卷第十《伤寒下·厥阴病状第三》、《脉经》8.14.30"病人必微厥"作"其人微厥"。

　　[4]康平本自"病人必微厥"至"下虚故也"低一格书写，自为起迄。

　　下利，脉数[1]而渴[2]者，自愈[3]；设不差，必清脓血[4]，以[5]有热故也[6]。[367]

　　【校注】

　　[1]《金匮玉函经》、《千金翼方》卷第十《伤寒下·厥阴病状第三》"脉数"作"脉反数"。

　　[2]《脉经》8.14.24"渴"作"浮"。

　　[3]康平本、桂林本《辨厥阴病脉证并治》"自愈"作"令自愈"，《金匮玉函经》、《千金翼方》卷第十《伤寒下·厥阴病状第三》、成本、《脉经》8.14.24作"今自愈"。

　　[4]《脉经》8.14.24"必清脓血"作"其人必清脓血"。

　　[5]《千金翼方》卷第十《伤寒下·厥阴病状第三》无"以"。

　　[6]康平本此条低两格书写。

　　下利后，脉绝[1]，手足厥冷[2]，晬时脉还、手足温者，生；脉[3]不还者[4]，死[5]。[368]

　　【校注】

　　[1]《金匮玉函经》"脉绝"作"其脉绝"。

[2]《金匮玉函经》、《千金翼方》卷第十《伤寒下·厥阴病状第三》无"冷"。

[3]《千金翼方》卷第十《伤寒下·厥阴病状第三》无"脉"。

[4]《金匮玉函经》"脉不还者"作"不还、不温者"。

[5] 康平本此条低两格书写。

伤寒，下利日十馀行，脉[1]反实者，死[2]。[369]

【校注】

[1]《千金翼方》卷第十《伤寒下·厥阴病状第三》、《脉经》7.18.32"脉"作"其人脉"。

[2] 康平本此条低两格书写。

下利清谷，里寒外热，汗出而厥者[1]，通脉四逆[2]汤主之[3][4]。方十一。[370]

【校注】

[1]《金匮玉函经》、《千金翼方》卷第十《伤寒下·厥阴病状第三》无"者"。

[2] 康平本"四逆"作"回逆"。

[3]《千金翼方》卷第十《伤寒下·厥阴病状第三》"通脉四逆汤主之"下有注："方见少阴门"。

[4] 康平本此条低一格书写。

甘草二两，炙　　　　　　附子大者一枚，生，去皮，破八片
干姜三两。强人可四两
右三味，以水三升，煮取一升二合，去滓，分温再服，其脉即[1]出者，愈[2]。

【校注】

[1] 桂林本《辨厥阴病脉证并治》无"即"。

[2] 康平本此条未出方药及煎服法。

热利下重者[1]，白头翁汤主之[2]。方十二。[371]

【校注】

[1]《金匮玉函经》、《千金翼方》卷第十《伤寒下·厥阴病状第三》、《外台秘要方》2-26a 引《千金翼》无 "者"。

[2] 康平本此条低一格书写。

白头翁二两　　　　　　黄蘖三两　　　　　　黄连三两

秦皮三两[1][2]

右四味，以水七升，煮取二升，去滓，温服一升。不愈，更服一升[3][4]。

【校注】

[1]《金匮玉函经》"白头翁汤" 方作 "白头翁、黄连、黄蘖、秦皮各三两"。

[2]《千金翼方》卷第十《伤寒下·厥阴病状第三》"白头翁汤" 方作 "白头翁贰两、黄蘖叁两、黄连叁两、秦皮叁两"。

[3]《千金翼方》卷第十《伤寒下·厥阴病状第三》"白头翁汤" 煎服法作 "右肆味，以水柒升，煮取贰升，去滓，温服壹升。不差，更服"。

[4]《外台秘要方》2-26a 引《千金翼》"白头翁汤" 方及煎服法作 "白头翁二两；黄蘖三两；黄连三两；秦皮三两，切。右四味，切，以水七升，煮取二升，去滓，分服一升。不愈，更服"。

下利，腹胀[1]满，身体疼痛者[2]，先温其里[3]，乃攻其表。温里，宜[4]四逆[5]汤；攻表，宜[6]桂枝汤[7]。十三。（四逆汤[8][9]用前第五方）[372]

【校注】

[1]《千金翼方》卷第十《伤寒下·厥阴病状第三》、《脉经》7.9.2 无 "胀"。

[2]《金匮玉函经》、《千金翼方》卷第十《伤寒下·厥阴病状第三》、《千金翼方》卷第十《伤寒下·伤寒宜忌第四·宜温第七》、《脉经》7.9.2、8.14.31 无 "者"。

[3]《千金翼方》卷第十《伤寒下·伤寒宜忌第四·宜温第七》"先温其里"下直接接"宜四逆汤"句，无"乃攻其表温里"六字，下有"下利，脉迟紧，为痛未欲止，宜温之"；"下利，脉浮大者，此为虚，以强下之故也，宜温之，与水必哕"两条。

[4] 成本无"宜"。

[5] 康平本"四逆"作"回逆"。

[6] 成本无"宜"。

[7]《千金翼方》卷第十《伤寒下·厥阴病状第三》"桂枝汤"下有注："方并见上"。

[8] 康平本无"四逆汤"。

[9] 康平本此条低两格书写。

桂枝汤方[1]

| 桂枝三两，去皮 | 芍药三两 | 甘草二两，炙 |
| 生姜三两，切 | 大枣十二枚，擘 | |

右五味，以水七升，煮取三升，去滓，温服一升，须臾，啜热稀粥一升，以助药力。

【校注】

[1] 康平本此条下未出"桂枝汤方"及下方药、煎服法。

下利，欲饮水者[1]，以有热故也[2]，白头翁汤主之[3][4]。十四。（用前第十二方）[373]

【校注】

[1]《金匮玉函经》无"者"。

[2]《金匮玉函经》"以有热故也"作"为有热也"，《千金翼方》卷第十《伤寒下·厥阴病状第三》作"为有热"。

[3]《千金翼方》卷第十《伤寒下·厥阴病状第三》"白头翁汤主之"下有一阴文"方"字。

[4] 康平本此条低两格书写。

下利，谵语[1]者[2]，有燥屎也[3]，宜小承气汤[4][5]。方十五。[374]

【校注】

[1]《千金翼方》卷第十《伤寒下·厥阴病状第三》、《脉经》8.14.35"谵语"上有"而"。

[2]《千金翼方》卷第十《伤寒下·厥阴病状第三》无"者"。

[3]《千金翼方》卷第十《伤寒下·厥阴病状第三》"有燥屎也"作"为有燥屎"，《脉经》8.14.35作"为有燥屎也"。

[4]《千金翼方》卷第十《伤寒下·厥阴病状第三》"宜小承气汤"作"小承气汤主之"，下有注："方见承气门"。《脉经》8.14.35作"宜下之"。

[5]康平本此条低两格书写。

大黄四两，酒洗　　　枳实三枚，炙　　　厚朴二两，去皮，炙

右三味，以水四升，煮取一升二合，去滓，分二服。初一服，谵语止，若更衣者，停后服；不尔，尽服之[1]。

【校注】

[1]康平本此条下未出"小承气汤"方药及煎服法。

下利后，更烦，按之[1]心下濡者，为虚烦也，宜栀[2]子豉汤[3][4]。方十六。[375]

【校注】

[1]《千金翼方》卷第十《伤寒下·厥阴病状第三》"之"作"其"。

[2]康平本"栀"误作"豉"。

[3]《金匮玉函经》"宜栀子豉汤"作"栀子豉汤主之"；《千金翼方》卷第十《伤寒下·厥阴病状第三》作"栀子汤主之"，下有注："方见阳明门"。

[4]康平本此条低两格书写。

肥栀子十四个，擘　　　香豉四合，绵裹

右二味，以水四升，先煮栀子，取二升半，内豉，更煮，取一升半，去滓，

分再服。一服得吐，止后服[1]。

【校注】

[1] 康平本此条下未出"栀子豉汤"方药及煎服法。

呕家[1]，有痈脓者[2]，不可治呕[3]，脓尽[4]自愈[5][6]。[376]

【校注】

[1]《脉经》8.14.3、《外台秘要方》6-38a引《仲景伤寒论》"呕家"作"夫呕家"。

[2]《金匮玉函经》、《千金翼方》卷第十《伤寒下·厥阴病状第三》无"者"。

[3]《外台秘要方》6-38a引《仲景伤寒论》"不可治呕"作"不可疗也"。

[4]《外台秘要方》6-38a引《仲景伤寒论》"脓尽"作"其呕脓尽"。

[5]《太平圣惠方》卷第八《辩可吐形证》相关条文作"伤寒，胸闷痰逆，干呕热嗽，及肺壅唾脓等，宜吐之"。

[6] 康平本此条低两格书写。

呕而[1]脉弱，小便复利，身[2]有微热，见厥者[3]，难治，四逆[4]汤主之[5][6]。十七。（用前第五方）[377]

【校注】

[1]《外台秘要方》6-38b引《仲景伤寒论》无"而"。

[2] 康平本无"身"。

[3]《千金翼方》卷第十《伤寒下·厥阴病状第三》无"者"。

[4] 康平本"四逆"作"回逆"。

[5]《千金翼方》卷第十《伤寒下·厥阴病状第三》"四逆汤主之"下有注："方见上"。

[6] 康平本此条低两格书写。

干呕，吐涎沫，头痛者[1]，吴茱萸汤主之[2][3]。方十八。[378]

【校注】

[1]《金匮玉函经》、《千金翼方》卷第十《伤寒下·厥阴病状第三》"头痛者"作"而复头痛",《外台秘要方》2-10a引《千金翼》作"而头痛"。

[2]《千金翼方》卷第十《伤寒下·厥阴病状第三》"吴茱萸汤主之"下有注:"方见阳明门"。《外台秘要方》2-10a引《千金翼》作"茱萸汤主之"。

[3] 康平本此条低两格书写。

吴茱萸一升,汤洗七遍　　　　　人参三两　　　　　大枣十二枚,擘

生姜六两,切

右四味,以水七升,煮取二升,去滓,温服七合,日三服[1][2]。

【校注】

[1]《外台秘要方》2-10a引《千金翼》"吴茱萸汤"方及煎服法作"吴茱萸一升,炒;大枣十二枚,擘;生姜六两,切;人参三两,细锉。右四味,以水五升,煮取二升,去滓,温服七合,日三"。

[2] 康平本此条未出"吴茱萸汤"方药及煎服法。

呕而发热者[1],小柴胡汤主之[2][3]。方十九。[379]

【校注】

[1]《千金翼方》卷第十《伤寒下·厥阴病状第三》无"者"。

[2]《千金翼方》卷第十《伤寒下·厥阴病状第三》"小柴胡汤主之"下有注:"方见柴胡门"。

[3] 康平本此条低两格书写。

柴胡八两　　　　黄芩三两　　　　人参三两

甘草三两,炙　　生姜三两,切　　半夏半升,洗

大枣十二枚,擘

右七味,以水一斗二升,煮取六升,去滓,更煎,取三升,温服一升,日三服[1]。

【校注】

[1] 康平本此条下未出"小柴胡汤"方药及煎服法。

伤寒，大吐大[1]下之，极虚，复极汗[2]者，其人[3]外气怫郁，复与之水，以发其汗，因得哕。所以然者，胃中寒冷故也[4]。[380]

【校注】

[1]《千金翼方》卷第十《伤寒下·厥阴病状第三》无"大"。

[2] 康平本、《金匮玉函经》、成本"汗"作"汗出"。

[3]《金匮玉函经》、成本、桂林本《辨厥阴病脉证并治》"其人"作"以其人"。

[4] 康平本此条低两格书写。

伤寒，哕而腹满[1]，视[2]其前后，知何部不利，利之即[3]愈[4]。[381]

【校注】

[1]《千金翼方》卷第十《伤寒下·厥阴病状第三》"哕而腹满"作"哕而满者"。

[2]《金匮玉函经》"视"作"问"。

[3]《千金翼方》卷第十《伤寒下·厥阴病状第三》、成本、桂林本《辨厥阴病脉证并治》"即"作"则"。

[4] 康平本此条低两格书写。

伤寒论卷第六

伤寒论卷第七

《仲景全书》第七

汉　张仲景述　晋　王叔和　撰次

宋　林　亿　校正

明　赵开美　校刻

沈　琳　仝校

辨霍乱病脉证并治第十三
辨阴阳易差后劳复病脉证并治第十四
辨不可发汗病脉证并治第十五
辨可发汗病脉证并治第十六

辨霍乱病脉证并治[1]第十三（合六法，方六首）

恶寒、脉微而利，利止者，亡血也，四逆加人参汤主之。第一。（四味。前有吐利三证）

霍乱，头痛发热身疼，热多饮水者，五苓散主之；寒多不用水者，理中丸主之。第二。（五苓散，五味。理中丸，四味。作加减法附）

吐利止，身痛不休，宜桂枝汤小和之。第三。（五味）

吐利汗出，发热恶寒，四肢拘急，手足厥冷者，四逆汤主之。第四。（三味）

吐利，小便利，大汗出，下利清谷，内寒外热，脉微欲绝，四逆汤主之。第五。（用前第四方）

吐已下断，汗出而厥，四肢不解，脉微绝，通脉四逆加猪胆汤主之。第六。
（四味。下有不胜谷气一证）

【校注】

[1] 康平本作"辨厥阴病"、"霍乱"。《金匮玉函经》作"辨霍乱病形证治"。

问曰：病有霍乱者 [1]，何 [2]？荅 [3] 曰 [4]：呕吐而利，此名 [5] 霍乱 [6]。[382]

【校注】

[1] 康平本无"者"。

[2]《千金翼方》卷第十《伤寒下·霍乱病状第六》"何"作"何也"。

[3] 康平本"荅"作"答"。俗书构件"艹"、"竹"相乱。下或同，不复出校。

[4]《脉经》8.4.1、《千金要方》20-14a"荅曰"作"师曰"。

[5]《金匮玉函经》、成本"此名"作"名曰"。《千金要方》20-14a、《千金翼方》卷第十《伤寒下·霍乱病状第六》、《脉经》8.4.1"此名"作"此为"。

[6] 康平本此条低两格书写。

问曰：病发热头痛 [1]，身疼 [2] 恶寒，吐利者 [3]，此 [4] 属何病？荅曰 [5]：此名 [6] 霍乱。霍 [7] 乱自 [8] 吐下 [9]，又 [10] 利止 [11]，复更 [12] 发热也 [13][14][15]。[383]

【校注】

[1]《千金要方》20-14a、《千金翼方》卷第十《伤寒下·霍乱病状第六》、《脉经》8.4.2"病"作"病者"。桂林本《辨霍乱吐利病脉证并治》"病发热头痛"作"病有发热头痛"。

[2]《千金要方》20-14a、《千金翼方》卷第十《伤寒下·霍乱病状第六》"身疼"作"身体疼痛"，《脉经》8.4.2作"身体疼"。

[3]《千金要方》20-14a、《千金翼方》卷第十《伤寒下·霍乱病状第六》、《脉经》8.4.2"吐利者"作"而复吐利"；《金匮玉函经》作"不复吐利"，"不"盖"而"之误。

[4]《金匮玉函经》、《千金要方》20-14a、《千金翼方》卷第十《伤寒下·霍

乱病状第六》、《脉经》8.4.2"此"作"当"。

[5]《千金要方》20-14a、《脉经》8.4.2"荅曰"作"师曰"。

[6]《金匮玉函经》、《千金要方》20-14a、《千金翼方》卷第十《伤寒下·霍乱病状第六》、《脉经》8.4.2"此名"作"当为"。

[7] 康平本"霍"字右从"鸟",字书无。

[8] 自：本来。《千金翼方》卷第十《伤寒下·霍乱病状第六》、《脉经》8.4.2无"自"。

[9]《脉经》8.4.2"吐下"作"吐利"。

[10] 又：却。《千金翼方》卷第十《伤寒下·霍乱病状第六》无"又"。

[11]《金匮玉函经》"霍乱自吐下，又利止"作"吐下利止"。《脉经》8.4.2"又利止"作"止而"，连下读；桂林本《辨霍乱吐利病脉证并治》"又利止"作"今恶寒，身疼"。

[12] 康平本、《脉经》8.4.2无"更"。

[13] 桂林本《辨霍乱吐利病脉证并治》无"也"，下有"故知非霍乱也"。《脉经》8.4.2"又利止，复更发热也"作"止而复发热也"。

[14]《千金要方》20-14a"霍乱自吐下，又利止，复更发热也"作"霍乱吐利而复发热也"。

[15] 康平本此条低两格书写。

伤寒，其脉微濇者[1]，本是霍乱，今是伤寒，却四五日，至阴经上，转入阴[2]，必[3]利[4]。本呕[5]、下利者，不可治也[6]。欲[7]似[8]大便[9]，而[10]反失气，仍[11]不利者[12]，此[13]属阳明也[14]，便[15]必鞕[16]，十三日[17]愈。所以然者，经尽[18]故也。下利后，当便鞕[19]，鞕[20]则[21]能食者，愈。今反不能食，到后经中，颇[22]能食；复过[23]一经，能食[24]，过之一日当愈。不愈者[25]，不属阳明也[26][27]。[384]

【校注】

[1] 康平本、《金匮玉函经》、《千金要方》20-14a、《千金翼方》卷第十《伤寒下·霍乱病状第六》、《脉经》8.4.2无"者"。

[2] 桂林本《辨霍乱吐利病脉证并治》"转入阴"作"若入阴者"。

[3]《千金翼方》卷第十《伤寒下·霍乱病状第六》"必"作"当"。

[4]《脉经》8.4.2"必利"作"必吐利"。

[5]《金匮玉函经》、《千金翼方》卷第十《伤寒下·霍乱病状第六》"本呕"作"本素呕"。

[6]《金匮玉函经》、《千金翼方》卷第十《伤寒下·霍乱病状第六》"不可治也"作"不治"。桂林本《辨霍乱吐利病脉证并治》无"本呕、下利者,不可治也"。

[7] 桂林本《辨霍乱吐利病脉证并治》"欲"作"若欲"。

[8] 康平本"似"作"以"。"以"、"似"古今字。

[9]《金匮玉函经》"欲似大便"作"若其人似欲大便",《千金翼方》卷第十《伤寒下·霍乱病状第六》作"若其人即欲大便"。

[10]《金匮玉函经》、《千金翼方》卷第十《伤寒下·霍乱病状第六》"而"作"但"。

[11]《金匮玉函经》、《千金翼方》卷第十《伤寒下·霍乱病状第六》"仍"上有"而"。

[12] 康平本、《金匮玉函经》无"者"。

[13] 成本无"此"。

[14]《金匮玉函经》、《千金翼方》卷第十《伤寒下·霍乱病状第六》"此属阳明也"作"是为属阳明"。

[15]《千金翼方》卷第十《伤寒下·霍乱病状第六》无"便"。

[16]《金匮玉函经》、《千金翼方》卷第十《伤寒下·霍乱病状第六》"鞕"作"坚"。

[17]《千金翼方》卷第十《伤寒下·霍乱病状第六》"十三日"作"十二日"。

[18]《千金翼方》卷第十《伤寒下·霍乱病状第六》"尽"作"竟"。

[19]《金匮玉函经》"当便鞕"作"便当坚",《千金翼方》卷第十《伤寒下·霍乱病状第六》作"当坚"。

[20]《金匮玉函经》、《千金翼方》卷第十《伤寒下·霍乱病状第六》"鞕"作"坚"。

[21]《千金翼方》卷第十《伤寒下·霍乱病状第六》无"则"。

[22] 颇:稍稍。

[23]《千金翼方》卷第十《伤寒下·霍乱病状第六》无"过"。

[24] 桂林本《辨霍乱吐利病脉证并治》"能食"上有"亦"。

[25]《金匮玉函经》、《千金翼方》卷第十《伤寒下·霍乱病状第六》"不愈者"作"若不愈"。

[26]《金匮玉函经》自"下利后"至"不属阳明也"另起行，别为一节。

[27] 康平本此条低两格书写。

恶寒[1]，脉微（一作缓）而复利。利止[2]，亡血也[3]。四逆[4]加人参汤主之[5]。方一。[385]

【校注】

[1] 康平本"恶寒"上有"吐利"二字。

[2] 桂林本《辨霍乱吐利病脉证并治》"利止"作"利自止者"。

[3] 康平本"利止，亡血也"为旁注。《千金翼方》卷第十《伤寒下·霍乱病状第六》"亡血也"作"必亡血"。

[4] 康平本"四逆"作"回逆"。

[5]《千金翼方》卷第十《伤寒下·霍乱病状第六》"主之"下有一阴文"方"字。

甘草[1]二两，炙　　　　　　附子一枚，生，去皮，破八片　　　　　　　　干姜一两半
人参一两[2][3]
右四味，以水三升，煮取一升二合，去滓，分温再服[4][5]。

【校注】

[1] 康平本"甘草"作"甘中"。

[2] 桂林本《辨霍乱吐利病脉证并治》"一两"作"三两"。

[3]《金匮玉函经》"四逆加人参汤"又名"人参四逆汤"，方作"人参一两；甘草二两，炙；干姜一两半；附子一枚，生"。

[4]《千金翼方》卷第十《伤寒下·霍乱病状第六》"四逆加人参汤"方及煎服法作"四逆汤中加人参壹两即是"。

[5] 成本"四逆加人参汤"方及煎服法作"于四逆汤方内加入人参一两。馀依四逆汤法服"。

霍乱[1]，头痛发热[2]，身[3]疼痛，热多欲饮水者[4]，五苓散主之；寒多不用[5]水者，理中丸[6]主之[7]。二。[386]

【校注】

[1] 桂林本《辨霍乱吐利病脉证并治》"霍乱"作"霍乱已"。

[2] 康平本作"吐利，霍乱，头痛发热"，"霍乱"为"吐利"旁注。《千金翼方》卷第十《伤寒下·霍乱病状第六》"头痛发热"上有"而"字。

[3] 《千金翼方》卷第十《伤寒下·霍乱病状第六》"身"作"身体"。

[4] 《金匮玉函经》、《千金翼方》卷第十《伤寒下·霍乱病状第六》无"者"。

[5] 桂林本《辨霍乱吐利病脉证并治》"用"作"饮"。

[6] 《金匮玉函经》、《千金翼方》卷第十《伤寒下·霍乱病状第六》"理中丸"作"理中汤"。

[7] 《千金翼方》卷第十《伤寒下·霍乱病状第六》"主之"下有一阴文"方"字，"方"下有"五苓散见结胸门"夹注。

五苓散方[1]

| 猪苓去皮 | 白术 | 茯苓各十八铢 |
| 桂枝半两，去皮 | 泽泻一两六铢 | |

右五味，为散[2]，更（治）[冶]之[3]，白饮[4]和服方寸匕，日三服。多饮暖水，汗出，愈[5]。

【校注】

[1] 康平本此条下未出"五苓散"方及煎服法。

[2] 桂林本《辨霍乱吐利病脉证并治》"为散"作"捣为散"。

[3] 桂林本《辨霍乱吐利病脉证并治》无"更冶之"。

[4] 桂林本《辨霍乱吐利病脉证并治》"白饮"作"以白饮"。

[5] 桂林本《辨霍乱吐利病脉证并治》"汗出愈"下有"将息如法"。

理中丸方（下有作汤加减法）[1]

| 人参 | 干姜 | 甘草炙 |

白术各三两[2][3]

右四味，捣筛[4]，蜜和为[5]丸[6]如鸡子黄许大[7]，以沸汤数合和一丸[8]，研碎，温服之[9]，日三四[10]，夜二服[11]。腹中未热，益[12]至三四丸[13]，然不及汤。汤法：以四物依两数切，用水八升，煮取三升，去滓，温服一升。日三服[14][15]。若脐上筑者，肾气动也，去术，加桂[16]四两；吐多者，去术，加生姜三两；下多者，还用术；悸者，加茯苓二两；渴欲得水者，加术足前成四两半；腹中痛者，加人参足前成四两半；寒者，加干姜足前成四两半；腹满者，去术，加附子一枚。服汤后如食顷，饮热粥一升许，微自温，勿发揭衣被[17][18][19][20]。

【校注】

[1] 康平本无"理中丸方（下有作汤加减法）"。

[2]《千金翼方》卷第十《伤寒下·霍乱病状第六》"三两"作"叁两"。

[3]《金匮玉函经》"理中丸"作"理中圆"，方作"人参，甘草炙，白术，干姜各三两"。

[4]《金匮玉函经》、成本"捣筛"下有"为末"。

[5] 成本无"为"。

[6]《金匮玉函经》"丸"作"圆"。

[7]《金匮玉函经》、成本"如鸡子黄许大"作"如鸡黄大"，桂林本《辨霍乱吐利病脉证并治》作"如鸡黄子大"。

[8]《金匮玉函经》"丸"作"圆"。

[9] 桂林本《辨霍乱吐利病脉证并治》无"之"。

[10]《金匮玉函经》、桂林本《辨霍乱吐利病脉证并治》"日三四"作"日三服"。

[11] 康平本作"日三四，夜一服"，为小字夹注，句首有加圆圈的"注"。

[12] 桂林本《辨霍乱吐利病脉证并治》"益"上有"可"。

[13]《金匮玉函经》"丸"作"圆"。

[14] 康平本自"腹中未热"换行，至"日三服"止，自为起讫，独立为一节，低正文一格书写。

[15]《金匮玉函经》、成本"日三服"下有"加减法"三字。

[16] 康平本"桂"作"圭"。

[17] 康平本自"若脐上筑者"换行，至"勿发揭衣被"，下接 387 条。低正文一格书写。

[18]《千金翼方》卷第十《伤寒下·霍乱病状第六》"理中汤"煎服、加减法作"右肆味，以水捌升，煮取叁升，去滓，温服壹升。日叁服。齐上筑者，为肾气动，去术，加桂肆两；吐多者，去术，加生姜叁两；下利多者，复用术；悸者，加茯苓贰两；渴者，加术至肆两半；腹中痛者，加人参至肆两半；寒者，加干姜至肆两半；腹满者，去术，加附子壹枚。服汤后如食（须）[顷]，饮热粥壹升，微自温暖，勿发揭衣被。壹方：蜜和丸如鸡黄许大，以沸汤数合和壹丸，研碎，温服。日叁夜贰。腹中未热，益至叁肆丸，然不及汤"。

[19]《千金要方》20-14b"理中汤"作"治中汤"，主治、方药及煎服法作："霍乱吐多者，必转筋，不渴，即脐上筑。霍乱而脐上筑者，为肾气动，当先治其筑。治中汤主之。去术加桂心。去术者，以术虚故也。加桂者，恐作贲独也。霍乱而脐上筑，吐多者若下多者，霍乱而惊悸，霍乱而渴，霍乱而腹中痛呕而吐利、呕而利欲得水者，皆用治中汤主之。""治霍乱吐下，胀满，食不消化，心腹痛。方：人参、干姜、白术、甘草各三两。右四味，㕮咀，以水八升，煮取三升，分三服。不瘥，频服三剂。远行防霍乱，依前作丸如梧子大，服三十丸。如作散，服方寸匕，酒服亦得。若转筋者，加石膏三两。"宋臣校云："仲景云：若脐上筑者，肾气动也，去术，加桂心四两。吐多者，去术，加生姜三两。下多者，复用术。悸者，加茯苓二两。渴欲得水者，加术合前成四两半。腹中痛者，加人参合前成四两半。若寒者，加干姜合前成四两半。腹满者，去术，加附子一枚。服汤后一食顷，服热粥一升，微自温，勿发揭衣被也。"

[20]《外台秘要方》6-5b 引《仲景伤寒论》"理中汤"主治、方药及煎服法作："霍乱脐上筑者，肾气动也。先疗气，理中汤去术加桂。凡加术者，以内虚也；加桂者，恐作奔豚也。理中汤方：人参二两；甘草三两，炙；白术三两；干姜三两，炮。右四味，切，以水八升，煮取三升，去滓，温服一升。日三夜一。若脐上筑者，肾气动也，去术，加桂心四两；吐多者，去术，加生姜三两；若下多者，复用术；悸者，加茯苓二两；病若先时渴喜得水者，加术，合前成四两半；若腹中痛者，加人参，合前成四两半；若恶寒者，加干姜，合前成四两半；若腹满者，去术，加附子一枚，炮去皮，破六片。服汤后一食顷，饮热粥一升许，汗微出，自温，勿发揭衣被也。"

吐利止而身痛不休者[1]，当消息和解其外，宜[2]桂枝汤，小和之[3][4]。方三。[387]

【校注】

[1]《千金翼方》卷第十《伤寒下·霍乱病状第六》"身痛不休者"作"身体痛不休"。

[2]《千金要方》20-14b"宜"作"以"。

[3] 康平本"小和之"作"小和利之"，为"宜桂枝汤"旁注。桂林本《辨霍乱吐利病脉证并治》无"小和之"。

[4] 康平本此条与上文"勿发揭衣被"相属，合为一节，低正文一格书写。

桂枝三两, 去皮　　　　　芍药三两　　　　　　生姜三两

甘草二两, 炙　　　　　大枣十二枚, 擘

右五味，以水七升，煮取三升，去滓，温服一升[1][2]。

【校注】

[1] 桂林本《辨霍乱吐利病脉证并治》"温服一升"下有"日三服"。

[2] 康平本此条下未出"桂枝汤"方药及煎服法。

吐、利，汗出，发热恶寒，四肢拘急，手足厥冷者[1]，四逆[2]汤主之。方四。[388]

【校注】

[1]《千金翼方》卷第十《伤寒下·霍乱病状第六》无"冷者"。

[2] 康平本"四逆"作"回逆"。

甘草二两, 炙　　　　　干姜一两半　　　　　附子一枚, 生, 去皮, 破八片

右三味，以水三升，煮取一升二合，去滓，分温再服。强人可大附子一枚、干姜三两[1][2]。

【校注】

[1]《外台秘要方》6-38b 引《仲景伤寒论》"四逆汤"方及煎服法作"甘草二两，炙；附子一枚，破八片；干姜一两半。右三物，㕮咀，以水三升，煮取一升二合，去滓，温分再服。强人用大附子一枚、干姜三两"。

[2] 康平本此条未出方药及煎服法。

既吐且[1]利，小便复利，而大汗出，下利清谷，内[2]寒外热，脉微欲绝者[3]，四逆[4]汤主之[5]。五。（用前第四方）[389]

【校注】

[1] 康平本"且"误作"旦"。俗书二字相乱故也。

[2]《金匮玉函经》、《千金翼方》卷第十《伤寒下·霍乱病状第六》"内"作"里"。

[3]《千金翼方》卷第十《伤寒下·霍乱病状第六》无"者"。

[4] 康平本"四逆"作"回逆"。

[5]《千金翼方》卷第十《伤寒下·霍乱病状第六》389 条与 388 条相属，合为一条。

吐已下断，汗出而厥，四肢拘急[1]不解，脉微欲绝者[2]，通脉四逆[3]加猪胆汤主之[4]。方六。[390]

【校注】

[1]《千金翼方》卷第十《伤寒下·霍乱病状第六》无"拘急"。

[2]《千金翼方》卷第十《伤寒下·霍乱病状第六》无"者"。

[3] 康平本"四逆"作"回逆"。

[4]《千金翼方》卷第十《伤寒下·霍乱病状第六》"主之"下有一阴文"方"字。

甘草[1]二两，炙　　干姜三两。强人可四两　　附子大者一枚，生，去皮，破八片
猪胆汁半合[2]
右四味[3]，以水三升，煮取一升二合，去滓，内猪胆汁，分温再服。其脉

即来[4]。无猪胆，以羊胆代之[5][6][7][8]。

【校注】

[1] 康平本"甘草"作"甘中"。

[2]《金匮玉函经》"通脉四逆加猪胆汤"方作"干姜三两；甘草二两，炙；附子大者一枚，生；猪胆汁四合"。

[3]《金匮玉函经》"右四味"作"右三味"。

[4] 康平本"其脉即来"为"分温再服"旁注。《金匮玉函经》无"其脉即来"。

[5] 康平本"无猪胆，以羊胆代之"为小字夹注，句首有加圆圈的"注"。

[6]《金匮玉函经》无"无猪胆，以羊胆代之"。

[7]《千金翼方》卷第十《伤寒下·霍乱病状第六》"通脉四逆加猪胆汤"方及煎服法作"于通脉四逆汤中加猪胆汁半合即是。服之，其脉即出。无猪胆，以羊胆代之"。

[8] 成本"通脉四逆加猪胆汤"方及煎服法作"于四逆汤方内加入猪胆汁半合。馀依前法服。如无猪胆，以羊胆代之"。

吐、利、发汗[1]，脉平[2]，小烦者[3]，以[4]新虚，不胜穀氣故也。[391]

【校注】

[1]《金匮玉函经》"吐、利、发汗"作"吐、下、发汗后"，桂林本《辨霍乱吐利病脉证并治》作"吐、利后，汗出"。

[2]《金匮玉函经》、《千金翼方》卷第十《伤寒下·霍乱病状第六》"脉平"作"其人脉平"。

[3]《金匮玉函经》"小烦者"作"而小烦者"，《千金翼方》卷第十《伤寒下·霍乱病状第六》作"而小烦"。

[4]《金匮玉函经》、《千金翼方》卷第十《伤寒下·霍乱病状第六》"以"作"此"。

辨阴阳易差后劳复病脉证并治[1]第十四（合六法，方六首）

伤寒阴易病，身重，少腹里急，热上冲胸，头重不欲举，眼中生花，烧裈散主之。第一。（一味）

大病差后，劳复者，枳实栀子汤主之。第二。（三味。下有宿食加大黄法附）

伤寒差以后，更发热，小柴胡汤主之。第三。（七味）

大病差后，从腰以下有水气者，牡蛎泽泻散主之。第四。（七味）

大病差后，喜唾，久不了了，胸上有寒，当以丸药温之，宜理中丸。第五。（四味）

伤寒解后，虚羸少气，气逆欲吐，竹叶石膏汤主之。第六。（七味。下有病新差一证）

【校注】

[1] 康平本作"辨阴阳易差后劳复病"。《金匮玉函经》作"辨阴阳易差后劳复病形证治"。成本作"辨阴阳易差后劳复病证并治"。

伤寒，阴易[1]之为病，其人[2]身体重，少[3]气，少腹里急，或引阴中拘挛，热上冲胸，头重不欲举，眼中生花[4]（花，一作眵），膝胫拘急者[5]，烧裈[6]散主之[7][8]。方一。[392]

【校注】

[1] 康平本、《金匮玉函经》、成本、桂林本《辨痉阴阳易差后脉证并治》"阴易"作"阴阳易"。

[2]《千金翼方》卷第十《伤寒下·阴易病已后劳复第七》无"其人"。

[3] 康平本"少"作"小"。

[4]《金匮玉函经》"眼中生花"下有"眼胞赤"三字。《千金翼方》卷第十《伤寒下·阴易病已后劳复第七》"眼中生花"下有"痂胞赤"三字，疑有误。

[5]《金匮玉函经》、《千金翼方》卷第十《伤寒下·阴易病已后劳复第七》无"者"。

[6] 裈（kūn）：有裆的底裤。康平本、《千金翼方》卷第十《伤寒下·阴易病已后劳复第七》"裈"从"礻"。俗书构件"礻"、"衤"不分故也。《金匮玉函经》、成本、桂林本《辨痓阴阳易差后脉证并治》"裈"作"裩"。"裩"同"裈"。

[7]《千金翼方》卷第十《伤寒下·阴易病已后劳复第七》"主之"下有一阴文"方"字。

[8] 康平本此条低一格书写。

妇人中裈近隐处[1]，取烧作灰[2]。

右一味，水服[3]方寸匕。日三服。小便即利，阴头微肿，此为愈矣[4]。妇人病，取男子裈[5]烧服[6][7][8][9][10]。

【校注】

[1] 桂林本《辨痓阴阳易差后脉证并治》"妇人"句上有"剪取"二字。

[2]《千金翼方》卷第十《伤寒下·阴易病已后劳复第七》、桂林本《辨痓阴阳易差后脉证并治》"取烧作灰"作"烧灰"。

[3] 桂林本《辨痓阴阳易差后脉证并治》"水服"作"以水和服"。

[4] 桂林本《辨痓阴阳易差后脉证并治》"此为愈矣"作"则愈"。

[5] 桂林本《辨痓阴阳易差后脉证并治》"裈"作"裩裆"。

[6] 桂林本《辨痓阴阳易差后脉证并治》"服"作"和服如法"。

[7] 康平本"此为愈矣。妇人病，取男子裈烧服"为小字夹注，句首有加圆圈的"注"。

[8]《金匮玉函经》、成本"烧裈散"方作"右取妇人中裩近隐处，剪烧灰，以水和服方寸匕，日三服，小便即利，阴头微肿，则愈。妇人病，取男子裩当烧灰"。

[9]《千金翼方》卷第十《伤寒下·阴易病已后劳复第七》"烧裈散"煎服法"右壹味，水和服方寸匕，日叁，小便即利，阴头微肿。此为愈"。

[10]《千金要方》10-11a："妇人得病易丈夫，丈夫得病亦易妇人方：取女人中裩近隐处，烧服方寸匕。三日，小便即利，阴头微肿，此为愈矣。女人病，

可取男裩，一如此法。"

大病差[1]后，劳复者[2]，枳实栀子汤主之[3][4]。方二。[393]

【校注】

[1]《千金翼方》卷第十《伤寒下·阴易病已后劳复第七》"差"作"已"。

[2]《千金翼方》卷第十《伤寒下·阴易病已后劳复第七》无"者"。

[3]《千金翼方》卷第十《伤寒下·阴易病已后劳复第七》"主之"下有一阴文"方"字。

[4] 成本、桂林本《辨痓阴阳易差后脉证并治》"枳实栀子汤主之"下有"若有宿食者，加大黄如博碁子大五六枚"十六字。

枳实三枚，炙　　　　　　栀子十四个[1]，擘　　　　　豉一升，绵裹[2][3]

右三味[4]，以清浆水七升，空煮取四升[5]，内枳实、栀子，煮取二升，下[6]豉，更煮五六沸，去滓，温分[7]再服，覆令微似汗[8]。若有宿食者，内大黄如博碁子五六枚[9]，服之愈[10][11][12][13]。

【校注】

[1]《金匮玉函经》、成本"个"作"枚"。

[2] 康平本"绵裹"作"绵包"。

[3]《千金翼方》卷第十《伤寒下·阴易病已后劳复第七》"枳实栀子汤"方作"枳实叁枚，炙；豉壹升，绵裹；栀子拾肆枚，擘"。

[4]《金匮玉函经》无"三味"。

[5]《金匮玉函经》"空煮取四升"作"空煮减三升"，文意同。

[6]《金匮玉函经》、桂林本《辨痓阴阳易差后脉证并治》"下"作"内"。

[7]《金匮玉函经》"温分"作"分温"。

[8]《金匮玉函经》"覆令微似汗"作"取汗出"。

[9]《金匮玉函经》作"若有宿食，加大黄如博碁子大五六枚"，紧接393条正文"枳实栀子汤主之"句下。成本亦作正文。

[10] 成本无"服之愈"。

[11] 康平本"若有宿食者，内大黄如博碁子五六枚，服之愈"为小字夹注，

句首有加圆圈的"注"。

[12]《千金要方》10-9b"枳实栀子汤"方及煎服法作："枳实三枚，栀子十四枚，豉一升，绵裹。右三味，㕮咀，以酢浆七升，先煮减三升；次内枳实、栀子，煮取二升；次内豉，煮五六沸，去滓，分再服。覆取汗。若有宿食者，内大黄如博棋子五六枚。"

[13]《千金翼方》卷第十《伤寒下·阴易病已后劳复第七》"枳实栀子汤"煎服法作"右叁味，以酢浆柒升，先煎取肆升，次内贰味，煮取贰升，内豉，煮五六沸，去滓，分温再服。若有宿食，内大黄如博棋子大五六枚，服之愈"。

伤寒差以[1]后，更发热[2]，小柴胡汤主之[3]。脉浮者，以汗解之[4]；脉沈[5]实（一作紧）者，以下解之[6][7]。方三。[394]

【校注】

[1]《金匮玉函经》、《千金翼方》卷第十《伤寒下·阴易病已后劳复第七》、桂林本《辨痓阴阳易差后脉证并治》"以"作"已"。

[2]《金匮玉函经》、成本、桂林本《辨痓阴阳易差后脉证并治》"更发热"下有"者"。

[3]康平本自"伤寒差以后"至"小柴胡汤主之"为一节，自为起迄。

[4]康平本"以汗解之"作"少以汗解之"。

[5]康平本"沈"作"沉"。

[6]康平本"以下解之"作"少以下解之"。

[7]康平本自"脉浮者"至"以下解之"独立为一节。

柴胡八两	人参二两	黄芩二两
甘草二两，炙	生姜二两[1]	半夏半升，洗
大枣十二枚，擘		

右七味，以水一斗二升，煮取六升，去滓，再煎，取三升，温服一升，日三服[2]。

【校注】

[1]桂林本《辨痓阴阳易差后脉证并治》"人参、黄芩、甘草、生姜"均作

"三两"。

[2] 康平本此条下未出"小柴胡汤"方药及煎服法。

大病差[1]后，从[2]腰以[3]下有水气者[4]，牡蛎泽泻散主之[5]。方四。[395]

【校注】

[1]《千金翼方》卷第十《伤寒下·阴易病已后劳复第七》"差"作"已"。

[2]《千金翼方》卷第十《伤寒下·阴易病已后劳复第七》无"从"。

[3] 成本"以"作"已"。

[4]《金匮玉函经》、《千金翼方》卷第十《伤寒下·阴易病已后劳复第七》无"者"。

[5]《千金翼方》卷第十《伤寒下·阴易病已后劳复第七》"主之"下有一阴文"方"字。

牡蛎熬   泽泻   蜀漆煖水洗，去腥[1]
葶苈子熬   商陆根熬   海藻洗，去咸[2]
栝楼根[3] 各等分[4][5][6]

右七味，异捣，下筛为散[7]，更于白中（治）[冶]之[8]，白饮和服方寸匕，日三服[9]。小便利，止后服[10][11][12]。

【校注】

[1] 康平本"腥"误作"醒"。

[2] 康平本无"洗，去咸"。

[3] 康平本、桂林本《辨痉阴阳易差后脉证并治》"栝楼根"作"括蒌根"。

[4]《金匮玉函经》"牡蛎泽泻散"方作"牡蛎熬，泽泻，栝蒌根，蜀漆洗去腥，葶苈熬，商陆根熬，海藻洗去咸。各等分"。

[5]《千金翼方》卷第十《伤寒下·阴易病已后劳复第七》"牡蛎泽泻散"方作"牡蛎熬，泽泻，蜀漆洗，商陆，葶苈熬，海藻洗，栝蒌根各等分"。

[6] 成本"牡蛎泽泻散"方作"牡蛎熬，泽泻，栝蒌根，蜀漆洗去脚，葶苈熬，商陆根熬，海藻洗去咸。已上各等分"。

[7]《金匮玉函经》"异捣，下筛为散"作"为散"。

[8]《金匮玉函经》无"更于臼中（治）[治]之"。

[9]《金匮玉函经》、成本无"日三服"。

[10]《金匮玉函经》"小便利，止后服"作"小便利，即止"。

[11] 成本"止后服"下有"日三"二字。

[12]《千金翼方》卷第十《伤寒下·阴易病已后劳复第七》"牡蛎泽泻散"煎服法作"右柒味，捣为散，饮服方寸匕。日叁服。小便即利"。

大病差[1]后，喜唾[2]，久不了了[3]，胸[4]上有寒[5]，当以丸药[6]温之[7]，宜理中丸[8]。方五。[396]

【校注】

[1]《千金翼方》卷第十《伤寒下·阴易病已后劳复第七》"差"作"已"。

[2]《金匮玉函经》"喜唾"作"其人喜唾"，《千金翼方》卷第十《伤寒下·阴易病已后劳复第七》作"病人喜唾"。

[3]《金匮玉函经》、成本"久不了了"下有"者"。《千金翼方》卷第十《伤寒下·阴易病已后劳复第七》"久不了了"作"久久不了"。

[4]《金匮玉函经》、成本"胸"作"胃"。

[5] 桂林本《辨痓阴阳易差后脉证并治》"胸上有寒"作"胸上有寒也"。

[6]《金匮玉函经》、《千金翼方》卷第十《伤寒下·阴易病已后劳复第七》无"以丸药"。

[7] 康平本"胸上有寒，当以丸药温之"为"久不了了"旁注。

[8]《金匮玉函经》"丸"作"圆"。

人参　　　　　白术　　　　甘草炙

干姜各三两

右四味，捣筛，蜜和为丸如鸡子黄许大，以沸汤数合和一丸，研碎，温服之，日三服[1]。

【校注】

[1] 康平本此条下未出"理中丸"方药及煎服法。

伤寒解后，虚羸少气，气逆欲吐，竹叶石膏汤主之[1]。方六。[397]

【校注】

[1]《千金翼方》卷第十《伤寒下·阴易病已后劳复第七》"主之"下有一阴文"方"字。

竹叶二把	石膏一斤[1]	半夏半升，洗
麦门冬一升，去心	人参二两[2]	甘草[3]二两，炙
粳米半升[4][5][6]		

右七味，以水一斗，煮[7]取六升，去滓，内粳米，煮米熟汤成，去米，温服一升，日三服[8][9][10]。

【校注】

[1] 康平本脱去"一斤"。

[2] 桂林本《辨痉阴阳易差后脉证并治》"二两"作"三两"。

[3] 康平本"甘草"作"甘中"。

[4]《金匮玉函经》"竹叶石膏汤"方作"竹叶二把；石膏一觔；半夏半升；人参三两；甘草二两，炙；粳米半升；麦门冬一升，去心"。

[5]《千金翼方》卷第十《伤寒下·阴易病已后劳复第七》"竹叶石膏汤"方作"竹叶贰把；半夏半升，洗；麦门冬壹升，去心；甘草炙，人参各贰两；石膏壹斤，碎；粳米半升"。

[6] 成本"竹叶石膏汤"方作"竹叶二把；石膏一斤；半夏半升；人参三两；甘草二两，炙；粳米半升；麦门冬一升，去心"。

[7] 桂林本《辨痉阴阳易差后脉证并治》"煮"作"先煮六味"。

[8]《太平圣惠方》卷第八《伤寒三阴三阳应用汤散诸方》"竹叶石膏汤"名"竹叶汤"，方药及煎服法作"竹叶每服如二七片，细切；石膏二两；麦门冬一两，去心；半夏一两，汤洗七遍，去滑；人参一两，去芦头；甘草半两，炙微赤，剉。右件药，捣筛为散，每服四钱，以水一中盏，入生姜半分，煎至五分，去滓，不计时候，温服"。有"生姜"，无"粳米"。

[9]《千金翼方》卷第十《伤寒下·阴易病已后劳复第七》"竹叶石膏汤"煎服法作"右柒味，以水壹斗，煮取陆升，去滓，内粳米，[米] 熟汤成，温服壹

升。日叁服"。

[10]《千金要方》10-2b："治伤寒后，虚羸少气，呕吐方：石膏一升，竹叶二把，麦门冬一升，人参二两，半夏一升。右五味，㕮咀，以水一斗，煮取六升，去滓，内粳米一升，米熟汤成，饮一升。日三服。一方加生姜五两"。

病人[1]脉已解[2]，而日暮微烦[3]，以病新差[4]，人[5]强与谷，脾胃气[6]尚弱，不能消谷，故令微烦。损谷则[7]愈[8]。[398]

【校注】

[1]《金匮玉函经》"病人"作"伤寒"。

[2]《脉经》6.5.20"病人脉已解"作"凡人病脉以解"，桂林本《辨痉阴阳易差后脉证并治》作"大病已解"。

[3]《金匮玉函经》、《千金翼方》卷第十《伤寒下·阴易病已后劳复第七》、桂林本《辨痉阴阳易差后脉证并治》"微烦"作"微烦者"。《脉经》6.5.20"而日暮微烦"作"而反暮微烦者"。

[4]《脉经》6.5.20"以病新差"作"人见病者差安"。

[5]《脉经》6.5.20"人"作"而"。

[6]桂林本《辨痉阴阳易差后脉证并治》"气"上有"之"。

[7]《金匮玉函经》《千金翼方》卷第十《伤寒下·阴易病已后劳复第七》"则"作"即"。

[8]《金匮玉函经》此篇最后有"病后劳复发热者，麦门冬汤主之"一节十三字。

辨不可发汗病脉证并治[1]第十五 （一法。方本阙）

汗家不可发汗，发汗必恍惚心乱，小便已阴疼，宜禹馀粮丸。第一。（方本阙。前后有二十九病证）

【校注】

[1]《金匮玉函经》作"辨不可发汗病形证治"。

夫以为疾病至急，仓卒[1]寻按，要者难得，故重集诸可与不可方治。比之三阴三阳篇中，此易见也。又时有不止是三阳三阴，出在诸可与不可中也。

【校注】

[1]《金匮玉函经》"仓卒"作"仓猝"。

少阴病，脉细沈[1]数，病为在里，不可发汗[2]。

【校注】

[1]《金匮玉函经》"沈"作"沉"。下同，不复出校。

[2]《金匮玉函经》、《脉经》7.1.1"不可发汗"作"不可发其汗"。

脉浮紧者[1]，法当身[2]疼痛，宜以汗解之[3]，假令尺中迟者[4]，不可发汗[5]，何以知然[6]？以荣气不足[7]，血少故也[8]。

【校注】

[1]《金匮玉函经》、《脉经》7.1.2"脉浮紧者"作"脉浮而紧"。

[2]《金匮玉函经》、《脉经》7.1.2"身"作"身体"。

[3]《金匮玉函经》无"之"。《脉经》7.1.2"宜以汗解之"作"当以汗解"。

[4]《金匮玉函经》、《脉经》7.1.2"迟者"作"脉迟者"。

[5]《金匮玉函经》、《脉经》7.1.2"不可发汗"作"不可发其汗"。

[6]《金匮玉函经》"何以知然"作"何以故"。

[7]《金匮玉函经》、《脉经》7.1.2"以荣气不足"作"此为营气不足"。

[8]《金匮玉函经》"血少故也"作"血气微少故也"，《脉经》7.1.2作"血微少故也"。

少阴病，脉微，不可发汗[1]，亡[2]阳故也。

【校注】

[1]《金匮玉函经》、《脉经》7.1.3 "不可发汗" 作 "不可发其汗"。

[2]《脉经》7.1.3 "亡" 作 "无"。

脉濡而弱，弱反在关，濡反在巅，微反在上，涩反在下。微则[1]阳气不足[2]，涩则无血，阳气反微，中风汗出，而反躁烦，涩则[3]无血，厥而且寒。阳微发汗，躁不得眠[4]。

【校注】

[1]《脉经》4.1.3 "则" 作 "即"。

[2]《脉经》4.1.3 "阳气不足" 下有 "沾热汗出" 四字，无 "涩则无血，阳气反微，中风汗出，而反躁烦" 十六字。

[3]《脉经》4.1.3 "则" 作 "即"。

[4]此条又见《脉经》7.1.4，文字全同。

动气在右，不可发汗，发汗则衄而渴，心苦烦，饮即吐水。

动气在左，不可发汗，发汗则头眩，汗不止，筋惕肉瞤[1]。

【校注】

[1]《太平圣惠方》卷第八《辩不可发汗形证》综合以上两节作 "凡腹中有动气在左右者，不可发汗"。

动气在上，不可发汗，发汗则气上冲，正在心端[1][2]。

【校注】

[1]《金匮玉函经》"发汗则气上冲，正在心端" 作 "发汗则气上冲心"。桂林本《伤寒例第四》"正在心端" 作 "止于心下"。

[2]《太平圣惠方》卷第八《辩不可发汗形证》此节作 "凡有动气在上，不可发汗，发汗则气冲于上，在心端也"。

动气在下，不可发汗，发汗则无汗[1]，心中大烦，骨节苦疼[2]，目运[3]恶寒，食则 [4] 反吐 [5]，谷 [6] 不得前 [7][8]。

【校注】

[1] 桂林本《伤寒例第四》"无汗"作"无汗可发"。

[2] 桂林本《伤寒例第四》"苦疼"作"疼痛"。

[3] 桂林本《伤寒例第四》"目运"作"目眩"。

[4]《脉经》7.1.8"则"作"即"。

[5] 桂林本《伤寒例第四》"反吐"作"吐谷"。

[6] 桂林本《伤寒例第四》"谷"作"气"。

[7]《金匮玉函经》"谷不得前"下有"一云谷不消化"六字夹注。

[8]《太平圣惠方》卷第八《辩不可发汗形证》此节作"凡有动气在下者，不可发汗，则心中大烦，目眩，恶寒，饮食则吐"。按，"则心中大烦"上疑脱"发汗"重文符。

咽中闭塞，不可发汗 [1]，发汗 [2] 则 [3] 吐血，气微绝 [4]，手足厥冷 [5]，欲得蜷卧，不能自温 [6]。

【校注】

[1]《太平圣惠方》卷第八《辩不可发汗形证》"咽中闭塞，不可发汗"作"凡咽中闭塞，不可发汗"。《千金翼方》卷第十《伤寒下·伤寒宜忌第四·忌发汗第一》"不可发汗"作"忌发其汗"。

[2]《千金翼方》卷第十《伤寒下·伤寒宜忌第四·忌发汗第一》"发汗"作"发其汗"。

[3]《千金翼方》卷第十《伤寒下·伤寒宜忌第四·忌发汗第一》"则"作"即"。

[4] 桂林本《伤寒例第四》"绝"作"欲绝"。

[5]《千金翼方》卷第十《伤寒下·伤寒宜忌第四·忌发汗第一》、《脉经》7.1.9"手足厥冷"作"逆冷"。

[6]《千金翼方》卷第十《伤寒下·伤寒宜忌第四·忌发汗第一》无"欲得蜷卧，不能自温"。

诸脉得数动微弱者 [1]，不可发汗 [2]，发汗则大便难 [3]，腹中干 [4]（一云：小便难，胞中干），胃躁 [5] 而烦 [6]，其形相象，根本异源。

【校注】

[1]《金匮玉函经》、《脉经》7.1.10"诸脉得数动微弱者"作"诸脉数动微弱"。

[2]《金匮玉函经》、《脉经》7.1.10"不可发汗"作"并不可发汗"。

[3]《金匮玉函经》"发汗则大便难"作"发汗则小便反难"。

[4]《金匮玉函经》"腹中干"作"胞中反干"。

[5]《金匮玉函经》、成本"躁"作"燥"。

[6]《太平圣惠方》卷第八《辩不可发汗形证》自"诸脉得数动微弱者"至"胃躁而烦"作"凡诸动脉微弱者，皆不可发汗，汗则小便难，脐中干，烦躁也"。

脉濡 [1] 而弱，弱反在关，濡反在巅，弦反在上，微反在下，弦为阳运，微为阴寒，上实下虚，意欲得温，微弦为虚，不可发汗，发汗则寒慄，不能自还。

咳者则剧 [2]，数吐涎沫，咽中必干，小便不利，心中饥烦，晬时而发，其形似疟，有寒无热，虚而寒慄，咳而发汗 [3]，蹋而苦满，腹中复坚 [4]。

【校注】

[1] 成本"濡"作"微"。

[2] 桂林本《伤寒例第四》"咳者则剧"作"咳而发汗，其咳必剧"。

[3] 桂林本《伤寒例第四》"咳而发汗"在"咳者则剧"句上。

[4] 桂林本《伤寒例第四》"腹中复坚"下有"命将难全"四字。

厥 [1]，脉紧 [2]，不可发汗 [3]，发汗 [4] 则 [5] 声乱，咽嘶舌萎，声 [6] 不得前 [7]。

【校注】

[1] 桂林本《伤寒例第四》"厥"作"厥逆"。

[2]《金匮玉函经》"厥，脉紧"作"厥而脉紧"。《千金翼方》卷第十《伤寒下·伤寒宜忌第四·忌发汗第一》、《脉经》7.1.12无"脉紧"。

[3]《千金翼方》卷第十《伤寒下·伤寒宜忌第四·忌发汗第一》"不可发汗"作"忌发其汗"。

[4]《千金翼方》卷第十《伤寒下·伤寒宜忌第四·忌发汗第一》"发汗"作"发其汗"。

[5]《千金翼方》卷第十《伤寒下·伤寒宜忌第四·忌发汗第一》"则"作"即"。桂林本《伤寒例第四》无"则"。

[6]"声"盖"穀"之形误。《脉经》7.1.12"声"作"穀"。

[7]《金匮玉函经》"声不得前"作"其声不能出"。《千金翼方》卷第十《伤寒下·伤寒宜忌第四·忌发汗第一》无"声不得前"。

诸逆发汗，病微者难差[1]，剧者言乱，目[2]眩者死（一云讝言目眩睛乱者死），命将难全[3][4]。

【校注】

[1]《金匮玉函经》、《脉经》7.1.13"病微者难差"作"微者难愈"。

[2]《金匮玉函经》、《脉经》7.1.13"目"作"睛"。

[3]《金匮玉函经》"全"作"治"。

[4]桂林本《伤寒例第四》"剧者言乱，目眩者死，命将难全"作"剧者必死"四字。

太阳病，得之八九日，如疟状，发热恶寒[1]，热多寒少，其人不呕，清便续自可，一日二三度[2]发，脉微而恶寒者[3]，此[4]阴阳俱虚，不可更[5]发汗也[6]。

【校注】

[1]《金匮玉函经》、《脉经》7.1.14"发热恶寒"作"发热而恶寒"。

[2]《金匮玉函经》、《脉经》7.1.14"二三度"作"再三"。

[3]《脉经》7.1.14"脉微而恶寒者"作"其脉微而恶寒"。

[4]《金匮玉函经》、《脉经》7.1.14"此"作"此为"。

[5]《脉经》7.1.14"更"作"复"。

[6]《金匮玉函经》"不可更发汗也"作"不可复发其汗"。

太阳病，发热恶寒，热多寒少[1]，脉微弱者[2]，无阳也[3]，不可发汗[4]。

【校注】

[1]《金匮玉函经》"热多寒少"作"寒多热少"。

[2]《金匮玉函经》、《脉经》7.1.15 无"者"。

[3]《金匮玉函经》、《脉经》7.1.15"无阳也"作"则无阳也"。

[4]《金匮玉函经》、《脉经》7.1.15"不可发汗"作"不可复发其汗"。

咽喉[1]干燥者，不可发汗[2]。

【校注】

[1]《脉经》7.1.15 无"喉"。

[2]《金匮玉函经》"不可发汗"作"不可发其汗"。

亡血，不可发汗[1]，发汗[2]则寒慄而振。

【校注】

[1]《金匮玉函经》、《脉经》7.1.16"亡血，不可发汗"作"亡血家，不可攻其表"。

[2]《金匮玉函经》、《脉经》7.1.16"发汗"作"汗出"。

衄家，不可发汗[1]，汗出必额上陷脉急紧[2][3]，直视不能眴[4]，不得眠。（音见上）

【校注】

[1]《脉经》8.13.13"不可发汗"作"不可发其汗"，《金匮玉函经》、《脉经》7.1.17 作"不可攻其表"。

[2]《金匮玉函经》、《脉经》7.1.17"汗出必额上陷脉急紧"作"汗出则额陷脉上促急而紧"。按，"额陷脉上"当依宋本《伤寒论》作"额上陷脉"。"额上陷"即"太阳穴"。

[3]《脉经》8.13.13"汗出必额上陷脉急紧"作"汗出必额上促急而紧"。

[4]《金匮玉函经》、《脉经》7.1.17、《脉经》8.13.13 "不能眴" 上有 "而"。

汗家，不可发汗，发汗必恍惚心乱[1]，小便已阴疼，宜[2]禹馀粮丸[3]。一。（方本阙）

【校注】

[1]《金匮玉函经》、《脉经》7.1.18 "不可发汗，发汗必恍惚心乱" 作 "重发其汗，必恍惚心乱"。

[2]《脉经》7.1.18 "宜" 作 "可与"。

[3]《金匮玉函经》、《脉经》7.1.18 "丸" 作 "圆"。

淋家，不可发汗，发汗[1]必便血[2]。

【校注】

[1]《脉经》7.1.19 "发汗" 作 "发其汗"。

[2]《脉经》8.7.5 "必便血" 上有 "则"。

疮家，虽身疼痛，不可发汗[1]，汗出则（痓）[痉][2]。

【校注】

[1]《金匮玉函经》、《脉经》7.1.20 "不可发汗" 作 "不可攻其表"。

[2]《金匮玉函经》此条下有 "冬温，发其汗，必吐利，口中烂，生疮" 一条共十三字。

下利[1]，不可发汗[2]，汗出必胀满。

【校注】

[1]《金匮玉函经》、《脉经》7.1.22 "下利" 作 "下利清谷"。

[2]《金匮玉函经》、《脉经》7.1.22 "不可发汗" 作 "不可攻其表"。

咳而小便利，若失小便者[1]，不可发汗[2]，汗出则四肢[3]厥逆冷[4][5]。

【校注】

[1]《脉经》7.1.23 无"者"。

[2]《金匮玉函经》、《脉经》7.1.23 "不可发汗"作"不可攻其表"。

[3]《金匮玉函经》、《脉经》7.1.23 无"四肢"。

[4]《脉经》7.1.23 "汗出则厥逆冷"句下有"汗出多，极发其汗，亦坚"九字。

[5]《太平圣惠方》卷第八《辩不可发汗形证》此节作"咳嗽，小便利者，不可攻其表，汗出即逆"。

伤寒一二日至四五日，厥者必发热，前厥者，后必热，厥深者[1]，热亦深，厥微者[2]，热亦微。厥[3]应下之，而反发汗者[4]，必口伤烂赤[5]。

【校注】

[1]《金匮玉函经》无"者"。

[2]《金匮玉函经》无"者"。

[3]《金匮玉函经》"厥"作"热"。

[4]《金匮玉函经》"而反发汗者"作"而发其汗者"，《脉经》7.1.24 作"而反发其汗"。

[5]《太平圣惠方》卷第八《辩不可发汗形证》相关文字作"凡积热在臓，不宜发汗，汗则必吐，口中烂，生疮"。

伤寒，脉[1]弦细，头痛发热者[2]，属少阳[3]。少阳不可发汗[4]。

【校注】

[1]《金匮玉函经》"脉"作"其脉"。

[2]《金匮玉函经》无"者"。

[3]《金匮玉函经》"属少阳"作"此为属少阳"。

[4]《金匮玉函经》"不可发汗"作"不可发其汗"。

伤寒头痛，翕翕发热，形象中风，常微汗出，自呕者[1]，下之益烦，心[2]懊憹如饥。发汗则[3]致（痓）[痉]，身强难以伸屈[4]；熏之则[5]发黄，不得小便，久 [6] 则 [7] 发咳唾。

【校注】

[1]《金匮玉函经》、《脉经》7.1.26"自呕者"上有"又"字。

[2]《金匮玉函经》无"心"。成本"心"作"心中"。

[3]《金匮玉函经》"则"作"即"。

[4]《金匮玉函经》、《脉经》7.1.26"伸屈"作"屈伸"。

[5]《金匮玉函经》"则"作"即"。

[6] 成本"久"作"灸"。"久"为"灸"之古字。

[7]《金匮玉函经》"则"作"即"。

太阳与少阳并病，头项强痛，或眩冒 [1]，时如结胸，心下痞鞕者 [2]，不可发汗 [3]。

【校注】

[1]《金匮玉函经》无"冒"。

[2]《金匮玉函经》"痞鞕者"作"痞而坚"。《脉经》7.1.29"鞕"作"坚"。

[3]《金匮玉函经》、《脉经》7.1.29"不可发汗"作"不可发其汗"。

太阳病，发汗 [1]，因致（痓）[痉]。

【校注】

[1]《金匮玉函经》、《脉经》7.1.27"发汗"作"发其汗"。

少阴病，咳而下利，谵语者 [1]，此 [2] 被火气劫故也，小便必难，以强责少阴汗也。

【校注】

[1]《金匮玉函经》无"者"。

[2]《金匮玉函经》"此"作"是为"。

少阴病，但厥无汗，而强发之，必动其血，未知从何道出，或从口鼻，或从目出者 [1]，是名 [2] 下厥上竭，为难治 [3]。

【校注】

[1]《金匮玉函经》"或从目出者"作"或从耳目出"。

[2]《金匮玉函经》、《脉经》7.1.31"名"作"为"。

[3]《金匮玉函经》此下有以下两节文字："伤寒有五，皆热病之类也。同病异名，同脉异经。病虽俱伤于风，其人自有固（《脉经》作"痼"）疾，则不得同法。其人素伤于（《脉经》无"于"）风，因复伤于热，风热相薄，则发风温，四肢不收，头痛身热，常汗出不解，治在少阴、厥阴，不可发汗，汗出谵言独语，内烦燥（《脉经》作"躁"）扰不得卧，善惊，目乱无精。治之复发其汗，如此者，医杀之也。""伤寒湿温，其人常伤于湿，因而中暍，湿热相薄，则发湿温。病若（《脉经》作"苦"）两胫逆冷，腹满叉胸，头目痛，苦妄言。治在足太阴，不可发汗，汗出必不能言，耳聋，不知痛所在，身青，面色变，名曰重暍。如此者（《脉经》作"如此者死"），医杀之也。"

辨可发汗病脉证并治[1]第十六（合四十一法，方一十四首）

太阳病，外证未解，脉浮弱，当以汗解，宜桂枝汤。第一。（五味。前有四法）

脉浮而数者，可发汗，属桂枝汤证。第二。（用前第一方。一法用麻黄汤）

阳明病，脉迟，汗出多，微恶寒，表未解也，属桂枝汤证。第三。（用前第一方。下有可汗二证）

病人烦热，汗出解，又如疟状，脉浮虚者，当发汗，属桂枝汤证。第四。（用前第一方）

病常自汗出，此荣卫不和也，发汗则愈，属桂枝汤证。第五。（用前第一方）

病人藏无他病，时发热汗出，此卫气不和也，先其时发汗则愈，属桂枝汤证。第六。（用前第一方）

脉浮紧，浮为风，紧为寒，风伤卫，寒伤荣，荣卫俱病，骨节烦疼，可发汗，宜麻黄汤。第七。（四味）

太阳病不解，热结膀胱，其人如狂，血自下，愈；外未解者，属桂枝汤证。第八。（用前第一方）

太阳病，下之微喘者，表未解，宜桂枝加厚朴杏子汤。第九。（七味）

伤寒脉浮紧，不发汗，因衄者，属麻黄汤证。第十。（用前第七方）

阳明病，脉浮无汗而喘者，发汗愈，属麻黄汤证。第十一。（用前第七方）

太阴病，脉浮者，可发汗，属桂枝汤证。第十二。（用前第一方）

太阳病，脉浮紧，无汗，发热，身疼痛，八九日表证在，当发汗，属麻黄汤证。第十三。（用前第七方）

脉浮者，病在表，可发汗，属麻黄汤证。第十四。（用前第七方。一法用桂枝汤。）

伤寒，不大便六七日，头痛有热者，与承气汤；其小便清者，知不在里，续在表，属桂枝汤证。第十五。（用前第一方）

下利腹胀满，身疼痛者，先温里，乃攻表。温里宜四逆汤，攻表宜桂枝汤。第十六。（四逆汤，三味。桂枝汤，用前第一方。）

下利后，身疼痛，清便自调者，急当救表，宜桂枝汤。第十七。（用前第一方）

太阳病，头痛发热，汗出恶风寒者，属桂枝汤证。第十八。（用前第一方）

太阳中风，阳浮阴弱，热发汗出，恶寒恶风，鼻鸣干呕者，属桂枝汤证。第十九。（用前第一方）

太阳病，发热汗出，此为荣弱卫强，属桂枝汤证。第二十。（用前第一方）

太阳病，下之，气上冲者，属桂枝汤证。第二十一。（用前第一方）

太阳病，服桂枝汤反烦者，先刺风池、风府，却与桂枝汤，愈。第二十二。（用前第一方）

烧针，被寒，针处核起者，必发奔豚气，与桂枝加桂汤。第二十三。（五味）

太阳病，项背强几几，汗出恶风者，宜桂枝加葛根汤。第二十四。（七味。注：见第二卷中）

太阳病，项背强几几，无汗恶风者，属葛根汤证。第二十五。（用前方）

太阳阳明合病，自利，属葛根汤证。第二十六。（用前方。一云用后第二十八方）

太阳阳明合病，不利，但呕者，属葛根加半夏汤。第二十七。（八味）

太阳病，桂枝证，反下之，利遂不止，脉促者，表未解也，喘而汗出，属葛根黄芩黄连汤。第二十八。（四味）

太阳病，头痛发热，身疼，恶风，无汗，属麻黄汤证。第二十九。（用前第七方）

太阳阳明合病，喘而胸满者，不可下，属麻黄汤证。第三十。（用前第七方）

太阳中风，脉浮紧，发热恶寒，身疼，不汗而烦躁者，大青龙汤主之。第三十一。（七味。下有一病证）

阳明中风，脉弦浮大，短气腹满，胁下及心痛，鼻干，不得汗，嗜卧，身黄，小便难，潮热，外不解，过十日，脉浮者，与小柴胡汤；脉但浮，无馀证者，与麻黄汤。第三十二。（小柴胡汤，七味。麻黄汤，用前第七方）

太阳病，十日以去，脉浮细，嗜卧者，外解也；设胸满胁痛者，与小柴胡汤；脉但浮，与麻黄汤。第三十三。（并用前方）

伤寒脉浮缓，身不疼但重，乍有轻时，无少阴证，可与大青龙汤发之。第三十四。（用前第三十一方）

伤寒表不解，心下有水气，干呕发热而咳，或渴，或利，或噎，或小便不利，或喘，小青龙汤主之。第三十五。（八味。加减法附）

伤寒，心下有水气，咳而微喘，发热不渴，属小青龙汤证。第三十六。（用前方）

伤寒五六日，中风，往来寒热，胸胁苦满，不欲饮食，心烦喜呕者，属小柴胡汤证。第三十七。（用前第三十二方）

伤寒四五日，身热恶风，颈项强，胁下满，手足温而渴，属小柴胡汤证。第三十八。（用前第三十二方）

伤寒六七日，发热微恶寒，支节烦疼，微呕，心下支结，外证未去者，柴胡桂枝汤主之。第三十九。（九味）

少阴病，得之二三日，麻黄附子甘草汤微发汗。第四十。（三味）

脉浮，小便不利，微热消渴者，与五苓散。第四十一。（五味）

【校注】

[1]《金匮玉函经》作"辨可发汗病形证治"。成本作"辨可发汗证并治"。

大法[1]，春夏宜发汗。

【校注】

[1]《千金要方》卷第九《发汗汤第五》"大法"上有"例曰"。

凡发汗，欲令手足俱[1]周[2]，时出似漐漐然[3]一时间许[4]，益[5]佳[6]，不

可令 [7] 如水流离 [8]。若病不解，当重 [9] 发汗。汗多者 [10]，必亡阳 [11]，阳虚不得 [12] 重发汗也 [13][14]。

【校注】

[1]《千金要方》卷第九《发汗汤第五》、《千金翼方》卷第十《伤寒下·伤寒宜忌第四·宜发汗第二》、《脉经》7.2.2"俱"作"皆"。

[2]《脉经》7.2.2、《千金要方》卷第九《发汗汤第五》"周"作"周至"。

[3]《金匮玉函经》、《千金要方》卷第九《发汗汤第五》"时出似漐漐然"作"漐漐然"；《千金翼方》卷第十《伤寒下·伤寒宜忌第四·宜发汗第二》、《脉经》7.2.2作"漐漐"。

[4]《千金翼方》卷第十《伤寒下·伤寒宜忌第四·宜发汗第二》、《脉经》7.2.2无"许"。

[5] 成本"益"作"亦"，疑误。

[6] 桂林本《伤寒例第四》"欲令手足俱周，时出似漐漐然一时间许，益佳"作"欲令遍身漐漐微似汗"。

[7]《千金要方》卷第九《发汗汤第五》"不可令"作"但不可令"，《脉经》7.2.2作"但不欲"。

[8]《金匮玉函经》、成本、桂林本《伤寒例第四》"流离"作"流漓"。《千金翼方》卷第十《伤寒下·伤寒宜忌第四·宜发汗第二》"不可令如水流离"作"不欲流离"。《千金要方》卷第九《发汗汤第五》"流离"下有"霡霂耳"。霡（mài）霂（mù），小雨。这里形容汗出如雨。左思《吴都赋》："挥袖风飘而红尘昼昏，流汗霡霂而中逵泥泞。"白居易《香山寺石楼潭夜浴》诗："摇扇风甚微，衣裳汗霡霂。"

[9]《千金要方》卷第九《发汗汤第五》"重"作"更重"。

[10] 桂林本《伤寒例第四》"汗多者"作"若汗多者，不得重发汗"。

[11]《千金翼方》卷第十《伤寒下·伤寒宜忌第四·宜发汗第二》、《脉经》7.2.2"汗多者，必亡阳"作"汗多则亡阳"，《千金要方》卷第九《发汗汤第五》作"汗出多则亡阳"，桂林本《伤寒例第四》作"亡阳故也"。

[12]《千金要方》卷第九《发汗汤第五》"不得"作"不可"。

[13] 桂林本《伤寒例第四》无"阳虚不得重发汗也"八字。

[14]《太平圣惠方》卷第八《辩可发汗形证》此节作"凡发汗，欲令手足周

遍，汗出漐漐益佳，不欲流离。病若不解，当复发汗，汗多则无阳。虚则不得重发汗也"。按，"虚则不得重发汗也"上疑脱一"阳"字重文符。

凡服汤[1]发汗，中病便止，不必尽剂也[2][3]。

【校注】

[1]《金匮玉函经》、《千金要方》卷第九《发汗汤第五》、《千金翼方》卷第十《伤寒下·伤寒宜忌第四·宜发汗第二》、《脉经》7.2.3"汤"作"汤药"。

[2]成本、桂林本《伤寒例第四》无"也"。

[3]《太平圣惠方》卷第八《辩可发汗形证》此节作"凡欲发汗，中病便止，不必须尽意也"。

凡云可[1]发汗，无汤者[2]，丸[3]散亦可用[4]，要以汗出为解[5]，然不如[6]汤随证良验[7][8]。

【校注】

[1]《千金翼方》卷第十《伤寒下·伤寒宜忌第四·宜发汗第二》"可"作"宜"。

[2]《千金要方》卷第九《发汗汤第五》、《千金翼方》卷第十《伤寒下·伤寒宜忌第四·宜发汗第二》、《脉经》7.2.4"无汤者"作"而无汤者"。而，若；如果。

[3]《金匮玉函经》、《脉经》7.2.4"丸"作"圆"。

[4]《金匮玉函经》无"用"。

[5]《千金翼方》卷第十《伤寒下·伤寒宜忌第四·宜发汗第二》无"要以汗出为解"。

[6]《千金要方》卷第九《发汗汤第五》"不如"作"不及"。

[7]《千金翼方》卷第十《伤寒下·伤寒宜忌第四·宜发汗第二》"然不如汤随证良验"作"然不如汤药也"。《脉经》7.2.4无"验"。

[8]《千金要方》卷第九《发汗汤第五》"随证良验"句下有"凡病无故自汗出，复发其汗，愈。卫复和故也"十七字。

太阳病，外证未解，脉浮弱者[1]，当以汗解，宜桂枝汤。方一。

【校注】

[1]《脉经》7.2.5"脉浮弱者"作"其脉浮弱"。

桂枝三两，去皮　　　　芍药三两　　　　甘草二两，炙

生姜三两，切　　　　大枣十二枚，擘

右五味，以水七升，煮取三升，去滓，温服一升，啜粥、将息如初法。

脉浮而数者[1]，可发汗[2]，属桂枝汤证[3][4]。二。（用前第一方。一法用麻黄汤[5]）

【校注】

[1]《金匮玉函经》、《脉经》7.2.6"脉浮而数者"上有"太阳病"。

[2]《脉经》7.2.6"可发汗"作"可发其汗"。

[3]《金匮玉函经》"属桂枝汤证"作"宜桂枝汤"。

[4]《太平圣惠方》卷第八《辩可发汗形证》此节作"太阳病，脉浮数者，宜发汗也"，下有"太阳病，脉浮大数者，宜发汗也"一节。

[5]《金匮玉函经》"一法用麻黄汤"作"一云麻黄汤"。

阳明病，脉迟[1]，汗出多，微恶寒者[2]，表未解也[3]，可发汗[4]，属桂枝汤证[5][6]。三。（用前第一方）

【校注】

[1]《金匮玉函经》"脉迟"作"其脉迟"。

[2]《金匮玉函经》"微恶寒者"作"而微恶寒"。《脉经》7.2.7无"者"。

[3]《金匮玉函经》、《脉经》7.2.7"表未解也"作"表为未解"。

[4]《金匮玉函经》、《脉经》7.2.7"可发汗"作"可发其汗"。

[5]《金匮玉函经》"属桂枝汤证"作"宜桂枝汤"。

[6]《太平圣惠方》卷第八《辩可发汗形证》此节作"阳明病，脉迟，汗多而微恶寒者，外未解，宜发汗"，下有"阳明病，脉浮数者，宜发汗"一节；《千金翼方》卷第十《伤寒下·伤寒宜忌第四·宜发汗第二》作"阳明病，脉浮虚者，宜发其汗"。

夫病脉浮大，问病者，言但便鞕[1]耳[2]。设利者，为大逆[3]。鞕[4]为实，汗出而解。何以故？脉浮当以汗解。

【校注】

[1]《金匮玉函经》、《脉经》7.2.8"便鞕"作"坚"。

[2]成本"耳"作"尔"。

[3]《金匮玉函经》、《脉经》7.2.8"为大逆"作"为虚，大逆"。

[4]《金匮玉函经》、《脉经》7.2.8"鞕"作"坚"。

伤寒，其脉不弦紧而弱，弱者必渴，被火必谵语。弱者发热脉浮，解之，当汗出愈。

病人[1]烦热，汗出即[2]解，又[3]如疟状，日晡所[4]发热者[5]，属阳明也[6]。脉浮虚者，当发汗[7]，属桂枝汤证[8]。四。（用前第一方）

【校注】

[1]《脉经》7.2.10"病人"作"病者"。

[2]《金匮玉函经》"即"作"则"。

[3]《金匮玉函经》、《脉经》7.2.10"又"作"复"。

[4]《金匮玉函经》无"所"。

[5]《脉经》7.2.10无"者"。

[6]《金匮玉函经》无"也"。《脉经》7.2.10"属阳明也"作"此属阳明"。

[7]《金匮玉函经》、《脉经》7.2.10"当发汗"作"当发其汗"。

[8]《金匮玉函经》"属桂枝汤证"作"宜桂枝汤"。

病常自汗出者[1]，此为荣气和，荣气和者，外不谐[2]，以卫气不共荣气谐和故尔[3]。以荣行脉中[4]，卫行脉外[5]。复发其汗，荣[6]卫和则愈。属桂枝汤证[7][8]。五。（用前第一方）

【校注】

[1]《金匮玉函经》、《脉经》7.2.11无"者"。

[2]《脉经》7.2.11"荣气和者，外不谐"作"荣气和而外不解"。

[3]《金匮玉函经》"此为荣气和，荣气和者，外不谐，以卫气不共荣气谐和故尔"作"此为营气与卫气不和也"。《脉经》7.2.11"以卫气不共荣气谐和故尔"作"此卫不和也"。

[4]《金匮玉函经》、《脉经》7.2.11"以荣行脉中"作"营行脉中"，下有"为阴主内"四字。

[5]《金匮玉函经》、《脉经》7.2.11"卫行脉外"下有"为阳主外"四字。

[6]《金匮玉函经》、《脉经》7.2.11无"荣"。

[7]《金匮玉函经》"属桂枝汤证"作"宜桂枝汤"。

[8]《太平圣惠方》卷第八《辩可发汗形证》此节作"太阳病，常自微微汗出，更宜发汗"。

病人藏无他病，时发热、自汗出而不愈者[1]，此卫气不和也，先其时发汗则[2]愈，属桂枝汤证[3]。六。（用前第一方）

【校注】

[1]《金匮玉函经》"而不愈者"作"不愈"。《脉经》7.2.12无"者"。

[2]《脉经》7.2.12"则"作"即"。

[3]《金匮玉函经》"属桂枝汤证"作"宜桂枝汤"。

脉浮而紧，浮则为风，紧则为寒，风则伤卫，寒则伤荣[1]，荣[2]卫俱病，骨节烦疼，可发其汗，宜麻黄汤[3]。方七。

【校注】

[1]《金匮玉函经》"荣"作"营"。

[2]《金匮玉函经》"荣"作"营"。

[3]《太平圣惠方》卷第八《辩可发汗形证》此节作"凡脉浮而紧者，浮则为风，紧则为寒，宜发汗"。

麻黄三两，去节　　　　　桂枝二两　　　　　　甘草一两，炙

杏仁七十个，去皮尖

右四味，以水八升，先煮麻黄，减二升，去上沫，内诸药，煮取二升半，去滓，温服八合，温覆取微似汗，不须啜粥，馀如桂枝将息。

太阳病不解，热结膀胱，其人如狂，血自下[1]，下者愈[2]。其外未解者[3]，尚未可攻，当先解其外，属桂枝汤证[4]。八。（用前第一方）

【校注】

[1]《金匮玉函经》、《脉经》7.2.14 "血自下" 作 "血必自下"。

[2]《金匮玉函经》、《脉经》7.2.14 "下者愈" 作 "下者即愈"。

[3]《金匮玉函经》无 "者"。

[4]《金匮玉函经》"属桂枝汤证" 作 "宜桂枝汤"。

太阳病，下之微喘者，表未解也[1]，宜桂枝加厚朴杏子汤[2][3]。方九。

【校注】

[1]《金匮玉函经》、《脉经》7.2.15 "表未解也" 上有 "表未解故也"。

[2]《金匮玉函经》"宜桂枝加厚朴杏子汤" 作 "宜麻黄汤"，下有校语："一云：桂枝加厚朴杏子汤"。《脉经》7.2.15 "宜桂枝加厚朴杏子汤" 作 "属桂枝加厚朴杏子汤证"。

[3]《太平圣惠方》卷第八《辨可发汗形证》此节作 "太阳病，下之微喘者，外未解也，宜发汗"。

桂枝三两，去皮	芍药三两	生姜三两，切
甘草二两，炙	厚朴二两，炙，去皮	杏仁五十个，去皮尖
大枣十二枚，擘		

右七味，以水七升，煮取三升，去滓，温服一升。

伤寒脉浮紧，不发汗[1]，因致衄者[2]，属麻黄汤证[3]。十。（用前第七方）

【校注】

[1]《金匮玉函经》、《脉经》7.2.16 "不发汗" 作 "不发其汗"。

[2]《金匮玉函经》、《脉经》7.2.16"因致衄者"作"因衄"。

[3]《金匮玉函经》"属麻黄汤证"作"宜麻黄汤"。

阳明病，脉浮无汗而喘者[1]，发汗[2]则愈[3]，属麻黄汤证[4]。十一。（用前第七方）

【校注】

[1]《金匮玉函经》、《脉经》7.2.17"而喘者"作"其人必喘"。

[2]《脉经》7.2.17"发汗"作"发其汗"。

[3]《金匮玉函经》"发汗则愈"作"发其汗即愈"。

[4]《金匮玉函经》"属麻黄汤证"作"宜麻黄汤"。

太阴病，脉浮者，可发汗[1]，属桂枝汤证[2]。十二。（用前第一方）

【校注】

[1]《金匮玉函经》、《脉经》7.2.8"可发汗"作"可发其汗"。

[2]《金匮玉函经》"属桂枝汤证"作"宜桂枝汤"。

太阳病[1]，脉浮紧，无汗发热[2]，身疼痛[3]，八九日不解，表证仍在[4]，当复发汗[5]。服汤已[6]，微除，其人[7]发烦，目瞑[8]，剧者必衄，衄乃解。所以然者，阳气重故也。属麻黄汤证[9]。十三。（用前第七方）

【校注】

[1]《金匮玉函经》无"病"。

[2]《金匮玉函经》、《脉经》7.2.19"无汗发热"作"无汗而发热"。

[3]《金匮玉函经》、《脉经》7.2.19"身疼痛"作"其身疼痛"。

[4]《金匮玉函经》"表证仍在"作"其表候续在"，《脉经》7.2.19作"表候续在"。

[5]《金匮玉函经》、《脉经》7.2.19"当复发汗"作"此当发其汗"。

[6]《金匮玉函经》"服汤已"作"服汤药"。《脉经》7.2.19无"已"。

[7]《金匮玉函经》、《脉经》7.2.19无"其人"。

[8]《金匮玉函经》"目暝"作"目眩"。

[9]《金匮玉函经》"属麻黄汤证"作"宜麻黄汤"。

脉浮者，病在表，可发汗[1]，属麻黄汤证[2]。十四。（用前第七方。一法用桂枝汤）

【校注】

[1]《脉经》7.2.20"可发汗"作"可发其汗"。

[2]《脉经》7.2.20"属麻黄汤证"作"属桂枝汤证"。

伤寒，不大便六七日，头痛有热者[1]，与[2]承气汤。其小便清者[3]（一云大便青），知[4]不在里，续[5]在表也，当须发汗[6]。若[7]头痛者，必衄。属桂枝汤证[8]。十五。（用前第一方）

【校注】

[1]《脉经》7.2.21无"者"。

[2]《金匮玉函经》"与"作"不可与"。

[3]《脉经》7.2.21"其小便清者"作"其大便反青"。

[4]《金匮玉函经》、《脉经》7.2.21"知"作"此为"。

[5]《金匮玉函经》"续"作"仍"。《脉经》7.2.21"续"作"故"。故，仍也。

[6]《金匮玉函经》、《脉经》7.2.21"当须发汗"作"当发其汗"。

[7]《金匮玉函经》、《脉经》7.2.21无"若"。

[8]《金匮玉函经》"属桂枝汤证"作"宜桂枝汤"。

下利腹胀[1]满，身体疼痛者[2]，先温其里，乃攻其表。温里，宜四逆汤；攻表，宜桂枝汤[3]。十六。（用前第一方）

【校注】

[1]《脉经》7.9.3无"胀"。

[2]《脉经》7.9.3无"者"。

[3]《金匮玉函经》"温里，宜四逆汤，攻表宜桂枝汤"作"宜桂枝汤"。

四逆汤方

甘草二两，炙　　　　　干姜一两半　　　　　附子一枚，生，去皮，破八片

右三味，以水三升，煮取一升二合，去滓，分温再服。强人可大附子一枚、干姜三两。

下利后，身[1]疼痛，清便自调者[2]，急当救表，宜桂枝汤发汗[3]。一七。（用前第一方）

【校注】

[1]《金匮玉函经》、《脉经》7.2.22"身"作"身体"。

[2]《金匮玉函经》、《脉经》7.2.22无"者"。

[3]《金匮玉函经》、《脉经》7.2.22无"发汗"。

太阳病，头痛发热，汗出，恶风寒者[1]，属桂枝汤证[2]。十八。（用前第一方）

【校注】

[1]《金匮玉函经》"恶风寒者"作"恶风"，《脉经》7.2.23作"恶风若恶寒"。若，或。

[2]《太平圣惠方》卷第八《辩可发汗形证》此节作"太阳病，发热汗出而恶寒，宜发汗"。

太阳中风，阳浮而阴弱[1]，阳[2]浮者热自发，阴弱[3]者汗自出，啬啬恶寒，淅淅恶风，翕翕发热，鼻鸣干呕者[4]，属桂枝汤证[5][6]。十九。（用前第一方）

【校注】

[1]《金匮玉函经》"阳浮而阴弱"作"脉阳浮而阴濡弱"，《脉经》7.2.24作"阳浮而阴濡弱"。

[2]《金匮玉函经》、《脉经》7.2.24无"阳"。

[3]《金匮玉函经》、《脉经》7.2.24"阴弱"作"濡弱"。

[4]《金匮玉函经》《脉经》7.2.24无"者"。

[5]《金匮玉函经》无"证"。

[6]《千金要方》卷第九《发汗汤第五》："桂枝汤：治中风，其脉阳浮而阴弱，阳浮者热自发，阴弱者汗自出，啬啬恶寒，淅淅恶寒，翕翕发热，鼻鸣干呕。"

太阳病，发热汗出者[1]，此为荣[2]弱卫强，故使汗出，欲救邪风，属桂枝汤证。二十。（用前第一方）

【校注】

[1]《金匮玉函经》、《脉经》7.2.25 无"者"。

[2]《金匮玉函经》"荣"作"营"。

太阳病，下之后[1]，其气上冲者[2]，属桂枝汤证[3]。二十一。（用前第一方）

【校注】

[1]《金匮玉函经》、《脉经》7.2.26 无"后"。

[2]《金匮玉函经》无"者"。《脉经》7.2.26 "其气上冲者"作"气上撞"。

[3]《脉经》7.2.26 "属桂枝汤证"作"可与桂枝汤"，下有"不撞，不可与之"六字。

太阳病，初服桂枝汤，反[1]烦不解者，先[2]刺风池、风府，却[3]与桂枝汤则愈。二十二。（用前第一方）

【校注】

[1]《金匮玉函经》、《脉经》7.2.27 "反"上有"而"。

[2]《金匮玉函经》"先"作"当先"，《脉经》7.2.27 作"法当先"。

[3]《金匮玉函经》"却"作"乃"。

烧针令其汗，针处被寒，核起而赤者，必发奔豚[1]，气从少腹上撞心者，灸其核上各[2]一壮，与[3]桂枝加桂汤。方二十三。

【校注】

[1]《金匮玉函经》"奔豚"作"贲豚"。

[2]《脉经》7.2.28 无"各"。

[3]《金匮玉函经》"与"作"却与"。

桂枝五两，去皮	甘草二两，炙	大枣十二枚，擘
芍药三两	生姜三两，切	

右五味，以水七升，煮取三升，去滓，温服一升。本云桂枝汤，今加桂满五两。所以加桂者，以能洩奔豚气也。

太阳病，项背强几几，反汗出恶风者[1]，宜[2]桂枝加葛根汤。方二十四。

【校注】

[1]《脉经》7.2.29 无"者"。

[2]《金匮玉函经》、《脉经》7.2.29 "宜"作"属"。

葛根四两	麻黄三两，去节	甘草二两，炙
芍药三两	桂枝二两	生姜三两
大枣十二枚，擘		

右七味，以水一斗，煮麻黄、葛根，减二升，去上沫，内诸药，煮取三升，去滓，温服一升，覆取微似汗，不须啜粥助药力，馀将息依桂枝法。（注：见第二卷中）

太阳病，项背强几几，无汗恶风者[1]，属葛根汤证[2]。二十五。（用前第二十四方）

【校注】

[1]《金匮玉函经》、《脉经》7.2.30 无"者"。《外台秘要方》2-3a 引《仲景伤寒论》"无汗恶风者"作"反汗不出恶风者"。

[2]《金匮玉函经》、《脉经》7.2.30、《外台秘要方》2-3a 引《仲景伤寒论》无"证"。

太阳与阳明合病，必自下利 [1]，不呕者 [2]，属葛根汤证。二十六。（用前方。一云用后第二十八方）

【校注】

[1]《金匮玉函经》《脉经》7.2.31 "必自下利"作"而自利"。

[2]《金匮玉函经》无"不呕者"。

太阳与阳明合病 [1]，不下 [2] 利，但呕者 [3]，宜 [4] 葛根加半夏汤 [5][6]。方二十七。

【校注】

[1]《金匮玉函经》无"太阳与阳明合病"。

[2]《金匮玉函经》无"下"。

[3]《脉经》7.2.32 无"者"。

[4]《金匮玉函经》《脉经》7.2.32 "宜"作"属"。

[5]《金匮玉函经》"汤"下有"证"。

[6]《金匮玉函经》此节与上条"属葛根汤证"文相属，合为一节。

葛根四两　　　　半夏半升，洗　　　　大枣十二枚，擘
桂枝去皮，二两　芍药二两　　　　　甘草二两，炙
麻黄三两，去节　生姜三两

右八味，以水一斗，先煮葛根、麻黄，减二升，去上沫，内诸药，煮取三升，去滓，温服一升，覆取微似汗。

太阳病，桂枝证，医 [1] 反下之，利遂 [2] 不止，脉促者 [3]，表未解也 [4]，喘而汗出者 [5]，宜 [6] 葛根黄芩黄连汤 [7]。方二十八。（促作纵）

【校注】

[1]《金匮玉函经》"医反下之"作"而反下之"。

[2]《金匮玉函经》《脉经》7.2.33 "利遂"作"遂利"。

[3]《金匮玉函经》"脉促者"作"其脉促"，《脉经》7.2.33 作"其脉促者"。

[4]《金匮玉函经》、《脉经》7.2.33 无"也"。

[5]《金匮玉函经》、《脉经》7.2.33 无"者"。

[6]《金匮玉函经》、《脉经》7.2.33 "宜"作"属"。

[7]《金匮玉函经》"汤"下有"证"。

葛根八两　　　　　黄连三两　　　　　黄芩三两

甘草二两，炙

右四味，以水八升，先煮葛根，减二升，内诸药，煮取二升，去滓，分温再服。

太阳病，头痛发热，身 [1] 疼腰痛，骨节疼痛，恶风无汗而喘者 [2]，属麻黄汤证。二十九。（用前第七方）

【校注】

[1]《金匮玉函经》、《脉经》7.2.34 "身"作"身体"。

[2]《金匮玉函经》无"者"。

太阳与阳明合病，喘而胸满者 [1]，不可下 [2]，属麻黄汤证。三十。（用前第七方）

【校注】

[1]《脉经》7.2.35 无"者"。

[2]《金匮玉函经》、《脉经》7.2.35 "不可下"作"不可下也"。

太阳中风，脉浮紧，发热恶寒，身 [1] 疼痛，不汗出而烦躁者 [2]，大青龙汤主之 [3]。若 [4] 脉微弱，汗出恶风者 [5]，不可服之，服之则厥逆 [6]，筋惕肉瞤，此为逆也。大青龙汤方。三十一。

【校注】

[1]《金匮玉函经》、《脉经》7.2.36 "身"作"身体"。

[2]《金匮玉函经》、《脉经》7.2.36 "烦躁者"作"烦躁头痛"。

[3]《金匮玉函经》"大青龙汤主之"作"属大青龙汤证",《脉经》7.2.36作"属大青龙汤"。

[4]《金匮玉函经》、《脉经》7.2.36无"若"。

[5]《金匮玉函经》、《脉经》7.2.36无"者"。

[6]《金匮玉函经》、《脉经》7.2.36无"逆"。

麻黄六两,去节　　　　　桂枝二两,去皮　　　　　杏仁四十枚,去皮尖

甘草二两,炙　　　　　　石膏如鸡子大,碎　　　　生姜三两,切

大枣十二枚,擘

右七味,以水九升,先煮麻黄,减二升,去上沫,内诸药,煮取三升,温服一升,覆取微似汗。汗出多者,温粉粉之。一服汗者,勿更服。若复服,汗出多者,亡阳遂（一作逆）虚,恶风烦躁,不得眠也。

阳明中风,脉弦浮大而短气,腹都[1]满,胁下及心痛,久按之气不通,鼻干,不得汗,嗜卧[2],一身及目悉黄,小便难,有潮热,时时哕,耳前后肿,刺之小差,外[3]不解,过[4]十日,脉续浮者[5],与小柴胡汤[6];脉[7]但浮,无馀证者[8],与麻黄汤。（用前第七方）。不溺,腹满加哕者[9],不治。三十二。

【校注】

[1] 都:大。《金匮玉函经》无"都"。

[2]《金匮玉函经》"嗜卧"作"其人嗜卧"。

[3]《金匮玉函经》"外"作"其外"。

[4]《金匮玉函经》、《脉经》7.2.40"过"作"病过"。

[5]《金匮玉函经》、《脉经》7.2.40无"者"。

[6]《金匮玉函经》"小柴胡汤"作"柴胡汤"。

[7]《金匮玉函经》、《脉经》7.2.40无"脉"。

[8]《金匮玉函经》、《脉经》7.2.40无"者"。

[9]《脉经》7.2.40无"者"。

小柴胡汤方

柴胡八两　　　　　黄芩三两　　　　　　人参三两

甘草三两，炙　　　生姜三两，切　　　　半夏半升，洗

大枣十二枚，擘

右七味，以水一斗二升，煮取六升，去滓，再煎，取三升，温服一升，日三服。

太阳病，十日以[1]去，脉浮而细[2]。嗜卧者[3]，外已解也[4]。设胸满胁痛者[5]，与小柴胡汤；脉但浮者[6]，与[7]麻黄汤[8]。三十三。（并用前方）

【校注】

[1]《金匮玉函经》"以"作"已"。

[2]《金匮玉函经》"脉浮而细"作"其脉浮细"，《脉经》7.2.41作"脉浮细"。

[3]《金匮玉函经》、《脉经》7.2.41无"者"。

[4]《金匮玉函经》、《脉经》7.2.41"外已解也"作"此为外解"。

[5]《金匮玉函经》、《脉经》7.2.41无"者"。

[6]《金匮玉函经》"脉但浮者"作"脉浮"，《脉经》7.2.41作"脉浮者"。

[7]《金匮玉函经》无"与"。

[8]《脉经》7.2.41"与麻黄汤"作"属麻黄汤证"。

伤寒，脉浮缓，身[1]不疼，但重，乍有轻时，无少阴证者，可与大青龙汤发之。三十四。（用前第三十一方）

【校注】

[1]《金匮玉函经》"身"作"其身"。

伤寒表不解，心下有水气，干呕发热而咳，或渴，或利，或噎，或小便不利、少腹满，或喘者，宜小青龙汤。方三十五。

麻黄二两，去节　　　芍药二两　　　　桂枝二两，去皮

甘草二两，炙　　　细辛二两　　　　五味子半升

半夏半升，洗　　　干姜三两

右八味，以水一斗，先煮麻黄，减二升，去上沫，内诸药，煮取三升，去滓，温服一升。若渴，去半夏，加栝楼根三两；若微利，去麻黄，加荛花如一鸡子，熬令赤色；若噎，去麻黄，加附子一枚，炮；若小便不利，少腹满，去麻黄，加茯苓四两；若喘，去麻黄，加杏仁半升，去皮尖。且荛花不治利，麻黄主喘，今此语反之，疑非仲景意。（注：见第三卷中）

伤寒，心下有水气，咳而微喘，发热不渴，服汤已渴者[1]，此寒去欲解也[2]，属小青龙汤证。三十六。（用前方）

【校注】

[1]《金匮玉函经》"渴者"上有"而"。

[2]《金匮玉函经》"此寒去欲解也"作"此为寒去，为欲解"。

中风，往来寒热，伤寒五六日以后，胸胁苦满，嘿嘿，不欲饮食，烦心喜呕，或胸中烦而不呕，或渴，或腹中痛，或胁下痞鞕[1]，或心下悸、小便不利，或不渴、身有微热，或咳者，属小柴胡汤证[2]。三十七。（用前第三十二方）

【校注】

[1]《脉经》7.2.42 "鞕"作"坚"。

[2]《脉经》7.2.42 无"证"。

伤寒四五日，身[1]热恶风，颈项强，胁下满，手足温而渴者[2]，属小柴胡汤证。三十八。（用前第三十二方）

【校注】

[1]《脉经》7.2.43 "身"作"身体"。

[2]《脉经》7.2.43 无"者"。

伤寒六七日，发热微恶寒，支节烦疼，微呕，心下支结，外证未去者，柴胡桂枝汤主之[1]。方三十九。

【校注】

[1]《脉经》7.2.44作"属柴胡桂枝汤"。

柴胡四两	黄芩一两半	人参一两半
桂枝一两半，去皮	生姜一两半，切	半夏二合半，洗
芍药一两半	大枣六枚，擘	甘草一两，炙

右九味，以水六升，煮取三升，去滓，温服一升，日三服。本云人参汤作如桂枝法，加半夏、柴胡、黄芩如柴胡法，今著人参作半剂。

少阴病，得之二三日，麻黄附子甘草汤微发汗。以二三日无证，故微发汗也[1]。四十。

【校注】

[1]《金匮玉函经》无"以二三日无证，故微发汗也"句。

麻黄二两，去根节	甘草二两，炙	附子一枚，炮，去皮，破八片

右三味，以水七升，先煮麻黄一二沸，去上沫，内诸药，煮取二升半，去滓，温服八合，日三服。

脉浮，小便不利，微热消渴者[1]，与[2]五苓散，利小便发汗。四十一。

【校注】

[1]《金匮玉函经》、《脉经》7.2.46无"者"。
[2]《金匮玉函经》"与"作"可与"。

猪苓十八铢，去皮	茯苓十八铢	白术十八铢
泽泻一两六铢	桂枝半两，去皮	

右五味，擣为散，以白饮和服方寸匕，日三服。多饮煖水，汗出，愈。

伤寒论卷第七

伤寒论卷第八

《仲景全书》第八

汉　张仲景述　晋　王叔和　撰次
宋　林　亿　校正
明　赵开美　校刻
沈　琳　仝校

辨发汗后病脉证并治第十七
辨不可吐第十八
辨可吐第十九

辨发汗后病脉证并治第十七（合二十五法，方二十四首）

太阳病，发汗，遂漏不止，恶风，小便难，四肢急，难以屈伸者，属桂枝加附子汤。第一。（六味。前有八病证）

太阳病，服桂枝汤，烦不解，先刺风池、风府，却与桂枝汤。第二。（五味）

服桂枝汤，汗出，脉洪大者，与桂枝汤；若形似疟，一日再发者，属桂枝二麻黄一汤。第三。（七味）

服桂枝汤，汗出后，烦渴不解，脉洪大者，属白虎加人参汤。第四。（五味）

伤寒，脉浮，自汗出，小便数，心烦，恶寒，脚挛急，与桂枝攻表，得之便厥，咽干，烦躁吐逆，作甘草干姜汤，厥愈；更作芍药甘草汤，其脚即伸；若胃气不和，与调胃承气汤；若重发汗，加烧针者，与四逆汤。第五。（甘草干姜汤、

芍药甘草汤，并二味。调胃承气汤、四逆汤，并三味）

太阳病，脉浮紧，无汗发热，身疼，八九日不解，服汤已发烦，必衄，宜麻黄汤。第六。（四味）

伤寒发汗已解，半日复烦，脉浮数者，属桂枝汤证。第七。（用前第二方）

发汗后，身疼，脉沉迟者，属桂枝加芍药生姜各一两人参三两新加汤。第八。（六味）

发汗后，不可行桂枝汤，汗出而喘，无大热者，可与麻黄杏子甘草石膏汤。第九。（四味）

发汗过多，其人叉手自冒心，心下悸欲得按者，属桂枝甘草汤。第十。（二味）

发汗后，脐下悸，欲作奔豚，属茯苓桂枝甘草大枣汤。第十一。（四味。甘烂水法附）

发汗后，腹胀满者，属厚朴生姜半夏甘草人参汤。第十二。（五味）

发汗病不解，反恶寒者，虚也，属芍药甘草附子汤。第十三。（三味）

发汗后，不恶寒，但热者，实也，当和胃气，属调胃承气汤证。十四。（用前第五方）

太阳病，发汗后，大汗出，胃中干，烦躁不得眠，若脉浮，小便不利，渴者，属五苓散。第十五。（五味）

发汗已，脉浮数，烦渴者，属五苓散证。第十六。（用前第十五方）

伤寒，汗出而渴者，宜五苓散；不渴者，属茯苓甘草汤。第十七。（四味）

太阳病，发汗不解，发热，心悸，头眩，身瞤动，欲擗（一作僻）地者，属真武汤。第十八。（五味）

伤寒，汗出解之后，胃中不和，心下痞，干噫，腹中雷鸣下利者，属生姜泻心汤。第十九。（八味）

伤寒，汗出不解，心中痞，呕吐下利者，属大柴胡汤。第二十。（八味）

阳明病，自汗，若发汗，小便自利，虽鞕不可攻，须自欲大便，宜蜜煎，若土瓜根、猪胆汁为导。第二十一。（蜜煎，一味。猪胆方，二味）

太阳病三日，发汗不解，蒸蒸发热者，属调胃承气汤证。第二十二。（用前第五方）

大汗出，热不去，内拘急，四肢疼，又下利厥逆恶寒者，属四逆汤证。第二十三。（用前第五方）

发汗后不解，腹满痛者，急下之，宜大承气汤。第二十四。（四味）

发汗多，亡阳谵语者，不可下，与柴胡桂枝汤和其荣卫，后自愈。第二十五。（九味）

二阳并病，太阳初得病时，发其汗，汗先出不彻[1]，因转属阳明，续自微汗出，不恶寒，若太阳病证不罢者[2]，不可下，下之为逆，如此[3]可小发汗[4]。设面色缘缘正赤者，阳气怫郁在表，当解之、熏之；若发汗不彻[5]，不足言，阳气怫郁不得越，当汗不汗[6]，其人烦躁[7]，不知痛处，乍在腹中，乍在四肢，按之不可得，其人短气，但坐以[8]汗出不彻故也，更发汗[9]则[10]愈。何以知汗出不彻[11]？以脉濇故知也[12]。

【校注】

[1]《脉经》7.3.1"不彻"作"复不彻"。

[2]《脉经》7.3.1无"者"。

[3]《脉经》7.3.1"如此"作"如此者"。

[4]《脉经》7.3.1"发汗"作"发其汗"。

[5]《脉经》7.3.1"不彻"作"不大彻"。

[6]《脉经》7.3.1"当汗不汗"作"当汗而不汗"。

[7]《脉经》7.3.1"烦躁"作"躁烦"。

[8]"坐以"同义连用，因为。《脉经》7.3.1无"以"。

[9]《脉经》7.3.1"发汗"作"发其汗"。

[10]《脉经》7.3.1"则"作"即"。

[11]《脉经》7.3.1"汗出不彻"作"其汗不彻"。

[12]《脉经》7.3.1"以脉濇故知也"作"脉濇，故以知之"。

未持脉时，病人叉手自冒心，师因教试令咳，而不即咳者，此必两耳聋无[1]闻也。所以然者，以重发汗[2]，虚，故如此[3]。

【校注】

[1]《脉经》7.3.2"无"作"无所"。

[2]《脉经》7.3.2"以重发汗"作"重发其汗"。

[3]《脉经》7.3.2"虚，故如此"作"虚故也"。

发汗后，饮水多[1]，必喘；以水灌之，亦喘。

【校注】

[1]《脉经》7.3.3、《脉经》7.14.1"饮水多"作"饮水多者"。

发汗后，水药不得入口，为逆；若更发汗[1]，必吐下不止。

【校注】

[1]《脉经》7.3.4"发汗"作"发其汗"。

阳明病，本自汗出，医更重发汗[1]，病已差，尚微烦不了了者[2]，必大便鞭故也[3]。以亡津液，胃中干燥，故令大便鞭[4]。当问小便日几行。若本小便[5]日三四行，今日再行[6]，故[7]知大便不久出。今为小便数少，以[8]津液当还入胃中，故知不久必[9]大便也。

【校注】

[1]《脉经》7.3.5"发汗"作"发其汗"。

[2]《脉经》7.3.5"尚微烦不了了者"作"其人微烦，不了了"。

[3]《脉经》7.3.5"必大便鞭故也"作"此大便坚也"。

[4]《脉经》7.3.5"故令大便鞭"作"故令其坚"。

[5]《脉经》7.3.5无"小便"二字。

[6]《脉经》7.3.5"再行"作"再行者"。

[7]《脉经》7.3.5"故"作"必"。

[8]《脉经》7.3.5无"以"。

[9]《脉经》7.3.5"不久必"作"必当"。

发汗多，若重发汗者[1]，亡其阳[2]，谵语[3]，脉短者，死；脉自和者，不死。

【校注】

[1]《脉经》7.3.6"若重发汗者"作"又复发其汗"。

[2]《脉经》7.3.6"亡其阳"作"此为亡阳"。

[3]《脉经》7.3.6"谵语"作"若谵语"。

伤寒，发汗已，身目为黄，所以然者，以寒湿[1]（一作温）在里不解故也。以为不可下也，于寒湿中求之。

【校注】

[1]《脉经》7.3.7"以寒湿"作"寒湿相搏"。

病人有寒，复发汗[1]，胃中冷，必吐蚘。

【校注】

[1]《脉经》7.3.8"发汗"作"发其汗"。

太阳病，发汗[1]，遂漏不止[2]，其人恶风，小便难，四肢微急，难以屈伸者[3]，属桂枝加附子汤。方一。

【校注】

[1]《脉经》7.3.9"发汗"作"发其汗"。

[2]《脉经》7.3.9"不止"作"而不止"。

[3]《脉经》7.3.9无"者"。

桂枝三两，去皮	芍药三两	甘草二两，炙
生姜三两，切	大枣十二枚，擘	附子一枚，炮

右六味，以水七升，煮取三升，去滓，温服一升。本云桂枝汤，今加附子。

太阳病，初服桂枝汤，反烦不解者，先刺风池、风府，却与桂枝汤则愈。方二。

桂枝三两，去皮	芍药三两	生姜三两，切
甘草二两，炙	大枣十二枚，擘	

右五味，以水七升，煮取三升，去滓，温服一升，须臾，啜热稀粥一升，以助药力。

服桂枝汤，大汗出[1]，脉洪大者[2]，与桂枝汤，如前法[3]。若形似疟[4]，一日再发者[5]，汗出必[6]解[7]，属桂枝二麻黄一[8]汤。方三。

【校注】

[1]《千金要方》卷第九《发汗吐下后第九》"大汗出"作"大汗后"。

[2]《脉经》7.3.10"脉洪大者"作"若脉但洪大"。

[3]《脉经》7.3.10、《千金要方》卷第九《发汗吐下后第九》无"如前法"。

[4]《脉经》7.3.10"若形似疟"作"若其形如疟"，《千金要方》卷第九《发汗吐下后第九》作"若形如疟"。

[5]《脉经》7.3.10"一日再发者"作"一日再三发"。《千金要方》卷第九《发汗吐下后第九》无"者"。

[6]《脉经》7.3.10、《千金要方》卷第九《发汗吐下后第九》"必"作"便"。

[7]《千金要方》卷第九《发汗吐下后第九》"解"下有"者"。

[8]《千金要方》卷第九《发汗吐下后第九》"一"作"壹"。

桂枝一两十七铢	芍药一两六铢	麻黄十六铢，去节
生姜一两六铢	杏仁十六个，去皮尖	甘草一两二铢，炙
大枣五枚，擘		

右七味，以水五升，先煮麻黄一二沸，去上沫，内诸药，煮取二升，去滓，温服一升，日再服。本云桂枝汤二分、麻黄汤一分，合为二升，分再服，今合为一方。

服桂枝汤，大汗出后[1]，大烦渴不解，脉洪大者[2]，属白虎加人参汤[3]。方四。

【校注】

[1]《脉经》7.3.11 无"后"字。

[2]《脉经》7.3.11 "脉洪大者"作"若脉洪大"。

[3]《脉经》7.3.11 作"属白虎汤"。

| 知母六两 | 石膏一斤，碎，绵裹 | 甘草二两，炙 |
| 粳米六合 | 人参二两 | |

右五味，以水一斗，煮米熟汤成，去滓，温服一升，日三服。

伤寒，脉浮，自汗出，小便数，心烦[1]，微恶寒，脚挛急[2]，反与桂枝欲攻其表，此误也[3]，得之便厥，咽中干[4]，烦躁吐逆者[5]，作[6]甘草干姜汤与之[7]，以复其阳；若厥愈足温者[8]，更作芍药甘草汤与之，其脚即伸；若[9]胃气不和、谵语者[10]，少与调胃承气汤[11]；若重发汗[12]，复加烧针者，与[13]四逆汤。五。

【校注】

[1]《脉经》7.3.12 "心烦"作"颇复"，连下读。

[2]《脉经》7.3.12 "脚挛急"上有"而"。

[3]《脉经》7.3.12 无"此误也"。

[4]《脉经》7.3.12 "咽中干"作"咽干"。

[5]《脉经》7.3.12 无"者"。

[6]《脉经》7.3.12 "作"作"当作"。

[7]《脉经》7.3.12 无"与之"。

[8]《脉经》7.3.12 "若厥愈足温者"作"厥愈足温"。

[9]《脉经》7.3.12 "若"作"而"。

[10]《脉经》7.3.12 无"者"。

[11]《脉经》7.3.12 "少与调胃承气汤"作"可与承气汤"。

[12]《脉经》7.3.12 "若重发汗"作"重发其汗"。

[13]《脉经》7.3.12 "与"作"属"。

甘草干姜汤方

甘草四两，炙　　　　　　　干姜二两

右二味，以水三升，煮取一升五合，去滓，分温再服。

芍药甘草汤方

白芍药四两　　　　　　　甘草四两，炙

右二味，以水三升，煮取一升五合，去滓，分温再服。

调胃承气汤方

大黄四两，去皮，清酒洗　　　　　甘草二两，炙　　　　　芒消半升

右三味，以水三升，煮取一升，去滓，内芒消，更上微火煮令沸，少少温服之。

四逆汤方

甘草二两，炙　　　　　　干姜一两半　　　　　　附子一枚，生用，去皮，破八片

右三味，以水三升，煮取一升二合，去滓，分温再服。强人可大附子一枚、干姜三两。

太阳病，脉浮紧，无汗发热，身疼痛，八九日不解，表证仍在，此当复发汗。服汤已，微除，其人发烦目瞑，剧者必衄，衄乃解，所以然者，阳气重故也，宜麻黄汤。方六。

麻黄三两，去节　　　　　桂枝二两，去皮　　　　　甘草一两，炙

杏仁七十个，去皮尖

右四味，以水九升，先煮麻黄，减二升，去上沫，内诸药，煮取二升半，去滓，温服八合，覆取微似汗，不须啜粥。

伤寒发汗已解，半日许复烦，脉浮数者[1]，可更发汗[2]，属桂枝汤证[3]。七。（用前第二方）

【校注】

[1]《脉经》7.3.13"脉浮数者"作"其脉浮数"。

[2]《脉经》7.3.13"可更发汗"作"可复发其汗"。

[3]《脉经》7.3.13无"证"。

发汗后，身[1]疼痛，脉沈迟者[2]，属桂枝加芍药生姜各一两人参三两新加

汤[3]。方八。

【校注】

[1]《脉经》7.3.14 "身" 作 "身体"。

[2]《脉经》7.3.14 "脉沈迟者" 作 "其脉沈迟"。

[3]《脉经》7.3.14 "属桂枝加芍药生姜各一两人参三两新加汤" 作 "属桂枝加芍药生姜人参汤"。

桂枝三两,去皮　　　　　芍药四两　　　　　　生姜四两

甘草二两,炙　　　　　　人参三两　　　　　　大枣十二枚,擘

右六味,以水一斗二升,煮取三升,去滓,温服一升。本云桂枝汤今加芍药生姜人参。

发汗后,不可更行桂枝汤。汗出而喘,无大热者[1],可与麻黄杏子甘草石膏汤。方九。

【校注】

[1]《脉经》7.3.15 无 "者"。

麻黄四两,去节　　　　　杏仁五十个,去皮尖　　　　甘草二两,炙

石膏半斤,碎

右四味,以水七升,先煮麻黄,减二升,去上沫,内诸药,煮取二升,去滓,温服一升。本云黄耳杯。

发汗过多[1],其人叉手自冒心,心下悸,欲得按者[2],属桂枝甘草汤。方十。

【校注】

[1]《脉经》7.3.16 "发汗过多" 下有 "以后"。

[2]《脉经》7.3.16 "欲得按者" 作 "而欲得按之"。

桂枝二两,去皮　　　　　甘草二两,炙

右二味，以水三升，煮取一升，去滓，顿服。

发汗后，其人脐下悸者[1]，欲作奔豚，属茯苓桂枝甘草大枣汤。方十一。

【校注】

[1]《脉经》7.3.17 无"者"。

茯苓半斤　　　　　桂枝四两，去皮　　　　　甘草一两，炙

大枣十五枚，擘

右四味，以甘澜水一斗，先煮茯苓，减二升，内诸药，煮取三升，去滓，温服一升，日三服。

作甘澜水法：取水二斗，置大盆内，以杓扬之，水上有珠子五六千颗相逐，取用之。

发汗后，腹胀满者[1]，属厚朴生姜半夏甘草人参汤。方十二。

【校注】

[1]《脉经》7.3.18 无"者"。

厚朴半斤，炙　　　　　生姜半斤　　　　　半夏半升，洗

甘草二两，炙　　　　　人参一两

右五味，以水一斗，煮取三升，去滓，温服一升，日三服。

发汗病不解[1]，反[2]恶寒者，虚故也，属芍药甘草附子汤。方十三。

【校注】

[1]《脉经》7.3.19 "发汗病不解"作"发其汗不解"。

[2]《脉经》7.3.19 "反"作"而反"。

芍药三两　　　　　甘草三两　　　　　附子一枚，炮，去皮，破六片

右三味，以水三升，煮取一升二合，去滓，分温三服。疑非仲景方。

发汗后，恶寒者，虚故也；不恶寒，但热者，实也，当和胃气[1]，属调胃承气汤证[2]。十四。（用前第五方。一法用小承气汤）

【校注】

[1]《脉经》7.3.19 "和胃气" 作 "和其胃气"。

[2]《脉经》7.3.19 "属调胃承气汤证" 作 "宜小承气汤"。

太阳病，发汗后[1]，大汗出[2]，胃中干[3]，烦躁[4]不得眠，欲得饮水者[5]，少少与饮之[6]，令胃气[7]和则愈[8]。若脉浮，小便不利，微热消渴者，属五苓散。方十五。

【校注】

[1]《脉经》7.3.20 无 "后" 字。

[2]《脉经》7.3.20 "大汗出" 作 "若大汗出"。

[3]《脉经》7.3.20 无 "干"。

[4]《脉经》7.3.20 "烦躁" 作 "躁烦"。

[5]《脉经》7.3.20 "欲得饮水者" 作 "其人欲饮水"。

[6]《脉经》7.3.20 "少少与饮之" 作 "当稍饮之"。

[7]《脉经》7.3.20 "胃气" 作 "胃中"。

[8]《太平圣惠方》卷第八《辩可水形证》自 "太阳病" 至 "则愈" 作 "太阳病差后，胃中干燥，不得眠睡，渴欲饮水，当稍稍饮之，即愈也"。另参宋本71条。

猪苓十八铢，去皮　　　　泽泻一两六铢　　　　白术十八铢

茯苓十八铢　　　　　　　桂枝半两，去皮

右五味，捣为散，以白饮和服方寸匕，日三服。多饮煖水，汗出，愈。

发汗已，脉浮数[1]，烦渴者[2]，属五苓散证[3]。十六。（用前第十五方）

【校注】

[1]《脉经》7.3.21 "脉浮数" 作 "脉浮而数"。

[2]《脉经》7.3.21 "烦渴者"作"复烦渴者"。

[3]《脉经》7.3.21 无"证"字。

伤寒，汗出而渴者[1]，宜五苓散[2]；不渴者[3]，属茯苓甘草汤。方十七。

【校注】

[1]《脉经》7.3.22 无"者"。

[2]《脉经》7.3.22 "宜五苓散"作"属五苓散证"。

[3]《脉经》7.3.22 无"者"。

茯苓二两　　　　桂枝二两　　　　　甘草一两，炙
生姜一两

右四味，以水四升，煮取二升，去滓，分温三服。

太阳病，发汗[1]，汗出不解，其人仍[2]发热，心下悸，头眩，身𬌗动[3]，振振欲擗（一作僻）地者[4]，属真武汤。方十八。

【校注】

[1]《脉经》7.3.23 "发汗"作"发其汗"。

[2]《脉经》7.3.23 无"仍"。

[3]《脉经》7.3.23 "身𬌗动"作"身𬌗而动"。

[4]《脉经》7.3.23 无"者"。

茯苓三两　　　　芍药三两　　　　　生姜三两，切
附子一枚，炮，去皮，破八片　　　　白术二两

右五味，以水八升，煮取三升，去滓，温服七合，日三服。

伤寒，汗出，解之后，胃中不和，心下痞鞕[1]，干噫食臭，胁下有水气，腹中雷鸣下利者[2]，属生姜泻心汤。方十九。

【校注】

[1]《脉经》7.3.24 "鞭" 作 "坚"。

[2]《脉经》7.3.24 "下利者" 作 "而利"。

生姜四两	甘草三两,炙	人参三两
干姜一两	黄芩三两	半夏半升,洗
黄连一两	大枣十二枚,擘	

右八味,以水一斗,煮取六升,去滓,再煎,取三升,温服一升,日三服。生姜泻心汤,本云理中人参黄芩汤去桂枝、术加黄连。并泻肝法。

伤寒,发热,汗出不解,心中痞鞭[1],呕吐而下利者[2],属大柴胡汤。方二十。

【校注】

[1]《脉经》7.3.25 "心中痞鞭" 作 "后心中痞坚"。

[2]《脉经》7.3.25 "呕吐而下利者" 作 "呕而下利"。

柴胡半斤	枳实四枚,炙	生姜五两
黄芩三两	芍药三两	半夏半升,洗
大枣十二枚,擘		

右七味,以水一斗二升,煮取六升,去滓,再煎,取三升,温服一升,日三服。一方加大黄二两。若不加,恐不名大柴胡汤。

阳明病,自汗出,若发汗,小便自利者,此为津液内竭,虽鞭,不可攻之,须自欲大便,宜蜜煎导而通之,若土瓜根及大猪胆汁,皆可为导。二十一。

蜜煎方

食蜜七合

右一味,于铜器内微火煎,当须凝如饴状,搅之勿令焦著,欲可丸,并手捻作挺,令头锐,大如指许,长二寸。当热时急作,冷则鞭。以内谷道中,以手急抱,欲大便时,乃去之。疑非仲景意。已试,甚良。

又，大猪胆一枚，泻汁，和少许法醋，以灌谷道内，如一食顷，当大便出宿食恶物。甚效。

太阳病，三日，发汗[1]，不解[2]，蒸蒸发热者，属[3]胃也[4]，属调胃承气汤证[5]。二十二。（用前第五方）

【校注】

[1]《脉经》7.3.26、《外台秘要方》1-11a引《仲景伤寒论》"发汗"作"发其汗"。

[2]《外台秘要方》1-11a引《仲景伤寒论》"不解"作"病不解"。

[3]《脉经》7.3.26"属"作"属于"。

[4]《外台秘要方》1-11a引《仲景伤寒论》无"属胃也"。

[5]《脉经》7.3.26"属调胃承气汤证"作"属承气汤"。《外台秘要方》1-11a引《仲景伤寒论》无"证"字。

大汗出，热不去，内拘急，四肢疼，又[1]下利、厥逆而恶寒者[2]，属四逆汤证[3]。二十三。（用前第五方）

【校注】

[1]《脉经》7.3.27无"又"。

[2]《脉经》7.3.27无"者"。

[3]《脉经》7.3.27无"证"字。

发汗后不解，腹满痛者，急下之，宜大承气汤。方二十四。

大黄四两，酒洗　　　　厚朴半斤，炙　　　　枳实五枚，炙
芒消三合

右四味，以水一斗，先煮二物，取五升，内大黄，更煮，取二升，去滓，内芒消，更一二沸，分再服。得利者，止后服。

发汗多，亡阳，谵语者，不可下，与柴胡桂枝汤和其荣卫以通津液，后自

愈。方二十五。

柴胡四两	桂枝一两半，去皮	黄芩一两半
芍药一两半	生姜一两半	大枣六个，擘
人参一两半	半夏二合半，洗	甘草一两，炙

右九味，以水六升，煮取三升，去滓，温服一升，日三服。

辨不可吐[1]第十八（合四证）

【校注】

[1]《金匮玉函经》作"辨不可吐病形证治"。

太阳病，当恶寒发热[1]，今自汗出，反不恶寒发热，关上脉细数[2]者[3]，以[4]医吐之过[5]也。若得病一二日[6]吐之者[7]，腹中饥，口不能食；三四日[8]吐之者[9]，不喜糜粥，欲食冷食，朝食暮吐，以[10]医吐之所致也，此为小逆。

【校注】

[1]《金匮玉函经》、《脉经》7.4.1"发热"上有"而"。

[2]《金匮玉函经》《脉经》7.4.1"数"上有"而"。

[3]《脉经》7.4.1无"者"。

[4]《金匮玉函经》、《脉经》7.4.1"以"作"此"。

[5]《金匮玉函经》"过"作"故"。

[6]《金匮玉函经》"一二日"作"一日二日"。

[7]《脉经》7.4.1无"者"。

[8]《金匮玉函经》"三四日"作"三日四日"。

[9]《脉经》7.4.1无"者"。

[10]《金匮玉函经》、《脉经》7.4.1"以"作"此"。

太阳病，吐之[1]，但太阳病当恶寒，今反不恶寒，不欲近衣者[2]，此为吐之内烦也。

【校注】

[1]《脉经》7.4.2"吐之"作"吐之者"。

[2]《金匮玉函经》、《脉经》7.4.2 无"者"。

少阴病，饮食入口[1]则吐[2]，心中温温[3]，欲吐复不能吐，始得之，手足寒，脉弦迟者[4]，此胸中实，不可下也[5]。若膈上有寒饮，干呕者，不可吐也[6]，当温之[7][8]。

【校注】

[1]《脉经》7.4.3 无"口"。

[2]《金匮玉函经》"饮食入口则吐"作"其人饮食入口即吐"。

[3]《金匮玉函经》"温温"作"嗢嗢"。

[4]《脉经》7.4.3 无"者"

[5]《脉经》7.4.3 无"也"。

[6]《金匮玉函经》、《脉经》7.4.3 无"也"。

[7]《太平圣惠方》卷第八《辩不可吐形证》此节作"少阴病，其人欲食，入则吐，心中温温，欲吐复不能吐，手足寒，脉弦迟，干呕，此膈上有寒饮，不可吐之，宜当温也"。按，"其人欲食"疑有误，当作"其人饮食"，连下读。

[8]《太平圣惠方》卷第八《辩可温形证》自"饮食入口则吐"至"当温之"作"其人饮食入则吐，手足寒，脉弦迟，此为中寒，不可吐下也，当宜温之"。

诸四逆厥者[1]，不可吐之[2]。虚家亦然[3]。

【校注】

[1]《千金翼方》卷第十《伤寒下·伤寒宜忌第四·忌吐第三》"厥者"作"病厥"。

[2]《千金翼方》卷第十《伤寒下·伤寒宜忌第四·忌吐第三》"不可吐之"作"忌吐"。

[3]《太平圣惠方》卷第八《辩不可吐形证》此节分为以下两节："诸四逆

者，不可吐之"。"诸虚羸，不可吐之"。下有"新产者，不可吐之"；"病者恶寒而不欲近衣，不可吐之"两节。

辨可吐[1]第十九（合二法，五证）

【校注】

[1]《金匮玉函经》作"辨可吐病形证治"。

大法[1]，春宜吐[2]。

【校注】

[1]《千金要方》卷第九《宜吐第七》"大法"上有"例曰"。

[2]《太平圣惠方》卷第八《辨可吐形证》"春宜吐"作"春夏宜吐"。

凡用吐汤[1]，中病便[2]止，不必尽剂也[3][4]。

【校注】

[1]《千金要方》卷第九《宜吐第七》"汤"作"药"。《金匮玉函经》、《千金翼方》卷第十《伤寒下·伤寒宜忌第四·宜吐第四》、《脉经》7.5.2"凡用吐汤"作"凡服汤吐"。

[2]成本"便"作"即"。

[3]桂林本《伤寒例第四》无"也"。

[4]《太平圣惠方》卷第八《辨可吐形证》此节作"凡服汤吐者，中病便止，不必尽剂也"。

病如桂枝证，头[1]不痛，项不强，寸脉[2]微浮[3]，胸中痞鞕[4]，气上撞咽喉[5]，不得息者[6]，此为有寒[7]，当[8]吐之。（一云：此以内有久痰，宜吐之。）

【校注】

[1]《金匮玉函经》、《脉经》7.5.3"头"作"其头"。

[2]《金匮玉函经》、《脉经》7.5.3"寸脉"作"寸口脉"。

[3]《千金要方》卷第九《宜吐第七》"寸脉微浮"作"而脉寸口浮"。

[4]《千金要方》卷第九《宜吐第七》"胸中痞鞕"作"胸中鞕满"。《金匮玉函经》、《脉经》7.5.3"鞕"作"坚"。

[5]《千金要方》卷第九《宜吐第七》"咽喉"作"喉咽"。

[6]《金匮玉函经》、《脉经》7.5.3无"者"。

[7]《金匮玉函经》、《脉经》7.5.3"此为有寒"作"此为胸有寒",《千金要方》卷第九《宜吐第七》作"此以内有久痰"。

[8]《千金要方》卷第九《宜吐第七》"当"作"宜"。

病[1]胸上诸实[2]（一作寒），胸中郁郁而痛，不能食，欲[3]使人按之，而反有涎[4]唾[5]，下利日[6]十馀行，其脉反迟[7]，寸口脉[8]微滑[9]，此可[10]吐之[11]。吐之[12]利则[13]止。

【校注】

[1]桂林本《伤寒例第四》"病"作"凡病"。

[2]《千金要方》卷第九《宜吐第七》"实"作"寒"。

[3]《千金要方》卷第九《宜吐第七》"欲"作"欲得"。

[4]《金匮玉函经》"涎"作"涎沫"。《脉经》7.5.4"涎"作"浊"。

[5]《千金要方》卷第九《宜吐第七》"而反有涎唾"作"按之反有涎出"。

[6]桂林本《伤寒例第四》无"日"字。

[7]桂林本《伤寒例第四》"迟"作"涩"。《千金要方》卷第九《宜吐第七》"其脉反迟"作"而其人脉迟"。

[8]《金匮玉函经》、《千金要方》卷第九《宜吐第七》、《千金翼方》卷第十《伤寒下·伤寒宜忌第四·宜吐第四》、《脉经》7.5.4无"脉"字。

[9]《千金要方》卷第九《宜吐第七》"微滑"下有"者"。

[10]《千金要方》卷第九《宜吐第七》、《千金翼方》卷第十《伤寒下·伤寒宜忌第四·宜吐第四》"可"作"宜"。

[11]《太平圣惠方》卷第八《辩可吐形证》自"病胸上诸实"至"此可吐

之"作"夫胸心满实，胸中郁郁而痛，不能食，多涎唾，下利，其脉迟反逆，寸口脉数，此可吐也"。

[12]《千金翼方》卷第十《伤寒下·伤寒宜忌第四·宜吐第四》不重"吐之"。

[13]《千金要方》卷第九《宜吐第七》、《千金翼方》卷第十《伤寒下·伤寒宜忌第四·宜吐第四》、《脉经》7.5.4"则"作"即"。

少阴病，饮食入口[1]则吐[2]，心中温温[3]，欲吐复不能吐者[4]，宜[5]吐之。

【校注】

[1]《脉经》7.5.5无"口"。

[2]《金匮玉函经》"饮食入口则吐"句上有"其人"。

[3]《金匮玉函经》"温温"作"嗢嗢"。《千金要方》卷第九《宜吐第七》作"愠愠然"。

[4]《金匮玉函经》无"者"。

[5]《金匮玉函经》、《脉经》7.5.5"宜"作"当遂"。

宿食在上管[1]者[2]，当[3]吐之[4]。

【校注】

[1]《金匮玉函经》、成本、桂林本《伤寒例第四》"管"作"脘"。

[2]《金匮玉函经》、《千金要方》卷第九《宜吐第七》、《千金翼方》卷第十《伤寒下·伤寒宜忌第四·宜吐第四》、《脉经》7.5.5、8.11.26无"者"。

[3]《千金要方》卷第九《宜吐第七》、《千金翼方》卷第十《伤寒下·伤寒宜忌第四·宜吐第四》"当"作"宜"。

[4]《太平圣惠方》卷第八《辩可吐形证》此节作"夫宿食在胃管，宜吐之"。

病[1]手足逆冷[2]，脉乍结[3]，以[4]客气在胸中[5]，心下满而烦，欲食不能食者[6]，病[7]在胸中，当[8]吐之[9]。

【校注】

[1]《金匮玉函经》、《脉经》7.5.6"病"作"病者"。

[2]《脉经》7.5.6"逆冷"作"厥冷"。

[3]《金匮玉函经》、《脉经》7.5.6"结"作"紧"。《千金要方》卷第九《宜吐第七》"脉乍结"下有"者"。

[4]《千金要方》卷第九《宜吐第七》无"以"。

[5]《金匮玉函经》、《脉经》7.5.6"以客气在胸中"作"邪结在胸中"。

[6]《金匮玉函经》、《脉经》7.5.6"欲食不能食者"作"饥不能食",《千金要方》卷第九《宜吐第七》作"饥不能食者"。

[7]《千金要方》卷第九《宜吐第七》"病"上有"以"。

[8]《千金要方》卷第九《宜吐第七》"当"作"宜"。

[9]《太平圣惠方》卷第八《辩可吐形证》自"病手足厥冷"至"当吐之"作"病者手足冷,脉乍结,在胸心下而烦,饥不能食,病在胸中,当宜吐之"。按,"脉乍结,在胸心下而烦"句疑有脱误。宋本355条作"病人手足厥冷,脉乍紧者,邪结在胸中,心下满而烦,饥不能食者,病在胸中,当须吐之"。

伤寒论卷第八

伤寒论卷第九

《仲景全书》第九

汉　张仲景述　晋　王叔和　撰次

宋　林　亿　校正

明　赵开美　校刻

沈　琳　仝校

辨不可下病脉证并治[1]第二十（合四法，方六首）

阳明病，潮热，大便微鞕，与大承气汤。若不大便六七日，恐有燥屎，与小承气汤和之。第一。（大承气，四味。小承气，三味。前有四十病证）

伤寒中风，反下之，心下痞，医复下之，痞益甚，属甘草泻心汤。第二。（六味）

下利脉大者，虚也，以强下之也。设脉浮革，肠鸣者，属当归四逆汤。第三。（七味。下有阳明病二证）

阳明病，汗自出，若发汗，小便利，津液内竭，虽鞕，不可攻，须自大便，宜蜜煎导若土瓜根、猪胆汁导之。第四。（蜜煎，一味。猪胆汁，二味）

【校注】

[1]《金匮玉函经》作"辨不可下病形证治"。

脉濡而弱，弱反在关，濡反在巅，微反在上[1]，涩反在下。微则阳气不足，涩则无血，阳气反微，中风汗出，而反躁烦；涩则无血，厥而且寒[2]。阳微则[3]不可下，下之则心下痞鞕[4]。

【校注】

[1]《脉经》4.1.3"微反在上"作"微在其上"。

[2] 桂林本《伤寒例第四》"厥而且寒"下有"阳厥发汗，躁不得眠"。

[3]《金匮玉函经》、成本、《脉经》7.6.1 无"则"。

[4]《金匮玉函经》、《脉经》7.6.1"鞕"作"坚"。

动气在右，不可下[1]，下之则津液内竭，咽燥鼻干，头眩心悸也[2][3]。

【校注】

[1] 桂林本《伤寒例第四》"不可下"作"不可下之"。

[2]《金匮玉函经》、《脉经》7.6.2 无"也"。

[3]《太平圣惠方》卷第八《辨不可下形证》综合以上两节为一节："伤寒脉濡而弱，阳气不足，不可下之，下之则心下痞，津液内竭，咽燥鼻干是也"。

动气在左，不可下[1]，下之则腹内[2]拘急，食[3]不下，动气更[4]剧，虽有身热[5]，卧则[6]欲踡。

【校注】

[1] 桂林本《伤寒例第四》"不可下"作"不可下之"。

[2]《脉经》7.6.3"内"作"里"。

[3] 桂林本《伤寒例第四》"食"作"食饮"。

[4]《金匮玉函经》、《脉经》7.6.3"更"作"反"。

[5]《金匮玉函经》、《脉经》7.6.3"虽有身热"作"身虽有热"。

[6]《金匮玉函经》、《脉经》7.6.3"则"作"反"。

动气在上，不可下[1]，下之则掌握[2]热烦，身上[3]浮冷，热汗[4]自泄。欲得[5]水自灌。

【校注】

[1] 桂林本《伤寒例第四》"不可下"作"不可下之"。

[2] 掌握：掌心。握，中央。

[3]《脉经》7.6.4 无"上"。

[4] 桂林本《伤寒例第四》无"汗"。

[5]《金匮玉函经》、《脉经》7.6.4 无"得"。

动气在下，不可下[1]，下之则腹胀[2]满，卒起头眩，食则下[3]清谷，心下痞也[4]。

【校注】

[1] 桂林本《伤寒例第四》"不可下"作"不可下之"。

[2]《金匮玉函经》、《脉经》7.6.5 无"胀"。

[3] 桂林本《伤寒例第四》"下"作"下利"。

[4]《金匮玉函经》、《脉经》7.6.5 "心下痞也"作"心下痞坚"。桂林本《伤寒例第四》无"也"。

咽中闭塞，不可[1]下[2]，下之则上轻下重，水浆不下，卧则欲蜷，身[3]急痛，下利[4]日数十行。。

【校注】

[1]《千金翼方》卷第十《伤寒下·伤寒宜忌第四·忌下第五》"不可"作"忌"。

[2] 桂林本《伤寒例第四》"不可下"作"不可下之"。

[3]《金匮玉函经》、《脉经》7.6.6 "身"作"身体"。

[4]《金匮玉函经》、《脉经》7.6.6 "下利"上有"复"。

诸外实者[1]，不可[2]下[3]，下之则[4]发微热，亡脉厥者[5]，当齐握[6]热。

【校注】

[1]《千金翼方》卷第十《伤寒下·伤寒宜忌第四·忌下第五》、《脉经》7.6.7 无"者"。

[2]《千金翼方》卷第十《伤寒下·伤寒宜忌第四·忌下第五》"不可"作"忌"。

[3] 桂林本《伤寒例第四》"不可下"作"不可下之"。

[4]《千金翼方》卷第十《伤寒下·伤寒宜忌第四·忌下第五》"则"作"皆"，疑误。

[5]《金匮玉函经》、《千金翼方》卷第十《伤寒下·伤寒宜忌第四·忌下第五》、《脉经》7.6.7 "亡脉厥者"作"亡脉则厥"。桂林本《伤寒例第四》"亡脉厥者"上有"若"。

[6] 齐握：脐中央。握，中央。《金匮玉函经》、成本、《脉经》7.6.7、桂林本《伤寒例第四》"齐"作"脐"。

诸虚者[1]，不可[2]下[3]，下之则大渴[4]。求[5]水者[6]，易愈；恶水者，剧。

【校注】

[1]《千金翼方》卷第十《伤寒下·伤寒宜忌第四·忌下第五》、《脉经》7.6.8 无"者"。

[2]《千金翼方》卷第十《伤寒下·伤寒宜忌第四·忌下第五》"不可"作"忌"。

[3] 桂林本《伤寒例第四》"不可下"作"不可下之"。

[4]《金匮玉函经》、《千金翼方》卷第十《伤寒下·伤寒宜忌第四·忌下第五》、《脉经》7.6.8 "大渴"作"渴"。

[5]《金匮玉函经》、《千金翼方》卷第十《伤寒下·伤寒宜忌第四·忌下第五》、《脉经》7.6.8 "求"作引"。

[6]《千金翼方》卷第十《伤寒下·伤寒宜忌第四·忌下第五》无"者"。

脉濡而弱，弱反在关，濡反在巅，弦反在上，微反在下。弦为阳运，微为阴寒，上实下虚，意欲得温。微弦为虚，虚者不可下也[1]。微则[2]为咳[3]，咳则吐涎[4]，下之则咳止[5]而利因[6]不休。利不休[7]，则[8]胸中如虫啮，粥入则出，小便不利，两胁拘急，喘息为难，颈[9]背相引[10]，臂则不仁，极寒反汗出，身[11]冷若冰，眼睛不慧，语言不休，而[12]谷气多入，此[13]为除中（亦云消中），口虽欲言，舌不得前。

【校注】

[1]《金匮玉函经》、《脉经》7.6.9无"也"。

[2] 桂林本《伤寒例第四》"微则"作"微弦"。

[3] 成本"咳"作"逆"。

[4]《金匮玉函经》"涎"作"涎沫"。

[5]《金匮玉函经》、《脉经》7.6.9"则咳止"作"咳则止"。

[6]《金匮玉函经》、《脉经》7.6.9无"因"。

[7]《金匮玉函经》不重"利不休"。

[8]《金匮玉函经》无"则"。

[9]《金匮玉函经》"颈"作"胫"。

[10]《金匮玉函经》"相引"作"相牵"。

[11]《脉经》7.6.9"身"作"躯"。

[12]《金匮玉函经》、《脉经》7.6.9无"而"。

[13]《金匮玉函经》、《脉经》7.6.9"此"作"则"。

脉濡而弱，弱反在关，濡反在巅，浮反在上，数反在下。浮为阳虚[1]，数为无血[2]。浮为虚[3]，数生[4]热[5]。浮为虚[6]，自汗出[7]而恶寒；数为痛[8]，振而寒慄[9]。微弱在关，胸下[10]为急，喘汗而[11]不得呼吸，呼吸之中，痛在于胁，振寒相搏，形如疟状[12]。医反下之，故令脉数[13]发热，狂走见鬼，心下为痞，小便淋漓[14]，少腹[15]甚鞭[16]，小便则[17]尿血也[18]。

【校注】

[1]《金匮玉函经》、《脉经》7.6.10"浮为阳虚"作"浮则为阳虚"。

[2]《金匮玉函经》、《脉经》7.6.10"数为无血"作"数则为无血"。

[3]《金匮玉函经》、《脉经》7.6.10"浮为虚"作"浮则为虚"。

[4] 成本"生"作"为"。

[5]《金匮玉函经》、《脉经》7.6.10"数生热"作"数则生热"。

[6]《金匮玉函经》、《脉经》7.6.10"浮为虚"作"浮则为虚"。

[7]《金匮玉函经》、《脉经》7.6.10无"出"。

[8]《金匮玉函经》、《脉经》7.6.10"数为痛"作"数则为痛"。桂林本《伤寒例第四》"数为痛"在下"喘汗而不得呼吸"句下。

[9] 成本"振而寒慄"作"振寒而慄"。

[10]《金匮玉函经》"胸下"作"心下"。

[11]《金匮玉函经》、《脉经》7.6.10无"而"。

[12]《金匮玉函经》、《脉经》7.6.10"形如疟状"作"其形如疟"。

[13]《金匮玉函经》、《脉经》7.6.10"故令脉数"作"令脉急数"。

[14] 成本、《脉经》7.6.10"淋漓"作"淋沥"。

[15] 成本"少腹"作"小腹"。

[16]《金匮玉函经》、《脉经》7.6.10"鞕"作"坚",成本作"硬"。

[17] 桂林本《伤寒例第四》无"则"。

[18]《金匮玉函经》、《脉经》7.6.10"小便则尿血也"作"小便血也"。

脉濡而紧,濡则卫气[1]微,紧则荣[2]中寒。阳微卫中风,发热而恶寒;荣[3]紧胃气冷,微呕心内烦。医谓[4]有[5]大热,解肌而发汗[6]。亡阳虚烦躁,心下苦痞坚。表里俱虚竭,卒起而头眩。客热在皮肤,怅怏不得眠。不知胃气冷,紧寒在关元。技巧无所施,汲水灌其身;客热应时罢,慄慄而振寒;重被而覆之,汗出而冒巅;体惕而又振,小便为微难。寒气因水发,清谷不容间;呕变反肠出,颠倒不得安;手足为微逆,身冷而内烦。迟[7]欲从后救,安可复追还?

【校注】

[1]《金匮玉函经》、《脉经》7.6.11"卫气"作"阳气",成本作"胃气"。

[2]《金匮玉函经》"荣"作"营"。

[3]《金匮玉函经》"荣"作"营"。

[4] 成本"谓"作"为"。

[5]《金匮玉函经》、《脉经》7.6.11"谓有"作"以为"。

[6]《金匮玉函经》"而发汗"作"发其汗"。

[7] 迟:等待。

脉[1]浮而大，浮为气实，大为血虚。血虚为无阴，孤阳独下阴部者[2]，小便当赤而难[3]，胞中当[4]虚。今反小便利而大汗出，法应[5]卫[6]家当微；今反更实，津液四射，荣[7]竭血尽，干烦而[8]不得[9]眠，血薄肉消，而成暴（一云黑）液。医复以毒药攻其胃，此为重虚，客阳去有期，必下如汗泥[10]而死。

【校注】

[1] 桂林本《平脉法第二》"脉"作"趺阳脉"。

[2]《金匮玉函经》、《脉经》7.6.12 无"者"。

[3]《金匮玉函经》、《脉经》7.6.12"小便当赤而难"作"小便难"。

[4]《金匮玉函经》、《脉经》7.6.12 无"当"。

[5]《脉经》7.6.12 无"应"。

[6] 桂林本《平脉法第二》"卫"作"胃"。

[7]《金匮玉函经》"荣"作"营"。

[8]《金匮玉函经》、《脉经》7.6.12 无"而"。

[9]《脉经》7.6.12、桂林本《平脉法第二》无"得"。

[10]《脉经》7.6.12"汗"作"污"，桂林本《平脉法第二》作"淤"。成本"汗泥"作"污垡"。

脉浮而紧，浮则为风，紧则为寒。风则伤卫，寒则伤荣。荣卫俱病，骨节烦疼。当发其汗，而不可下也[1]。

【校注】

[1]《太平圣惠方》卷第八《辩不可下形证》此节作"伤寒，脉浮而紧，浮则为风，紧则为寒；风则伤荣，寒则伤卫；荣卫俱病，骨节烦疼。当发其汗，而不可下也"。按，"风则伤荣，寒则伤卫"，"荣"、"卫"疑误倒。

趺阳脉迟而缓，胃气如经也[1]。趺阳脉浮而数，浮则伤胃，数则动脾，此非本病，医特[2]下之所为也。荣[3]卫内陷，其数先微，脉反但浮，其人必大便[4]鞕[5]，气噫而除。何以言之？本以数脉动脾[6]，其数先微，故知脾气不治，大便鞕[7]，气噫而除。今脉反浮，其数改微，邪气独留，心中则饥；邪热不杀[8]谷，潮热发渴，数脉当迟缓；脉因前后度数如法[9]，病者则饥；数脉不时，则生恶疮也。

【校注】

[1]《脉经》7.6.13 无"也"。

[2] 医特：疑当作"特医"。

[3]《金匮玉函经》"荣"作"营"。

[4]《脉经》7.6.13 无"大便"二字。

[5]《金匮玉函经》、《脉经》7.6.13"鞕"作"坚"。

[6]《金匮玉函经》、《脉经》7.6.13"本以数脉动脾"作"脾脉本缓，今数脉动脾"。

[7]《金匮玉函经》、《脉经》7.6.13"鞕"作"坚"。

[8] 杀：音晒。衰减。这里指消化。

[9]《脉经》7.6.13"法"作"前"。

脉数者，久数不止，止则邪结，正气 [1] 不能复，正气却结于藏，故邪气浮之，与皮毛相得。脉数者，不可 [2] 下，下之必烦 [3]，利不止。

【校注】

[1]《金匮玉函经》"正气"作"血气"。

[2]《千金翼方》卷第十《伤寒下·伤寒宜忌第四·忌下第五》"不可"作"忌"。

[3] 成本"必烦"上有"则"。

少阴病，脉微，不可发汗 [1]，亡 [2] 阳故也。阳已虚 [3]，尺中弱濇者，复不可 [4] 下之 [5][6]。

【校注】

[1]《金匮玉函经》、《脉经》7.6.15"不可发汗"作"不可发其汗"。

[2]《金匮玉函经》、《脉经》7.6.15"亡"作"无"。

[3]《千金翼方》卷第十《伤寒下·伤寒宜忌第四·忌下第五》无"阳已虚"。

[4]《千金翼方》卷第十《伤寒下·伤寒宜忌第四·忌下第五》"不可"作"忌"。

[5]《千金翼方》卷第十《伤寒下·伤寒宜忌第四·忌下第五》无"之"。

[6]《太平圣惠方》卷第八《辩不可下形证》此节作"伤寒，脉浮濡弱，不可发汗，无阳故也。阳亡虚尽，中弱濇者，不可下"。按，"尽"疑当作"尺"，属下读。宋本作"阳已虚，尺脉弱濇者"。另参286条。

脉浮大，应[1] 发汗[2]，医反下之，此为大逆也[3][4]。

【校注】

[1]《金匮玉函经》"应"作"宜"。

[2]《千金翼方》卷第十《伤寒下·伤寒宜忌第四·忌下第五》无"应发汗"。《脉经》7.6.16"发汗"作"发其汗"。

[3]《金匮玉函经》、《千金翼方》卷第十《伤寒下·伤寒宜忌第四·忌下第五》、成本、《脉经》7.6.16无"也"。

[4]《太平圣惠方》卷第八《辩不可水形证》此节作"寸口脉浮大，医反下之，此为大逆"。

脉浮而大，心下反鞕[1]，有热，属藏者，攻之，不令发汗；属府者，不令溲数，溲数则大便鞕[2][3]。汗多则[4]热[5]愈，汗少则[6]便难。脉迟，尚未可攻。

【校注】

[1]《金匮玉函经》、《脉经》7.6.17"鞕"作"坚"。

[2]《金匮玉函经》、《脉经》7.6.17"鞕"作"坚"。

[3]《脉经》7.6.17自"有热，属藏者"至"溲数则大便鞕"作"有热，属藏，攻之不全；微汗，属府，溲数则坚"。

[4]《金匮玉函经》、《脉经》7.6.17"则"作"即"。

[5]《脉经》7.6.17无"热"。

[6]《脉经》7.6.17无"则"。

二阳并病，太阳初得病时，而[1]发其汗，汗先出不彻[2]，因转属阳明，续

自微汗出 [3]，不恶寒。若太阳证不罢者 [4]，不可下，下之为逆。

【校注】

[1]《金匮玉函经》、《脉经》7.6.18 无"而"。

[2]《金匮玉函经》、《脉经》7.6.18 "不彻"上有"复"。

[3]《金匮玉函经》"续自微汗出"作"欲自汗"，《脉经》7.6.18 作"欲自汗出"。

[4]《金匮玉函经》、《脉经》7.6.18 无"者"。

结胸证，脉浮大者 [1]，不可下，下之即死 [2]。

【校注】

[1]《金匮玉函经》、《脉经》7.6.19 "脉浮大者"作"其脉浮大"。

[2]《太平圣惠方》卷第八《辩不可下形证》此节作"伤寒结胸证，其脉浮大，不可下，下之即死矣"。另参 132 条。

太阳与阳明合病，喘而胸满者 [1]，不可下 [2][3]。

【校注】

[1]《金匮玉函经》、《脉经》7.6.20 无"者"。

[2]《金匮玉函经》"不可下"下有"下之即死"。《脉经》7.6.20 "不可下"作"不可下之"。

[3]《太平圣惠方》卷第八《辩不可下形证》此节作"太阳与阳明合病，喘促胸满，不可下"。另参 36 条。

太阳与少阳合病者 [1]，心下鞕 [2]，颈 [3] 项强而眩者 [4]，不可下 [5][6]。

【校注】

[1]《脉经》7.6.21 无"者"。

[2]《金匮玉函经》、《脉经》7.6.21 "鞕"作"痞坚"。

[3]《金匮玉函经》"颈"作"头"。

[4]《金匮玉函经》、《脉经》7.6.21 无"者"。

[5]《金匮玉函经》、《脉经》7.6.21 "不可下"作"勿下之"。

[6]《太平圣惠方》卷第八《辩不可下形证》此节作"太阳与少阳合病，心下坚，颈项强而眩，不可下也"。另参 142、171 条。

诸四逆厥者，不可下之[1]。虚家亦然。

【校注】

[1]《太平圣惠方》卷第八《辩不可下形证》此节作"夫四逆病厥者，不可下也"。另参 330 条。

病欲吐者，不可 [1] 下 [2][3]。

【校注】

[1]《千金翼方》卷第十《伤寒下·伤寒宜忌第四·忌下第五》"不可"作"忌"。

[2]《金匮玉函经》、《脉经》7.6.23 "不可下"作"不可下之"。

[3]《太平圣惠方》卷第八《辩不可下形证》此节作"夫病欲吐者，不可下也"。

太阳 [1] 病，有外证未解，不可 [2] 下，下之为逆 [3]。

【校注】

[1]《千金翼方》卷第十《伤寒下·伤寒宜忌第四·忌下第五》无"太阳"，"病"属下读。

[2]《千金翼方》卷第十《伤寒下·伤寒宜忌第四·忌下第五》"不可"作"忌"。

[3]《太平圣惠方》卷第八《辩不可下形证》此节作"夫病有外证未解，不可下之，下之为逆也"。另参 44 条。

病发于阳 [1]，而反下之，热入，因作结胸 [2]；病 [3] 发于阴，而反下之，因作痞。

【校注】

[1]《金匮玉函经》"病发于阳"上有"夫"。

[2]《太平圣惠方》卷第八《辩不可下形证》"病发于阳，而反下之，热入，因作结胸"作"夫病发于阳，而反下之，热入于咽，作结胸也"。按，"热入于咽，作结胸也"疑有误。另参 131 条。

[3]《金匮玉函经》《脉经》7.6.25 无"病"字，承上省。

病[1]，脉浮而紧[2]，而复[3]下之，紧反入里，则[4]作痞。

【校注】

[1]《脉经》7.6.25"病"作"痞"。

[2]《金匮玉函经》"病脉浮而紧"作"脉浮紧"，《脉经》7.6.25 作"脉浮坚"。

[3]《金匮玉函经》《脉经》7.6.25 无"复"。

[4]《脉经》7.6.25"则"作"因"。

夫病阳多者，热，下之则鞕[1]。

【校注】

[1]《金匮玉函经》《千金翼方》卷第九《伤寒上·阳明病状第八》《脉经》7.6.26"鞕"作"坚"。

本虚，攻其热，必哕。
无阳，阴强，大便鞕者[1]，下之，必[2]清谷腹满[3]。

【校注】

[1]《金匮玉函经》《脉经》7.6.28"大便鞕者"作"而坚"。

[2]成本"必"上有"则"。

[3]《金匮玉函经》《脉经》7.6.28"腹满"上有"而"。

太阴之为病，腹满而吐，食不下，自利[1]益甚[2]，时腹自痛[3]，下之[4]，必胸下结鞕[5]。

【校注】

[1]《金匮玉函经》、《脉经》7.6.29"自利"作"下之"。

[2]《太平圣惠方》卷第八《辨不可下形证》自"太阴之为病"至"自利益甚"作"太阴病，其人腹满吐食，不可下，下之益甚"。另参273条。

[3]《脉经》7.6.29"时腹自痛"作"腹时自痛"。

[4]《金匮玉函经》、《脉经》7.6.29无"下之"。

[5]《金匮玉函经》"必胸下结鞕"作"胸下痞坚"，《脉经》7.6.29作"胸下结坚"。

厥阴之为病，消渴，气上撞心，心[1]中疼[2]热，饥而不欲食，食则吐蚘[3]。下之，利不止[4]。

【校注】

[1]《脉经》7.6.30无"心"，盖脱重文符。

[2]《金匮玉函经》"疼"作"疼痛"。

[3]《金匮玉函经》、《脉经》7.6.30"食则吐蚘"作"甚者则欲吐"。

[4]《金匮玉函经》、《脉经》7.6.30"利不止"作"不肯止"。

少阴病，饮食入口则吐[1]，心中温温[2]，欲吐复不能吐，始得之，手足寒，脉弦迟者[3]，此胸中实，不可下也[4]。

【校注】

[1]《金匮玉函经》、《脉经》7.6.31"饮食"上有"其人"。

[2]《金匮玉函经》"温温"作"嗢嗢"。

[3]《金匮玉函经》"脉弦迟者"作"脉迟"。《脉经》7.6.31无"者"。

[4]《金匮玉函经》"也"作"之"。

伤寒五六日，不结胸，腹濡，脉虚，复厥者，不可下。此亡血，下之死[1]。

【校注】

[1]《金匮玉函经》、《脉经》7.6.32"此亡血，下之死"作"下之亡血，死"。

伤寒，发热，头痛[1]，微汗出。发汗[2]，则不识人；熏之，则喘，不得小便，心腹满；下之，则短气[3]，小便难，头痛背强；加温针，则衄[4]。

【校注】

[1]《金匮玉函经》、《脉经》7.6.33"头痛"上有"但"。

[2]《金匮玉函经》、《脉经》7.6.33"发汗"作"发其汗"。

[3]《金匮玉函经》"则短气"作"短气而腹胀"，《脉经》7.6.33作"则短气而腹满"。

[4]《金匮玉函经》、《脉经》7.6.33"则衄"作"则必衄"。

伤寒，脉[1]阴阳俱紧，恶寒发热，则脉欲厥。厥者，脉初来大，渐渐小，更来渐[2]大，是其候也。如此者[3]，恶寒，甚者翕翕汗出，喉中痛。若[4]热多者，目赤脉多[5]，睛不慧。医复发之，咽中则伤；若复下之，则两目闭，寒多[6]便[7]清谷，热多[8]便脓血；若[9]熏之，则身[10]发黄；若[11]熨之，则咽燥。若[12]小便利者，可救之[13]；若[14]小便[15]难者，为[16]危殆[17]。

【校注】

[1]《金匮玉函经》、《脉经》7.6.34"脉"作"其脉"。

[2] 成本"渐"作"渐渐"。

[3]《金匮玉函经》、《脉经》7.6.34无"如此者"。

[4]《金匮玉函经》、成本、《脉经》7.6.34无"若"。

[5]《金匮玉函经》、《脉经》7.6.34无"脉多"。

[6] 成本"寒多"作"寒多者"。

[7]《金匮玉函经》、《脉经》7.6.34无"便"。

[8] 成本"热多"作"热多者"。

[9]《金匮玉函经》无"若"。

[10]《金匮玉函经》、《脉经》7.6.34无"身"。

[11]《金匮玉函经》、《脉经》7.6.34无"若"。

[12]《金匮玉函经》、《脉经》7.6.34 无"若"。

[13]《金匮玉函经》、《脉经》7.6.34 无"之"。

[14] 桂林本《伤寒例第四》无"若"。

[15]《金匮玉函经》、《脉经》7.6.34 无"若小便"。

[16]《金匮玉函经》无"为"。《脉经》7.6.34"为"作"必"。

[17] 桂林本《伤寒例第四》"为危殆"作"危殆也"。

伤寒，发热，口中勃勃[1]气出，头痛目黄，衄[2]不可制[3]，贪水者必呕，恶水者厥。若[4]下之，咽[5]中生疮。假令手足温者，必[6]下重便脓血。头痛目黄者，若[7]下之，则[8]目[9]闭。贪水者，若[10]下之，其脉必厥[11]，其声嘤[12]，咽喉塞；若发汗[13]，则战慄，阴阳俱虚[14]。恶水者，若[15]下之，则[16]里冷，不嗜食，大便完谷出；若发汗[17]，则[18]口中伤，舌上白胎[19]，烦躁[20]，脉数实[21]，不大便六七日，后必便血；若发汗[22]，则小便自利也[23]。

【校注】

[1] 勃勃：盛貌。

[2]《脉经》7.6.35"衄"作"鼻衄"。

[3] 桂林本《伤寒例第四》"衄不可制"下有"阴阳俱虚"。

[4]《金匮玉函经》、《脉经》7.6.35 无"若"。

[5] 桂林本《伤寒例第四》"咽"上有"则"。

[6]《金匮玉函经》、《脉经》7.6.35 无"必"。

[7]《金匮玉函经》、《脉经》7.6.35、桂林本《伤寒例第四》无"若"。

[8]《金匮玉函经》、《脉经》7.6.35 无"则"。

[9] 成本"目"作"两目"。

[10]《金匮玉函经》、《脉经》7.6.35、桂林本《伤寒例第四》无"若"。

[11] 成本"贪水者，若下之，其脉必厥"作"贪水者，脉必厥"六字。桂林本《伤寒例第四》"其脉必厥"作"则脉厥"。

[12] 嘤："咽 yè"之转语。声音滞涩。桂林本《伤寒例第四》"嘤"作"嘤嘤"，不辞。

[13]《金匮玉函经》、《脉经》7.6.35"若发汗"作"发其汗"，桂林本《伤寒例第四》作"汗之"。

[14] 桂林本《伤寒例第四》"阴阳俱虚"在上"衄不可制"句下。

[15]《金匮玉函经》、《脉经》7.6.35、桂林本《伤寒例第四》无"若"。

[16]《金匮玉函经》、《脉经》7.6.35 无"则"。

[17]《金匮玉函经》、《脉经》7.6.35"若发汗"作"发其汗",桂林本《伤寒例第四》作"汗之"。

[18]《金匮玉函经》、《脉经》7.6.35 无"则"。

[19]《金匮玉函经》、《脉经》7.6.35"舌上白胎"作"舌上胎滑"。

[20] 成本"躁"作"燥"。

[21] 桂林本《伤寒例第四》"脉数实"作"脉反数"。

[22]《金匮玉函经》"若发汗"作"发其汗",《脉经》7.6.35 作"复发其汗"。

[23]《金匮玉函经》、《脉经》7.6.35"则小便自利也"作"小便即自利"。桂林本《伤寒例第四》"若发汗,则小便自利也"作"小便不利也"。

得病二三日,脉弱,无太阳、柴胡证,烦躁[1],心下痞[2]。至四日,虽能食,以承气汤少少[3]与微和之,令小安;至六日,与承气汤一升。若[4]不大便[5]六七日,小便少[6],虽不大便,但头鞕[7],后必[8]溏,未定成鞕[9],攻之必溏;须[10]小便利,屎定鞕[11],乃可攻之。

【校注】

[1]《脉经》7.6.36"烦躁"上有"而"。

[2]《脉经》7.6.36"痞"作"坚"。

[3]《脉经》7.6.36"少少"作"少"。

[4]《脉经》7.6.36 无"若"。

[5]《金匮玉函经》"若不大便"作"得病"。

[6]《金匮玉函经》、《脉经》7.6.36"小便少"下有"者"。

[7]《金匮玉函经》、《脉经》7.6.36"鞕"作"坚"。

[8]《金匮玉函经》、《脉经》7.6.36 无"必"。

[9]《金匮玉函经》"未定成鞕"作"未必其成坚",《脉经》7.6.36 作"未定成其坚"。

[10]《金匮玉函经》、《脉经》7.6.36"须"作"当须"。

[11]《金匮玉函经》、《脉经》7.6.36"屎定鞕"作"定坚"。

藏结[1]，无阳证，不往来寒热[2]，其人反静，舌上胎滑者，不可攻也。

【校注】

[1]《金匮玉函经》"藏结"下有"者"。

[2]《脉经》7.6.37"不往来寒热"作"寒而不热"。

伤寒[1]，呕多，虽有阳明证，不可攻之。

【校注】

[1] 成本无"伤寒"。

阳明病，潮热，大便微鞕者[1]，可与大承气汤[2]；不鞕者[3]，不可[4]与之[5]。若不大便六七日，恐有燥屎，欲知之法，少与[6]小承气汤，汤入腹中，转失气者[7]，此有燥屎也[8]，乃可攻之；若不转失气[9]者，此但初头鞕，后必溏[10]，不可攻之，攻之必胀满不能食也[11]。欲饮水者，与水则哕[12]。其后发热者，大便必复鞕而少也[13]，宜[14]小承气汤和之；不[15]转失气[16]者，慎不可攻也[17]。大承气汤。方一。

【校注】

[1]《金匮玉函经》、《脉经》7.6.39"大便微鞕者"作"微坚"。

[2]《金匮玉函经》、《脉经》7.6.39"大承气汤"作"承气汤"。

[3]《金匮玉函经》、《脉经》7.6.39"不鞕者"作"不坚"。

[4]《金匮玉函经》"不可"作"勿"。

[5]《脉经》7.6.39无"之"。

[6]《金匮玉函经》"少与"作"可与"，《脉经》7.6.39作"可少与"。

[7]《金匮玉函经》"汤入腹中，转失气者"作"若腹中转矢气者"，《脉经》7.6.39作"腹中转失气者"。

[8]《金匮玉函经》"此有燥屎也"作"为有燥屎"，《脉经》7.6.39作"此为有燥屎"。

[9]《金匮玉函经》"失气"作"矢气"。

[10]《金匮玉函经》"此但初头鞕，后必溏"作"此为但头坚后溏"，《脉经》7.6.39作"此但头坚后溏"。

[11]《金匮玉函经》、《脉经》7.6.39"攻之必胀满不能食也"作"攻之必腹满不能食"。

[12]《金匮玉函经》"与水则哕"作"必哕"，《脉经》7.6.39作"即哕"。

[13]《金匮玉函经》、《脉经》7.6.39"大便必复鞕而少也"作"必复坚"。

[14]《金匮玉函经》、《脉经》7.6.39"宜"作"以"。

[15]《金匮玉函经》、《脉经》7.6.39"不"上有"若"。

[16]《金匮玉函经》"失气"作"矢气"。

[17]《金匮玉函经》、《脉经》7.6.39"也"作"之"。

大黄四两　　　　　厚朴八两，炙　　　　枳实五枚，炙
芒消三合
右四味，以水一斗，先煮二味，取五升，下大黄，煮取二升，去滓，下芒消，再煮一二沸，分二服。利则止后服。
小承气汤方
大黄四两，酒洗　　厚朴二两，炙，去皮　　枳实三枚，炙
右三味，以水四升，煮取一升二合，去滓，分温再服。

伤寒中风，医反下之，其人下利日数十行，谷不化，腹中雷鸣，心下痞鞕[1]而满，干呕，心烦[2]不得安[3]。医见心下痞，谓[4]病不尽，复下之[5]，其痞益甚。此非结热，但以胃中虚，客气上逆，故使鞕也[6]，属甘草泻心汤[7]。方二。

【校注】

[1]《金匮玉函经》"鞕"作"坚"。

[2]《金匮玉函经》"心烦"作"而烦"。

[3]《金匮玉函经》"不得安"作"不能得安"。

[4]《金匮玉函经》"谓"作"为"。

[5]《金匮玉函经》"复下之"作"复重下之"。

[6]《金匮玉函经》"故使鞕也"作"故使之坚"。

[7]《金匮玉函经》"汤"下有"证"。

| 甘草四两,炙 | 黄芩三两 | 干姜三两 |
| 大枣十二枚,擘 | 半夏半升,洗 | 黄连一两 |

右六味,以水一斗,煮取六升,去滓,再煎,取三升,温服一升,日三服。

(有人参,见第四卷中)

下利,脉大者[1],虚也[2],以[3]强下之故也。设脉浮革,因尔肠鸣者[4],属当归四逆汤[5]。方三。

【校注】

[1]《金匮玉函经》、《脉经》7.6.43、《脉经》7.14.5"脉大者"作"其脉浮大",《脉经》8.14.40作"脉浮大者"。

[2]《金匮玉函经》、《脉经》7.6.43、《脉经》7.14.5"虚也"作"此为虚"。

[3] 成本"以"作"以其"。

[4]《金匮玉函经》、《脉经》7.6.43、7.14.5、8.14.40无"者"。《脉经》7.14.5"因尔肠鸣"下有"当温之。与水即哕"七字,《脉经》8.14.40"因尔肠鸣"下有"当温之"三字。

[5]《金匮玉函经》"汤"下有"证"。成本"属当归四逆汤"下有"主之"。

当归三两	桂枝三两,去皮	细辛三两
甘草二两,炙	通草二两	芍药三两
大枣二十五枚,擘		

右七味,以水八升,煮取三升,去滓,温服一升,半日三服。

阳明病,身合色赤[1],不可攻之[2],必发热、色黄者,小便不利也。

【校注】

[1]《金匮玉函经》"身合色赤"作"面合赤色者",《脉经》7.6.40作"身合色赤者"。

[2]《脉经》7.6.40"之"作"也"。

阳明病，心下鞕满者[1]，不可攻之。攻之，利遂[2]不止者，死[3]；利[4]止者，愈[5]。

【校注】

[1]《金匮玉函经》、《脉经》7.6.41"心下鞕满者"作"当心下坚满"。

[2]《脉经》7.6.41"利遂"作"遂利"。

[3]《太平圣惠方》卷第八《辩不可下形证》自"阳明病"至"死"作"少阳病，当心下坚满，不可下之，后利不止者，死"。按，"后利不止者"上疑脱"下之"重文符。另参205条。

[4]《脉经》7.6.41无"利"。

[5]《金匮玉函经》"利止者，愈"作"止者生"。

阳明病，自汗出。若发汗[1]，小便自利者[2]，此为津液[3]内竭，虽鞕[4]，不可攻之，须[5]自欲大便，宜蜜煎导而通之，若土瓜根及[6]猪胆汁皆可为[7]导。方四。

【校注】

[1]《金匮玉函经》、《脉经》7.6.42"发汗"作"发其汗"。

[2]《金匮玉函经》、《脉经》7.6.42无"者"。

[3]《脉经》7.6.42无"津液"二字。

[4]《金匮玉函经》、《脉经》7.6.42"鞕"作"坚"。

[5]《金匮玉函经》、《脉经》7.6.42"须"作"当须"。

[6]《金匮玉函经》无"及"。

[7]《金匮玉函经》、《脉经》7.6.42"可为"作"可以"。

食蜜七合

右一味，于铜器内微火煎，当须凝如饴状，搅之勿令焦著，欲可丸，并手捻作挺，令头锐，大如指，长二寸许。当热时急作，冷则鞕。以内谷道中，以手急抱，欲大便时乃去之。疑非仲景意。已试，甚良。

又，大猪胆一枚，泻汁，和少许法醋，以灌谷道内，如一食顷，当大便出宿食恶物。甚效。

辨可下病脉证并治[1]第二十一（合四十四法，方一十一首）

阳明病，汗多者，急下之，宜大柴胡汤。第一。（加大黄，八味。一法用小承气汤。前别有二法）

少阴病，得之二三日，口燥咽干者，急下之，宜大承气汤。第二。（四味）

少阴病，六七日，腹满不大便者，急下之，宜大承气汤。第三。（用前第二方）

少阴病，下利清水，心下痛，口干者，可下之，宜大柴胡、大承气汤。第四。（大柴胡汤用前第一方，大承气汤用前第二方）

下利，三部脉平，心下鞕者，急下之，宜大承气汤。第五。（用前第二方）

下利，脉迟滑者，内实也。利未止，当下之，宜大承气汤。第六。（用前第二方）

阳明少阳合病，下利，脉不负者，顺也；脉滑数者，有宿食，当下之，宜大承气汤。第七。（用前第二方）

寸脉浮大反濇，尺中微而濇，故知有宿食，当下之，宜大承气汤。第八。（用前第二方）。

下利不欲食者，以有宿食，当下之，宜大承气汤。第九。（用前第二方）

下利差，至其年月日时复发者，以病不尽，当下之，宜大承气汤。第十。（用前第二方）

病腹中满痛，此为实，当下之，宜大承气、大柴胡汤。第十一。（大承气用前第二方，大柴胡用前第一方）

下利，脉反滑，当有所去，下乃愈，宜大承气汤。第十二。（用前第二方）

腹满不减，减不足言，当下之，宜大柴胡、大承气汤。第十三。（大柴胡用前第一方，大承气用前第二方）

伤寒后脉沈，沈者，内实也，下之解，宜大柴胡汤。第十四。（用前第一方）

伤寒六七日，目中不了了，晴不和，无表里证，大便难，身微热者，实也，

急下之，宜大承气、大柴胡汤。第十五。（大柴胡用前第一方，大承气用前第二方）

太阳病未解，脉阴阳俱停，先振慄汗出而解，阴脉微者，下之解，宜大柴胡汤。第十六。（用前第一方。一法用调胃承气汤）

脉双弦而迟者，心下鞕，脉大而紧者，阳中有阴也，可下之，宜大承气汤。第十七。（用前第二方）。

结胸者，项亦强，如柔（痉）［痓］状，下之和。第十八。（结胸门用大陷胸丸）

病人无表里证，发热七八日，虽脉浮数者，可下之，宜大柴胡汤。第十九。（用前第一方）

太阳病，表证仍在，脉微而沈，不结胸，发狂，少腹满，小便利，下血愈。宜下之，以抵当汤。第二十。（四味）

太阳病，身黄，脉沈结，少腹鞕，小便自利，其人如狂，血证谛，属抵当汤证。第二十一。（用前第二十方）

伤寒有热，少腹满，应小便不利，今反利，为有血，当下之，宜抵当丸。第二十二。（四味）

阳明病，但头汗出，小便不利，身必发黄，宜下之，茵蔯蒿汤。第二十三。（三味）

阳明证，其人喜忘，必有畜血，大便色黑，宜抵当汤下之。第二十四。（用前第二十方）

汗出谵语，以有燥屎，过经可下之，宜大柴胡、大承气汤。第二十五。（大柴胡用前第一方，大承气用前第二方）

病人烦热汗出，如疟状，日晡发热，脉实者，可下之，宜大柴胡、大承气汤。第二十六。（大柴胡用前第一方，大承气用前第二方）

阳明病，谵语，潮热，不能食，胃中有燥屎。若能食，但鞕耳，属大承气汤证。第二十七。（用前第二方）

下利谵语者，有燥屎也，属小承气汤。第二十八。（三味）

得病二三日，脉弱，无太阳、柴胡证，烦躁，心下痞，小便利，屎定鞕，宜大承气汤。第二十九。（用前第二方。一云大柴胡汤）

太阳中风，下利呕逆，表解，乃可攻之，属十枣汤。第三十。（二味）

太阳病，不解，热结膀胱，其人如狂，宜桃核承气汤。第三十一。（五味）

伤寒七八日，身黄如橘子色，小便不利，腹微满者，属茵蔯蒿汤证。第三十二。（用前第二十三方）

伤寒发热，汗出不解，心中痞鞕，呕吐而下利者，属大柴胡汤证。第三十三。（用前第一方）

伤寒十馀日，热结在里，往来寒热者，属大柴胡汤证。第三十四。（用前第一方）

但结胸，无大热，水结在胸胁也，头微汗出者，属大陷胸汤。第三十五。（三味）

伤寒六七日，结胸热实，脉沈紧，心下痛者，属大陷胸汤证。第三十六。（用前第三十五方）

阳明病，多汗，津液外出，胃中燥，大便必鞕，谵语，属小承气汤证。三十七。（用前第二十八方）

阳明病，不吐下，心烦者，属调胃承气汤。第三十八。（三味）

阳明病，脉迟，虽汗出，不恶寒，身必重，腹满而喘，有潮热，大便鞕，大承气汤主之；若汗出多，微发热恶寒，桂枝汤主之；热不潮，腹大满不通，与小承气汤。三十九。（大承气汤，用前第二方。小承气汤，用前第二十八方。桂枝汤，五味）

阳明病，潮热，大便微鞕，与大承气汤；若不大便六七日，恐有燥屎，与小承气汤；若不转气，不可攻之。后发热，大便复鞕者，宜以小承气汤和之。第四十。（并用前方）

阳明病，谵语潮热，脉滑疾者，属小承气汤证。第四十一。（用前第二十八方）

二阳并病，太阳证罢，但发潮热，汗出，大便难，谵语者，下之愈，宜大承气汤。第四十二。（用前第二方）

病人小便不利，大便乍难乍易，微热喘冒者，属大承气汤证。第四十三。（用前第二方）

大下，六七日，不大便，烦不解，腹满痛者，属大承气汤证。第四十四。（用前第二方）

【校注】

[1]《金匮玉函经》作"辨可下病形证治"。

大法[1]，秋宜下。

【校注】

[1]《千金要方》卷第九《宜下第八》"大法"上有"例曰"。

凡可下者^[1]，用^[2]汤胜丸^[3]散^[4]，中病便^[5]止，不必尽剂也^{[6][7][8]}。

【校注】

[1]《金匮玉函经》、成本"凡可下者"作"凡服下药"，《千金要方》卷第九《宜下第八》作"凡下"。

[2]《脉经》7.7.2、《千金要方》卷第九《宜下第八》"用"作"以"。

[3]《金匮玉函经》、《脉经》7.7.2"丸"作"圆"。

[4]《金匮玉函经》、成本无"散"。《千金要方》卷第九《宜下第八》"散"下有"也"。

[5]《金匮玉函经》、成本"便"作"即"。

[6]《金匮玉函经》无"也"。《脉经》7.7.2"不必尽剂也"作"不必尽三服"。

[7]《太平圣惠方》卷第八《辩可下形证》此节与上节"大法，秋宜下"连书，合为一节，作"大法，秋宜下。凡可，汤胜圆，中病便止，不必尽之"。按，"凡可"谓"凡可下"，承上省文。

[8]《千金翼方》卷第十《伤寒下·伤寒宜忌第四·宜下第六》此条分为两节，分别作："凡宜下，以汤胜丸散"。"凡服汤下，中病则止，不必尽叁服"。

阳明病，发热，汗多者，急下之，宜^[1]大柴胡汤^[2]。方一。（一法用小承气汤）

【校注】

[1]《脉经》7.7.3"宜"作"属"。

[2]《金匮玉函经》"大柴胡汤"作"承气汤"，下出"一云大柴胡汤"夹注。

柴胡八两	枳实四枚，炙	生姜五两
黄芩三两	芍药三两	大枣十二枚，擘
半夏半升，洗		

右七味，以水一斗二升，煮取六升，去滓，更煎，取三升，温服一升，日三服。一方云加大黄二两。若不加，恐不成大柴胡汤。

少阴病，得之二三日，口燥咽干者[1]，急下之[2]，宜[3]大承气汤[4]。方二。

【校注】

[1]《金匮玉函经》无"者"。

[2]《太平圣惠方》卷第八《辩可下形证》此节作"少阴病，得之口燥咽干，宜急下之"。另参320条。

[3]《脉经》7.7.4"宜"作"属"。

[4]《金匮玉函经》、《脉经》7.7.4"大承气汤"作"承气汤"。

大黄四两，酒洗　　　　　厚朴半斤，炙，去皮　　　　　枳实五枚，炙
芒消三合

右四味，以水一斗，先煮二物，取五升，内大黄，更煮，取二升，去滓，内芒消，更上微火一两沸，分温再服。得下，馀勿服。

少阴病，六七日[1]，腹满，不大便者，急下之[2]，宜大承气汤[3]。三。（用前第二方）

【校注】

[1]《千金翼方》卷第十《伤寒下·伤寒宜忌第四·宜下第六》"六七日"作"五六日"。

[2]《太平圣惠方》卷第八《辩可下形证》此节承上"少阴病，得之口燥咽干，宜急下之"，作"伤寒，病人腹满，不大便者，亦然"。按，本书322条："少阴病，六七日，腹胀，不大便者，急下之，宜大承气汤"。

[3]《金匮玉函经》"宜大承气汤"作"宜承气汤"，《脉经》7.7.5作"属承气汤证"。

少阴病，下利清水，色纯青[1]，心下必痛，口干燥[2]者，可[3]下之，宜大柴胡、大承气汤[4]。四。（用前第二方）

【校注】

[1]《金匮玉函经》、《千金翼方》卷第十《伤寒下·伤寒宜忌第四·宜下第六》、《脉经》7.7.6"色纯青"作"色青者"。

[2]《千金翼方》卷第十《伤寒下·伤寒宜忌第四·宜下第六》无"燥"。

[3]《千金翼方》卷第十《伤寒下·伤寒宜忌第四·宜下第六》"可"作"宜"。

[4]《金匮玉函经》"宜大柴胡、大承气汤"作"宜大柴胡汤、承气汤",《脉经》7.7.6作"属大柴胡汤、承气汤证"。

下利[1]，三部脉[2]皆平[3]，按之[4]心下鞕[5]者，急[6]下之[7]，宜大承气汤[8]。五。（用前第二方）

【校注】

[1]《脉经》8.14.39"下利"作"下利后"。

[2]《脉经》8.14.39"三部脉"作"脉三部"。

[3]《千金翼方》卷第十《伤寒下·伤寒宜忌第四·宜下第六》"平"作"浮"。

[4]《千金翼方》卷第十《伤寒下·伤寒宜忌第四·宜下第六》，《脉经》7.7.7、8.14.39"之"作"其"。

[5]《金匮玉函经》，《千金翼方》卷第十《伤寒下·伤寒宜忌第四·宜下第六》，《脉经》7.7.7、8.14.39"鞕"作"坚"。

[6]《金匮玉函经》，《脉经》7.7.7、8.14.39"急"作"可"，《千金翼方》卷第十《伤寒下·伤寒宜忌第四·宜下第六》作"宜"。

[7]《太平圣惠方》卷第八《辩可下形证》此节作"伤寒下痢，三部脉皆和，按其心下坚，宜急下之"。

[8]《金匮玉函经》"宜大承气汤"作"宜承气汤"，《脉经》7.7.7作"属承气汤证"。

下利，脉迟而滑者，内[1]实也，利未欲止，当[2]下之[3]，宜大承气汤[4]。六。（用前第二方）

【校注】

[1]《千金翼方》卷第十《伤寒下·伤寒宜忌第四·宜下第六》、《脉经》8.14.32 无"内"。

[2]《千金翼方》卷第十《伤寒下·伤寒宜忌第四·宜下第六》"当"作"宜"。

[3]《太平圣惠方》卷第八《辨可下形证》此节作"伤寒下痢，脉迟滑者，实也，其痢未得便止，当更宜下之"。

[4]《金匮玉函经》"大承气汤"作"承气汤"。

阳明少阳 [1] 合病，必下 [2] 利 [3]，其脉 [4] 不负者，为顺也 [5]；负者，失也。互相剋 [6] 贼，名为负也 [7]。脉 [8] 滑而数者 [9]，有宿食 [10]，当 [11] 下之 [12]，宜大承气汤 [13][14]。七。（用前第二方）

【校注】

[1]《金匮玉函经》、《千金翼方》卷第十《伤寒下·伤寒宜忌第四·宜下第六》、《脉经》7.7.8 "阳明少阳"作"阳明与少阳"。

[2]《千金翼方》卷第十《伤寒下·伤寒宜忌第四·宜下第六》无"必下"。

[3]《金匮玉函经》、《脉经》7.7.8 "必下利"作"而利"。"必"、"而"都是假设连词。

[4]《金匮玉函经》无"其脉"。《脉经》7.7.8 无"其"。《千金翼方》卷第十《伤寒下·伤寒宜忌第四·宜下第六》"其"作"而"。"其"、"而"都是假设连词。

[5]《千金翼方》卷第十《伤寒下·伤寒宜忌第四·宜下第六》、《金匮玉函经》、《脉经》7.7.8 无"也"。

[6]《脉经》7.7.8 "剋"作"刻"。按，"剋"乃"刻"的换声符字。"刻"是"生克"之"克"的本字。

[7]《金匮玉函经》、《脉经》7.7.8 "名为负也"作"为负"。《千金翼方》卷第十《伤寒下·伤寒宜忌第四·宜下第六》无"负者，失也。互相剋贼，名为负也"十二字。

[8]《脉经》7.7.9 无"脉"字。

[9]《千金翼方》卷第十《伤寒下·伤寒宜忌第四·宜下第六》"脉滑而数

者"作"脉数而滑者"。

[10]《金匮玉函经》"有宿食"作"有宿食也"。

[11]《千金翼方》卷第十《伤寒下·伤寒宜忌第四·宜下第六》"当"作"宜"。

[12]《太平圣惠方》卷第八《辩可下形证》"脉滑而数者，有宿食，当下之"作"伤寒，脉数而滑者，有宿食，当下之则愈"。另参256条。

[13]《金匮玉函经》"宜大承气汤"作"大柴胡汤、承气汤"，《脉经》7.7.9作"属大柴胡、承气汤证"。

[14]《金匮玉函经》自"脉滑而数者"至"宜大承气汤、承气汤"另起一行，别为一节。

　　问曰，人病有宿食，何以别之？师曰[1]：寸口脉浮而[2]大，按之反濇，尺中亦微而濇，故知有宿食。当[3]下之，宜大承气汤[4]。八。（用前第二方）

【校注】

[1]《千金翼方》卷第十《伤寒下·伤寒宜忌第四·宜下第六》"师曰"作"荅曰"。

[2]《金匮玉函经》、《千金翼方》卷第十《伤寒下·伤寒宜忌第四·宜下第六》无"而"。

[3]《千金翼方》卷第十《伤寒下·伤寒宜忌第四·宜下第六》"当"作"宜"。

[4]《金匮玉函经》"大承气汤"作"承气汤"。

　　下利不欲食者，以有宿食故也[1]，当[2]下之，宜[3]大承气汤[4]。九。（用前第二方）

【校注】

[1]《金匮玉函经》"以有宿食故也"作"有宿食也"，《千金翼方》卷第十《伤寒下·伤寒宜忌第四·宜下第六》、《脉经》8.11.24作"有宿食"。

[2]《千金翼方》卷第十《伤寒下·伤寒宜忌第四·宜下第六》"当"作"宜"，成本作"当宜"。

[3] 成本"宜"作"与"。

[4]《金匮玉函经》"大承气汤"作"承气汤"。

下利差[1]，至其年月日时[2]复发者[3]，以[4]病不尽故也[5]，当[6]下之，宜大承气汤[7]。十。（用前第二方）

【校注】

[1]《金匮玉函经》"差"作"已瘥"，成本作"差后"。

[2] 成本无"时"。

[3]《脉经》8.14.34 无"者"。《千金翼方》卷第十《伤寒下·伤寒宜忌第四·宜下第六》"至其年月日时复发者"作"至其时复发"。

[4]《金匮玉函经》"以"作"此为"。

[5]《千金翼方》卷第十《伤寒下·伤寒宜忌第四·宜下第六》、《脉经》8.14.34 "以病不尽故也"作"此为病不尽"。

[6]《金匮玉函经》"当"作"复当"，《千金翼方》卷第十《伤寒下·伤寒宜忌第四·宜下第六》作"宜复"，《脉经》8.14.34 作"当复"。

[7]《金匮玉函经》"大承气汤"作"承气汤"。

病[1]腹中满痛者，此为实也[2]，当[3]下之[4]，宜大承气、大柴胡汤[5]。十一。（用前第一、第二方）

【校注】

[1]《千金翼方》卷第十《伤寒下·伤寒宜忌第四·宜下第六》"病"作"凡病"。

[2]《金匮玉函经》"此为实也"作"为实"，《千金翼方》卷第十《伤寒下·伤寒宜忌第四·宜下第六》作"为寒"。"寒"字盖误。

[3]《千金翼方》卷第十《伤寒下·伤寒宜忌第四·宜下第六》"当"作"宜"。

[4]《太平圣惠方》卷第八《辩可下形证》作"伤寒病，腹中满痛者，为寒，当宜下之"。按，"寒"盖"实"之误。

[5]《金匮玉函经》"宜大承气、大柴胡汤"作"宜大柴胡汤"，成本作"宜

大承气汤"。

下利，脉反滑[1]，当有所去，下[2]乃愈，宜大承气汤[3]。十二。（用前第二方）

【校注】

[1]《脉经》8.14.33"滑"下有"者"。

[2]《金匮玉函经》"下"作"下之"。

[3]《金匮玉函经》"大承气汤"作"承气汤"。

腹满不减，减不足言，当[1]下之，宜大柴胡、大承气汤[2]。十三。（用前第一、第二方）

【校注】

[1]《千金翼方》卷第十《伤寒下·伤寒宜忌第四·宜下第六》"当"作"宜"。

[2]《金匮玉函经》"宜大柴胡、大承气汤"作"宜大柴胡汤、承气汤"。

伤寒后，脉沈。沈者，内实也[1]。下之解[2]，宜大柴胡汤[3]。十四。（用前第一方）

【校注】

[1]《金匮玉函经》"沈者，内实也"作"沈实者"，《脉经》7.7.10作"沈为内实"。

[2] 成本"下之解"作"下解之"。

[3]《脉经》7.7.10"宜大柴胡汤"作"属大柴胡汤证"。

伤寒六七日，目中[1]不了了，睛不和，无表里证，大便难，身[2]微热者，此为实也[3]，急下之[4]，宜大承气、大柴胡汤[5]。十五。（用前第一、第二方）

【校注】

[1]《金匮玉函经》无"中"。

[2]《金匮玉函经》、《千金翼方》卷第十《伤寒下·伤寒宜忌第四·宜下第六》、《脉经》7.7.11 无"身"。

[3]《金匮玉函经》、《千金翼方》卷第十《伤寒下·伤寒宜忌第四·宜下第六》、《脉经》7.7.11 无"也"。

[4]《太平圣惠方》卷第八《辩可下形证》此节作"伤寒六七日，目中瞳子不明，无外证，大便难，微热者，此为实，宜急下之"。另参 252 条。

[5]《金匮玉函经》"宜大承气、大柴胡汤"作"宜大柴胡汤、承气汤"，《脉经》7.7.11 作"属大柴胡汤、承气汤证"。

太阳病未解，脉[1]阴阳俱停（一作微），必先振慄[2]汗出而[3]解。但[4]阴脉微[5]（一作尺脉实）者，下之[6]而解，宜大柴胡汤[7]。十六。（用前第一方。一法用调胃承气汤）

【校注】

[1]《金匮玉函经》、《脉经》7.7.12"脉"作"其脉"。

[2]《金匮玉函经》、《脉经》7.7.12 无"慄"。

[3]《脉经》7.7.12 无"而"。

[4]《金匮玉函经》"但"下有"阳微者，先汗之而解"八字，《脉经》7.7.12作"阳脉微者，先汗之而解"九字。

[5]《脉经》7.7.12"阴脉微"作"但阴微"。

[6]《金匮玉函经》、《脉经》7.7.12"下之"作"先下之"。

[7]《金匮玉函经》"宜大柴胡汤"作"宜承气汤"，下出"一云大柴胡汤"六字校语。《脉经》7.7.12"宜大柴胡汤"作"属大柴胡汤证"。

脉双弦而迟者[1]，必心下鞕[2]；脉大而紧[3]者，阳中有阴也[4]。可[5]下之，宜大承气汤[6]。十七。（用前第二方）

【校注】

[1]《金匮玉函经》、《千金翼方》卷第十《伤寒下·伤寒宜忌第四·宜下第

六》无"者"。《脉经》7.7.13"脉双弦而迟者"作"脉双弦迟"。

[2]《金匮玉函经》、《千金翼方》卷第十《伤寒下·伤寒宜忌第四·宜下第六》、《脉经》7.7.13"必心下鞕"作"心下坚"。

[3]《金匮玉函经》"紧"作"坚"。

[4]《千金翼方》卷第十《伤寒下·伤寒宜忌第四·宜下第六》、《脉经》7.7.13无"也"。

[5]《千金翼方》卷第十《伤寒下·伤寒宜忌第四·宜下第六》"可"作"宜",成本作"可以"。

[6]《金匮玉函经》"宜大承气汤"作"宜承气汤",《脉经》7.7.13作"属承气汤证"。

结胸者,项亦强,如柔(痓)[痉]状,下之则和[1]。十八。(结胸门用大陷胸丸)

【校注】

[1]《金匮玉函经》、《脉经》7.7.14"下之则和"作"下之即和"。《金匮玉函经》下有"宜陷胸圆"四字。

病人[1]无表里证,发热七八日,虽脉浮数者[2],可下之,宜大柴胡汤[3]。十九。(用前第一方)

【校注】

[1]《金匮玉函经》、《脉经》7.7.15"病人"作"病者"。

[2]《金匮玉函经》"虽脉浮数者"作"脉虽浮数"。《脉经》7.7.15无"者"。

[3]《脉经》7.7.15"宜大柴胡汤"作"属大柴胡汤证"。

太阳病,六七日,表证仍[1]在,脉微而沈[2],反不结胸,其人发狂者[3],以[4]热在下焦[5],少腹[6]当鞕满[7],而[8]小便自利者,下血乃愈。所以然者,以[9]太阳随经,瘀热在里故也,宜下之[10][11],以抵当汤[12]。方二十。

【校注】

[1]《金匮玉函经》、《脉经》7.7.16 "仍"作"续"。

[2]《金匮玉函经》、《脉经》7.7.16 "脉微而沈"作"其脉微沉"。

[3]《金匮玉函经》、《脉经》7.7.16 无"者"。

[4]《金匮玉函经》、《脉经》7.7.16 "以"作"此"。

[5]《脉经》7.7.16 "焦"作"膲"。

[6]《金匮玉函经》"少腹"作"小腹"。

[7]《金匮玉函经》、《脉经》7.7.16 "鞕满"作"坚而满"。

[8]《金匮玉函经》、《脉经》7.7.16 无"而"。

[9]《金匮玉函经》无"以"。

[10]《金匮玉函经》、《脉经》7.7.16 无"宜下之"。

[11]《太平圣惠方》卷第八《辩可下形证》此条作"太阳病，七八日，脉微浮者，其人发狂，此下焦有热，少腹当坚而满，小便自利，下血乃愈，瘀热在里故也。宜下之"。另参 124 条。

[12]《金匮玉函经》"以抵当汤"作"属抵当汤证"，《脉经》7.7.16 作"属抵当汤"。

水蛭三十枚，熬　　　　　桃仁二十枚，去皮尖　　　　　虻虫三十枚，去翅足，熬
大黄三两，去皮，破六片
右四味，以水五升，煮取三升，去滓，温服一升。不下者，更服。

太阳病，身黄，脉[1]沈结，少腹[2]鞕满[3]，小便不利者[4]，为无血也[5]；小便自利，其人如狂者，血证谛[6]，属抵当汤证[7]。二十一。（用前第二十方）

【校注】

[1]《金匮玉函经》、《脉经》7.7.17 "脉"作"其脉"。

[2]《金匮玉函经》、《千金要方》卷第九《宜下第八》"少腹"作"小腹"。

[3]《金匮玉函经》、《脉经》7.7.17 "鞕满"作"坚"，《千金要方》卷第九《宜下第八》作"坚满"。

[4]《金匮玉函经》、《脉经》7.7.17 无"者"。

[5]《脉经》7.7.17 无"也"。

[6]《金匮玉函经》"谛"下有"也"。《千金要方》卷第九《宜下第八》"血证谛"作"为血证谛也"。

[7]《金匮玉函经》无"证"字。《千金要方》卷第九《宜下第八》"属抵当汤证"作"属抵当汤下之"。

伤寒有热，少腹满[1]，应小便不利，今[2]反利者[3]，为有血也[4]，当[5]下之，宜抵当丸[6][7]。方二十二。

【校注】

[1]《金匮玉函经》、《千金要方》卷第九《宜下第八》"少腹满"作"而小腹满"，《千金翼方》卷第十《伤寒下·伤寒宜忌第四·宜下第六》、《脉经》7.7.18作"而少腹满"。

[2] 今：如果。

[3]《千金翼方》卷第十《伤寒下·伤寒宜忌第四·宜下第六》无"者"。

[4]《千金翼方》卷第十《伤寒下·伤寒宜忌第四·宜下第六》"为有血也"作"此为血"，《千金要方》卷第九《宜下第八》作"此为有血也"。

[5]《千金翼方》卷第十《伤寒下·伤寒宜忌第四·宜下第六》"当"作"宜"，《千金要方》卷第九《宜下第八》作"当须"。

[6]《金匮玉函经》"丸"作"圆"。《脉经》7.7.18"宜抵当丸"作"属抵当圆证"。

[7]《太平圣惠方》卷第八《辩可下形证》此节作"伤寒有热，而小腹满者，小便反利，为有稸血，当宜下之"。另参126条。

大黄三两　　　　桃仁二十五个，去皮尖　　　　䗪虫去翅足，熬

水蛭各二十个。熬

右四味，捣筛，为四丸，以水一升煮一丸，取七合服之，晬时当下血。若不下者，更服。

阳明病，发热汗出者[1]，此为热越，不能发黄也[2]；但头汗出，身无汗[3]，剂[4]颈而还，小便不利，渴引水浆者[5]，以[6]瘀热在里，身必发黄，宜下之[7]，以茵陈蒿汤[8][9]。方二十三。

【校注】

[1]《金匮玉函经》、《脉经》7.7.19"发热汗出者"作"发热而汗出"。

[2]《千金要方》卷第九《宜下第八》、《脉经》7.7.19无"也"。

[3]《金匮玉函经》、《脉经》7.7.19"身无汗"作"其身无有"。

[4]《金匮玉函经》、《脉经》7.7.19"剂"作"齐"。

[5]《金匮玉函经》、《脉经》7.7.19无"者"。

[6]《金匮玉函经》、《脉经》7.7.19、《千金要方》卷第九《宜下第八》"以"作"此为"。

[7]《金匮玉函经》、、《脉经》7.7.19无"宜下之"。

[8]《金匮玉函经》"以茵蔯蒿汤"作"属茵蔯蒿汤证",《脉经》7.7.19作"属茵陈蒿汤"。

[9]《太平圣惠方》卷第八《辩可下形证》此节作"阳明病,但头汗出,其身无汗,小便不利,渴引水浆,此为瘀热在里,身必发黄。宜急下之"。

茵蔯蒿六两　　　栀子十四个,擘　　　大黄二两,破

右三味,以水一斗二升,先煮茵蔯,减六升,内二味,煮取三升,去滓,分温三服。小便当利,尿如皂荚汁状,色正赤,一宿腹减,黄从小便去也[1]。

【校注】

[1]《太平圣惠方》卷第八《伤寒三阴三阳应用汤散诸方》"茵蔯蒿汤"作"茵陈汤",方药及煎服法作"茵陈一两;栀子人一两;川大黄一两,剉碎,微炒。右件药,捣筛为散,每服四钱,以水一中盏,煎至五分,去滓,不计时候,温服"。

阳明证,其人喜忘者[1],必有畜血。所以然者,本有久瘀血,故令喜忘。屎虽鞕[2],大便反易,其色必黑[3]。宜抵当[4]汤下之[5]。二十四。(用前第二十方)

【校注】

[1]《金匮玉函经》、《脉经》7.7.20无"者"。

[2]《金匮玉函经》、《千金要方》卷第九《宜下第八》"鞕"作"坚"。《脉经》7.7.20"屎虽鞕"作"虽坚"。

[3]《金匮玉函经》、《脉经》7.7.20、《千金要方》卷第九《宜下第八》"大便反易,其色必黑"作"大便必黑"。

[4]《千金要方》卷第九《宜下第八》"抵当"作"抵党"。

[5]《金匮玉函经》"宜抵当汤下之"作"属抵当证",《脉经》7.7.20作"属抵当汤证"。

汗(一作卧)出谵语[1]者,以[2]有燥屎在胃中,此为[3]风也。须下者[4],过经乃可下之。下之若早者[5],语言必[6]乱[7],以表虚里实故也。下之愈[8],宜大柴胡、大承气汤[9]。二十五。(用前第一、第二方)

【校注】

[1]《金匮玉函经》、《脉经》7.7.20"谵语"上有"而"。

[2]《金匮玉函经》、《脉经》7.7.20无"以"。

[3]《脉经》7.7.20无"为"。

[4]《金匮玉函经》、《脉经》7.7.20无"须下者"。

[5]《金匮玉函经》、《脉经》7.7.20无"者"。

[6]《脉经》7.7.20无"必"。

[7]《金匮玉函经》"语言必乱"作"谵语而乱"。

[8]《金匮玉函经》、《脉经》7.7.20"下之愈"作"下之则愈"。

[9]《金匮玉函经》"宜大柴胡、大承气汤"作"宜大柴胡汤、承气汤",《脉经》7.7.20作"属大柴胡汤、承气汤证"。

病人[1]烦热,汗出则[2]解[3],又[4]如疟状[5],日晡所发热[6]者,属阳明也[7]。脉实者,可[8]下之,宜大柴胡、大承气汤[9]。二十六。(用前第一、第二方)

【校注】

[1]《金匮玉函经》、《千金翼方》卷第十《伤寒下·伤寒宜忌第四·宜下第六》、《脉经》7.7.21"病人"作"病者"。

[2]《千金翼方》卷第十《伤寒下·伤寒宜忌第四·宜下第六》、《脉经》7.7.21"则"作"即"。

[3]《金匮玉函经》"汗出则解"作"得汗出即解"。

[4]《金匮玉函经》、《千金翼方》卷第十《伤寒下·伤寒宜忌第四·宜下第六》、《脉经》7.7.21 "又"作"复"。

[5]《千金翼方》卷第十《伤寒下·伤寒宜忌第四·宜下第六》无"状"。

[6]《千金翼方》卷第十《伤寒下·伤寒宜忌第四·宜下第六》、《脉经》7.7.21 无"热"字。

[7]《金匮玉函经》、《千金翼方》卷第十《伤寒下·伤寒宜忌第四·宜下第六》、《脉经》7.7.21 无"也"。

[8]《金匮玉函经》、《千金翼方》卷第十《伤寒下·伤寒宜忌第四·宜下第六》、《脉经》7.7.21 "可"作"当"。

[9]《金匮玉函经》"宜大柴胡、大承气汤"作"宜大柴胡汤、承气汤",《脉经》7.7.21 作"属大柴胡汤、承气汤证"。

阳明病，谵语，有潮热，反[1]不能食者，胃中有燥屎五六枚也[2]；若能食者，但鞕[3]耳。属大承气汤证[4]。二十七。（用前第二方）

【校注】

[1]《金匮玉函经》、《脉经》7.7.22 "反"作"而反"。

[2]《金匮玉函经》、《脉经》7.7.22 "胃中有燥屎五六枚也"作"必有燥屎五六枚"。

[3]《金匮玉函经》、《脉经》7.7.22 "鞕"作"坚"。

[4]《金匮玉函经》"属大承气汤证"作"属承气汤"，《脉经》7.7.22 作"属承气汤证"。

下利谵语[1]者，有[2]燥屎也，属小承气汤[3]。方二十八。

【校注】

[1]《金匮玉函经》"谵语"上有"而"。

[2]《金匮玉函经》"有"作"为有"。

[3]《金匮玉函经》"属小承气汤"作"属承气汤"。

大黄四两　　　　　厚朴二两，炙，去皮　　　　　枳实三枚，炙右三味，以水四升，煮取一升二合，去滓，分温再服。若更衣者，勿服之。

得病二三日，脉弱，无太阳、柴胡证，烦躁[1]，心下痞[2]，至四五日[3]，虽能食，以承气汤少少[4]与微和之，令小安；至六日，与承气汤一升。若[5]不大便六七日，小便少者，虽不大便[6]，但初头鞕，后必溏[7]，此未定成鞕也[8]，攻之必溏；须[9]小便利，屎定鞕[10]，乃可攻之，宜大承气汤[11]。二十九。（用前第二方。一云大柴胡汤）

【校注】

[1]《金匮玉函经》"烦躁"作"而烦"。

[2]《金匮玉函经》"痞"作"坚"。

[3]《金匮玉函经》"四五日"作"四日"。

[4]《金匮玉函经》"少少"作"少"。

[5]《金匮玉函经》无"若"。

[6]《金匮玉函经》"虽不大便"作"虽不能食"。

[7]《金匮玉函经》"但初头鞕，后必溏"作"但头坚后溏"。

[8]《金匮玉函经》"此未定成鞕也"作"未定其成坚"。

[9]《金匮玉函经》"须"作"当须"。

[10]《金匮玉函经》"屎定鞕"作"定坚"。

[11]《金匮玉函经》"宜大承气汤"作"宜大柴胡汤、承气汤"。

太阳病[1]中风，下利呕逆，表解者[2]，乃可攻之。其人𤸷𤸷[3]汗出，发作有时，头痛，心下痞鞕[4]满，引胁下痛，干呕[5]则[6]短气，汗出[7]不恶寒者[8]，此[9]表解里未和也[10]，属十枣汤[11]。方三十。

【校注】

[1]《金匮玉函经》无"病"字。

[2]《金匮玉函经》、《脉经》7.7.23无"者"。

[3] 𤸷𤸷（zhí）：汗出的样子。

[4]《金匮玉函经》、《脉经》7.7.23"鞕"作"坚"。

[5]《金匮玉函经》、《脉经》7.7.23"干呕"作"呕"。

[6]《金匮玉函经》"则"作"即"。

[7]《金匮玉函经》无"汗出"。

[8]《金匮玉函经》、《脉经》7.7.23 无"者"。

[9]《金匮玉函经》、《脉经》7.7.23 "此"作"此为"。

[10]《金匮玉函经》、《脉经》7.7.23 无"也"。

[11]《金匮玉函经》"汤"下有"证"。

芫花熬赤　　　　甘遂　　　　大戟各等分

右三味，各异擣筛秤，已，合（治）[冶]之，以水一升半煮大肥枣十枚，取八合，去枣，内药末，强人服重一钱匕，羸人半钱，温服之，平旦服。若下少，病不除者，明日更服加半钱。得快下利后，糜粥自养。

太阳病不解，热结膀胱[1]，其人如狂，血自下[2]，下者愈[3]。其外未解者[4]，尚未可攻，当先解其[5]外。外解已[6]，但[7]少腹[8]急[9]结者，乃[10]可攻之，宜桃核承气汤[11]。方三十一。

【校注】

[1]《千金要方》卷第九《宜下第八》"热结膀胱"作"热结在膀胱"。

[2]《千金要方》卷第九《宜下第八》"血自下"作"其血自下"。

[3]《金匮玉函经》"下者愈"作"下者即愈"，《脉经》7.7.24 作"下之即愈"，《千金要方》卷第九《宜下第八》作"即愈"。

[4]《金匮玉函经》、《千金要方》卷第九《宜下第八》"其外未解者"作"其外不解"。《脉经》7.7.24 无"者"。

[5]《脉经》7.7.24 无"其"。

[6]《金匮玉函经》、《脉经》7.7.24 无"已"。《千金要方》卷第九《宜下第八》"解已"作"已解"。

[7]《金匮玉函经》、《脉经》7.7.24 无"但"。

[8]《脉经》7.7.24、《千金要方》卷第九《宜下第八》"少腹"作"小腹"。

[9]《千金要方》卷第九《宜下第八》无"急"。

[10]《千金要方》卷第九《宜下第八》无"乃"。

[11]《金匮玉函经》"宜桃核承气汤"作"宜桃仁承气汤"，《脉经》7.7.24

作"属桃人承气汤"。

桃仁五十枚，去皮尖　　大黄四两　　　甘草二两，炙
芒消二两　　　　　　桂枝二两，去皮

右五味，以水七升，煮四物，取二升半，去滓，内芒消，更上火煎微沸，先食温服五合，日三服。当微利。

伤寒七八日，身黄如橘子色[1]，小便不利，腹微满者[2]，属茵陈蒿[3]汤证[4]。三十二。（用前第二十三方）

【校注】

[1]《脉经》7.7.25"身黄如橘子色"作"身黄如橘"。

[2]《金匮玉函经》"腹微满者"作"小腹微满"，《脉经》7.7.25作"少腹微满"。

[3]《金匮玉函经》"茵陈蒿"作"茵陈"。

[4]《太平圣惠方》卷第八《辩可下形证》此节作"伤寒七八日，身黄如橘，小便不利，腹微满者，宜下之"。另参260条。

伤寒发热，汗出不解，心中痞鞕[1]，呕吐而下利[2]者，属大柴胡汤证。三十三。（用前第一方）

【校注】

[1]《金匮玉函经》"心中痞鞕"作"后心中痞坚"。

[2]《金匮玉函经》"呕吐而下利"作"呕而利"。

伤寒十馀日，热结在里，复往来寒热者[1]，属大柴胡汤证。三十四。（用前第一方）

【校注】

[1]《金匮玉函经》、《脉经》7.7.26无"者"。

但结胸，无大热者[1]，以水结在胸胁也[2]，但头微汗出者[3]，属[4]大陷胸

汤 [5]。方三十五。

【校注】

[1]《金匮玉函经》、《脉经》7.7.26 无"者"。

[2]《金匮玉函经》、《脉经》7.7.26 "以水结在胸胁也"作"此为水结在胸胁"。

[3]《金匮玉函经》、《脉经》7.7.26 "但头微汗出者"作"头微汗出"。

[4]《脉经》7.7.26 "属"作"与"。

[5]《金匮玉函经》"汤"下有"证"。

大黄六两　　　　芒消一升　　　　　　甘遂末一钱匕

右三味，以水六升，先煮大黄，取二升，去滓，内芒消，更煮一二沸，内甘遂末，温服一升。

伤寒六七日，结胸热实，脉沈而紧 [1]，心下痛，按之石鞕者 [2]，属大陷胸汤证 [3]。三十六。（用前第三十五方）

【校注】

[1]《金匮玉函经》、《脉经》7.7.27 "脉沈而紧"作"其脉沉紧"。

[2]《金匮玉函经》、《脉经》7.7.27 "按之石鞕者"作"按之如石坚"。

[3]《脉经》7.7.27 "属大陷胸汤证"作"与大陷胸汤"。

阳明病，其人多汗 [1]，以 [2] 津液外出，胃中燥，大便必鞕 [3]，鞕 [4] 则讝语，属小承气汤证 [5][6]。三十七。（用前第二十八方）

【校注】

[1]《金匮玉函经》、《脉经》7.7.28 "多汗"作"汗多"。

[2]《金匮玉函经》、《脉经》7.7.28 无"以"。

[3]《金匮玉函经》、《脉经》7.7.28 "鞕"作"坚"。

[4]《金匮玉函经》、《脉经》7.7.28 "鞕"作"坚者"。

[5]《金匮玉函经》、《脉经》7.7.28 "属小承气汤证"作"属承气汤证"。

[6]《太平圣惠方》卷第八《辩可下形证》此节作"阳明病，其人多汗，津液越出，胃中有热，大便必坚。宜下之"。另参213条。

阳明病，不吐不下，心烦者[1]，属调胃承气汤[2]。方三十八。

【校注】

[1]《金匮玉函经》《脉经》7.7.29"不吐不下，心烦者"作"不吐下而心烦者"。

[2]《金匮玉函经》"属调胃承气汤"作"属承气汤证"，《脉经》7.7.29作"可与承气汤"。

大黄四两，酒洗　　　　甘草二两，炙　　　　芒消半升

右三味，以水三升，煮取一升，去滓，内芒消，更上火微煮令沸，温顿服之。

阳明病，脉迟[1]，虽汗出，不恶寒者[2]，其身[3]必重[4]，短气，腹满而喘，有潮热者[5]，此外欲解[6]，可攻里也[7]；手足[8]濈然汗出者[9]，此大便已鞕也[10]，大承气汤[11]主之[12]。若汗出多[13]，微发[14]热恶寒者，外未解也[15]，桂枝汤主之[16]。其热不潮，未可与承气汤[17]。若腹大满不通者[18]，与[19]小承气汤[20]微和胃气[21]，勿令至大泄[22]下[23]。三十九。（大承气汤，用前第二方。小承气，用前第二十八方）

【校注】

[1]《金匮玉函经》《脉经》7.7.30"脉迟"作"其脉迟"。

[2]《金匮玉函经》《脉经》7.7.30"不恶寒者"作"而不恶寒"。《千金要方》卷第九《宜下第八》无"者"。

[3]《金匮玉函经》《脉经》7.7.30"身"作"体"。

[4]《千金要方》卷第九《宜下第八》"其身必重"作"体必重"。

[5]《金匮玉函经》《脉经》7.7.30无"者"。

[6]《金匮玉函经》《脉经》7.7.30"此外欲解"作"如此者，其外为解"。

[7]《金匮玉函经》《脉经》7.7.30"可攻里也"作"可攻其里"。

[8]《金匮玉函经》《脉经》7.7.30"手足"上有"若"。

[9]《金匮玉函经》无"者"。

[10]《金匮玉函经》、《脉经》7.7.30"此大便已鞕也"作"此大便已坚"，《千金要方》卷第九《宜下第八》作"大便已坚"。

[11]《金匮玉函经》"大承气汤"作"承气汤"。

[12]《脉经》7.7.30"大承气汤主之"作"属承气汤"，《千金要方》卷第九《宜下第八》作"宜承气汤"。

[13]《千金要方》卷第九《宜下第八》"若汗出多"作"若汗多而"，连下读。

[14]《千金要方》卷第九《宜下第八》无"发"。

[15]《千金要方》卷第九《宜下第八》"外未解也"作"为外未解"。

[16]《金匮玉函经》、《脉经》7.7.30无"若汗出多，微发热恶寒者，外未解也，桂枝汤主之"。

[17]《千金要方》卷第九《宜下第八》无"汤"。《金匮玉函经》无"未可与承气汤"。

[18]《金匮玉函经》"若腹大满不通者"作"腹大满而不大便者"，《脉经》7.7.30、《千金要方》卷第九《宜下第八》作"若腹满大而不大便者"。

[19]《金匮玉函经》、《脉经》7.7.30"与"作"属"。

[20]《千金要方》卷第九《宜下第八》"与小承气汤"作"可少与承气汤"。

[21]《金匮玉函经》、《千金要方》卷第九《宜下第八》"微和胃气"作"微和其胃气"。

[22]《金匮玉函经》、《脉经》7.7.30无"泄"。

[23]《千金要方》卷第九《宜下第八》"勿令至大泄下"作"勿令大下"。

桂枝汤方

桂枝去皮　　　芍药　　　生姜切。各三两
甘草二两，炙　　大枣十二枚，擘

右五味，以水七升，煮取三升，去滓，温服一升。服汤后，饮热稀粥一升馀以助药力，取微似汗。

阳明病，潮热，大便微鞕者[1]，可与大承气汤[2]；不鞕者[3]，不可[4]与之。若[5]不大便六七日，恐有燥屎，欲知之法，少[6]与小承气汤，汤入腹中，转失气者[7]，此有燥屎也[8]，乃可攻之；若不转失气者，此但初头鞕，后必溏，不可攻之，攻之必胀满不能食也。欲饮水者，与水则哕。其后发热者，大便必复鞕

而少也，宜以小承气汤和之。不转失气者，慎不可攻也。四十。（并用前方）

【校注】

[1]《金匮玉函经》"大便微鞕者"作"微坚"。

[2]《金匮玉函经》"大承气汤"作"承气汤"。

[3]《金匮玉函经》"不鞕者"作"不坚"。

[4]《金匮玉函经》"不可"作"勿"。

[5]《金匮玉函经》"若"作"言"。

[6]《金匮玉函经》"少"作"可"。

[7]《金匮玉函经》"汤入腹中，转失气者"作"若腹中转矢气者"。

[8]《金匮玉函经》"此有燥屎也"作"为有燥屎"。

阳明病，谵语[1]，发潮热，脉滑而疾者[2]，小承气汤主之[3]。因与承气汤一升，腹中转气[4]者，更服[5]一升；若[6]不转气[7]者，勿更[8]与之。明日又不大便，脉反微濇者[9]，里虚也[10]，为难治，不可更[11]与承气汤。四十一。（用前第二十八方）

【校注】

[1]《金匮玉函经》"谵语"下有"妄言"。

[2]《金匮玉函经》、《脉经》7.7.31"脉滑而疾者"作"其脉滑疾"。

[3]《金匮玉函经》"小承气汤主之"作"如此者，承气汤主之"，《脉经》7.7.31作"如此者，属承气汤"。

[4]《金匮玉函经》"转气"作"转矢气"，《脉经》7.7.31作"转失气"。

[5]《金匮玉函经》、《脉经》7.7.31"更服"作"复与"。

[6]《金匮玉函经》"若"作"如"。

[7]《金匮玉函经》"转气"作"转矢气"，《脉经》7.7.31作"转失气"。

[8]《金匮玉函经》无"更"。

[9]《金匮玉函经》无"者"。

[10]《金匮玉函经》、《脉经》7.7.31"里虚也"作"此为里虚"。

[11]《金匮玉函经》"更"作"复"。

二阳并病，太阳证罢，但发潮热，手足漐漐汗出，大便难而讝语者，下之则[1]愈，宜大承气汤[2]。四十二。（用前第二方）

【校注】

[1]《金匮玉函经》"则"作"即"。《脉经》7.7.32无"则"。

[2]《金匮玉函经》"宜大承气汤"作"宜承气汤"，《脉经》7.7.32作"属承气汤证"。

病人[1]小便不利，大便乍难乍易，时有微热，喘冒[2]不能卧者[3]，有燥屎也[4]，属大承气汤证[5][6]。四十三。（用前第二方）

【校注】

[1]《金匮玉函经》"病人"作"病者"。

[2]《金匮玉函经》"喘冒"作"怫郁"。

[3]《金匮玉函经》无"者"。

[4]《金匮玉函经》"有燥屎也"作"有燥屎故也"。

[5]《金匮玉函经》、《脉经》7.7.33"属大承气汤证"作"属承气汤证"。

[6]《太平圣惠方》卷第八《辩可下形证》此节作"伤寒病，小便不利，大便乍难乍易，时有微热，不能卧，此胃内有结燥故也。宜下之"。另参242条。

大下后，六七日不大便，烦不解，腹满痛者[1]，此有燥屎也[2]。所以然者，本有宿食故也，属大承气汤证[3][4]。四十四。（用前第二方）

【校注】

[1]《金匮玉函经》无"者"。

[2]《金匮玉函经》无"也"。

[3]《金匮玉函经》"属大承气汤证"作"属承气汤证"。

[4]《太平圣惠方》卷第八《辩可下形证》此节作"伤寒，大下后，六七日不大便，烦热不解，腹满如痛者，此有宿食。宜下之"。另参241条。

伤寒论卷第九

伤寒论卷第十

《仲景全书》第十

汉 张仲景述　晋 王叔和 撰次

宋 林 亿 校正

明 赵开美 校刻

沈 琳 仝校

辨发汗吐下后病脉证并治[1]第二十二（合四十八法，方三十九首）

太阳病，八九日，如疟状，热多寒少，不呕，清便，脉微而恶寒者，不可更发汗吐下也。以其不得小汗，身必痒，属桂枝麻黄各半汤。第一。（七味。前有二十二病证）

服桂枝汤，或下之，仍头项强痛，发热无汗，心下满痛，小便不利，属桂枝去桂加茯苓白术汤。第二。（六味）

太阳病，发汗不解，而下之，脉浮者，为在外，宜桂枝汤。第三。（五味）

下之后，复发汗，昼日烦躁，夜安静，不呕不渴，无表证，脉沉微者，属干姜附子汤。第四。（二味）

伤寒若吐若下后，心下逆满，气上冲胸，起则头眩，脉沉紧，发汗则身为振摇者，属茯苓桂枝白术甘草汤。第五。（四味）

发汗若下之，病不解，烦躁者，属茯苓四逆汤。第六。（五味）

发汗吐下后，虚烦不眠，若剧者，反复颠倒，心中懊憹，属栀子豉汤；少

气者，栀子甘草豉汤；呕者，栀子生姜豉汤。第七。（栀子豉汤，二味。栀子甘草豉汤、栀子生姜豉汤，并三味）

发汗下之而烦热胸中窒者，属栀子豉汤证。第八。（用上初方）

太阳病，过经十馀日，心下欲吐，胸中痛，大便溏，腹满微烦，先此时极吐下者，与调胃承气汤。第九。（三味）

太阳病，重发汗，复下之，不大便五六日，舌上燥而渴，日晡潮热，心腹鞕满，痛不可近者，属大陷胸汤。第十。（三味）

伤寒五六日，发汗复下之，胸胁满微结，小便不利，渴而不呕，头汗出，寒热心烦者，属柴胡桂枝干姜汤。第十一。（七味）

伤寒，发汗吐下，解后，心下痞鞕，噫气不除者，属旋复代赭汤。第十二。（七味）

伤寒，下之，复发汗，心下痞，恶寒，表未解也，表解乃可攻痞。解表，宜桂枝汤；攻痞，宜大黄黄连泻心汤。第十三。（桂枝汤，用前第三方。大黄泻心汤，二味）

伤寒，吐下后，七八日不解，热结在里，表里俱热，恶风，大渴，舌上燥而烦，欲饮水数升者，属白虎加人参汤。第十四。（五味）

伤寒，吐下后，不解，不大便至十馀日，日晡发潮热，不恶寒，如见鬼状，剧者不识人，循衣摸床，惕而不安，微喘直视，发热谵语者，属大承气汤。第十五。（四味）

三阳合病，腹满身重，口不仁，面垢，谵语，遗尿，发汗则谵语，下之则额上汗，手足逆冷，自汗出者，属白虎汤。十六。（四味）

阳明病，脉浮紧，咽燥口苦，腹满而喘，发热汗出，反恶热，身重。若发汗，则谵语；加温针，必怵惕烦躁不眠。若下之，则心中懊憹，舌上胎者，属栀子豉汤证。第十七。（用前第七方）

阳明病，下之，心中懊憹而烦，胃中有燥屎，可攻，宜大承气汤。第十八。（用前第十五方）

太阳病，吐下发汗后，微烦，小便数，大便鞕者，与小承气汤和之。第十九。（三味）

大汗大下而厥者，属四逆汤。第二十。（三味）

太阳病，下之，气上冲者，与桂枝汤。第二十一。（用前第三方）

太阳病，下之后，脉促胸满者，属桂枝去芍药汤。第二十二。（四味）

若微寒者，属桂枝去芍药加附子汤。第二十三。（五味）

太阳桂枝证，反下之，利不止，脉促，喘而汗出者，属葛根黄芩黄连汤。第二十四。（四味）

太阳病，下之，微喘者，表未解也，属桂枝加厚朴杏子汤。第二十五。（七味）

伤寒，不大便六七日，头痛有热者，与承气汤。小便清者（一云，大便青），知不在里，当发汗，宜桂枝汤。第二十六。（用前第三方）

伤寒五六日，下之后，身热不去，心中结痛者，属栀子豉汤证。第二十七。（用前第七方）

伤寒，下后，心烦腹满，卧起不安，属栀子厚朴汤。第二十八。（三味）

伤寒，以丸药下之，身热不去，微烦者，属栀子干姜汤。第二十九。（二味）

伤寒，下之，续得下利不止，身疼痛，急当救里；后身疼痛，清便自调者，急当救表。救里，宜四逆汤；救表，宜桂枝汤。第三十。（并用前方）

太阳病，过经十馀日，二三下之，柴胡证仍在，与小柴胡。呕止小安，郁郁微烦者，可与大柴胡汤。第三十一。（八味）

伤寒，十三日不解，胸胁满而呕，日晡发潮热，微利，潮热者，实也。先服小柴胡汤以解外，以柴胡加芒消汤主之。第三十二。（八味）

伤寒，十三日，过经，谵语，有热也。若小便利，当大便鞕，而反下利者，知以丸药下之也。脉和者，内实也，属调胃承气汤证。第三十三。（用前第九方）

伤寒，八九日，下之，胸满烦惊，小便不利，谵语，身重不可转侧者，属柴胡加龙骨牡蛎汤。第三十四。（十二味）

火逆，下之，因烧针，烦躁者，属桂枝甘草龙骨牡蛎汤。第三十五。（四味）

太阳病，脉浮而动数，头痛发热，盗汗恶寒，反下之，膈内拒痛，短气躁烦，心中懊憹，心下因鞕，则为结胸，属大陷胸汤证。第三十六。（用前第十方）

伤寒，五六日，呕而发热者，小柴胡汤证具，以他药下之，柴胡证仍在者，复与柴胡汤，必蒸蒸而振，却发热汗出而解。若心满而鞕痛者，此为结胸，大陷胸汤主之；但满而不痛者，为痞，属半夏泻心汤。第三十七。（七味）

本以下之故，心下痞，其人渴而口燥烦，小便不利者，属五苓散。第三十八。（五味）

伤寒中风，下之，其人下利日数十行，腹中雷鸣，心下痞鞕，干呕心烦，复下之，其痞益甚，属甘草泻心汤。第三十九。（六味）

伤寒，服药，下利不止，心下痞鞕，复下之，利不止，与理中，利益甚，属赤石脂禹馀粮汤。第四十。（二味）

太阳病，外证未除，数下之，遂协热而利。利不止，心下痞鞕，表里不解，属桂枝人参汤。第四十一。（五味）

下后，不可更行桂枝汤。汗出而喘，无大热者，属麻黄杏子甘草石膏汤。第四十二。（四味）

阳明病，下之，外有热，手足温，心中懊憹，饥不能食，但头汗出，属栀子豉汤证。第四十三。（用前第七方）

伤寒，吐后，腹胀满者，属调胃承气汤证。第四十四。（用前第九方）

病人无表里证，发热七八日，脉虽浮数，可下之。假令已下，脉数不解，不大便者，有瘀血，属抵当汤。第四十五。（四味）

本太阳病，反下之，腹满痛，属太阴也，属桂枝加芍药汤。第四十六。（五味）

伤寒，六七日，大下，寸脉沈而迟，手足厥，下部脉不至，喉咽不利，唾脓血者，属麻黄升麻汤。第四十七。（十四味）

伤寒本自寒，下复吐下之，食入口即吐，属干姜黄芩黄连人参汤。第四十八。（四味）

【校注】
[1]《金匮玉函经》作"辨发汗吐下后病形证治"。

师曰[1]：病人脉微而濇者，此为医所病也。大发其汗，又数大下之，其人亡血，病当恶寒，后乃发热[2]无休止时[3]，夏月盛热，欲著复衣[4]，冬月盛寒，欲裸其身[5]。所以然者，阳微则[6]恶寒，阴弱则[7]发热。此医[8]发其汗，使阳气微；又大下之，令阴气弱。五月之时，阳气在表，胃中虚冷，以[9]阳气内微，不能胜冷，故欲[10]著复衣；十一月之时，阳气在里，胃中烦热，以[11]阴气内弱，不能胜热，故欲[12]裸其身[13]。又阴脉迟濇，故知亡血也。

【校注】
[1]《金匮玉函经》无"师曰"。
[2]《金匮玉函经》、《脉经》7.8.1"后乃发热"作"而发热"。

[3]《金匮玉函经》无"时"。

[4]《金匮玉函经》"夏月盛热，欲著复衣"作"夏月盛热而欲著复衣"，《脉经》7.8.1作"夏月盛热而与著复衣"。

[5]《金匮玉函经》"冬月盛寒，欲裸其身"作"冬月盛寒而欲裸其体"，《脉经》7.8.1作"冬月盛寒而与裸其体"。

[6]《金匮玉函经》《脉经》7.8.1"则"作"即"。

[7]《金匮玉函经》《脉经》7.8.1"则"作"即"。

[8]《脉经》7.8.1"此医"作"故"。

[9]《金匮玉函经》无"以"。

[10]《脉经》7.8.1"欲"作"与"。

[11]《金匮玉函经》无"以"。

[12]《脉经》7.8.1"欲"作"与"。

[13]《金匮玉函经》、《脉经》7.8.1"身"作"体"。

寸口脉浮大，而[1]医反下之，此为大逆。浮则[2]无血，大则[3]为寒，寒气相搏，则[4]为肠鸣。医乃不知，而反饮冷水[5]，令汗大出。水得寒气，冷必相搏，其人则𩜹[6]。

【校注】

[1]《脉经》7.14.7无"而"。

[2]《脉经》7.14.7"则"作"即"。

[3]《脉经》7.14.7"则"作"即"。

[4]《脉经》7.14.7"则"作"即"。

[5]《脉经》7.14.7"冷水"作"水"。

[6]《太平圣惠方》卷第八《辩不可水形证》此节作"寸口脉浮大，医反下之，此为大逆。浮则无血，大则为寒，寒气相搏，即为肠鸣。医不知，而反饮其水，令汗大出。水得寒气，冷必相搏，其病必甚也"。

太阳病，三日，已发汗[1]，若吐，若下，若温针[2]，仍[3]不解者[4]，此为坏病，桂枝不中与之也[5]。观其脉证，知犯何逆，随证治之[6][7]。

【校注】

[1]《脉经》7.8.2"发汗"作"发其汗"。

[2]《脉经》7.8.2"若吐，若下，若温针"作"吐、下、温针"。

[3]《脉经》7.8.2"仍"作"而"。

[4]《脉经》7.8.2无"者"。

[5]《脉经》7.8.2"桂枝不中与之也"作"桂枝复不中与也"。

[6]《脉经》7.8.2"治之"上有"而"。

[7]《金匮玉函经》此条作"若已吐下发汗温针，柴胡汤证罢，此为坏病。知犯何逆，以法治之"。

脉浮数者[1]，法当汗出而愈。若[2]下之，身重[3]心悸者[4]，不可发汗[5]，当自汗出乃[6]解。所以然者，尺中脉微，此里虚，须表里实，津液和，便[7]自汗出愈。

【校注】

[1]《金匮玉函经》、《脉经》7.8.3无"者"。

[2]《金匮玉函经》、《脉经》7.8.3"若"作"而"。

[3]《金匮玉函经》"身重"上作"则身重"，《脉经》7.8.3作"则身体重"。

[4]《脉经》7.8.3无"者"。

[5]《金匮玉函经》、《脉经》7.8.3"发汗"作"发其汗"。

[6]《金匮玉函经》、《脉经》7.8.3"乃"作"而"。

[7]《金匮玉函经》无"便"。《脉经》7.8.3"便"作"即"。

凡病，若发汗，若吐，若下，若亡血，无津液，阴阳脉自和者[1]，必自愈。

【校注】

[1]《金匮玉函经》、《脉经》7.8.4"阴阳脉自和者"作"而阴阳自和者"。

大下之[1]后，复[2]发汗，小便不利者[3]，亡津液故也[4]。勿治之[5]，得[6]小便利，必自愈。

【校注】

[1]《金匮玉函经》、《脉经》7.8.5无"之"。

[2]《金匮玉函经》、《脉经》7.8.5无"复"。

[3]《金匮玉函经》、《脉经》7.8.5"小便不利者"作"其人小便不利"。

[4]《金匮玉函经》、《脉经》7.8.5"亡津液故也"作"此亡津液"。

[5]《脉经》7.8.5无"之"。

[6]《金匮玉函经》、《脉经》7.8.5"得"作"其"。

下之[1]后，复发汗[2]，必振寒，脉[3]微细。所以然者，以[4]内外俱虚故也。

【校注】

[1]《金匮玉函经》、《脉经》7.8.6"之"作"已"。

[2]《金匮玉函经》"复发汗"作"发其汗"，《脉经》7.8.6作"复发其汗"。

[3]《金匮玉函经》、《脉经》7.8.6"脉"作"又其脉"。

[4]《金匮玉函经》、《脉经》7.8.6无"以"。

本发汗，而复下之，此为逆也；若先发汗，治不为逆。本先下之，而反汗之，为逆；若先下之，治不为逆。

太阳病，先下而不愈，因复发汗[1]，以此[2]表里俱虚，其人因致[3]冒，冒家[4]汗出自[5]愈。所以然者，汗出表和故也。得[6]表和，然后复[7]下之[8]。

【校注】

[1]《金匮玉函经》、《脉经》7.8.7"发汗"作"发其汗"。

[2]《金匮玉函经》、《脉经》7.8.7无"以此"。

[3]《金匮玉函经》、《脉经》7.8.7无"致"。

[4]《金匮玉函经》、《脉经》7.8.7"冒家"下有"当"。

[5]《金匮玉函经》无"自"。

[6]《金匮玉函经》、《脉经》7.8.7无"得"。

[7]《脉经》7.8.7无"复"。

[8]《金匮玉函经》"然后复下之"作"故下之"。

得病六七日，脉迟浮弱，恶风寒，手足温，医二三[1]下之，不能食[2]，而胁下满痛[3]，面目及身黄，颈[4]项强，小便难者[5]，与柴胡汤，后必下重。本[6]渴，饮水而呕者[7]，柴胡[8]不中[9]与也。食谷者[10]哕。

【校注】

[1]《金匮玉函经》、《脉经》7.8.8"二三"作"再三"。

[2]《金匮玉函经》、《脉经》7.8.8"食"作"多"，疑误。

[3]《金匮玉函经》、《脉经》7.8.8"而胁下满痛"作"其人胁下满"。

[4]《金匮玉函经》"颈"作"头"。

[5]《金匮玉函经》、《脉经》7.8.8无"者"。

[6]《金匮玉函经》无"本"。

[7]《金匮玉函经》、《脉经》7.8.8无"者"。

[8]《脉经》7.8.8"柴胡"作"柴胡汤"。

[9]《金匮玉函经》"不中"下有"不复中"，《脉经》7.8.8作"复不中"。

[10]《金匮玉函经》"者"作"则"。

太阳病，二三日，不能卧[1]，但欲起[2]，心下必结，脉[3]微弱者，此本有寒分也[4]。反[5]下之，若利止[6]，必作[7]结胸；未止者，四日复下之[8]，此作协热利也[9]。

【校注】

[1]《金匮玉函经》、《脉经》7.8.9"不能卧"作"终不能卧"。

[2]《金匮玉函经》、《脉经》7.8.9"但欲起"作"但欲起者"。

[3]《金匮玉函经》、《脉经》7.8.9"脉"作"其脉"。

[4]《金匮玉函经》、《脉经》7.8.9"此本有寒分也"作"此本寒也"。

[5]《金匮玉函经》、《脉经》7.8.9"反"作"而反"。

[6]《金匮玉函经》、《脉经》7.8.9"若利止"作"利止者"。

[7]《金匮玉函经》、《脉经》7.8.9无"作"。

[8]《金匮玉函经》、《脉经》7.8.9"四日复下之"作"四五日复重下之"。

[9]《金匮玉函经》《脉经》7.8.9"此作协热利也"作"此挟热利也"。

太阳病，下之，其[1]脉促（一作纵），不结胸者，此为欲解也[2]。脉[3]浮者，必结胸；脉[4]紧者，必咽痛；脉[5]弦者，必两胁拘急；脉细数者[6]，头痛未止；脉沈紧者[7]，必欲呕；脉沈滑者[8]，协[9]热利；脉浮滑者[10]，必下血。

【校注】

[1]《金匮玉函经》无"其"。

[2]《金匮玉函经》《脉经》7.8.10无"也"。

[3]《金匮玉函经》《脉经》7.8.10"脉"作"其脉"。

[4]《金匮玉函经》《脉经》7.8.10"脉"作"其脉"。

[5]《金匮玉函经》《脉经》7.8.10"脉"作"其脉"。

[6]《金匮玉函经》《脉经》7.8.10"脉细数者"作"其脉细而数者"。

[7]《金匮玉函经》《脉经》7.8.10"脉沈紧者"作"其脉沉而紧者"。

[8]《金匮玉函经》"脉沈滑者"作"脉沉而滑者"，《脉经》7.8.10作"其脉沈而滑者"。

[9]《脉经》7.8.10"协"作"挟"。

[10]《金匮玉函经》《脉经》7.8.10"脉浮滑者"作"其脉浮而滑者"。

太阳少阳并病，而反下之，成结胸，心下鞕[1]，下利不止[2]，水浆不下[3]，其人心烦[4]。

【校注】

[1]《脉经》7.8.11"鞕"作"坚"。

[2]《脉经》7.8.11"不止"作"不复止"。

[3]《脉经》7.8.11"不下"作"不肯下"。

[4]《脉经》7.8.11"心烦"作"必心烦"。

脉浮而[1]紧，而复[2]下之，紧反入里，则作痞，按之自濡，但气痞耳。

【校注】

[1]《脉经》7.8.12 无"而"。

[2]《脉经》7.8.12 无"复"。

　　伤寒，吐下发汗后[1]，虚烦，脉甚微，八九日，心下痞鞕[2]，胁下痛，气上冲咽喉，眩冒，经脉动惕者，久而成痿。

【校注】

[1]《金匮玉函经》、《脉经》7.8.13 无"后"。

[2]《金匮玉函经》、《脉经》7.8.13"鞕"作"坚"。

　　阳明病，[不]能食[1]，下之不解者[2]，其人不能食，若[3]攻其热，必哕。所以然者，胃中虚冷故也。以其人本虚，攻其热必哕[4]。

【校注】

[1]《金匮玉函经》、《脉经》7.8.14"能食"作"不能食"，宋本《伤寒论》194 条亦作"不能食"，据补。

[2]《金匮玉函经》、《脉经》7.8.14 无"者"。

[3]《金匮玉函经》、《脉经》7.8.14 无"若"。

[4]《金匮玉函经》、《脉经》7.8.14 无"以其人本虚，攻其热必哕"。

　　阳明病，脉迟[1]，食难用饱，饱则[2]发烦，头眩[3]，必小便难，此欲作谷疸。虽下之，腹满如故[4]。所以然者，脉迟故也。

【校注】

[1]《脉经》8.9.17"脉迟"作"脉迟者"。

[2]《金匮玉函经》、《脉经》7.8.15"则"作"即"。

[3]《金匮玉函经》、《脉经》7.8.15、《脉经》8.9.17"头眩"作"头眩者"。

[4]《金匮玉函经》"腹满如故"作"其腹满即如故耳"，《脉经》7.8.15 作"其腹满如故耳"。

夫病阳多者[1]热，下之则鞕[2]；汗多[3]，极发其汗，亦鞕[4]。

【校注】

[1]《金匮玉函经》无"者"。

[2]《金匮玉函经》、《千金翼方》卷第九《伤寒上·阳明病状第八》"鞕"作"坚"。

[3]《金匮玉函经》、《千金翼方》卷第九《伤寒上·阳明病状第八》"汗多"作"汗出多"。

[4]《金匮玉函经》、《千金翼方》卷第九《伤寒上·阳明病状第八》"鞕"作"坚"。

太阳病，寸缓关浮尺弱，其人发热汗出[1]，复恶寒，不呕，但心下痞者，此以[2]医下之也。

【校注】

[1]《脉经》7.8.16"汗出"上有"而"。

[2]《脉经》7.8.16"以"作"为"。

太阴之为病，腹满而吐，食不下，自利益甚，时腹自痛，若下之，必胸下结鞕。

伤寒，大吐大下之，极虚，复极汗者，其人外气怫郁。复与之水，以发其汗，因得哕。所以然者，胃中寒冷故也。

吐利发汗后[1]，脉平，小烦者[2]，以[3]新虚不胜谷气故也。

【校注】

[1]《金匮玉函经》无"后"字。

[2]《金匮玉函经》"脉平，小烦者"作"其人脉平而小烦"。

[3]《金匮玉函经》"以"作"此"。

太阳病，医发汗[1]，遂发热恶寒[2]，因[3]复下之，心下痞[4]。表里俱虚[5]，阴阳气并竭，无阳则阴独，复加烧针[6]，因胸烦[7]，面色青黄，肤𥆧者[8]，难治[9]。今色微黄，手足温者，易愈。

【校注】

[1]《金匮玉函经》、《脉经》7.8.19 "发汗"作"发其汗"。

[2]《脉经》7.8.19 "恶寒"上有"而"。

[3]《金匮玉函经》、《脉经》7.8.19 无"因"。

[4]《金匮玉函经》"心下痞"作"则心下痞坚"，《脉经》7.8.19 作"则心下痞"。

[5]《脉经》7.8.19 "表里俱虚"作"此表里俱虚"。

[6]《金匮玉函经》、《脉经》7.8.19 "烧针"作"火针"。

[7]《金匮玉函经》、《脉经》7.8.19 "因胸烦"作"因而烦"。

[8]《金匮玉函经》、《脉经》7.8.19 无"者"。

[9]《金匮玉函经》"难治"作"为难治"，《脉经》7.8.19 作"如此者，为难治"。

太阳病，得之八九日，如疟状，发热恶寒，热多寒少，其人不呕，清便欲自可，一日二三度发。脉微缓者，为欲愈也；脉微而恶寒者，此阴阳俱虚，不可更发汗、更下、更吐也；面色反有热色者，未欲解也，以其不能得小汗出，身必痒，属桂枝麻黄各半汤。方一。

桂枝一两十六铢	芍药一两	生姜一两，切
甘草一两，炙	麻黄一两，去节	大枣四枚，擘

杏仁二十四个，汤浸，去皮尖及两人者

右七味，以水五升，先煮麻黄一二沸，去上沫，内诸药，煮取一升八合，去滓，温服六合。本云桂枝汤三合、麻黄汤三合，并为六合，顿服。

服桂枝汤，或[1]下之，仍[2]头项强痛，翕翕发热，无汗，心下满微痛，小便不利者[3]，属桂枝去桂加茯苓白术汤。方二。

【校注】

[1]《脉经》7.8.20 无"或"。

[2]《脉经》7.8.20 无"仍"。

[3]《脉经》7.8.20 无"者"。

芍药三两　　　　甘草二两，炙　　　　生姜三两，切

白术三两　　　　茯苓三两　　　　　　大枣十二枚，擘

右六味[1]，以水八升[2]，煮取三升，去滓，温服一升，小便利则[3]愈。本云[4]桂枝汤今去桂枝加茯苓白术[5]。

【校注】

[1]《金匮玉函经》"右六味"下有"㕮咀"。

[2]《金匮玉函经》"八升"作"七升"。

[3]《金匮玉函经》"则"作"即"。

[4]《金匮玉函经》"本云"作"本方"。

[5]《金匮玉函经》"白术"作"术"。

太阳病，先发汗[1]，不解，而下之，脉浮者[2]，不愈。浮为在外，而反下之，故令[3]不愈。今脉浮，故在外，当须解外[4]则愈，宜[5]桂枝汤。方三。

【校注】

[1]《脉经》7.8.21 "发汗"作"发其汗"。

[2]《金匮玉函经》"脉浮者"作"其脉浮"，《脉经》7.8.21 作"其脉浮者"。

[3]《金匮玉函经》无"令"。

[4]《金匮玉函经》、《脉经》7.8.21 "当须解外"作"当解其外"。

[5]《脉经》7.8.21 "宜"作"属"。

桂枝三两，去皮　　　　芍药三两　　　　　　生姜三两，切

甘草二两，炙　　　　大枣十二枚，擘

右五味，以水七升，煮取三升，去滓，温服一升，须臾，啜热稀粥一升，以助药力，取汗。

下之后[1]，复发汗[2]，昼日烦躁不得眠[3]，夜而安静，不呕不渴，无[4]表证，脉[5]沈微，身无大热者[6]，属干姜附子汤[7]。方四。

【校注】

[1]《金匮玉函经》、《脉经》7.8.22"之后"作"以后"。

[2]《金匮玉函经》"复发汗"作"发其汗者"，《脉经》7.8.22作"复发其汗"。

[3]《金匮玉函经》、《脉经》7.8.22"昼日烦躁不得眠"作"则昼日烦躁不眠"。

[4]《金匮玉函经》、《脉经》7.8.22"无"上有"而"。

[5]《金匮玉函经》、《脉经》7.8.22"脉"作"其脉"。

[6]《金匮玉函经》、《脉经》7.8.22无"者"。

[7]《金匮玉函经》"属干姜附子汤"作"属附子干姜汤证"。

干姜一两　　　　　附子一枚，生用，去皮，破八片[1]

右二味，以水三升，煮取一升，去滓[2]，顿服[3]。

【校注】

[1]《金匮玉函经》无"生用，去皮，破八片"。

[2]《金匮玉函经》无"去滓"。

[3]《金匮玉函经》"顿服"作"顿服之"。

伤寒，若吐若下后[1]，心下逆满，气上冲[2]胸，起则[3]头眩，脉沈紧[4]，发汗则[5]动经，身为振振摇者[6]，属茯苓桂枝白术甘草汤[7]。方五。

【校注】

[1]《金匮玉函经》、《脉经》7.8.23"若吐若下后"作"吐下发汗后"。

[2]《金匮玉函经》、《脉经》7.8.23"冲"作"撞"。

[3]《脉经》7.8.23"则"作"即"。

[4]《金匮玉函经》、《脉经》7.8.23"脉沈紧"作"其脉沉紧"。

[5]《金匮玉函经》、《脉经》7.8.23"则"作"即"。

[6]《金匮玉函经》、《脉经》7.8.23 "身为振振摇者" 作 "身为振摇"。

[7]《金匮玉函经》"汤" 下有 "证"。《脉经》7.8.23 "茯苓桂枝白术甘草汤" 作 "茯苓桂枝术甘草汤"。

茯苓四两　　　　桂枝三两，去皮　　　　白术二两

甘草二两，炙

右四味，以水六升，煮取三升，去滓，分温三服。

发汗若下之后[1]，病仍[2]不解，烦躁者[3]，属茯苓四逆汤[4]。方六。

【校注】

[1]《金匮玉函经》、《脉经》7.8.24 "发汗若下之后" 作 "发汗吐下以后"。

[2]《金匮玉函经》、《脉经》7.8.24 无 "病仍"。

[3]《金匮玉函经》、《脉经》7.8.24 无 "者"。

[4]《金匮玉函经》"汤" 下有 "证"。

茯苓四两　　　　人参一两　　　　附子一枚，生用，去皮，破八片

甘草二两，炙　　干姜一两半

右五味，以水五升，煮取二升，去滓，温服七合，日三服。

发汗吐下后[1]，虚烦不得眠，若[2]剧者，必[3]反覆颠倒，心中懊憹，属栀子豉汤[4]；若少气者[5]，栀子甘草豉汤[6]；若呕者[7]，栀子生姜豉汤[8][9]。七。

【校注】

[1]《脉经》7.8.25 "发汗吐下后" 上有 "伤寒"。

[2]《金匮玉函经》、《脉经》7.8.25 无 "若"。

[3]《金匮玉函经》、《脉经》7.8.25 无 "必"。

[4]《金匮玉函经》、《脉经》7.8.25 "栀子豉汤" 作 "栀子汤"。

[5]《金匮玉函经》、《脉经》7.8.25 无 "者"。

[6]《金匮玉函经》、《脉经》7.8.25 "栀子甘草豉汤" 作 "栀子甘草汤"。

[7]《脉经》7.8.25 无 "者"。

[8]《金匮玉函经》"栀子生姜豉汤"作"栀子生姜汤证"。

[9]《脉经》7.8.25作"栀子生姜汤",下有"若腹满者,栀子厚朴汤"。

肥栀子十四枚,擘　　　香豉四合,绵裹

右二味,以水四升,先煮栀子,得二升半,内豉,煮取一升半,去滓,分为二服,温进一服。得吐者,止后服。

栀子甘草豉汤方

肥栀子十四个,擘　　　甘草二两,炙　　　香豉四合,绵裹

右三味,以水四升,先煮二味,取二升半,内豉,煮取一升半,去滓,分二服,温进一服。得吐者,止后服[1]。

【校注】

[1]《太平圣惠方》卷第八《伤寒三阴三阳应用汤散诸方》"栀子甘草豉汤"作"栀子汤",方药及煎服法作"栀子人一两;甘草半两,炙微赤,剉。右件药,捣筛为散,每服四钱,以水一中盏,入豉五十粒,煎至五分,去滓,不计时候,温服"。

栀子生姜豉汤方

肥栀子十四个,擘　　　生姜五两,切　　　香豉四合,绵裹

右三味,以水四升,先煮二味,取二升半,内豉,煮取一升半,去滓,分二服,温进一服。得吐者,止后服。

发汗,若下之,而[1]烦热胸中窒[2]者,属栀子豉汤[3]证。八。(用前初方)

【校注】

[1]《脉经》7.8.26无"而"。

[2]《脉经》7.8.26"窒"作"塞"。

[3]《脉经》7.8.26"栀子豉汤"作"栀子汤"。

太阳病,过经十馀日,心下温温[1]欲吐而胸中痛,大便反溏,腹[2]微满,

郁郁微烦，先此时极吐下者[3]，与调胃承气汤[4]。若[5]不尔者，不可与。但[6]欲呕，胸中痛，微溏者[7]，此非柴胡汤证。以呕，故知极吐下也。调胃承气汤。方九。

【校注】

[1]《金匮玉函经》"温温"作"嗢嗢"。

[2]《金匮玉函经》、《脉经》7.8.27"腹"作"其腹"。

[3]《金匮玉函经》、《脉经》7.8.27"先此时极吐下者"作"先时自极吐下者"。

[4]《金匮玉函经》"与调胃承气汤"作"可与承气汤"，《脉经》7.8.24作"与承气汤"。

[5]《金匮玉函经》、《脉经》7.8.27无"若"。

[6]《金匮玉函经》、《脉经》7.8.27无"但"。

[7]《脉经》7.8.27无"者"。

大黄四两，酒洗　　　　甘草二两，炙　　　　芒消半升

右三味，以水三升，煮取一升，去滓，内芒消，更上火令沸，顿服之。

太阳病，重发汗[1]而复下之，不大便五六日，舌上燥而渴，日晡所小有潮热（一云日晡所发心胸大烦），从心下至少腹[2]鞕[3]满而痛不可近者[4]，属大陷胸汤[5]。方十。

【校注】

[1]《脉经》7.8.28"发汗"作"发其汗"。

[2]《金匮玉函经》"少腹"作"小腹"。

[3]《金匮玉函经》、《脉经》7.8.28"鞕"作"坚"。

[4]《金匮玉函经》、《脉经》7.8.28无"者"。

[5]《金匮玉函经》"汤"下有"证"。

大黄六两，去皮，酒洗　　　　芒消一升　　　　甘遂末一钱匕

右三味，以水六升，煮大黄，取二升，去滓，内芒消，煮两沸，内甘遂末，温服一升。得快利，止后服。

伤寒，五六日，已发汗[1]，而复下之，胸胁满，微结，小便不利，渴而不呕，但头汗出，往来寒热，心烦者[2]，此为未解也[3]，属柴胡桂枝干姜汤[4]。方十一。

【校注】

[1]《金匮玉函经》、《脉经》7.8.29"已发汗"上有"其人"。

[2]《金匮玉函经》"心烦者"作"而烦"。《脉经》7.8.29无"者"。

[3]《金匮玉函经》、《脉经》7.8.29无"也"。

[4]《金匮玉函经》"属柴胡桂枝干姜汤"作"柴胡桂枝干姜汤证"。

柴胡半斤	桂枝三两，去皮	干姜二两
栝楼根四两	黄芩三两	甘草二两，炙
牡蛎二两，熬		

右七味，以水一斗二升，煮取六升，去滓，再煎，取三升，温服一升，日三服。初服微烦，后汗出便愈。

伤寒，发汗[1]、若吐、若下[2]，解后，心下痞鞭[3]，噫气不除者，属旋复代赭汤[4]。方十二。

【校注】

[1]《脉经》7.8.30"发汗"作"汗出"。

[2]《金匮玉函经》"若吐若下"作"吐下"，《脉经》7.8.29作"若吐下"。

[3]《金匮玉函经》、《脉经》7.8.30"鞭"作"坚"。

[4]《金匮玉函经》"汤"下有"证"。

旋复花三两	人参二两	生姜五两
代赭一两	甘草三两，炙	半夏半升，洗
大枣十二枚，擘		

右七味，以水一斗，煮取六升，去滓，再煎，取三升，温服一升，日三服。

伤寒，大下之[1]，复发汗[2]，心下痞，恶寒者，表未解也，不可攻痞[3]，当先解表，表解，乃攻痞[4]。解表，宜[5]桂枝汤，用前方[6]；攻痞，宜[7]大黄黄连泻心汤[8]。方十三。

【校注】

[1]《金匮玉函经》、《脉经》7.8.32"大下之"作"大下后"。

[2]《金匮玉函经》、《脉经》7.8.32"复发汗"作"复发其汗"。

[3]《金匮玉函经》、《脉经》7.8.32"不可攻痞"作"不可攻其痞"。

[4]《金匮玉函经》"乃攻痞"作"乃可攻其痞"，《脉经》7.8.32作"乃攻其痞"。

[5]《脉经》7.8.32"宜"作"属"。

[6]《金匮玉函经》、《脉经》7.8.32无"用前方"。

[7]《脉经》7.8.32"宜"作"属"。

[8]《金匮玉函经》"攻痞宜大黄黄连泻心汤"作"攻痞宜大黄泻心汤"。

大黄二两，酒洗　　　　　黄连一两

右二味，以麻沸汤二升渍之，须臾，绞去滓，分温再服。（有黄芩，见第四卷中）

伤寒，若[1]吐下后[2]，七八日不解，热结在里，表里俱热，时时恶风，大渴，舌上干燥而烦，欲饮水数升者[3]，属白虎加人参汤[4]。方十四。

【校注】

[1]《脉经》7.8.33无"若"。

[2]《金匮玉函经》"若吐下后"作"吐下"。

[3]《金匮玉函经》、《脉经》7.8.33无"者"。

[4]《金匮玉函经》、《脉经》7.8.33"属白虎加人参汤"作"属白虎汤证"。

知母六两　　　　石膏一斤，碎　　　　甘草二两，炙

粳米六合　　　　人参三两

右五味，以水一斗，煮米熟汤成，去滓，温服一升，日三服。

伤寒，若吐若下后[1]，不解[2]，不大便五六日，上[3]至十馀日，日晡所发潮热[4]，不恶寒，独语如见鬼状[5]，若剧者，发则不识人，循衣摸床[6]，惕而不安[7]（一云顺衣妄撮，怵惕不安），微喘直视，脉弦者生，濇者死。微者，但发热讝语者[8]，属大承气汤[9]。方十五。

【校注】

[1]《金匮玉函经》、《脉经》7.8.34"若吐若下后"作"吐下后"。

[2]《金匮玉函经》、《脉经》7.8.34"不解"作"未解"。

[3]《金匮玉函经》、《脉经》7.8.34无"上"。

[4]《金匮玉函经》、《脉经》7.8.34"日晡所发潮热"上有"其人"。

[5]《金匮玉函经》、《脉经》7.8.34"如见鬼状"作"如见鬼神之状"。

[6]《金匮玉函经》、《脉经》7.8.34"摸床"作"妄撮"。

[7]《金匮玉函经》、《脉经》7.8.34"惕而不安"作"怵惕不安"。

[8]《金匮玉函经》无"者"。

[9]《金匮玉函经》、《脉经》7.8.34"属大承气汤"作"属承气汤证"，下有"若下者，勿复服"六字。

大黄四两，去皮，酒洗　　　　　厚朴半斤，炙　　　　　枳实五枚，炙
芒消三合

右四味，以水一斗，先煮二味，取五升，内大黄，煮取二升，去滓，内芒消，更煮令一沸，分温再服。得利者，止后服。

三阳合病，腹满身重，难以转侧，口不仁，面垢（又作枯。一云向经），讝语，遗尿[1]。发汗则讝语，下之则额上生汗。若手足逆冷[2]，自汗出者[3]，属白虎汤[4]。十六。

【校注】

[1]《金匮玉函经》、《脉经》7.8.35"尿"作"溺"。

[2]《金匮玉函经》、《脉经》7.8.35"若手足逆冷"作"手足厥冷"。

[3]《金匮玉函经》、《脉经》7.8.3无"出者"。

[4]《金匮玉函经》、《脉经》7.8.35"汤"下有"证"。

知母六两 　　　　 石膏一斤，碎 　　　　 甘草二两，炙

粳米六合

右四味，以水一斗，煮米熟汤成，去滓，温服一升，日三服。

阳明病，脉浮而紧[1]，咽燥[2]口苦，腹满而喘，发热汗出，不恶寒[3]，反恶热[4]，身重[5]。若发汗[6]则[7]躁[8]，心愦愦而反谵语；若[9]加温针，必怵惕，烦躁[10]不得眠；若[11]下之，则[12]胃中空虚，客气动膈，心中懊憹，舌上胎者，属栀子豉汤证[13]。十七。（用前第七方）

【校注】

[1]《金匮玉函经》、《脉经》7.8.36"脉浮而紧"作"其脉浮紧"。

[2]《金匮玉函经》、《脉经》7.8.36"燥"作"干"。

[3]《金匮玉函经》、《脉经》7.8.36"不恶寒"上有"而"。

[4]《金匮玉函经》、《脉经》7.8.36"反恶热"作"反偏恶热"。

[5]《金匮玉函经》、《脉经》7.8.36"身重"作"其身体重"。

[6]《脉经》7.8.36"若发汗"作"发其汗"。

[7]《金匮玉函经》、《脉经》7.8.36"则"作"即"。

[8]《金匮玉函经》"躁"作"燥"。

[9]《金匮玉函经》、《脉经》7.8.36无"若"。

[10]《脉经》7.8.36"烦躁"上有"又"。

[11]《金匮玉函经》、《脉经》7.8.36无"若"。

[12]《金匮玉函经》、《脉经》7.8.36"则"作"即"。

[13]《金匮玉函经》、《脉经》7.8.36"属栀子豉汤证"作"属栀子汤证"。《金匮玉函经》下有"若渴欲饮水，口干舌燥者，与白虎汤。若脉浮，发热，渴欲饮水，小便不利，与猪苓汤"三十一字。

阳明病，下之，心中懊憹而烦，胃中有燥屎者，可攻；腹微满[1]，初头鞕，后必溏[2]，不可攻[3]之。若[4]有燥屎者，宜大承气汤[5]。第十八。（用前第十五方）

【校注】

[1]《金匮玉函经》、《脉经》7.8.38"腹微满"上有"其人"。

[2]《金匮玉函经》、《脉经》7.8.38"初头鞕，后必溏"作"头坚后溏者"。

[3]《金匮玉函经》、《脉经》7.8.38"攻"作"下"。

[4]《金匮玉函经》、《脉经》7.8.38无"若"。

[5]《金匮玉函经》"宜大承气汤"作"宜承气汤"，《脉经》7.8.38作"属承气汤证"。

太阳病，若吐，若下，若发汗后 [1]，微烦 [2]，小便数，大便因鞕者 [3]，与小承气汤和之愈 [4]。方十九。

【校注】

[1]《金匮玉函经》、《脉经》7.8.39"若吐若下，若发汗后"作"吐下发汗后"。

[2]《金匮玉函经》"微烦"作"而微烦"。

[3]《金匮玉函经》、《脉经》7.8.39"鞕者"作"坚"。

[4]《金匮玉函经》、《脉经》7.8.39"与小承气汤和之愈"作"可与小承气汤和之则愈"。

大黄四两，酒洗　　　　厚朴二两，炙　　　　枳实三枚，炙
右三味，以水四升，煮取一升二合，去滓，分温二服。

大汗若大下 [1] 而厥冷者 [2]，属四逆汤 [3]。方二十。

【校注】

[1]《金匮玉函经》"大汗若大下"作"大汗出，若大下利"。

[2]《金匮玉函经》"而厥冷者"作"厥者"。

[3]《金匮玉函经》、《脉经》7.8.40"汤"下有"证"。

甘草二两，炙　　　　干姜一两半　　　　附子一枚，生用，去皮，破八片
右三味，以水三升，煮取一升二合，去滓，分温再服。强人可大附子一枚、

干姜四两。

太阳病，下之后[1]，其气上冲者[2]，可与桂枝汤；若[3]不上冲者，不得与之[4]。二十一。（用前第三方）

【校注】

[1]《金匮玉函经》无"后"字。

[2]《金匮玉函经》无"者"。

[3]《金匮玉函经》无"若"。

[4]《金匮玉函经》"之"下有"也"。

太阳病，下之后[1]，脉[2]促胸满者，属桂枝去芍药汤。方二十二。（促一作纵）

【校注】

[1]《金匮玉函经》、《脉经》7.8.41无"后"字。

[2]《金匮玉函经》、《脉经》7.8.41"脉"作"其脉"。

桂枝三两，去皮　　　　　甘草二两，炙　　　生姜三两

大枣十二枚，擘

右四味，以水七升，煮取三升，去滓，温服一升。本云桂枝汤，今去芍药。

若微寒者[1]，属桂枝去芍药加附子汤[2]。方二十三。

【校注】

[1]《金匮玉函经》"若微寒者"作"若微恶寒"。《脉经》7.8.41无"者"。

[2]《金匮玉函经》"属桂枝去芍药加附子汤"作"桂枝去芍药加附子汤证"。

桂枝三两，去皮　　　　　甘草二两，炙　　　　生姜三两，切

大枣十二枚，擘　　　　　附子一枚，炮

右五味[1]，以水七升，煮取三升，去滓，温服一升。本云[2]桂枝汤，今去

芍药加附子。

【校注】

[1]《金匮玉函经》"右五味"下有"㕮咀"。

[2]《金匮玉函经》"本云"作"本方"。

太阳病，桂枝证，医反下之，利遂 [1] 不止，脉促者 [2]，表未解也 [3]，喘而汗出者 [4]，属葛根黄芩黄连汤 [5]。方二十四。（促一作纵）

【校注】

[1]《金匮玉函经》"利遂"作"遂利"。

[2]《金匮玉函经》"脉促者"作"其脉促"。

[3]《金匮玉函经》无"也"。

[4]《金匮玉函经》无"者"。

[5]《金匮玉函经》"汤"下有"证"。

葛根半斤　　　　甘草二两，炙　　　　黄芩三两
黄连三两

右四味，以水八升，先煮葛根，减二升，内诸药，煮取二升，去滓，温分再服。

太阳病，下之，微喘者，表未解故也，属桂枝加厚朴杏子汤 [1]。方二十五。

【校注】

[1]《金匮玉函经》"属桂枝加厚朴杏子汤"作"属桂枝汤证"，下有"一云麻黄汤证"六字校语。

桂枝三两，去皮　　　　芍药三两　　　　生姜三两，切
甘草二两，炙　　　　厚朴二两，炙，去皮　　　大枣十二枚，擘
杏仁五十个，去皮尖

右七味，以水七升，煮取三升，去滓，温服一升。

伤寒，不大便六七日，头痛有热者[1]，与承气汤。其[2]小便清者（一云大便青[3]），知不在里，仍在表也，当须发汗。若头痛者，必衄。宜桂枝汤[4]。二十六。（用前第三方）

【校注】

[1]《外台秘要方》1-12a 引《仲景伤寒论》无"者"。

[2]《外台秘要方》1-12a 引《仲景伤寒论》"其"作"其人"。

[3]《外台秘要方》1-12a 宋臣校语云："一本作'大便反青'"。

[4]《外台秘要方》1-12a 此下引《仲景伤寒论》"桂枝汤"方及煎服法作"桂枝三两；芍药三两；甘草炙，二两；生姜三两；大枣十二枚，擘。右五味，切，以水七升，煮取三升，去滓，温服一升，须臾，吃稀粥一升助药力，覆取微汗"。宋臣校云："《张仲景伤寒论》此方六七日病在表者，可服之。"

伤寒，五六日，大下之后[1]，身热不去，心中结痛者，未欲解也，属栀子豉汤[2]证。二十七。（用前第七方）

【校注】

[1]《脉经》7.8.42 无"后"字。

[2]《脉经》7.8.42"栀子豉汤"作"栀子汤"。

伤寒，下后，心烦[1]腹满，卧起不安者[2]，属栀子厚朴汤。方二十八。

【校注】

[1]《金匮玉函经》、《脉经》7.8.43"心烦"作"烦而"。

[2]《金匮玉函经》、《脉经》7.8.43 无"者"。

栀子十四枚，擘　　　　　厚朴四两，炙　　　　　枳实四个，水浸，炙令赤

右三味，以水三升半，煮取一升半，去滓，分二服，温进一服。得吐者，止后服。

伤寒，医以丸[1]药大[2]下之，身热不去，微烦者[3]，属栀子干姜汤[4]。方

二十九。

【校注】

[1]《金匮玉函经》、《脉经》7.8.44 "丸" 作 "圆"。

[2]《金匮玉函经》无 "大"。

[3]《金匮玉函经》、《脉经》7.8.44 无 "者"。

[4]《金匮玉函经》 "汤" 下有 "证"。

栀子十四个[1]，擘　　　　　干姜二两

右二味，以水三升半[2]，煮取一升半[3]，去滓，分二服[4]。一服得吐者[5]，止后服。

【校注】

[1]《金匮玉函经》 "个" 作 "枚"。

[2]《金匮玉函经》 "三升半" 作 "三升"。

[3]《金匮玉函经》 "一升半" 作 "一升"。

[4]《金匮玉函经》 "分二服" 作 "分为三服"。

[5]《金匮玉函经》 "一服得吐者" 作 "温进一服，得吐快"。

凡用栀子汤，病人旧微溏者，不可与服之。

伤寒，医下之，续得下利清谷不止，身疼痛者[1]，急当救里[2]；后[3]身疼痛[4]，清便自调者[5]，急当救表。救里，宜四逆汤；救表，宜桂枝汤。三十。（并用前方）

【校注】

[1]《金匮玉函经》、《脉经》7.8.45、《脉经》7.9.11 "身疼痛者" 作 "身体疼痛"。

[2]《脉经》7.9.11 "急当救里" 下接 "宜温之以四逆汤"。

[3]《脉经》7.8.45 无 "后" 字。

[4]《金匮玉函经》、《脉经》7.8.45 "身疼痛" 作 "身体疼痛"。

[5]《金匮玉函经》、《脉经》7.8.45 无"者"。

太阳病，过经十馀日，反[1]二三[2]下之，后四五日，柴胡证仍在者[3]，先与小柴胡[4]。呕不止，心下急[5]（一云呕止小安[6]），郁郁[7]微烦者，为未解也[8]，可[9]与大柴胡汤[10]，下之则[11]愈[12]。方三十一。

【校注】

[1]《外台秘要方》1-14a 引《仲景伤寒论》"反"误作"及"。

[2]《金匮玉函经》、《脉经》7.8.46 "二三"作"再三"。

[3]《金匮玉函经》"柴胡证仍在者"作"柴胡汤证续在"，《脉经》7.8.46 作"柴胡证续在"。

[4]《金匮玉函经》"先与小柴胡"作"先与柴胡汤"，《脉经》7.8.46、《外台秘要方》1-14a 引《仲景伤寒论》作"先与小柴胡汤"。

[5]《金匮玉函经》、《脉经》7.8.46、《外台秘要方》1-14a 宋臣校语"呕不止，心下急"作"呕止，小安"。

[6]《外台秘要方》1-14a 宋臣校语同。

[7]《金匮玉函经》、《脉经》7.8.46 "郁郁"上有"其人"。

[8]《金匮玉函经》、《脉经》7.8.46 无"也"。

[9]《脉经》7.8.46 无"可"。

[10]《金匮玉函经》"可与大柴胡汤"作"属大柴胡汤证"。

[11]《外台秘要方》1-14a 引《仲景伤寒论》"则"作"即"。

[12]《金匮玉函经》无"下之则愈"。《脉经》7.8.46 "下之则愈"作"下者止"。

柴胡半斤	黄芩三两	芍药三两
半夏半升，洗	生姜五两	枳实四枚，炙
大枣十二枚，擘		

右七味，以水一斗二升，煮取六升，去滓，再煎，取三升，温服一升，日三服。一方加大黄二两。若不加，恐不为大柴胡汤[1]。

【校注】

[1]《外台秘要方》1-14a 引《仲景伤寒论》"大柴胡汤"方及煎服法作"柴胡半斤；黄芩、芍药各三两；半夏半斤，水洗；大枣十二枚，擘；生姜五两；枳实四枚，炙。右七味，切，以水一斗二升，煮取六升，去滓，更煎，取三升，温服一升。日三服。一方加大黄二两，今不加大黄，恐不名为大柴胡汤也"。

伤寒，十三日不解，胸胁满而呕，日晡所发潮热，已[1]而微利，此本柴胡[2]，下之不得利，今反利者，知医以丸药下之[3]，此[4]非其治也。潮热者，实也。先服[5]小柴胡汤以解外[6]，后以柴胡加芒消汤主之[7]。方三十二。

【校注】

[1]《金匮玉函经》、《脉经》7.8.47 无"已"。《外台秘要方》1-14a 引《仲景伤寒论》"已"作"毕"。

[2]《金匮玉函经》"此本柴胡"作"此证当柴胡汤"，《脉经》7.8.47 作"此本当柴胡汤"，《外台秘要方》1-14a 引《仲景伤寒论》作"此本柴胡汤"。

[3]《金匮玉函经》、《脉经》7.8.47 "知医以丸药下之"作"故知医以圆药下之"。

[4]《金匮玉函经》、《脉经》7.8.47 无"此"。

[5]《金匮玉函经》、《脉经》7.8.47、《外台秘要方》1-14b 引《仲景伤寒论》"服"作"再服"。

[6]《金匮玉函经》、《脉经》7.8.47、《外台秘要方》1-14b 引《仲景伤寒论》"以解外"作"以解其外"。

[7]《金匮玉函经》、《脉经》7.8.47 "后以柴胡加芒消汤主之"作"后属柴胡加芒消汤"。

柴胡二两十六铢	黄芩一两	人参一两
甘草一两，炙	生姜一两	半夏二十铢。旧云五枚。洗
大枣四枚，擘	芒消二两	

右八味，以水四升，煮取二升，去滓，内芒消，更煮微沸，温分再服。不解，更作[1]。

【校注】

[1]《外台秘要方》1-14b 引《仲景伤寒论》"柴胡加芒消汤"方及煎服法作"柴胡二两十六铢；黄芩，人参，甘草炙，生姜各一两；半夏五枚；大枣四枚，擘；芒硝二合。右八味，切，以水四升，煮七味，取二升，去滓，下芒消，更上火煎一二沸，分为两服。未解，更作"。宋臣校云："《玉函经》：一方：芒消三合，桑螵蛸五个，大黄四分。煮取一升半，温服五合，微下，愈。本云柴胡汤再服以解其外。取馀一升加芒消、大黄、桑螵蛸也。"

伤寒，十三日，过经，谵语者[1]，以[2]有热也，当以汤下之。若[3]小便利者，大便当鞕[4]，而反下[5]利，脉[6]调和者，知医以丸[7]药下之，非其治也。若自下利者[8]，脉[9]当微厥，今反和者，此为内实也[10]，属调胃承气汤证[11]。三十三。（用前第九方）

【校注】

[1]《金匮玉函经》、《脉经》7.8.48 "过经谵语者"作"过经而谵语"。

[2]《金匮玉函经》、《脉经》7.8.48 "以"作"内"。

[3]《金匮玉函经》、《脉经》7.8.48 无"若"。

[4]《金匮玉函经》、《脉经》7.8.48 "鞕"作"坚"。

[5]《金匮玉函经》、《脉经》7.8.48 无"下"。

[6]《金匮玉函经》、《脉经》7.8.48 "脉"作"其脉"。

[7]《金匮玉函经》、《脉经》7.8.48 "丸"作"圆"。

[8]《金匮玉函经》、《脉经》7.8.48 "若自下利者"作"自利者"。

[9]《金匮玉函经》、《脉经》7.8.48 "脉"作"其脉"。

[10]《金匮玉函经》、《脉经》7.8.48 无"也"。

[11]《金匮玉函经》、《脉经》7.8.48 "属调胃承气汤证"作"属承气汤证"。

伤寒，八九日，下之，胸满烦惊，小便不利，谵语，一身尽重，不可转侧者[1]，属柴胡加龙骨牡蛎汤[2]。方三十四。

【校注】

[1]《金匮玉函经》、《脉经》7.8.49 "一身尽重，不可转侧者"作"一身不可

转侧"。

[2]《金匮玉函经》"汤"下有"证"。

柴胡四两	龙骨一两半	黄芩一两半
生姜一两半，切	铅丹一两半	人参一两半
桂枝一两半　去皮	茯苓一两半	半夏二合半，洗
大黄二两	牡蛎一两半，熬	大枣六枚，擘

右十二味，以水八升，煮取四升，内大黄，切如棋子，更煮一两沸，去滓，温服一升。本云柴胡汤今加龙骨等。

火逆，下之，因烧针，烦躁者[1]，属桂枝甘草龙骨牡蛎汤。方三十五。

【校注】

[1]《金匮玉函经》、《脉经》7.8.50无"者"。

| 桂枝一两，去皮 | 甘草二两，炙 | 龙骨二两 |
| 牡蛎二两，熬 | | |

右四味，以水五升，煮取二升半，去滓，温服八合，日三服。

太阳病，脉浮而动数，浮则为风，数则为热，动则为痛，数则为虚，头痛发热，微盗汗出，而反恶寒者[1]，表未解也[2]。医反下之，动数变[3]迟，膈内拒痛[4]（一云头痛即眩），胃中空虚，客气动膈，短气躁烦，心中懊憹，阳气内陷，心下因鞕[5]，则为结胸，属大陷胸汤证[6]。若不结胸，但头汗出，馀处无汗[7]，剂[8]颈而还，小便不利，身必发黄。三十六。（用前第十方）

【校注】

[1]《金匮玉函经》、《脉经》7.8.51无"者"。

[2]《金匮玉函经》、《脉经》7.8.51"表未解也"作"其表未解"。

[3]《金匮玉函经》、《脉经》7.8.51"变"作"则"。

[4]《金匮玉函经》"膈内拒痛"作"头痛则眩"，《脉经》7.8.51作"头痛即眩"。

[5]《金匮玉函经》、《脉经》7.8.51"鞕"作"坚"。

[6]《脉经》7.8.51 无"证"字。

[7]《金匮玉函经》、《脉经》7.8.51"馀处无汗"作"其馀无有"。

[8]《金匮玉函经》、《脉经》7.8.51"剂"作"齐"。

　　伤寒，五六日，呕而发热者[1]，柴胡汤证具，而以他[2]药下之[3]，柴胡证仍在者[4]，复[5]与柴胡汤。此虽已下之，不为逆[6]，必蒸蒸而振，却发热[7]汗出而解。若[8]心下满而鞕[9]痛者，此为结胸也[10]，大陷胸汤主之[11]。用前方[12]。但[13]满而不痛者，此为痞，柴胡不中与之[14]，属半夏泻心汤[15]。方三十七。

【校注】

[1]《金匮玉函经》、《脉经》7.8.52 无"者"。又，《金匮玉函经》另有一节与本节内容相关者，其"伤寒五六日，呕而发热者"作"伤寒中风"。

[2]《脉经》7.8.52、《外台秘要方》1-12b 引《仲景伤寒论》"他"作"佗"。

[3]《金匮玉函经》下接"若心下满而鞕痛者"。

[4]《脉经》7.8.52、《外台秘要方》1-12b 引《仲景伤寒论》无"者"。《金匮玉函经》"柴胡证仍在者"作"若柴胡汤证不罢"。

[5]《外台秘要方》1-12b 引《仲景伤寒论》"复"作"故可"。故，仍然。

[6]《金匮玉函经》、《脉经》7.8.52"此虽已下之，不为逆"作"此虽已下，不为逆也"。《金匮玉函经》此八字位于下"却发热汗出而解"句后。

[7]《金匮玉函经》无"热"字。

[8]《金匮玉函经》无"若"。

[9]《金匮玉函经》、《脉经》7.8.52"鞕"作"坚"。

[10]《金匮玉函经》、《脉经》7.8.52 无"也"。

[11]《金匮玉函经》、《脉经》7.8.52"大陷胸汤主之"作"属大陷胸汤"。

[12]《金匮玉函经》无"用前方"。

[13]《金匮玉函经》、《脉经》7.8.52"但"上有"若"。

[14]《金匮玉函经》"柴胡不中与之"作"柴胡不复中与也"，《脉经》7.8.52作"柴胡复不中与也"。

[15]《金匮玉函经》"汤"下有"证"。

半夏半升，洗　　　　　黄芩三两　　　　　　干姜三两

人参三两　　　　　　　甘草三两，炙　　　　黄连一两

大枣十二枚，擘

右七味，以水一斗，煮取六升，去滓，再煎，取三升，温服一升，日三服。

本以下之，故心下痞，与泻心汤，痞[1]不解，其人渴而口燥烦[2]，小便不利者，属五苓散[3]。方三十八。（一方云忍之一日乃愈）

【校注】

[1]《脉经》7.8.53"痞"作"其痞"。

[2]《脉经》7.8.53无"烦"。

[3]《脉经》7.8.53"属五苓散"下有"一方言：忍之一日，乃愈"。

猪苓十八铢，去黑皮　　　白术十八铢　　　　　茯苓十八铢

泽泻一两六铢　　　　　桂心半两，去皮

右五味，为散，白饮和服方寸匕，日三服。多饮煖水，汗出愈。

伤寒中风，医反下之，其人下利日数十行，谷不化，腹中雷鸣，心下痞鞕[1]而满，干呕心烦[2]，不[3]得安。医见心下痞，谓[4]病不尽，复[5]下之，其痞益甚。此非结热，但以[6]胃中虚，客气上逆，故使鞕也[7]，属甘草泻心汤。方三十九。

【校注】

[1]《脉经》7.8.54"鞕"作"坚"。

[2]《脉经》7.8.54"干呕心烦"作"干呕而烦"。

[3]《脉经》7.8.54"不"作"不能"。

[4]《脉经》7.8.54"谓"作"为"。

[5]《脉经》7.8.54"复"作"复重"。

[6]《脉经》7.8.54无"以"。

[7]《脉经》7.8.54"故使鞕也"作"故使之坚"。

甘草四两，炙	黄芩三两	干姜三两
半夏半升，洗	大枣十二枚，擘	黄连一两

右六味，以水一斗，煮取六升，去滓，再煎，取三升，温服一升，日三服。

（有人参，见第四卷中）

伤寒，服汤药，下利不止[1]，心下痞鞕[2]。服泻心汤已[3]，复[4]以他[5]药下之，利不止。医以理中与之，利益甚。理中[6]，理中焦[7]，此利在下焦[8]，属[9]赤石脂禹余粮汤。复[10]不止者，当利其小便。方四十。

【校注】

[1]《金匮玉函经》、《脉经》7.8.55"下利不止"上有"而"。

[2]《脉经》7.8.55"鞕"作"坚"。《金匮玉函经》无"鞕"。

[3]《脉经》7.8.55"已"作"已后"。

[4]《脉经》7.8.55无"复"。

[5]《脉经》7.8.55"他"作"佗"。

[6]《金匮玉函经》"理中"作"理中者"。

[7]《脉经》7.8.55"焦"作"膲"。

[8]《脉经》7.8.55"焦"作"膲"。

[9]《金匮玉函经》"属"作"与"。

[10]《金匮玉函经》、《脉经》7.8.55"复"作"若"。

赤石脂一斤，碎	太一禹余粮一斤，碎

右二味，以水六升，煮取二升，去滓，分温三服。

太阳病，外证未除，而数下之，遂协热而利，利下不止[1]，心下痞鞕[2]，表里不解者[3]，属桂枝人参汤[4]。方四十一。

【校注】

[1]《金匮玉函经》"遂协热而利，利下不止"作"遂挟热利而止"，"而"盖"不"之误。《脉经》7.8.56作"遂挟热利不止"。

[2]《金匮玉函经》、《脉经》7.8.56"鞕"作"坚"。

[3]《金匮玉函经》、《脉经》7.8.56无"者"。

[4]《金匮玉函经》"汤"下有"证"。

桂枝四两，别切，去皮　　　甘草四两，炙　　　　　白术三两

人参三两　　　　　　　　干姜三两

右五味，以水九升，先煮四味，取五升，内桂，更煮取三升，去滓，温服一升，日再夜一服。

下后[1]，不可更行桂枝汤。汗出而喘，无大热者[2]，属麻黄杏子甘草石膏汤[3]。方四十二。

【校注】

[1]《金匮玉函经》"下后"作"大下以后"。

[2]《金匮玉函经》无"者"。

[3]《金匮玉函经》"属麻黄杏子甘草石膏汤"作"属麻黄杏仁石膏甘草汤证"。

麻黄四两，去节　　　　　杏仁五十个，去皮尖　　　　　甘草二两，炙

石膏半斤，碎

右四味，以水七升，先煮麻黄，减二升，去上沫，内诸药，煮取三升，去滓，温服一升。本云黄耳杯。

阳明病，下之，其外有热，手足温，不结胸，心中懊憹[1]，饥不能食[2]，但头汗出者[3]，属栀子豉汤[4]证。四十三。（用前第七初方）

【校注】

[1]《金匮玉函经》下有"者"。

[2]《脉经》7.8.37"饥不能食"上有"若"。

[3]《金匮玉函经》、《脉经》7.8.37无"者"。

[4]《脉经》7.8.37"栀子豉汤"作"栀子汤"。

伤寒吐后，腹胀[1]满者，属调胃承气汤证[2]。四十四。（用前第九方）

【校注】

[1]《脉经》7.8.57 无"胀"。

[2]《脉经》7.8.57 "属调胃承气汤证"作"与承气汤"。

病人[1]无表里证，发热七八日，脉虽浮数者，可下之。假令已下[2]，脉数不解，今热[3]则消谷喜饥，至六七日，不大便者，有瘀血，属抵当汤[4]。方四十五。

【校注】

[1]《金匮玉函经》、《脉经》7.8.58 "病人"作"病者"。

[2]《脉经》7.8.58 "已下"作"下已"。

[3]《金匮玉函经》"今热"作"而合热"。合，应当。

[4]《金匮玉函经》"属抵当汤"作"属抵当汤证"，下有"若脉数不解而下不止，必挟热便脓血"，《脉经》7.8.58 作"若脉数不解而不止，必夹血，便脓血"。

大黄三两，酒洗　　　　　桃仁二十枚，去皮尖　　　　　水蛭三十枚，熬

蝱虫去翅足，三十枚，熬

右四味，以水五升，煮取三升，去滓，温服一升。不下，更服。

本[1]太阳病，医反下之，因尔腹满时痛者[2]，属太阴也[3]，属桂枝加芍药汤[4]。方四十六。

【校注】

[1]《金匮玉函经》、《脉经》7.8.59 无"本"。

[2]《金匮玉函经》、《脉经》7.8.59 "因尔腹满时痛者"作"因腹满时痛"。

[3]《金匮玉函经》、《脉经》7.8.59 "属太阴也"作"为属太阴"。

[4]《金匮玉函经》"属桂枝加芍药汤"作"属桂枝加芍药汤证"，下有"其大实痛，属桂枝加大黄汤证"十二字，《脉经》7.8.60 作"大实痛，属桂枝加大

黄汤"。

桂枝三两，去皮	芍药六两	甘草二两，炙
大枣十二枚，擘	生姜三两，切	

右五味，以水七升，煮取三升，去滓，分温三服。本云桂枝汤，今加芍药。

伤寒，六七日，大下[1]，寸脉沈而迟[2]，手足厥逆，下部脉不至，喉咽不利[3]，唾[4]脓血，泄利不止者[5]，为难治[6]，属[7]麻黄升麻汤。方四十七。

【校注】

[1]《脉经》7.8.61《外台秘要方》1-17b 引《小品方》"大下"作"其人大下后"。《外台秘要方》1-17b 引《小品方》作"其人大下"。

[2]《脉经》7.8.61"寸脉沈而迟"作"脉沈迟"。《外台秘要方》1-17b 引《小品方》作"寸脉沈迟"。

[3]《外台秘要方》1-17b 引《小品方》"喉咽不利"作"咽候痛不利"。

[4]《脉经》7.8.61"唾"作"垂"，声同通用。

[5]《脉经》7.8.61 无"者"。

[6]《外台秘要方》1-17b 引《小品方》无"为难治"。

[7]《外台秘要方》1-17b 引《小品方》无"属"。

麻黄二两半，去节	升麻一两六铢	当归一两六铢
知母十八铢	黄芩十八铢	萎蕤十八铢。一作昌蒲
芍药六铢	天门冬六铢，去心	桂枝六铢，去皮
茯苓六铢	甘草六铢，炙	石膏六铢，碎，绵裹
白术六铢	干姜六铢	

右十四味，以水一斗，先煮麻黄一两沸，去上沫，内诸药，煮取三升，去滓，分温三服。相去如炊三斗米顷令尽，汗出愈[1]。

【校注】

[1]《外台秘要方》1-17b 引《小品方》"麻黄升麻汤"方及煎服法作"麻黄二两半，去节；升麻五分，当归五分，知母、萎蕤（一作菖蒲）、黄芩各三分；麦

门冬去心（一作天门冬），桂心，芍药，干姜，石膏碎，甘草炙，茯苓，白术各一分。右十四味，切，以水一斗，先煮麻黄，减二升，掠去上沫，内诸药，煮取三升，去滓，温分三服。相去如炊三斗米顷，令尽，汗出便愈"。宋臣校云："此《张仲景伤寒论》方"。

伤寒本自寒，下医复吐下之，寒格，更逆吐下 [1]，若食入口即吐 [2]，属干姜黄芩黄连人参汤 [3]。方四十八。

【校注】

[1]《金匮玉函经》无"下"。《脉经》7.8.61"更逆吐下"作"更遂吐"。

[2]《金匮玉函经》、《脉经》7.8.61"若食入口即吐"作"食入即出"。

[3]《金匮玉函经》"汤"下有"证"。

干姜　　　　　黄芩　　　　黄连

人参各三两

右四味，以水六升，煮取二升，去滓，分温再服。

伤寒论卷第十　　　长洲赵应期独刻

《伤寒论》后序

　　夫治伤寒之法，历观诸家方书，得仲景之多者惟孙思邈。犹曰见大医疗伤寒，惟大青知母等诸冷物投之，极与仲景本意相反。又曰：寻方之大意，不过三种，一则桂枝，二则麻黄，三则青龙。凡疗伤寒不出之也。呜呼！是未知法之深者也。奈何仲景之意，治病发于阳者，以桂枝、生姜、大枣之类；发于阴者，以干姜、甘草、附子之类。非谓全用温热药，盖取《素问》辛甘发散之说。且风与寒，非辛甘不能发散之也。而又中风自汗用桂枝，伤寒无汗用麻黄，中风见寒脉、伤寒见风脉用青龙。若不知此欲治伤寒者，是未得其门矣。然则此之三方，春冬所宜用之，若夏秋之时，病多中暍，当行白虎也。故《阴阳大论》云：脉盛身寒，得之伤寒；脉虚身热，得之伤暑。又云：五月六月，阳气已盛，为寒所折，病热则重。别《论》云：太阳中热，暍是也，其人汗出恶寒，身热而渴，白虎主之。而误服桂枝、麻黄辈，未有不发黄斑出脱血而得生者。此古人所未至，故附于卷之末云。

附录　方剂索引

后 记

　　本书的整理，得到了"广东汉古中医药创新研究院"的资助。中国纺织出版社有限公司相关编辑为本书出版付出了辛勤的劳动。谨此致谢！

撰者
2020 年 5 月

本书获"广东汉古中医药研究院"资助

特此鸣谢！